SEXBUCH – NUR FÜR FRAUEN

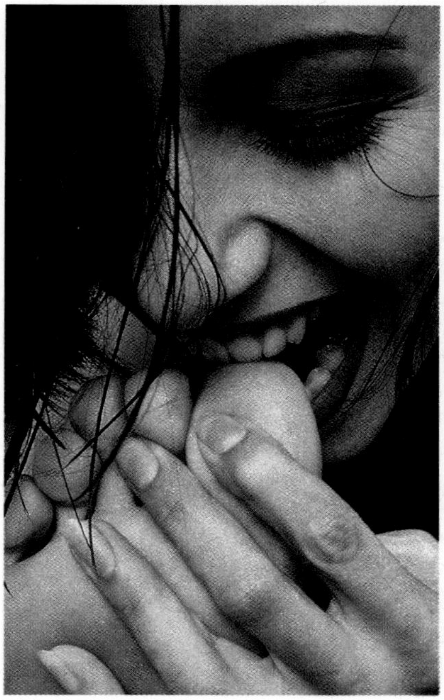

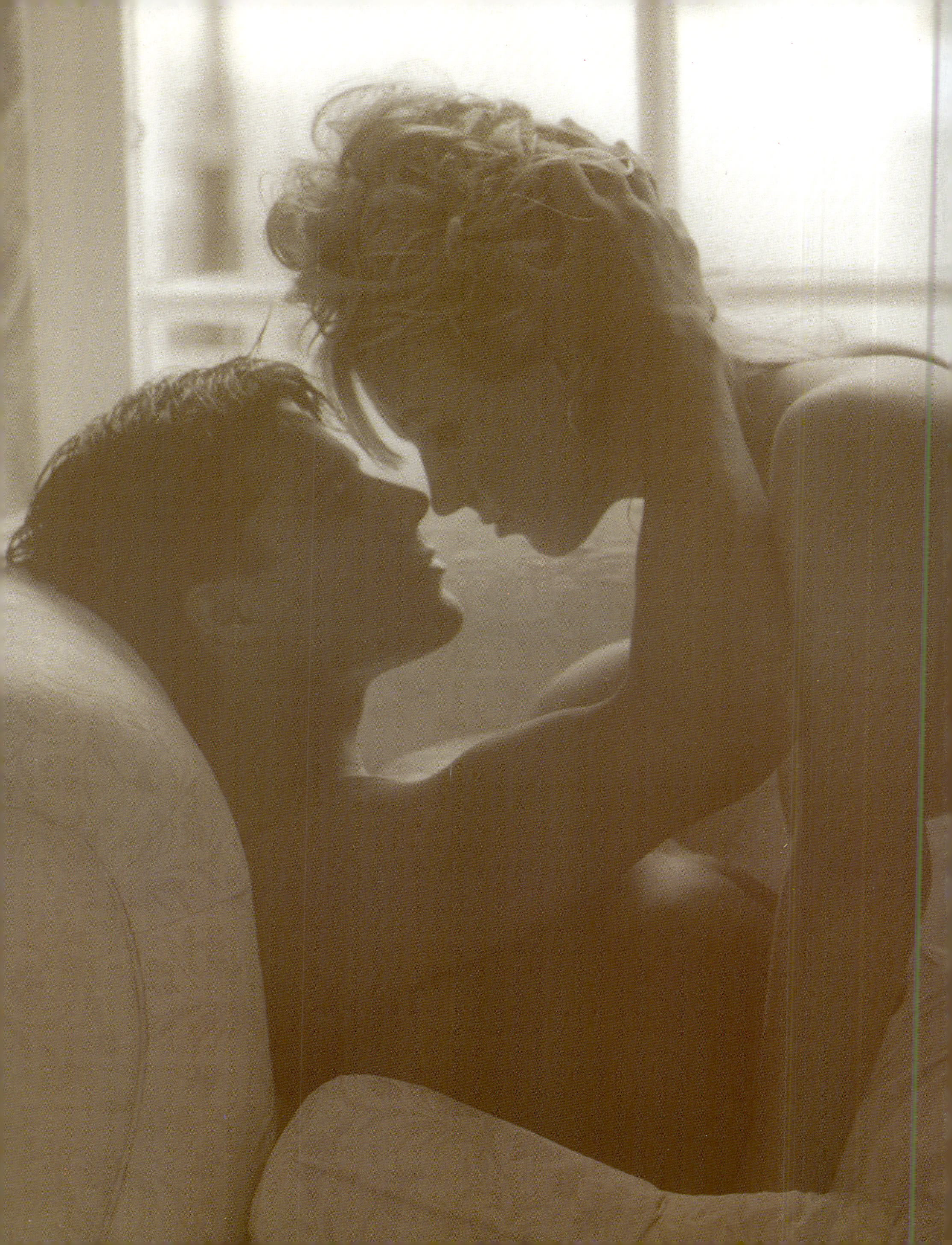

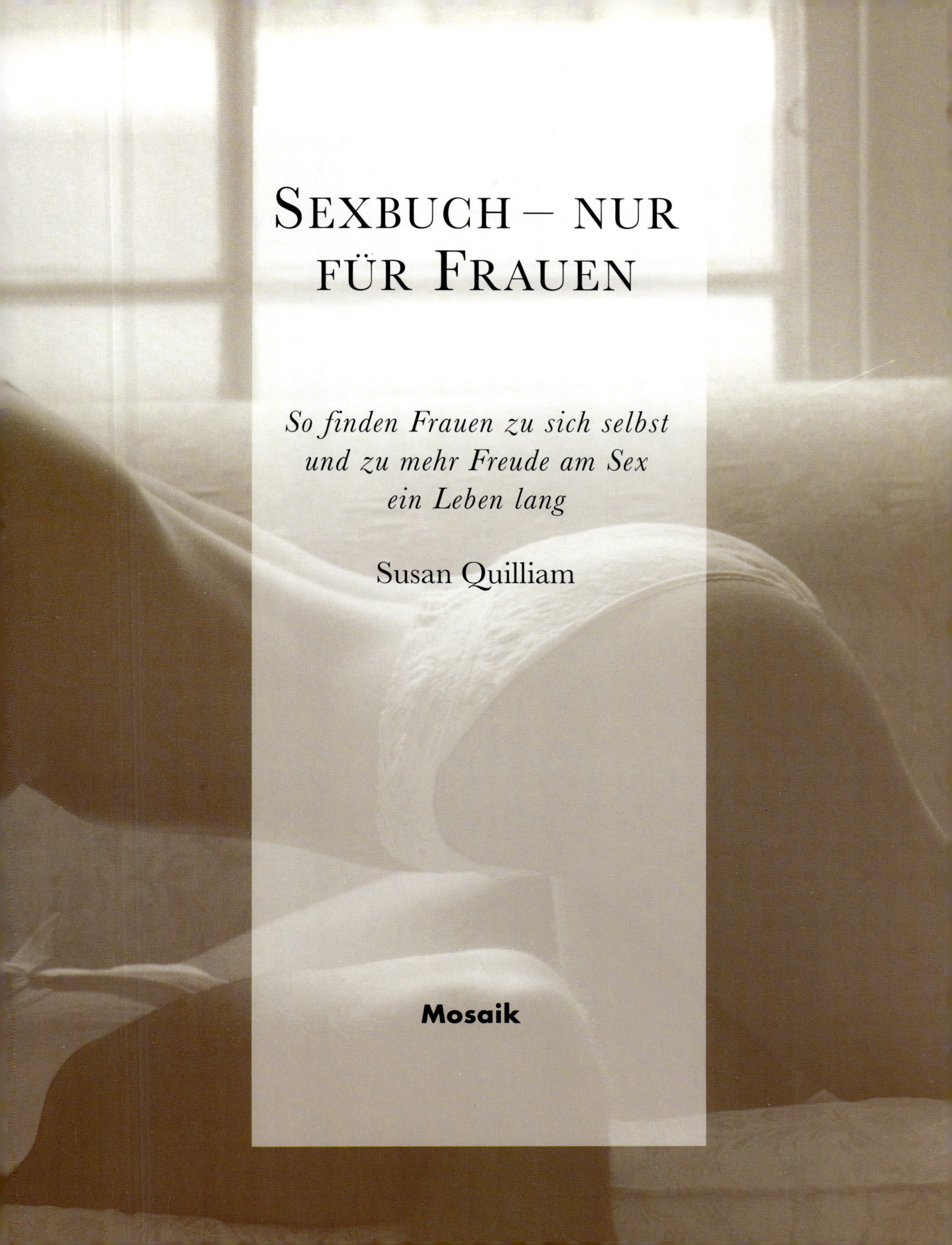

SEXBUCH – NUR FÜR FRAUEN

So finden Frauen zu sich selbst und zu mehr Freude am Sex ein Leben lang

Susan Quilliam

Mosaik

Titel der englischen Originalausgabe
Your Sexual Self
Every Woman's Guide to Sexual Fulfilment

A Marshall Edition

in der Verlagsgruppe Bertelsmann
Überarbeitete Ausgabe 2001 / 5 4 3 2 1
Übersetzung aus dem Englischen: Beate Gorman
Umschlaggestaltung: Heinz Kraxenberger
Satz: Filmsatz Schröter GmbH, München
Druck und Bindung: New Interlitho SpA, Milano
Printed in Italy
ISBN 3-576-11536-6

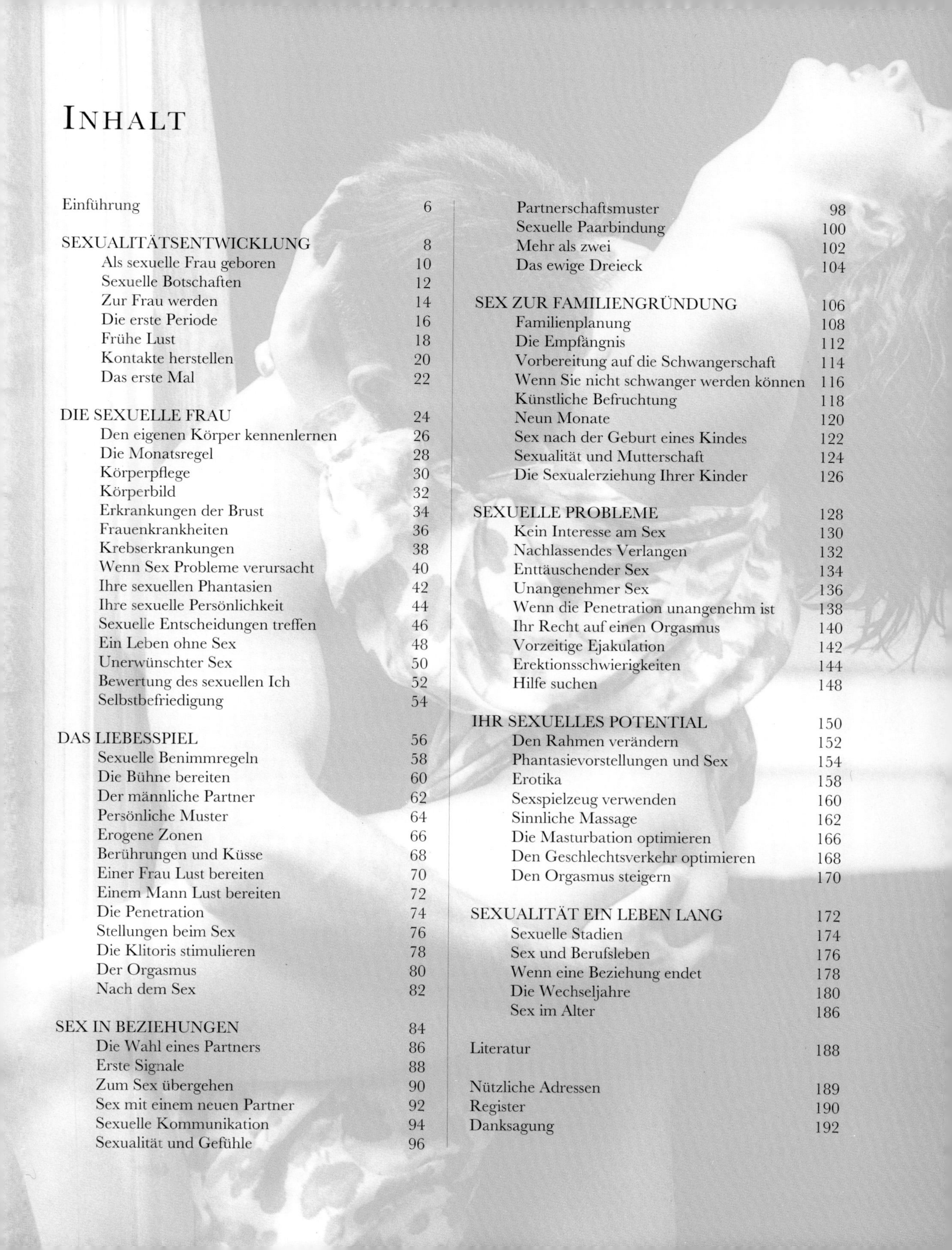

Inhalt

EINFÜHRUNG

DIE ENTDECKUNG IHRES SEXUELLEN ICH

Noch nie waren die Zeiten so positiv für Frauen, um sich zu ihrer Sexualität zu bekennen. Ende des 20. Jahrhunderts hat die weibliche Sexualität in der westlichen Welt vielleicht zum erstenmal einen eigenen Stellenwert erhalten. Wir genießen immer mehr Freiheiten und können entscheiden, ob wir einen Intimpartner wünschen, wen wir dazu auserwählen und wann wir eine Beziehung beenden wollen. Wir dürfen im Bett alles tun, und wir betrachten Sex immer mehr als Mittel, Lust zu geben und zu empfangen. Was die natürliche Folge des Geschlechtsverkehrs betrifft, die Geburt eines Kindes nämlich, verfügen wir heute über Wahlmöglichkeiten – und die Hilfe immer fortschrittlicherer medizinischer Techniken sowohl für die Empfängnis als auch bei Unfruchtbarkeit oder unerwünschter Schwangerschaft.

Diese radikalen Veränderungen für die weibliche Sexualität haben jedoch auch ihre Schattenseiten. Die sexuelle Revolution hat gesundheitliche Nachteile gebracht, die sich in Form sexuell übertragbarer Krankheiten äußern und auf der emotionalen Ebene in weniger verläßlichen Partnerschaften oder langfristigen Beziehungen, die zudem noch unter sehr starkem äußeren Druck stehen.

Doch wir lernen, mit den sexuellen Wahlmöglichkeiten umzugehen. Wir können sexuelle Entscheidungen treffen, die klug sind, und sexuelle Beziehungen eingehen, die uns erfüllen. Dieses neue Zeitalter der Sexualität ist ein Zeitalter

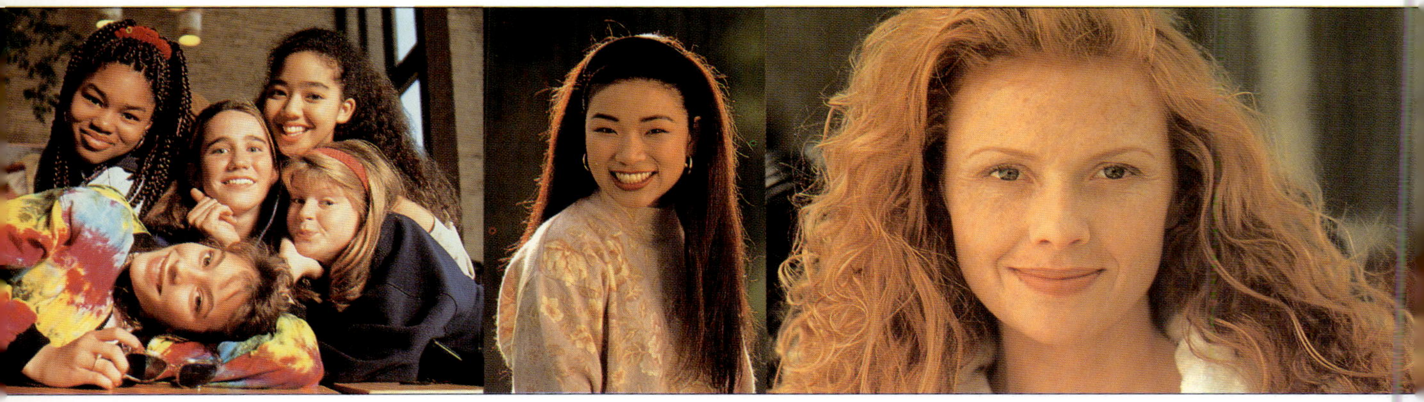

IN DEN MEISTEN WESTLICHEN KULTUREN KONNTEN FRAUEN ERST IN DEN

Mitte des 19. Jahrhunderts

• Man glaubte, daß Frauen im allgemeinen zu sexueller Erregung nicht fähig sind. Für sie bedeutete Sexualität nur, Kinder zu bekommen und für die Erbfolge zu sorgen. Jegliche Abweichung von Ehe, Treue und Heterosexualität galt als unnormal, unmoralisch und strafbar - häufig sogar als Kapitalverbrechen.

• Schließlich wurde akzeptiert, daß Sex Frauen möglicherweise auch erregte, aber nur wenn der Ehemann seine Frau lehrte, wie Leidenschaft auszusehen hatte. Vom emotionalen Standpunkt aus hielt man es für unwahrscheinlich, daß Frauen Sex zu schätzen wüßten.

Anfang des 20. Jahrhunderts

• Sigmund Freud konstatierte, daß Frauen den Mann um sein Geschlechtsorgan, den Penis, beneiden. Man glaubte, Frauen seien nur an Sex interessiert, um Mutter zu werden.

• In vielen Ländern trug der Erste Weltkrieg zu einer veränderten gesellschaftlichen Stellung der Frau bei, da sie direkter in die »Welt der Männer« einbezogen wurde. Dies brachte ein wenig mehr sexuelle Freiheit.

• In den Jahren zwischen den Weltkriegen wurden außereheliche Beziehungen, Bisexualität, Geburtenkontrolle und weibliche Homosexualität in einigen Gesellschaften mehr akzeptiert. Doch für viele Frauen galt immer noch der Status quo.

weiblicher sexueller Reife. Fast hat man das Gefühl, daß sich die Frauen vor den sozialen Veränderungen dieses Jahrhunderts in einer Art sexueller »Kindheit« befanden, in einem Zustand der Unerfahrenheit, in dem sie keinerlei Entscheidung über ihre Sexualität hatten. Nach der Befreiungsbewegung Mitte dieses Jahrhunderts traten sie gewissermaßen in eine »Pubertät« ein, in der sie forschten, experimentierten und darum kämpften, ihr Leben selbst zu bestimmen, was nicht immer problemlos war. Jetzt, kurz vor der Jahrhundertwende, erreichen wir vielleicht endlich das sexuelle »Erwachsenenalter«.

Dieses Buch will über die sexuellen Erfahrungen von Frauen in der heutigen Welt informieren. Es beschreibt die verschiedenen Aspekte von Sexualität: Sinnlichkeit, Liebesspiel, Fruchtbarkeit und Emotionen. Es gibt auch praktische Ratschläge, wie man sich mit wichtigen Fragen auseinandersetzt und Lösungen findet. Bei diesen Fragen geht es unter anderem um den Verlust der Jungfräulichkeit, um sexuelles Selbstbewußtsein und darum, wie wir Sexualität und Fruchtbarkeit in Übereinstimmung bringen und uns das Recht sichern können, solange sexuell aktiv zu sein, wie wir es wünschen. In diesem Buch berichten Frauen in eigenen Worten über ihre persönlichen Erlebnisse und was es heute wirklich bedeutet, eine »sexuelle Frau« zu sein. Wir haben heute die Möglichkeit, unsere Sexualität so zu leben, wie dies keiner Frauengeneration vor uns möglich war.

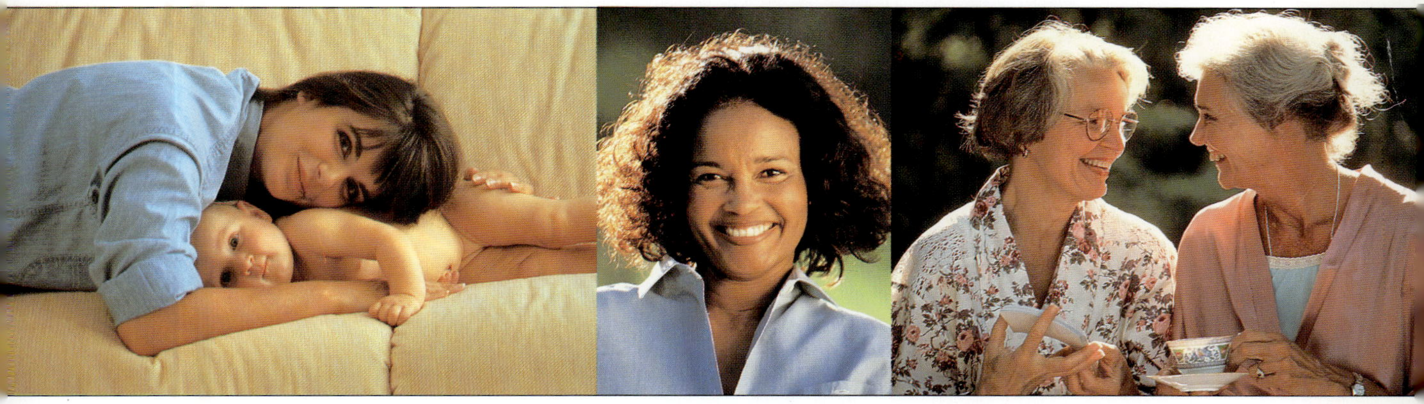

LETZTEN JAHRZEHNTEN IHRE SEXUALITÄT WIRKLICH FREI AUSDRÜCKEN

Mitte des 20. Jahrhunderts — **1970er Jahre** — **2000**

- *Die Arbeit des Sexualforschers Alfred Kinsey bewies, daß Frauen genau wie Männer Spaß am Geschlechtsverkehr haben, daß sie masturbieren und solch »unnormale« Praktiken wie oralen Sex genießen.*
- *Die Antibabypille ermöglichte den Frauen Sexualität ohne Angst vor Schwangerschaft. In vielen Ländern wurden die Abtreibungsgesetze gelockert. Doch damit einher ging starker sozialer Druck, sexuell aktiv zu sein, ob man es wollte oder nicht.*
- *Die Frauenbewegung ermutigte Frauen, sich für ihr sexuelles Vergnügen nicht auf die Männer zu verlassen. Die Forscher Masters und Johnson entdeckten, daß viele Frauen durch Berührung der Klitoris verläßlicher zum Orgasmus kommen als durch den Geschlechtsverkehr.*
- *Die zunehmende Scheidungsrate und die dadurch ansteigende Zahl alleinerziehender Mütter oder Väter sowie ein Anstieg sexuell übertragbarer Krankheiten einschließlich AIDS führten dazu, daß Frauen die sexuelle »Freiheit« der sechziger und siebziger Jahre in Frage stellten.*
- *Frauen entwickeln ein stärkeres Gefühl für ihre persönliche Sexualität und kümmern sich mehr um ihre sexuelle Entwicklung.*

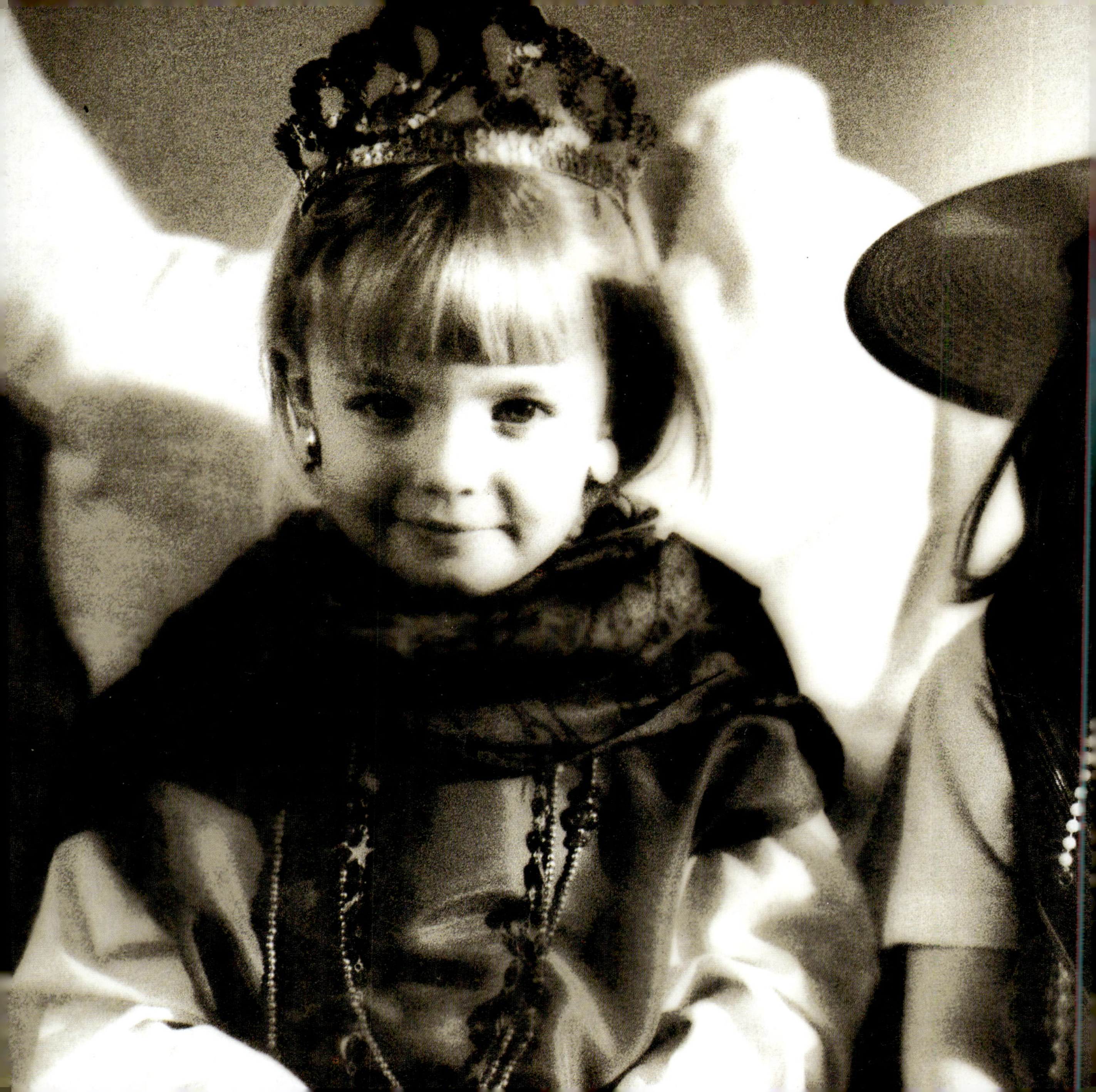

1 Sexualitätsentwicklung

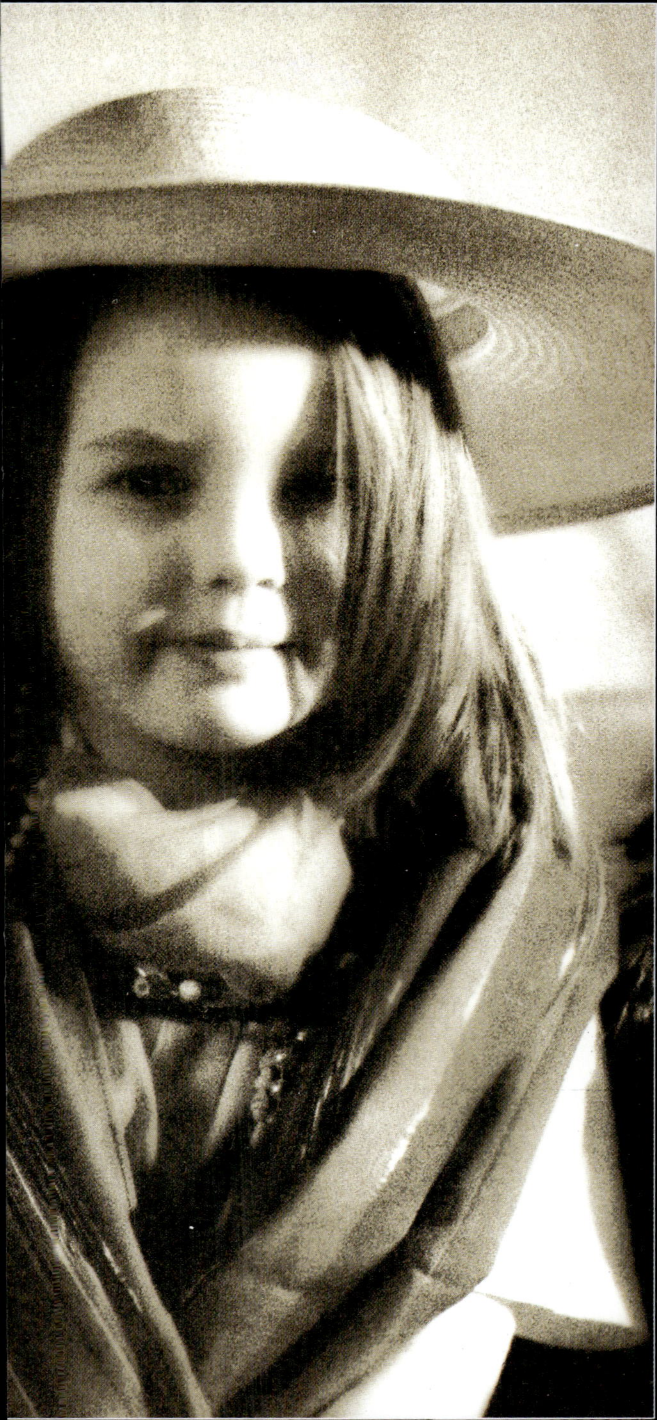

In der westlichen Kultur herrscht der Glaube vor, daß Mädchen asexuell geboren werden und ähnlich wie Schneewittchen bis zum Eintreffen des Märchenprinzen nicht instinktiv wissen, was Sexualität ist. Wir sind zwar aufgeklärt, aber was die Sexualität betrifft, warten wir noch immer untätig und passiv darauf, zur Frau gemacht zu werden, bevor wir unser wahres Potential erkennen!

Doch die Tatsache, daß wir Leidenschaft erst als junge erwachsene Frau erfahren, bedeutet nicht, daß wir nicht schon vorher dazu in der Lage wären. Es ist eher so, daß wir unsere sexuellen Gefühle deshalb ignorieren, weil man uns oft und eindringlich zu verstehen gegeben hat, daß wir nicht von Natur aus sexuelle Wesen sind.

Die Kindheit ist nicht einfach nur ein »Warten in den Kulissen« auf die Sexualität und was daraus folgt, nämlich das Kinderkriegen. Vielmehr stellt sie ein wichtiges erstes Stadium dar, in dem unser Körper damit beschäftigt ist, uns zur sexuellen und Fortpflanzungsreife zu bringen. Geist und Gefühle entwickeln sich ständig weiter, und es bilden sich Überzeugungen und Einstellungen heraus, die unsere Freude an der Sexualität und unseren Erfolg in intimen Beziehungen beeinflussen. Zudem ist die weibliche Kindheit eine Zeit, in der Mädchen instinktiv ihre Sexualität erforschen. Sie warten nicht auf die Ankunft eines Märchenprinzen. Sie finden selbst heraus, was Frausein bedeutet, was für sie sexuell wichtig ist, was ihnen gefällt und was nicht.

Wenn wir aufgeschlossen sind und uns vor Augen halten, daß unsere Kindheit wichtiger Teil dieses Prozesses ist, haben wir die besten Voraussetzungen, die Sexualität in unser Leben zu integrieren.

Verkleidungsspiele sind ein wichtiger Schritt *in der Entwicklung vom Mädchen zur Frau. Doch kleine Mädchen verkleiden sich nicht nur im Spiel als Erwachsene. Sie beobachten ihre Mütter, Schwestern, Schulfreundinnen und Lehrerinnen; sie denken darüber nach, wie sie als erwachsene Frau sein werden, und ahmen die Beziehungen in ihrer Umgebung spielerisch nach. So wachsen sie langsam in ihre Weiblichkeit, Sinnlichkeit und Sexualität hinein – wie in eine zweite Haut.*

ALS SEXUELLE FRAU GEBOREN

WEIBLICHE SEXUALITÄT WIRD BEREITS VOR DER GEBURT ANGELEGT

Jedes Mädchen wird mit dem Potential zur Sexualität geboren. Wir sind für das Liebesspiel mit Scheide und Klitoris ausgestattet sowie mit Eierstöcken, Eileitern, Gebärmutter und Muttermund für das Gebären. In unserem Gehirn ist das System zur Steuerung jener weiblichen Hormone vorhanden, die den sexuellen Prozeß auslösen und regulieren. Außerdem verfügen wir über eine angeborene Kapazität für Sinnlichkeit.

Alle Kinder saugen bereits im Mutterleib zum sinnlichen Vergnügen an ihren Fingern. Ein Neugeborenes zappelt vor Freude, wenn man es streichelt, und seufzt vor Vergnügen, wenn es gefüttert wird. Viele Anzeichen deuten auf sexuelle Erregung schon beim Säugling hin, wie etwa das Feuchtwerden der Scheide. Schon mit vier Monaten zeigen weibliche Babys Muster, bei denen Erregung aufgebaut wird, gefolgt von Entspannung, ein Verhalten also, das dem Orgasmus ähnelt.

Natürlich verfügen kleine Mädchen nicht über die Erfahrung von Erwachsenen im körperlichen oder emotionalen Bereich, doch sie wissen um ihre Sexualität. Die physiologischen Bausteine sind bereits vorhanden, ebenso der psychologische Instinkt, Lust zu empfinden.

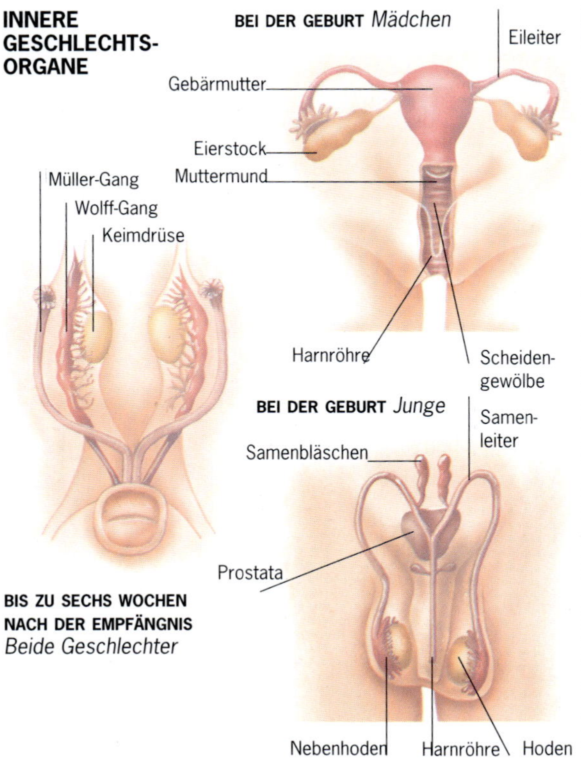

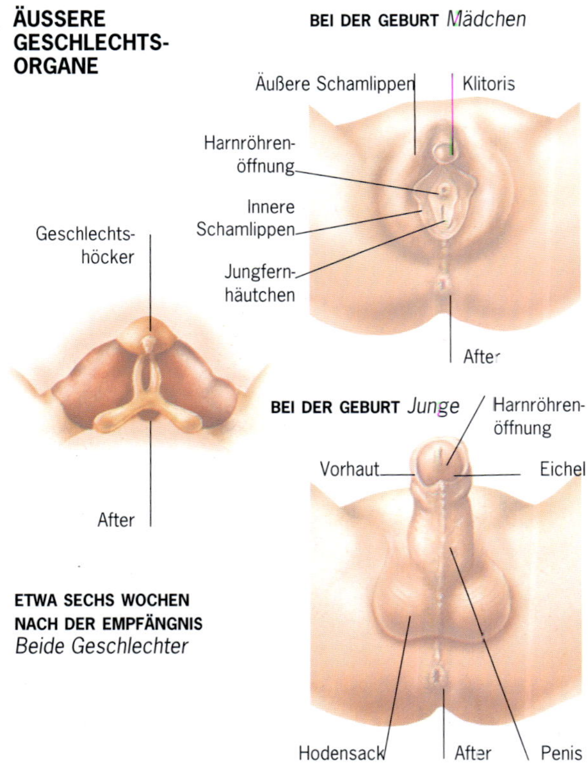

DIE GESCHLECHTERDIFFERENZIERUNG *setzt etwa sechs Wochen nach der Empfängnis ein. Bis dahin haben sowohl Jungen als auch Mädchen ein Paar Keimdrüsen sowie zwei paarig angelegte innere gynäkologische Strukturen (die Müller- und die Wolff-Gänge). Nach sechs Wochen entstehen die Fortpflanzungs- und Geschlechtsorgane. Beim weiblichen Fetus entwickeln sich die Keimdrüsen zu den Eierstöcken weiter. Sie enthalten bereits den Vorrat an Eizellen für das ganze Leben. Die potentiellen männlichen Geschlechtsorgane in den Wolff-Gängen verkümmern, während sich die Müller-Gänge zu Gebärmutter, Eierstöcken, Muttermund und Scheidengewölbe entwickeln. Bereits jetzt setzen die weiblichen Grundmuster der Hormonstimulierung ein, die in der Pubertät zur Geschlechtsreife führen. Die äußere Differenzierung setzt ebenfalls etwa sechs Wochen nach der Empfängnis mit der Entwicklung der äußeren Geschlechtsorgane ein. Zu ihnen zählen die inneren und äußeren Schamlippen, die Klitoris und die äußeren zwei Drittel der Scheide, die sich mit dem inneren, aus den Müller-Gängen entwickelten Drittel verbinden.*

SEXUELLE BOTSCHAFTEN	12–13
DEN EIGENEN KÖRPER KENNENLERNEN	26–27
IHRE SEXUELLEN PHANTASIEN	42–43
IHRE SEXUELLE PERSÖNLICHKEIT	44–45
DIE SEXUALERZIEHUNG IHRER KINDER	126–127

ZEIG MAL

Als Mädchen haben Sie Ihre Geschlechtsorgane wahrscheinlich bereits mit drei oder vier Jahren mit Ihren Freundinnen verglichen. Während Jungen früher masturbieren, ergreifen Mädchen die Initiative bei Doktorspielen und Spielen wie »Vater, Mutter, Kind«. Kleine Mädchen interessieren sich besonders für den Penis von Jungen, weil er ein sichtbares und augenfälliges Geschlechtsmerkmal ist. Doch auch der Körper anderer Mädchen ist faszinierend: Da ist einmal ein magischer Brunnen, aus dem goldenes Wasser hervorschießt (die Vulva), merkwürdige Knöpfe, an denen man herumspielen und ziehen (die Brustwarzen), sowie eine Öffnung, in die man die Finger stecken kann (die Scheide). Dabei geht es vorwiegend um Wissen, während die Empfindung eher im Hintergrund steht.

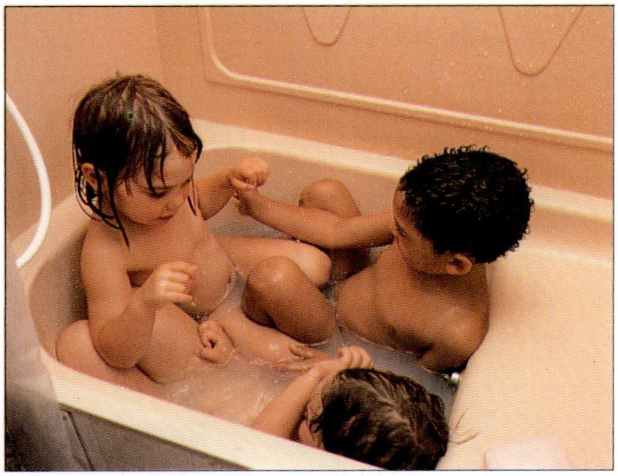

GLEICH NACH DER *Geburt beginnt das Kind seine Sinnlichkeit, die die Grundlage der weiblichen Sexualität in der Beziehung mit anderen Menschen bildet, zu entwickeln. Schauen, Hören, Schmecken, Riechen und hauptsächlich das Berühren anderer Menschen sowie Liebkosungen und Umarmungen anderer geben dem kleinen Mädchen das Gefühl, geliebt zu werden, und bereiten ihm Lust. Wenn es als Frau später sexuelle Beziehungen eingeht, werden all diese Empfindungen es erregen. Als Frau wird es sich geborgen und angenommen fühlen, weil es diese Empfindungen mit seinen frühesten Erinnerungen in Verbindung bringt.*

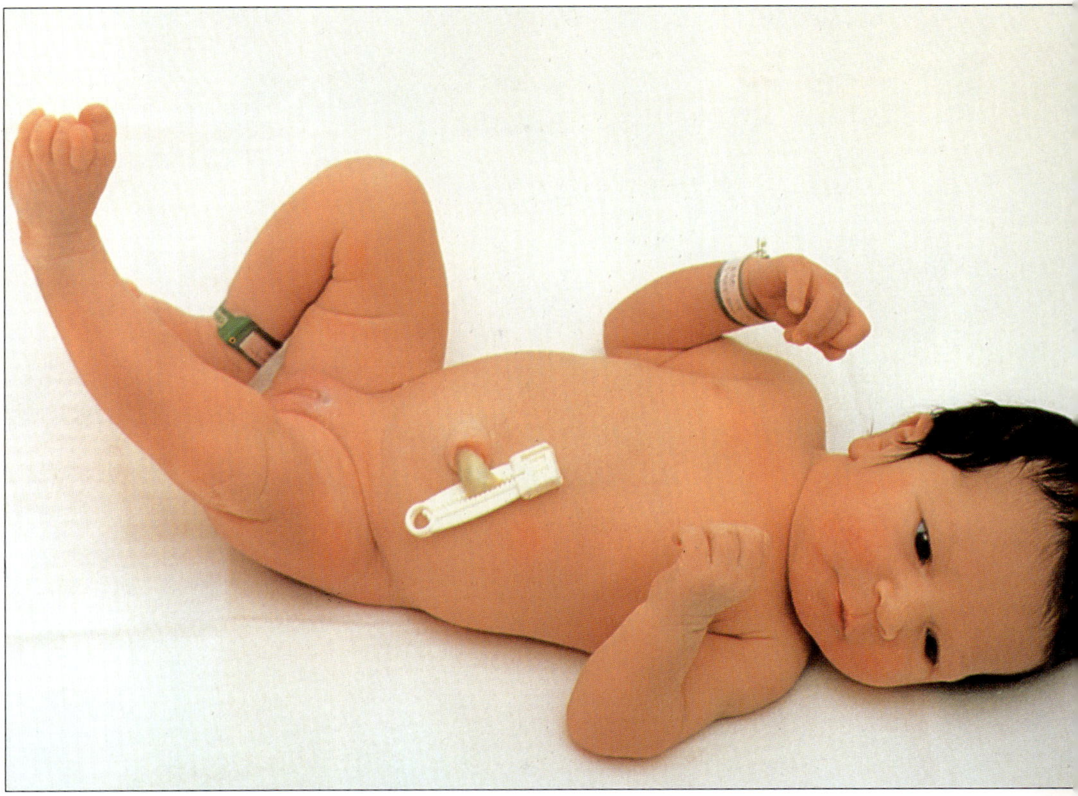

SEXUELLE BOTSCHAFTEN

KINDHEITSEINFLÜSSE AUF SEX UND SEXUALITÄT

Unsere Anlage zur Sexualität wird weiter geformt, wenn wir vom Baby zum kleinen Mädchen heranwachsen. Ständig nehmen wir Informationen aus der Welt um uns herum auf – durch die Dinge, die wir sehen und hören, die Art und Weise, wie andere sich uns gegenüber verhalten und wie die Menschen in unserer Umgebung miteinander umgehen. Diese Erfahrungen vermitteln uns Botschaften über die Sexualität, die für unseren weiteren Lebensweg wichtig sind.

Manche Botschaften haben direkt mit Sex zu tun. Wir werden aufgeklärt, wenn wir fragen, woher die Babys kommen. Von anderen Kindern erfahren wir, daß Sex manchmal komisch und manchmal etwas Besonderes ist und bisweilen auch etwas Schmutziges. Die meisten sind nicht direkt Zeuge des Geschlechtsakts, was das Thema um so faszinierender und reizvoller macht.

Doch wir erhalten auch indirekte Botschaften, die Auswirkungen auf unsere Einstellung zur Sexualität haben. Wer in der Kindheit Zärtlichkeit erfahren hat, wird diese auch später in einer Partnerschaft zeigen. Und wer in der Familie respektiert wurde, kann auch seinem Partner Achtung entgegenbringen.

Wenn wir lernen, daß Mutterschaft gleichermaßen Option wie Verantwortung ist, können wir eigene Entscheidungen zur Familienplanung treffen und mit den Folgen dieser Entscheidung dann auch leben.

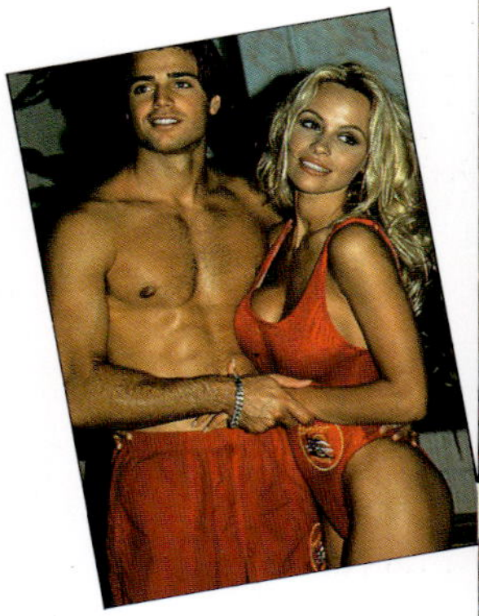

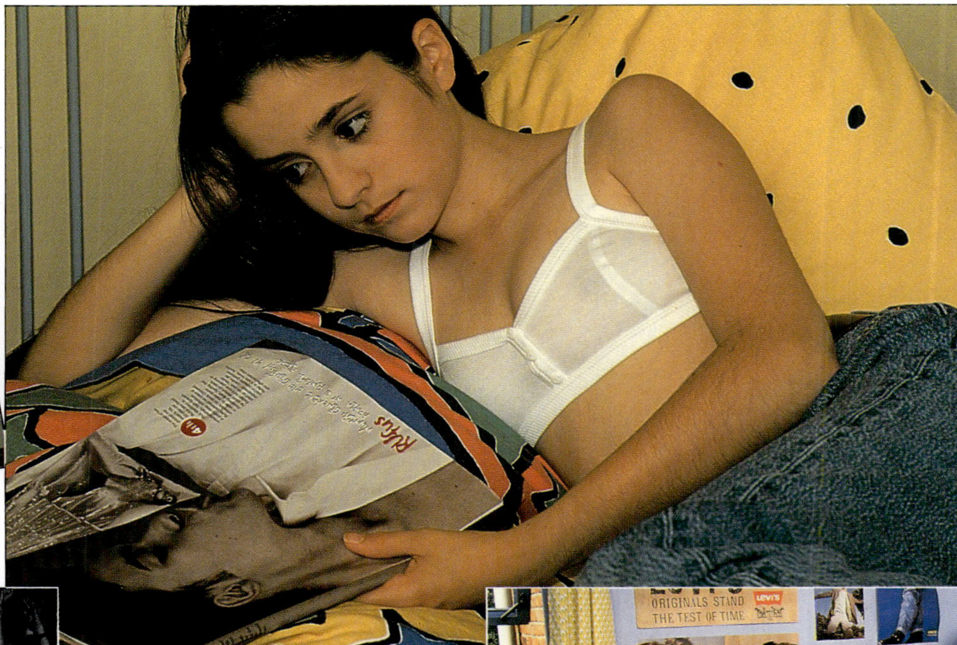

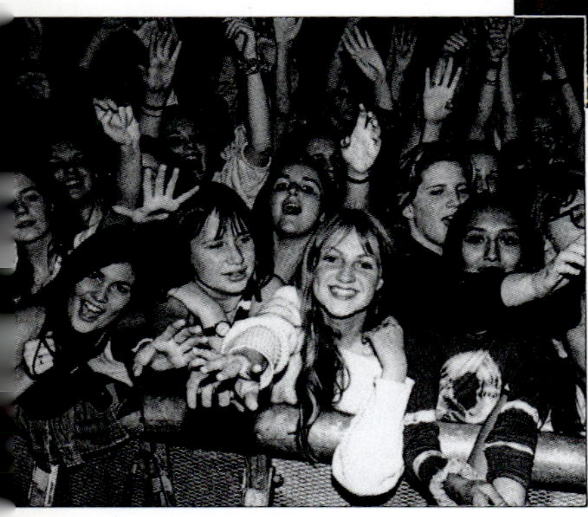

DIE BOTSCHAFTEN *der Medien den Sex betreffend verwechseln häufig Realität mit »Image«. So gewinnt man vielleicht den Eindruck, Sexualität bedeute, einen großen Busen zu haben, oder nur gutaussehende Männer seien es wert, daß man ihnen Aufmerksamkeit schenkt. Es dauert einige Zeit, bis wir in der Lage sind, diese falschen Botschaften an der Wirklichkeit zu messen und herauszufinden, was Sex wirklich für uns bedeutet.*

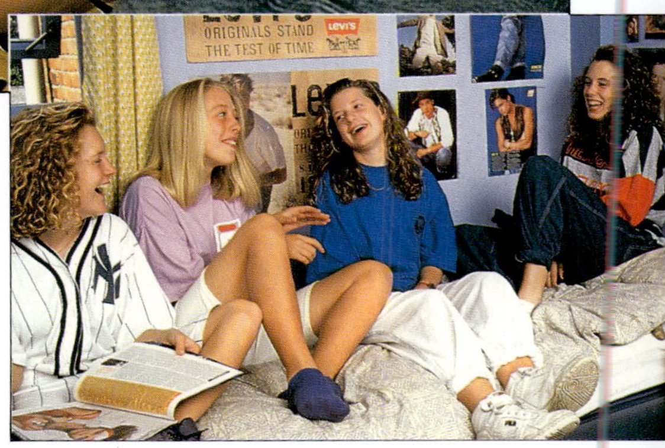

IHRE SEXUELLEN PHANTASIEN	42–43
IHRE SEXUELLE PERSÖNLICHKEIT	44–45
SEX MIT EINEM NEUEN PARTNER	92–93
KEIN INTERESSE AM SEX	130–131
DIE SEXUALERZIEHUNG IHRER KINDER	126–127

Fallgeschichte

»Ich wurde von einer Mutter erzogen, die Sex liebte und schon damals, bevor sexuelle Freizügigkeit überhaupt modern wurde, meinte, sie sollte ihre Tochter in absoluter Offenheit erziehen.

Als ich drei Jahre alt war und fragte, woher die Babys kommen, erklärte sie mir alles einfach, aber genau. Als ich mich ein paar Jahre später fragte, was Männer und Frauen wohl tun, um Babys zu machen, erklärte sie mir auch das. Ich war angewidert von der Vorstellung, daß ein Mann sein ›Ding‹ in meinen Körper stecken würde, und beschloß, diese Sache nie zu tun.

Als ich mit dreizehn Jahren feststellte, daß ›diese Sache‹ mit den Schmetterlingen in meinem Bauch zu tun hatte, die ich jedesmal verspürte, wenn ich den rothaarigen Jungen im Bus sah, fragte ich meine Mutter, wie es sei, mit einem Mann zu schlafen. Sie gab mir einen taktvollen, aber dennoch genauen Bericht darüber, was sie und mein Vater zusammen taten. Und sie sagte, es sei wunderbar.«

MARIA

SEXUELLEN MISSBRAUCH ÜBERWINDEN

Mißbrauch ist die schlimmste Erfahrung, die ein Mädchen machen kann, und zwar nicht nur, weil es den körperlichen Akt vielleicht als abstoßend empfindet, sondern auch, weil ein mißbrauchtes Kind verwirrende Gefühle erlebt: Es hat Angst, weil es bedroht wurde; es ist wütend, weil es gezwungen wurde, etwas zu tun, was es nicht wollte; es fühlt sich schuldig, weil es glaubt, für das Geschehene irgendwie verantwortlich zu sein.

Im Erwachsenenalter können sich diese negativen Gefühle störend auf das Sexualverhalten auswirken. Eine Frau kann Angst vor dem Liebesspiel haben, ist nicht erregbar oder fühlt sich schuldig, wenn sie Sex genießt. Vom emotionalen Standpunkt aus gesehen ist sie möglicherweise nicht in der Lage, sexuellen Partnerschaften zu trauen, oder sie findet sich in unglücklichen Beziehungen wieder, weil sie nicht zwischen Partnern unterscheiden kann, die sie lieben, und solchen, die sie ausnutzen.

Wenn Sie in der Vergangenheit mißbraucht wurden, hilft es, mit einem anderen Menschen darüber zu sprechen, am besten mit einem Psychologen.

SEXUELLE EINFLÜSSE

Wie haben Sie Dinge über Sexualität erfahren? Eine 1985 in Amerika durchgeführte Untersuchung von R. Coles und G. Stokes zeigte, daß Eltern und Lehrer die Grundaufklärung leisten, aber das »Wie« durch Freunde und Freundinnen und – trotz der oft widersprüchlichen Botschaften – die Medien vermittelt wird.

FORTPFLANZUNG	GEBURTENKONTROLLE	MASTURBATION	SEXUALPRAKTIKEN
Lehrer 50 %	Lehrer 37 %	Lehrer 21 %	Lehrer 14 %
Eltern 23 %	Eltern 17 %	Eltern 12 %	Eltern 9 %
Freunde 15 %	Freunde 17 %	Freunde 32 %	Freunde 26 %
Medien 9 %	Medien 20 %	Medien 30 %	Medien 32 %
Arzt 0 %	Arzt 4 %	Arzt 1 %	Arzt 0 %
Geschwister 2 %	Geschwister 4 %	Geschwister 3 %	Geschwister 2 %

Anmerkung: Partner spielen nur bei den Sexualpraktiken, nämlich bei 17 % der Befragten, eine Rolle.

ZUR FRAU WERDEN

DIE PHYSIOLOGISCHEN VERÄNDERUNGEN IN DER PUBERTÄT

Der Übergang von der Kindheit zur voll funktionierenden Sexualität beim Mädchen ist bemerkenswert. Er vollzieht sich in der Zeit vom 8. bis zum 14. Lebensjahr und dauert etwa drei Jahre. Durch natürliches Wachstum erreicht der Körper ein bestimmtes Gewicht (etwa 47,5 Kilo), wovon das Körperfett einen bestimmten Prozentsatz (etwa 25 Prozent) ausmacht. Jetzt regt die Hirnanhangsdrüse die Freisetzung von FSH (follikelstimulierendes Hormon) an, da der Körper theoretisch nun für eine Schwangerschaft bereit ist. Das FSH wiederum signalisiert den Eierstöcken, mit der Produktion von Östrogen, dem weiblichen Geschlechtshormon, zu beginnen. Dieses Hormon hat Einfluß auf Gesundheit und körperliches Wohlbefinden, ist für unsere Launen verantwortlich und wirkt sich auf das sexuelle Verlangen aus. Als Reaktion auf die Östrogenausschüttung bereiten sich die Eierstöcke auf die Freigabe von Eizellen vor, von denen etwa 400 000 im weiblichen Körper angelegt sind. Die Gebärmutter reift heran, um für das Austragen eines Kindes bereit zu sein. Die Scheide vergrößert sich, und in Vorbereitung auf Geschlechtsverkehr und Geburt wird die Schleimhaut dicker. Die Klitoris entwickelt sich, um ihre Funktion als wichtigstes Organ für sexuelle Lust zu übernehmen.

Schließlich beginnt der erste Menstruationszyklus, der von nun an den Körper Monat für Monat auf eine mögliche Schwangerschaft vorbereitet. Das Ende und natürlich der Anfang jedes Zyklus ist die Menstruation. Die erste Periode, die als Menarche bezeichnet wird, ist das deutlichste Zeichen der bevorstehenden Fruchtbarkeit, obwohl es bis zu ihrer vollen Entwicklung noch zwei Jahre dauert. Mit diesen physiologischen Veränderungen einhergehend, treten starke sexuelle Gefühle auf.

VORPUBERTÄRE *Mädchen haben ein rundes, fast babyhaftes Gesicht und einen kindlichen Körper.*

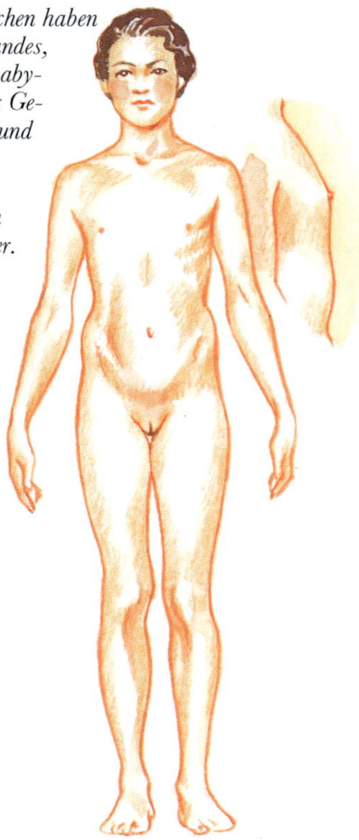

DAS ERSTE *Pubertätsanzeichen ist ein oft heller, spärlicher, gerader Haarwuchs auf dem Schamhügel.*

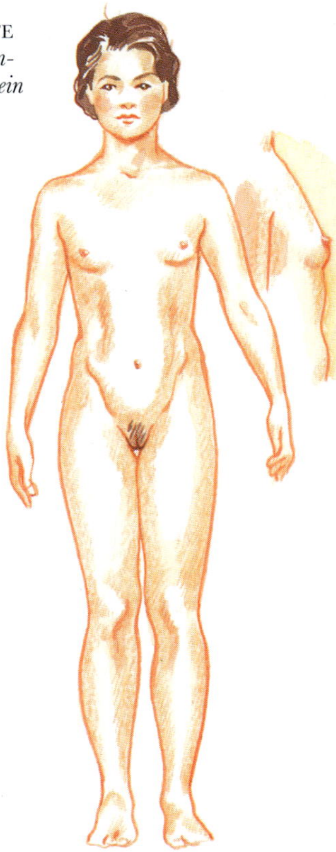

WÄHREND DES *Längenwachstums bilden sich beim Mädchen innerhalb von drei Jahren die primären Sexualmerkmale heraus. Die Brüste entwickeln sich, und im Bindegewebe der Hüften bildet sich Fett.*

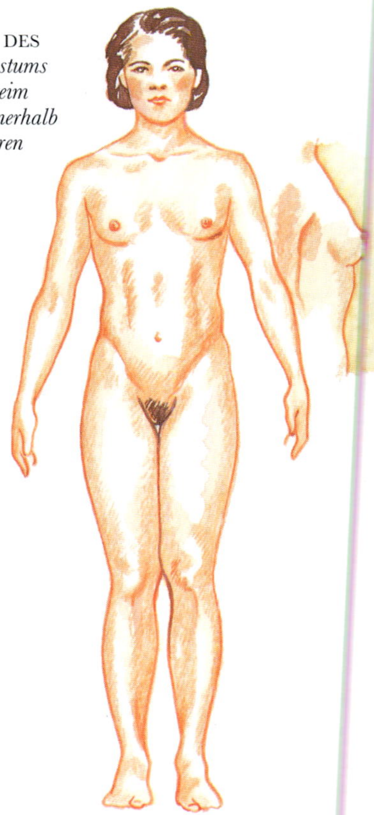

DIE ERSTE PERIODE 16–17
DEN EIGENEN KÖRPER KENNENLERNEN 26–27
SEXUELLE STADIEN 174–175

FRAUEN HABEN BIS *zu 400 Menstruationen in ihrem Leben, bei denen sie innerhalb von 3 bis 7 Tagen jeweils 60 bis 75 ml Blut verlieren. Der Abstand zwischen den einzelnen Perioden reicht von 21 bis 32 Tagen und wird durch Gesundheitszustand, Gewicht, die Verwendung von Verhütungsmitteln und Streßniveau beeinflußt. Der abnehmende Östrogenspiegel am Ende der Menstruation führt dazu, daß das Gehirn Gonadotropin-Releasing-Hormone (GnRH) freisetzt, was die Hirnanhangsdrüse veranlaßt, follikelstimulierendes Hormon (FSH) abzugeben. FSH regt die Eierstöcke an, so daß Eizellen in ihren Follikeln heranreifen. Dabei produzieren sie Östrogen, das zu einer Verdickung der Gebärmutterschleimheit führt.*

Wenn eine Eizelle groß genug und der Östrogenspiegel hoch ist, wird luteinisierendes Hormon (LH) freigesetzt. LH regt die Ovulation an: Das größte Follikel gibt seine Eizelle frei, die dann in den Eileiter zur Befruchtung gelangt. Das geplatzte Follikel, aus dem nach dem Eisprung der östrogen- und progesteronbildende Gelbkörper entsteht, bereitet die Gebärmutter auf eine mögliche Schwangerschaft vor. Wird die Eizelle nicht befruchtet, löst ein hoher Progesteronspiegel den Rückgang der LH-Menge aus, und der Gelbkörper zersetzt sich. Östrogen- und Progesteronspiegel sinken und verursachen so die Ablösung der Gebärmutterschleimhaut, die mit dem Menstruationsblut ausgeschieden wird.

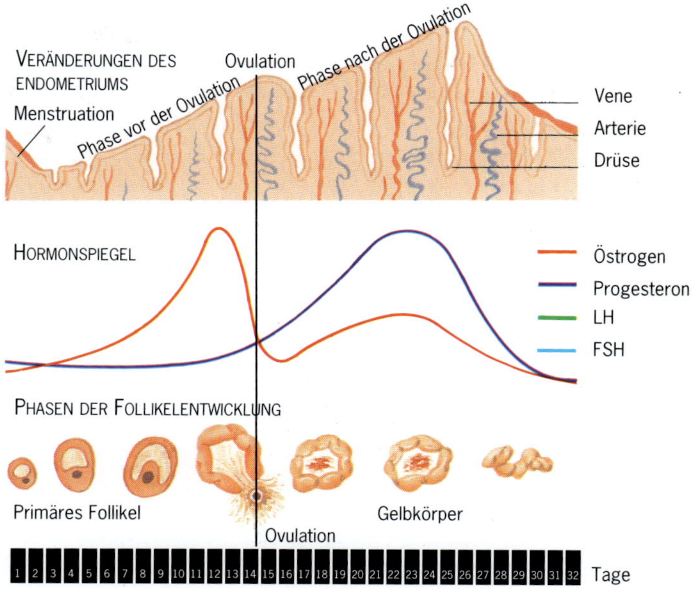

IM WEITEREN VERLAUF *der Pubertät wird der Bereich um die Brustwarzen dunkler (der Warzenhof) und die Schambehaarung dichter. Schweiß- und Talgdrüsen verstärken ihre Produktion, so daß möglicherweise eine Akne entsteht.*

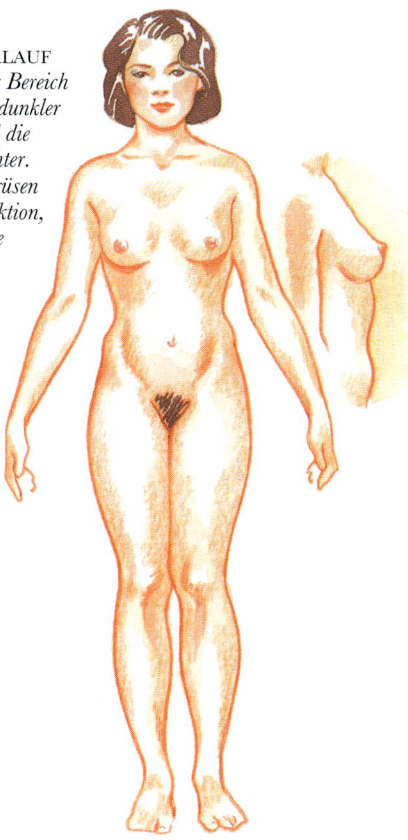

NACH DER PUBERTÄT *weist der weibliche Körper volle Brüste, eine ausgeprägte Taille und rundliche Hüften auf. Das Gesicht bekommt feinere Züge, und seine Knochenstruktur wird stärker sichtbar. Die Warzenhöfe der Brüste treten klar hervor, die Schambehaarung ist füllig und dicht und bildet ein Dreieck. Die Schweißdrüsen haben nun ihre volle Arbeit aufgenommen und strömen einen starken weiblichen Geruch aus. Die Scheide sondert einen leichten, natürlichen Ausfluß ab.*

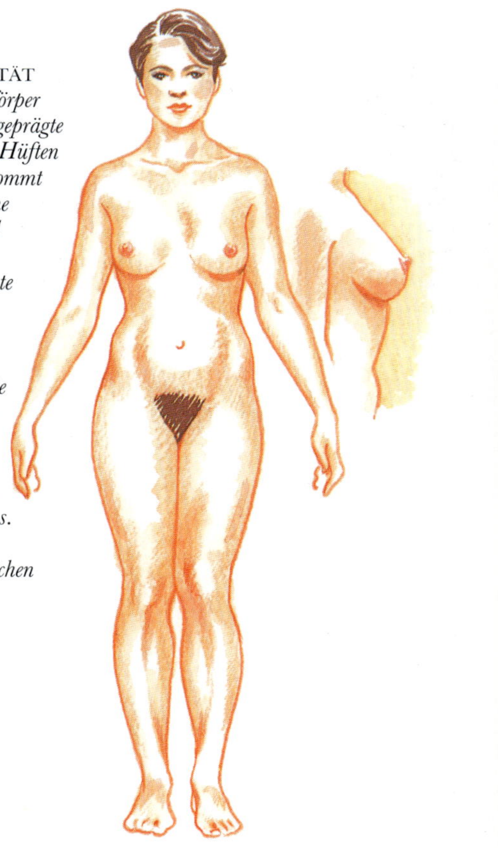

DIE ERSTE PERIODE

KÖRPERLICHE UND EMOTIONALE AUSWIRKUNGEN

Die erste Menstruationsblutung kann ein unvergeßliches Ereignis sein. Auf der positiven Seite wird sie als glücklicher Übergangsritus erlebt. Vielleicht wurde sie als etwas Besonderes gefeiert und willkommen geheißen. Das ist besonders dann der Fall, wenn es in einer Kultur als etwas Positives betrachtet wird, Frau zu werden, und wenn Frauen, die uns nahestehen, diesen wichtigen Vorgang selbst positiv erlebt haben. Schlimmstenfalls mußten wir selbst mit dem Blut, den unangenehmen Symptomen und den Krämpfen während der Regel fertig werden. Wenn wir nicht wußten, was da mit uns geschah, gerieten wir vielleicht in Panik – die erste Periode ließ viele Mädchen glauben, sie müßten an einer schrecklichen und peinlichen Krankheit sterben. Selbst wenn wir schließlich wußten, worum es ging, machten wir uns möglicherweise Sorgen darum, wie andere reagieren würden, wenn sie herausfanden, daß wir gerade menstruierten.

Egal, wie unsere Erfahrung mit der ersten Periode (Menarche) aussah – sie hat sicherlich unsere Einstellung dazu als erwachsene Frau geprägt. Wenn wir sie angst- oder schuldbeladen erlebt haben, bereitet sie uns vielleicht körperliches Unbehagen. Wurden wir aber durch Eltern, Freunde oder Lehrer über die körperlichen und emotionalen Vorgänge aufgeklärt, werden wir die monatliche Blutung als etwas Normales, als eine biologische Notwendigkeit, die zu unserem Leben gehört, betrachten.

Fallgeschichte

»Ich dachte, ich sei auf meine Periode vorbereitet. Wir hatten in der Schule darüber gesprochen, und meine Mutter hatte mir gezeigt, wo sie die Binden aufbewahrte und wie man sie verwendete. Aber mit diesen Schmerzen hatte ich nicht gerechnet. Von Krämpfen geschüttelt hielt ich eine Wärmflasche auf meinen Bauch, während meine Mutter mich mit warmen Getränken versorgte und mir versicherte, daß es beim nächstenmal besser sein würde. Aber es war noch schlimmer. Beim drittenmal ging sie mit mir zum Arzt – ein älterer Mann, der sich weigerte, mir ein Schmerzmittel zu verschreiben, um mit diesem ›natürlichen‹ Vorgang fertig zu werden, was meine Mutter furchtbar wütend machte. Beim nächstenmal nahm meine Mutter das Heft selbst in die Hand und flößte mir tropfenweise warmen Gin ein.« NINA

BINDEN SIND NÜTZLICH, *wenn die Scheide nicht sehr feucht ist oder nur eine kleine Öffnung hat, während Slipeinlagen in der Zeit zwischen den Monatsregeln ein Verschmutzen der Unterwäsche verhindern. Die Binde sollte alle zwei bis vier Stunden gewechselt werden, um Geruchsbildung zu verhindern.*

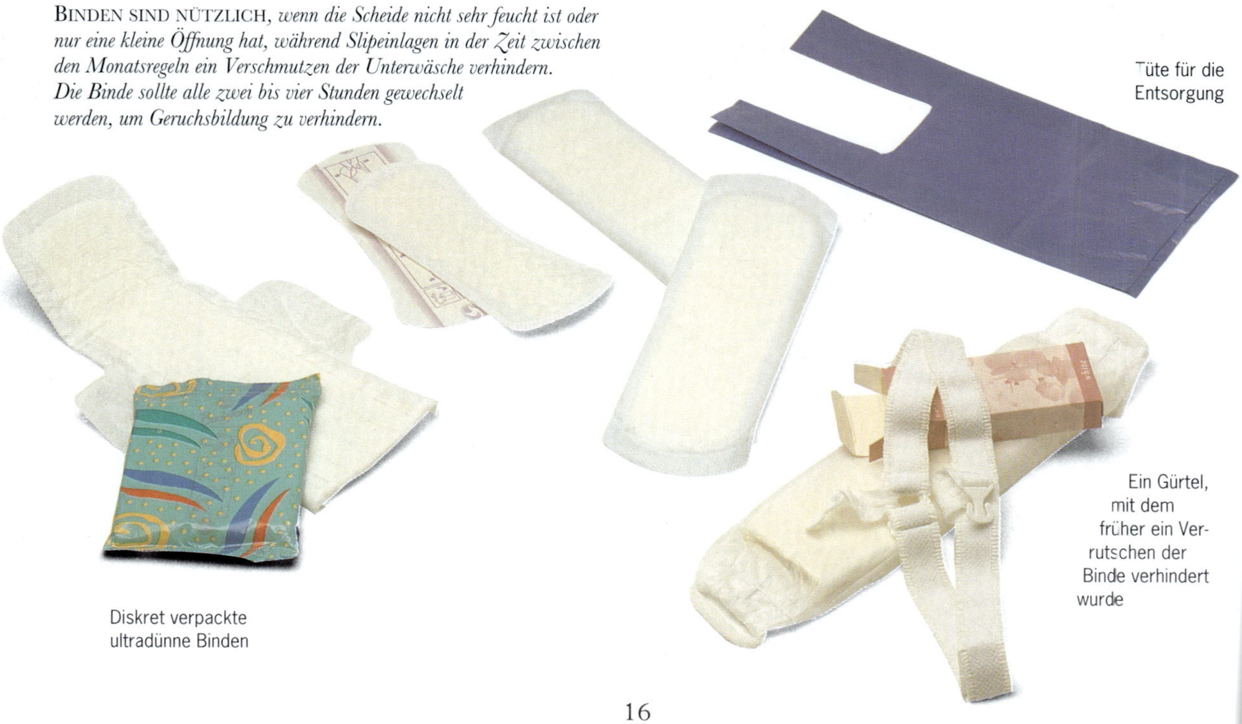

Tüte für die Entsorgung

Ein Gürtel, mit dem früher ein Verrutschen der Binde verhindert wurde

Diskret verpackte ultradünne Binden

ZUR FRAU WERDEN 14–15
DIE MONATSREGEL 28–29

VIELLEICHT VERWENDEN SIE *bereits seit Ihrer Jugend Tampons. Doch wenn Sie keine Erfahrung damit haben, sind Sie beim erstenmal vielleicht ängstlich.*

Waschen Sie sich zuerst die Hände, und stellen Sie dann einen Fuß auf den Toilettendeckel. Halten Sie den Tamponapplikator an der geriffelten Stelle mit Daumen und Mittelfinger fest, und achten Sie darauf, daß der Rückholfaden unten aus der Röhre hängt.

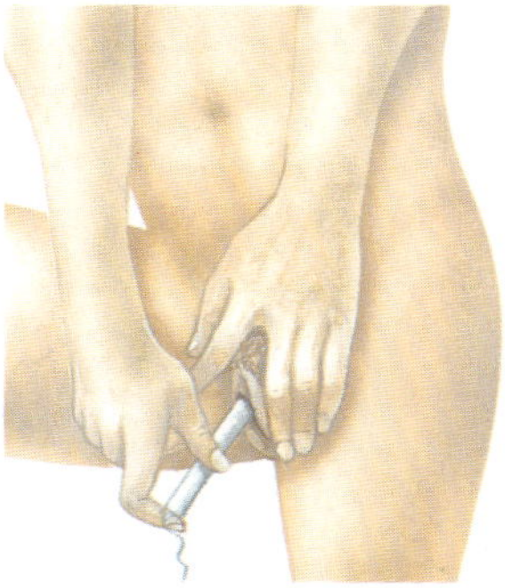

Öffnen Sie die inneren Schamlippen leicht, und halten Sie die Spitze des Applikators an die Scheidenöffnung.

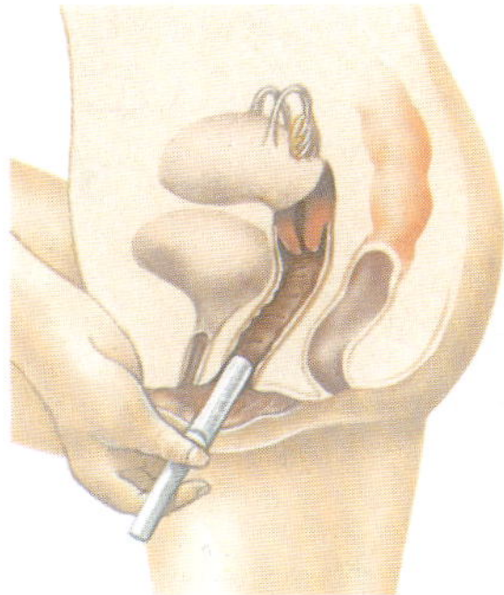

Schieben Sie den Applikator in die Scheide, bis Daumen und Mittelfinger sie berühren. Entspannen Sie sich, und schieben Sie die kleine Röhre mit dem Zeigefinger vollständig in die größere Röhre.

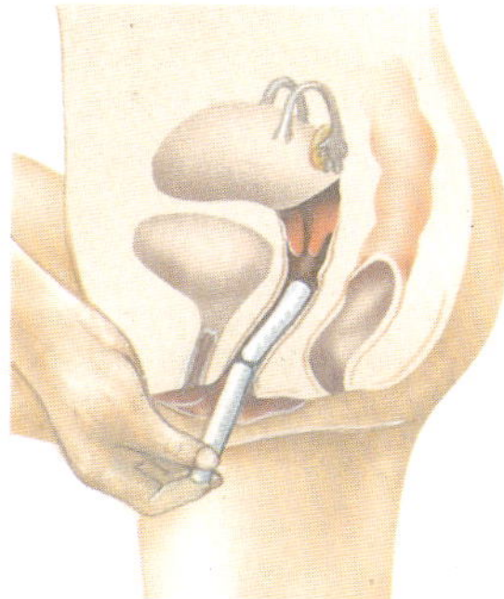

Wenn sich der Tampon an der richtigen Stelle befindet, sollten Sie ihn nicht mehr spüren. Entfernen Sie beide Röhren, und werfen Sie sie weg.

Zum Entfernen des Tampons ziehen Sie leicht an dem Rückholfaden. Wickeln Sie den Tampon in Toilettenpapier, bevor Sie ihn in den Papierkorb werfen.

DER UMGANG MIT SCHMERZEN

Während der Menstruation kann es zu einer Überproduktion von Prostaglandin kommen, ein Hormon, das die Gebärmutter bei der Geburt darin unterstützt, sich zusammenzuziehen, das aber während der Periode auch schmerzhafte Krämpfe verursachen kann.

Leiden Sie nicht unnötig. Nehmen Sie ein Schmerzmittel; machen Sie Übungen, um die Spannung im Beckenbereich zu lösen; legen Sie eine heiße Wärmflasche auf den Bauch, oder nehmen Sie ein heißes Bad; massieren Sie Rücken und Bauch; bitten Sie Ihre Gynäkologin um Rat, oder besorgen Sie sich homöopathische oder Naturheilmittel. Eine fachmännisch durchgeführte Akupunktur kann ebenfalls Linderung verschaffen.

TAMPONS SIND BEQUEM, *wenn Sie Schwimmen gehen oder helle und enge Kleidung tragen. Sie werden durch eine Öffnung im Jungfernhäutchen in die Scheide eingeführt, so daß man sie selbst dann verwenden kann, wenn man noch unberührt ist. Es gibt Tampons mit und ohne Applikator. Tampons mit zu großer Saugfähigkeit können Infektionen auslösen. Wählen Sie also eine Größe, die der Stärke Ihrer Regel entspricht. Verwenden Sie Tampons nur während der Periode, und wechseln Sie sie alle vier bis sechs Stunden. Verwenden Sie nachts eine Binde.*

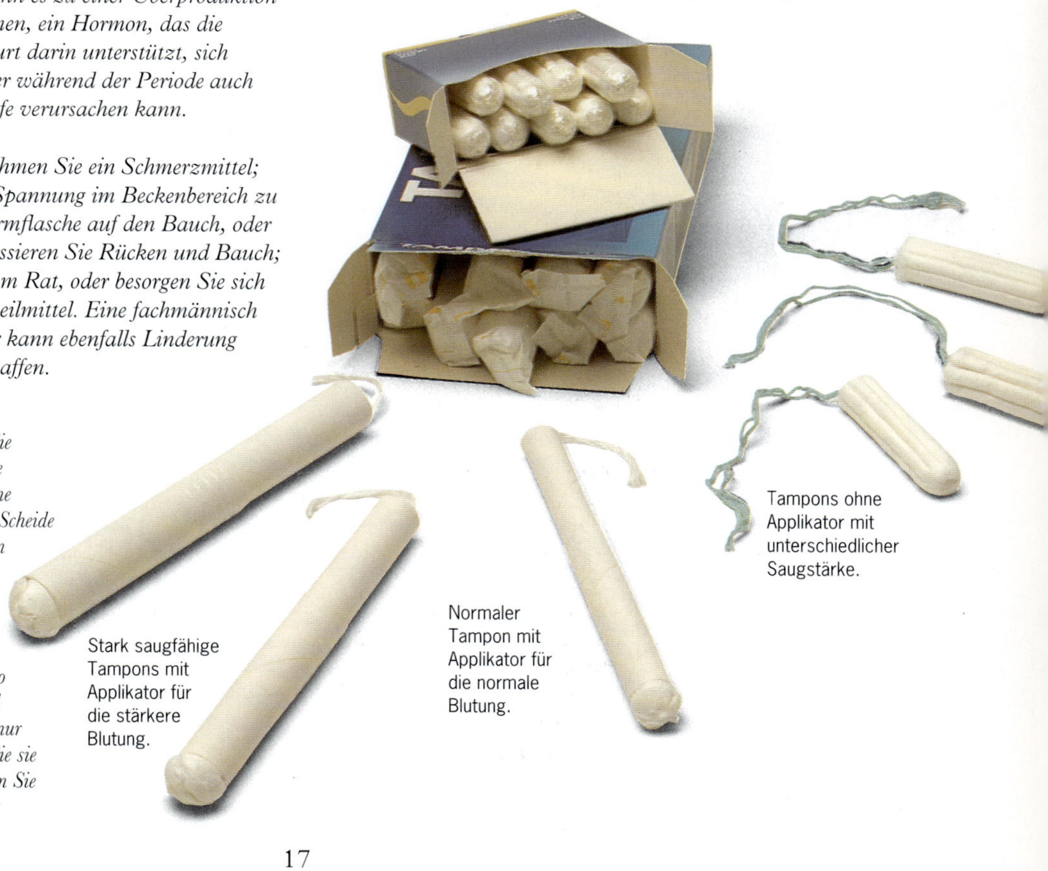

Tampons ohne Applikator mit unterschiedlicher Saugstärke.

Stark saugfähige Tampons mit Applikator für die stärkere Blutung.

Normaler Tampon mit Applikator für die normale Blutung.

Frühe Lust

Sexuelle Gefühle in Kindheit und Jugend

Bis zu drei Viertel aller Mädchen masturbieren vor dem sechzehnten Lebensjahr. Wir bauen auf dem auf, was uns in bezug auf die Sexualität von Geburt an in die Wiege gelegt wurde, und praktizieren instinktiv Selbstbefriedigung. Am Anfang geschieht dies meist zufällig. Wir stecken eine Hand in die Schlafanzughose, verwenden die Seife, wenn wir in der Badewanne sitzen, reiben uns an einem Spielzeug, gehen reiten, bewegen uns hin und her, während wir auf einer Sessel- oder Sofalehne sitzen. Wenn eine Freundin uns in der frühen Jugend auf diese Idee gebracht hat, sitzen wir nebeneinander oder einander gegenüber und masturbieren gemeinsam, aber es macht auch allein Spaß. Wenn eine junge Frau um die Mitte oder gegen Ende der Pubertät noch nicht masturbiert hat, übernimmt dies möglicherweise ein Freund, der sie vielleicht auch dazu ermutigt, es einmal selbst zu versuchen.

Egal, wie es passiert – es ist immer sehr wirkungsvoll. Wir berühren die Klitoris und reiben sie von der Seite her oder von hinten nach vorn. Wir pressen rhythmisch die Beine zusammen. Wir drücken uns gegen die Matratze oder ein Kissen. Wahrscheinlich denken wir dabei nicht an die Penetration, da sie für das, was wir fühlen, nicht wichtig ist: Die Klitoris bereitet uns die Lust, die wir suchen. Wenn die Pubertät näher rückt, verwandeln sich diese lustvollen Gefühle bald in einen Orgasmus. Und wenn wir aus den bisher aufgenommenen Botschaften nicht erfahren haben, wie man »richtig« zum Höhepunkt kommt, können wir dies für uns selbst entdecken, was normalerweise nicht schwerfällt. Zuerst sind die Empfindungen noch schwach, aber wenn die Hormone und größere sexuelle Erfahrung eine Rolle spielen, wird der Orgasmus stärker, intensiver und länger.

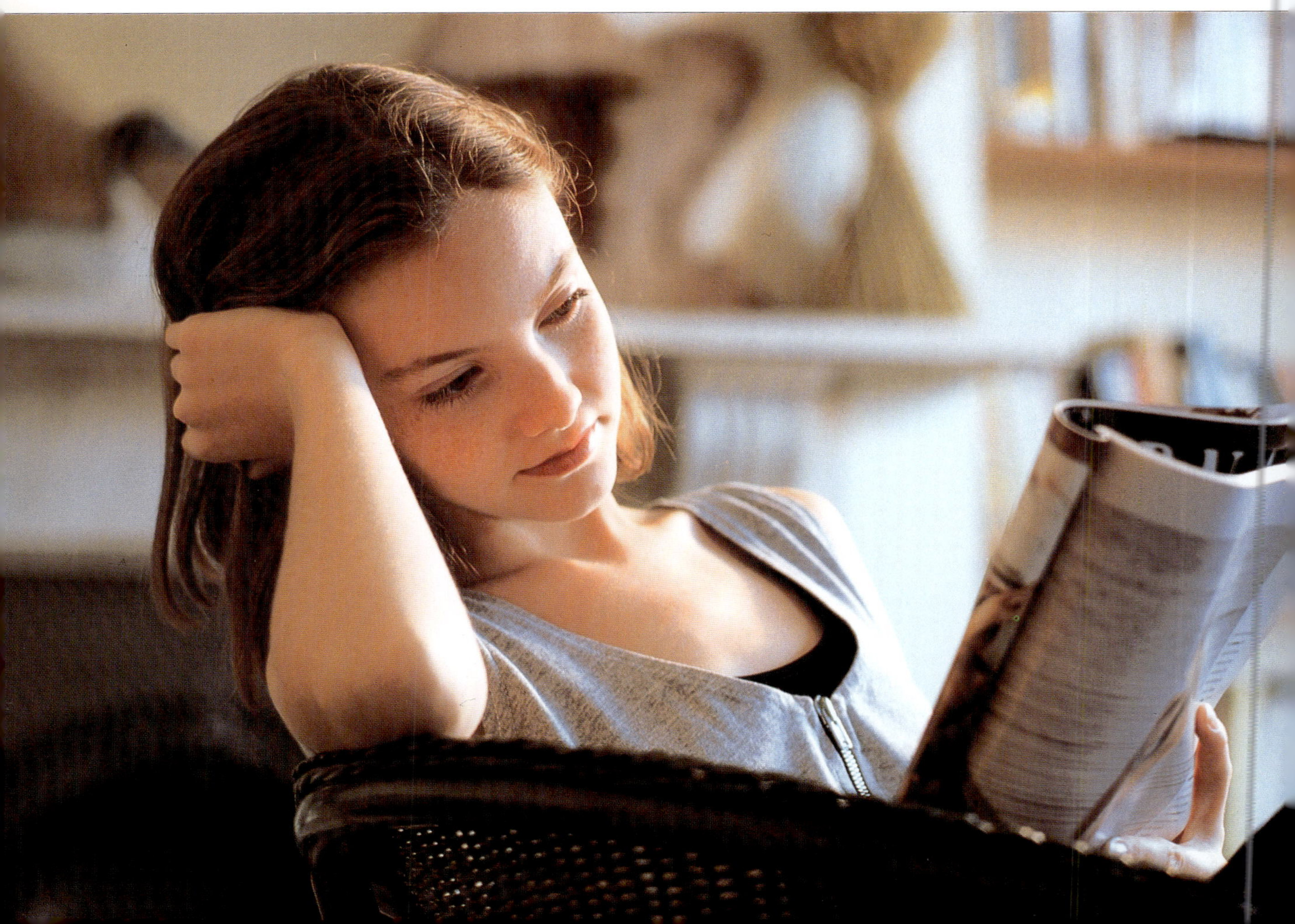

SELBSTBEFRIEDIGUNG 54–55
KEIN INTERESSE AM SEX 130–131

Fallgeschichte

»Ich erinnere mich, daß ich als Kleinkind in meinem Bett auf dem Bauch lag, die Beine geöffnet hatte, die Füße zusammenhielt und mich von oben nach unten an der Matratze rieb. Es erfüllte mich mit wunderbaren Gefühlen zwischen den Beinen. Meine Eltern bezeichneten dies als ›Froschstellung‹ und lachten darüber. Ich glaube nicht, daß sie wußten, was ich da tat.

Später merkte ich, daß ich mit meinen Händen noch viel weiter kam, wenn ich sie in meinen Schlüpfer steckte und mich mit dem Bauch von der Unterlage abstieß. Eines Tages erwischte meine Mutter mich dabei und zog diesmal die richtigen Schlüsse. Sie gab mir einen Klaps auf die Finger und schimpfte mit mir. Von da an spielte ich das Froschspiel nur noch für mich allein.

Als ich etwa neuneinhalb Jahre war, wurden die Empfindungen zu meiner Überraschung immer stärker und wuchsen zu einem überwältigenden Gefühl an. Ich hatte keinerlei Vorstellung, was passiert war, aber ich wußte, daß es meinen Eltern gar nicht recht sein würde und daß ich dieses wunderbare Geheimnis für mich behalten mußte.«

JANINE

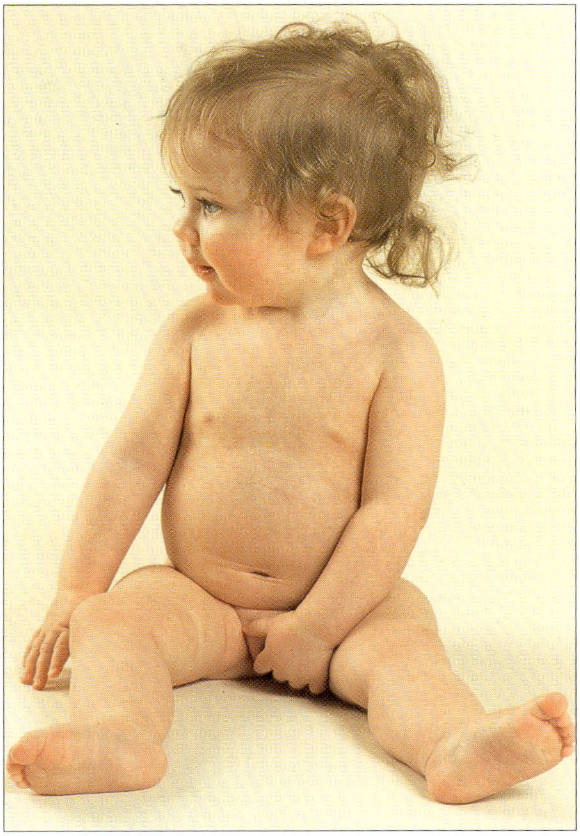

ALS HERANWACHSENDES *junges Mädchen hatten Sie hinsichtlich der Selbstbefriedigung wahrscheinlich eine natürliche Einstellung, wenn dies auch auf Ihre Eltern zutraf. Sie hatten keine Probleme, andere Menschen zu berühren und selbst berührt zu werden. Gleichzeitig wußten Sie aber auch, wann Sie nicht berührt werden wollten, weil sie unangenehme Gefühle nicht mit Unbehagen verwechselt haben, das durch negative Botschaften der Eltern in der Vergangenheit hervorgerufen wurde. Positive Botschaften der Menschen in Ihrer Umgebung ermöglichen es Ihnen, später aus Überzeugung ja oder nein zu sagen.*

Negative Botschaften

Zu Problemen kann es kommen, wenn wir diese Gefühle nicht auf unsere Weise ausleben dürfen. Als Kinder empfinden wir das Masturbieren wahrscheinlich als natürlich und wunderbar, empfangen aber eine ganz andere Botschaft, wenn die Menschen in unserer Umgebung negativ darauf reagieren. Wenn ein Elternteil uns dabei unterbricht, schimpft oder sogar einen Klaps gibt, wird uns damit gesagt, daß nicht nur die Berührungen schlecht sind, sondern auch die Tatsache, daß wir sie genießen. Wir vergessen diese Botschaft für längere Zeit, bis wir einige Jahre später die Sexualität als erwachsene Frau erleben. Jetzt fühlen wir uns aus irgendeinem geheimnisvollen Grund schlecht. Vielleicht können wir uns nicht ohne Schuldgefühle selbst berühren; möglicherweise fällt es uns schwer, vom Partner berührt zu werden, ohne dabei angespannt zu sein.

BABYS BERÜHREN *schon sehr früh ihre Genitalien und tun dies wahrscheinlich bereits im Alter von zwei Jahren bewußt, obwohl diese Art von Berührungen etwa vom siebten Lebensjahr an zielgerichteter und »sexueller« wird. In Gesellschaften, in denen zur Masturbation ermutigt wird, tun Kinder dies regelmäßig und ohne dazu aufgefordert zu werden.*

KONTAKTE HERSTELLEN

POTENTIELLE PARTNER KENNENLERNEN

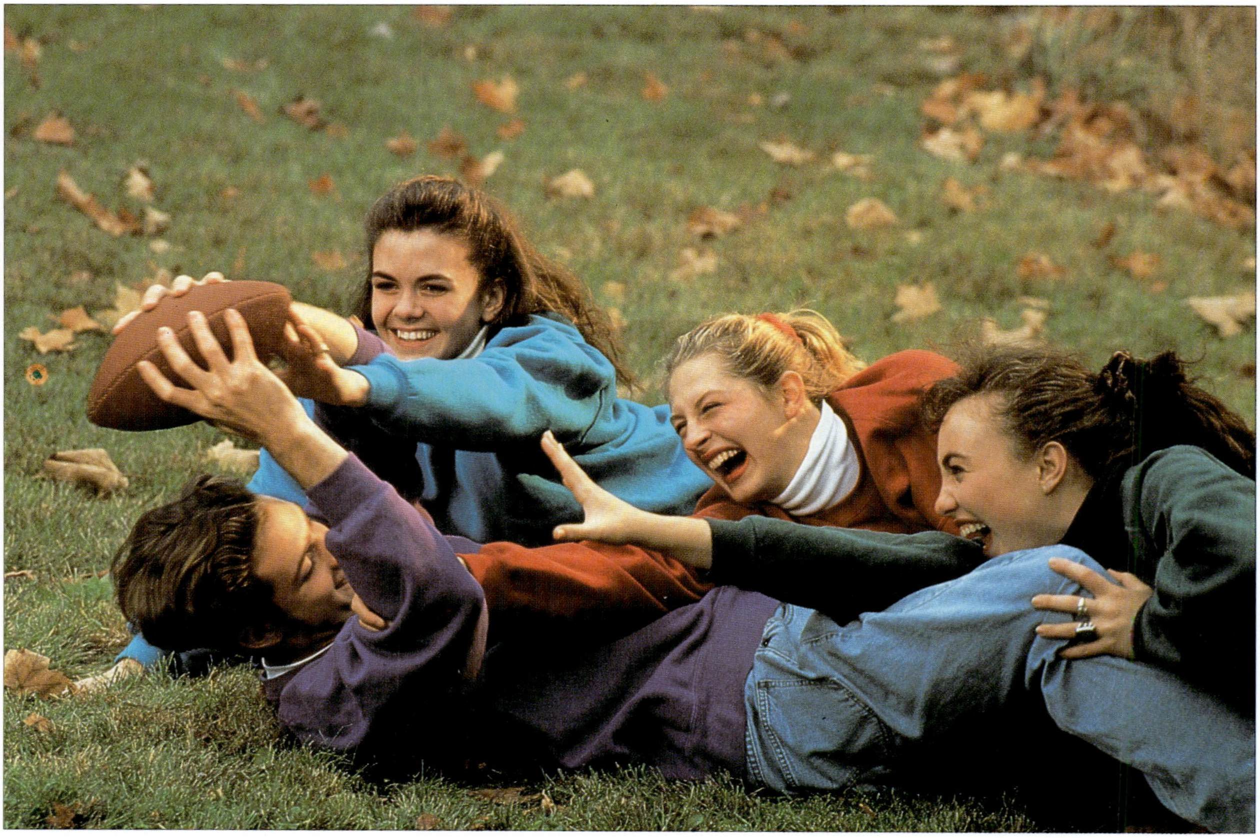

Fast könnte man meinen, die Pubertät zwinge uns dazu, Kontakte herzustellen. Durch die Hormone werden wir angetrieben, potentielle Partner anzusehen, sie anzulächeln und zu berühren; unsere Emotionen lassen den Gedanken an Sex (zumindest theoretisch) wunderbar romantisch erscheinen. Manche Mädchen beginnen dieses Stadium, indem sie mit anderen Mädchen experimentieren. Sie schauen sich an, schmusen miteinander, küssen sich auf die Lippen, berühren gegenseitig ihre Brüste und gehen oft so weit, daß sie zum Orgasmus kommen. Andere beschließen, ein Leben lang nur mit Frauen zusammenzusein.

Als wir uns Jungen zuwendeten, wußten wir häufig nicht, was wir mit ihnen anfangen sollten. Wir hatten keinerlei Vorstellung, wie wir den Penis des Freundes halten sollten, wenn er uns darum bat, oder wie wir reagieren sollten, nachdem er zum Höhepunkt gekommen war.

Häufig war der sexuelle Kontakt ganz anders, als wir ihn uns vorgestellt hatten. Die Jungen wollten drängende und stoßende Bewegungen, »feuchte« Aktivitäten, während wir Schmusen und sinnlichen Berührungen den Vorzug gaben. Nachdem wir uns eigene Grenzen gesetzt hatten, gerieten wir nun plötzlich in eine Zwangslage. In den Medien taten »es« schließlich alle die ganze Zeit. Unsere Freundinnen behaupteten, »es« schon getan zu haben, obwohl einige später zugaben, daß dies gar nicht stimmte. Ein Partner setzte uns vielleicht unter Druck, weiter zu gehen, als wir eigentlich wollten, als Preis dafür, daß er mit uns zusammenblieb. Wenn wir zustimmten, taten wir schließlich Dinge nicht zum eigenen Vergnügen, sondern zur Befriedigung anderer und um von Gleichaltrigen anerkannt zu werden.

Dieses »traditionelle« Muster kommt Ihnen sicher be-

UNERWÜNSCHTER SEX 50–51
ERSTE SIGNALE 88–89

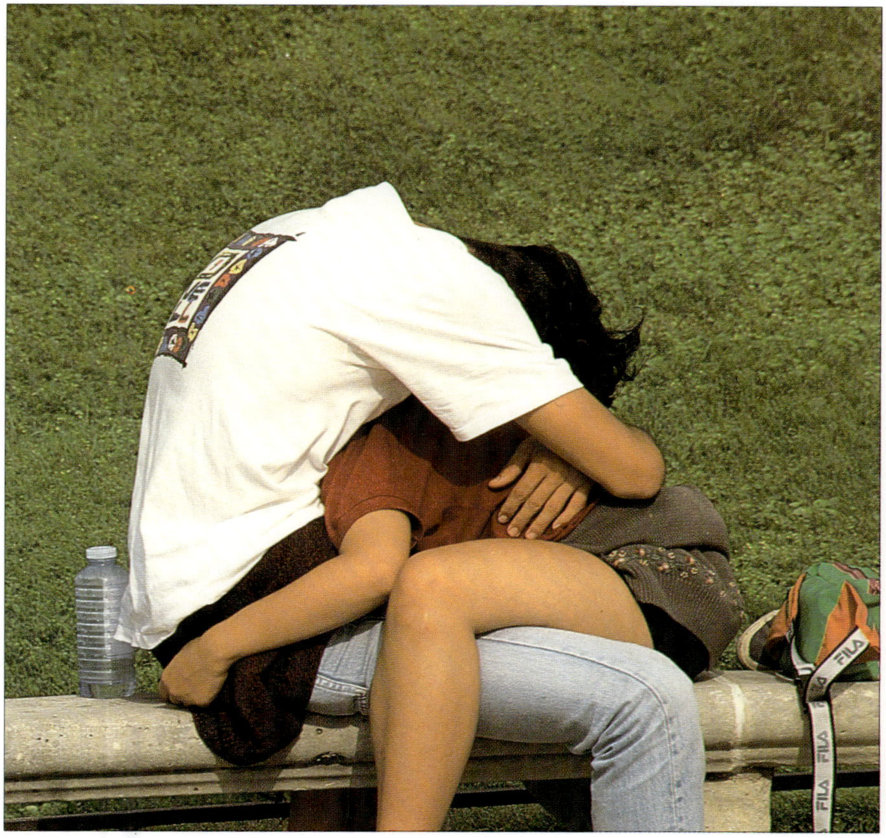

FÜR TEENAGER KANN *das Überbrücken der Kluft zwischen Berührung und Nichtberührung des anderen Geschlechts schwierig sein. Die meisten Mädchen setzen bei Spielen ihren Körper ein (oben links), necken Jungen, damit sie gejagt (und gefangen) werden, kämpfen wegen einer angeblichen Beleidigung, bis sie das Ganze schließlich keuchend, lachend und erregt beenden.*

PAARE *in der Pubertät leben in ihrer eigenen Welt, in der sie auf Konventionen pfeifen (oben). Sie umarmen sich, schmusen, flüstern. Es ist fast eine vorsexuelle Welt, eher wie eine Mutter-Kind-Beziehung.*

kannt vor – aber es ändert sich bereits, da die jungen Frauen von heute sexuell selbstbewußter sind. So befaßte sich eine Untersuchung Ende der achtziger Jahre mit einer Sache, die als technische Jungfräulichkeit bezeichnet werden könnte. Dabei hält sich das Mädchen vom Geschlechtsverkehr mit einem Partner zurück und bietet statt dessen gegenseitige Masturbation oder oralen Sex an, Techniken, die früher als fortschrittlich galten. Durch diese Strategie hat die junge Frau nicht nur die Situation unter Kontrolle, sondern sie führt auch zur Entwicklung sexueller Fähigkeiten und Techniken, die zu einem verläßlichen Orgasmus führen, da sie sich auf die Klitoris konzentrieren. Der Partner lernt zudem viel über sinnliches Vergnügen. Außerdem wird so der »letzte Schritt« für die Zeit aufgespart, wenn sich die Betroffene sicher ist, ihn wirklich tun zu wollen.

DAS SEXUELLE VORGEHEN FESTLEGEN

Wenn Sie einen neuen Partner haben und nicht wissen, was von Ihnen erwartet wird, sollten Sie folgendes beachten:

- Probieren Sie selbst aus, was sich gut anfühlt und was nicht, und tun Sie nur Dinge, bei denen Sie sich wohl fühlen.
- Wenn ein Partner oder eine Partnerin nach etwas Neuem oder anderem verlangt, bitten Sie ihn (oder sie) darum, Ihnen zu sagen oder zu zeigen, was von Ihnen erwartet wird, bis Sie es selbstbewußt und geschickt tun können.
- Sprechen Sie ein klares »Nein« aus, wenn eine Forderung Ihnen Unbehagen bereitet, egal, ob es sich um eine wilde sexuelle Variante oder einen Kuß handelt.
- Widersetzen Sie sich einem Partner, der Sie bedroht oder beschwatzt. Hüten Sie sich vor abgenutzten Floskeln oder Kritik wie: »Wenn du mich wirklich liebtest ...«, »Alle anderen tun es auch ...«, »Bist du frigide?«
- Denken Sie daran, daß die Arbeit mit Frauen, die sexuelle Probleme haben, gezeigt hat, daß alles, was zu Unsicherheit oder dem Gefühl von Hilflosigkeit führt, sich in Beziehungen negativ auswirkt.

DAS ERSTE MAL

DER VERLUST DER JUNGFRÄULICHKEIT

Das erste Mal mit einem Mann zu schlafen, ist für die Mehrzahl der Frauen noch immer ein wichtiger Schritt, aber heute nicht mehr mit Heirat und Gebären verbunden. Die meisten Frauen verlieren ihre Jungfräulichkeit, bevor sie ihren Lebenspartner gefunden haben. Trotzdem ist der erste Beischlaf von großer Bedeutung. Viele Frauen – speziell diejenigen, die früher als der Durchschnitt in die Pubertät eingetreten sind – werden durch ihre Hormone dazu gedrängt. Die meisten tun es jedoch der emotionalen Bedeutung des Aktes wegen.

Der erste Beischlaf gilt im allgemeinen als Zeichen von Reife, als Schritt vom Mädchen zur Frau, als Initiationsritus sozusagen. Er markiert den Status unter Gleichaltrigen – der erste Geschlechtsverkehr findet oft statt, nachdem andere Freundinnen es auch getan haben. Er kann sogar eine Art Rache gegenüber den Eltern sein. Aber wir betrachten den Verlust der Jungfräulichkeit auch als Zeichen der Liebe zu einem Partner.

Fallgeschichte

»Ich war schon mit ein paar Jungen ausgegangen, aber er war derjenige, den alle wollten. Wir hatten uns schon ein paarmal getroffen, und ich hatte es ihm erlaubt, meine Brüste zu berühren. An einem Abend fragte er mich, ob wir es tun könnten, und wir gingen in ein Wäldchen. Ich hob meinen Rock hoch und schob meinen Slip zur Seite. Er liebkoste meinen Nacken, drang in mich ein, bewegte sich ein wenig hin und her und erschlaffte dann. Ich wußte nicht einmal, daß es das gewesen war. Danach habe ich ihn nur noch selten gesehen.« DAGMAR

VIELE FRAUEN *machen die Erfahrung, daß der Verlust der Jungfräulichkeit emotional enttäuschend ist. Sex war wichtiger als Liebe, sie fühlten sich nicht als erwachsene Frau ernstgenommen und hatten Schuldgefühle, und häufig verließ der Mann sie anschließend. Doch die meisten Frauen erleben danach glückliche sexuelle Beziehungen.*

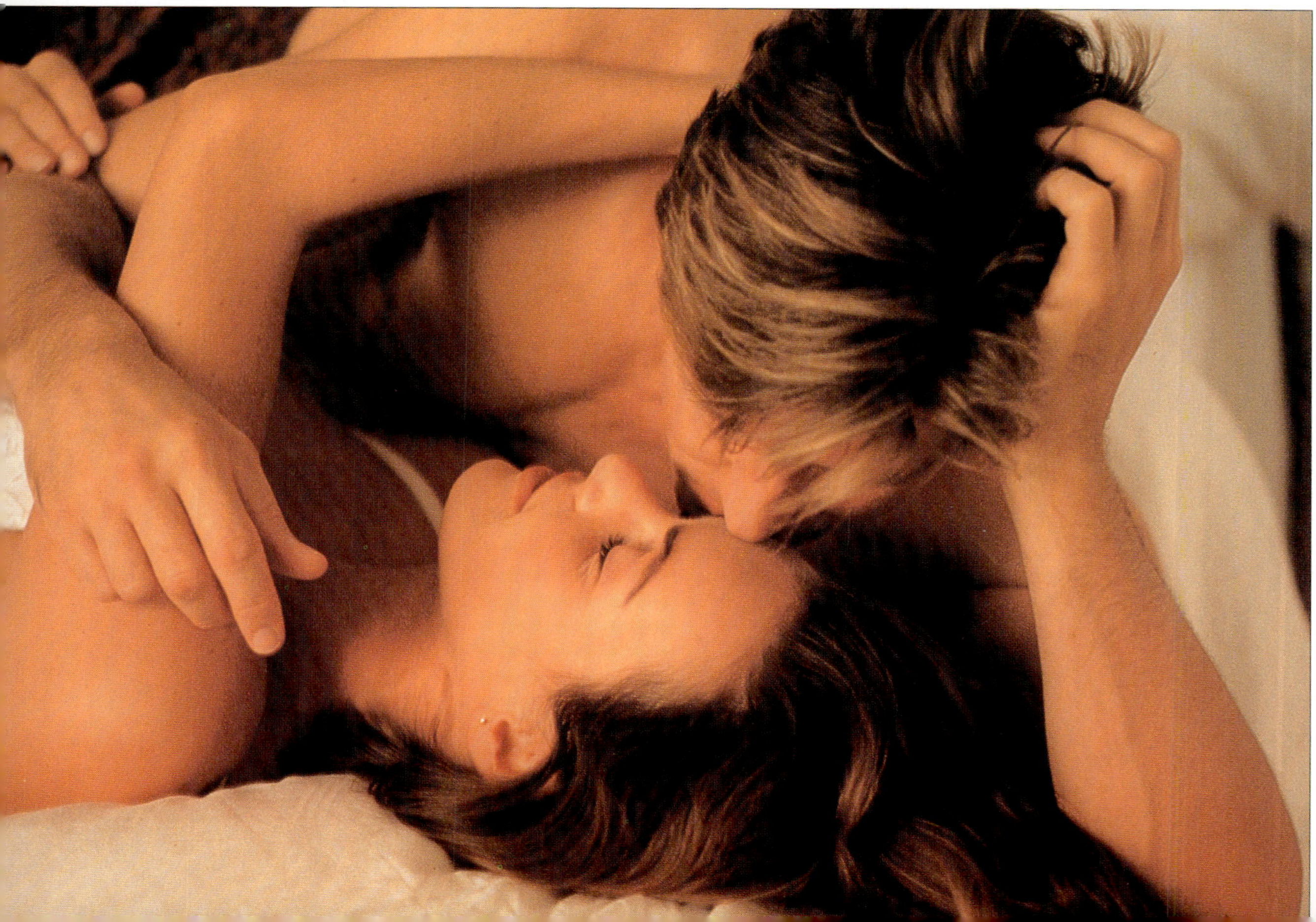

DEN EIGENEN KÖRPER KENNNENLERNEN 26–27
ZUM SEX ÜBERGEHEN 90–91
FAMILIENPLANUNG 108–111
ENTTÄUSCNENDER SEX 134–135

PRAKTISCHE RATSCHLÄGE

- Sagen Sie Ihrem Partner, daß Sie noch Jungfrau sind. Falls möglich, sprechen Sie vorher über Ihre Ängste.
- Tun Sie diesen Schritt in der richtigen Umgebung. Sie sollten ungestört sein und viel Zeit haben.
- Verwenden Sie ein Verhütungsmittel. Auch beim erstenmal kann man schwanger werden.
- Wenn Sie noch nie Tampons verwendet haben, dehnen Sie den Scheideneingang vorher, indem Sie zuerst einen Finger, dann zwei und anschließend drei einführen und nach unten pressen.
- Wählen Sie eine Position, in der er leicht in Sie eindringen kann. Öffnen Sie die Schenkel weit, und schieben Sie eventuell ein Kissen unter die Hüften.
- Bestreichen Sie seinen Penis mit Speichel oder einem Gleitmittel, damit er leichter eindringen kann.
- Halten Sie seinen Penis, und führen Sie ihn beim Eindringen. So haben Sie das Gefühl, die Situation unter Kontrolle zu haben und die Geschwindigkeit bestimmen zu können.
- Wenn er eindringt, drücken Sie leicht nach unten, so daß sich die Scheidenmuskulatur nicht anspannt.
- Erwarten Sie nicht, beim erstenmal zum Höhepunkt zu kommen – dazu bedarf es einiger Übung.

Fallgeschichte

»Wir kannten uns seit etwa sieben Monaten und hatten schon viel zusammen gemacht und häufig einen Orgasmus erlebt. Eines Abends waren meine Eltern nicht zu Hause, und der richtige Augenblick schien gekommen. Ich lag auf dem Teppich, und er drang sanft in mich ein. Wir lagen einfach still da und schauten uns an. Ich kam nicht zum Höhepunkt, aber ich wußte, daß das beim erstenmal nichts Ungewöhnliches war. Am nächsten Tag war ich so glücklich, daß ich unaufhörlich lächeln mußte.« LAURA

DAS JUNGFERN-HÄUTCHEN

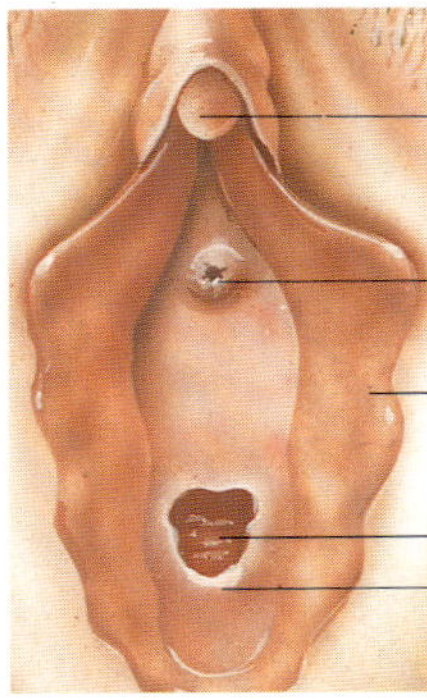

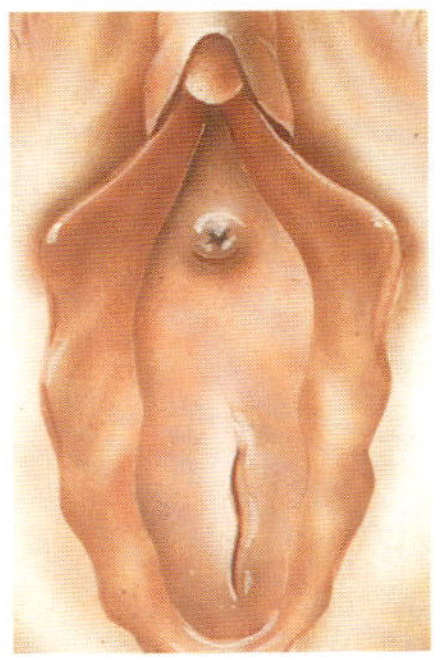

Das Jungfernhäutchen oder Hymen ist eine Schleimhautfalte im Scheideneingang. Sie ist nur bei Menschen und Pferden zu finden und scheint keinen besonderen biologischen Zweck zu erfüllen. Eine Frau, die mit einem verschlossenen Hymen geboren wird (links), muß es aller Voraussicht nach operativ öffnen lassen, wenn sie ihre Periode bekommt, damit das Blut abfließen kann.

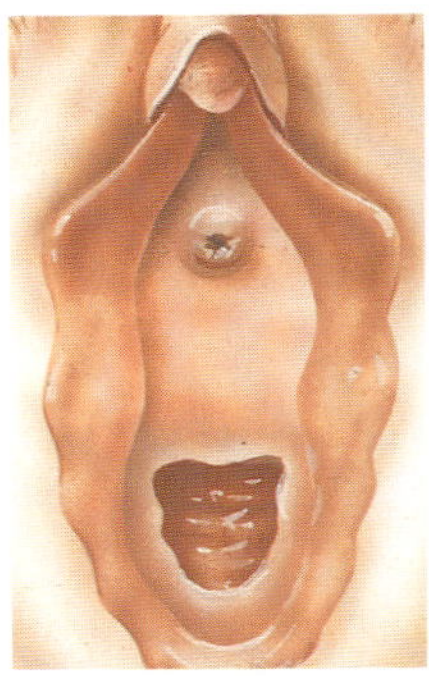

Eine Frau, die noch keinen Geschlechtsverkehr hatte, kann ein intaktes Hymen haben oder auch nicht. Mädchen können mit einem partiellen Hymen geboren werden oder es durch Sport dehnen (links). Wenn es nicht schon vorher eingerissen wurde, geschieht dies beim ersten Geschlechtsverkehr, was mit einer Blutung einhergeht. Lassen Sie sich nicht beschuldigen, keine Jungfrau zu sein, wenn Sie beim ersten Geschlechtsverkehr nicht bluten. Jungfräulichkeit bedeutet, noch nie penetrierenden Sex gehabt zu haben, und nicht, daß das Hymen intakt ist.

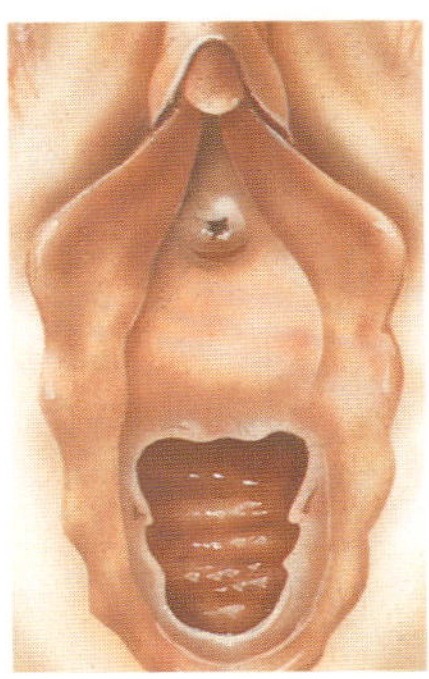

Durch eine Geburt wird der Scheideneingang und die Scheidenmuskulatur gedehnt, die sich aber durch spezielle gymnastische Übungen nach der Entbindung wieder straffen. Der Scheideneingang einer Frau, die ein Kind geboren hat (links), ist größer als bei einer kinderlosen Frau.

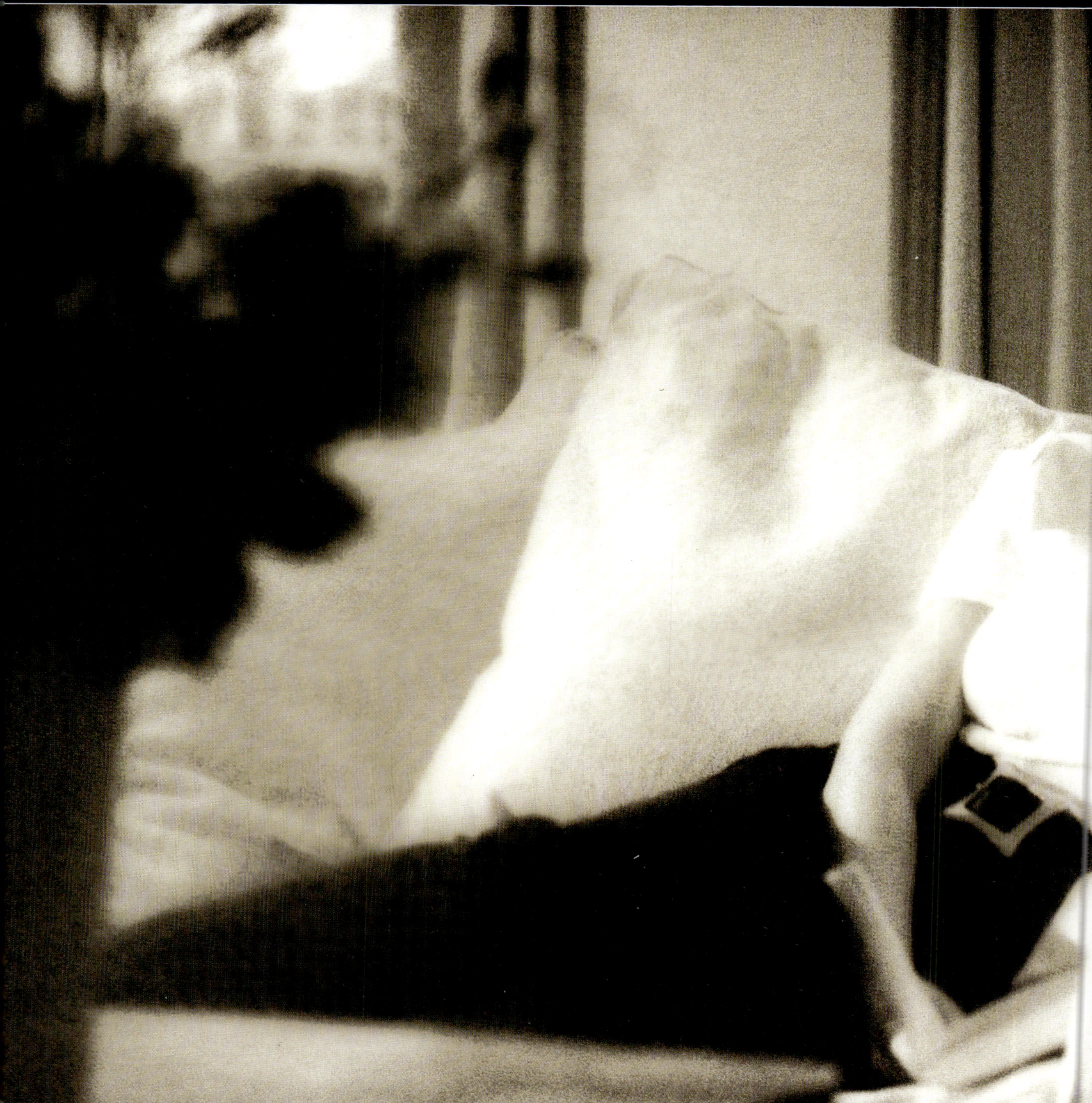

2 Die sexuelle Frau

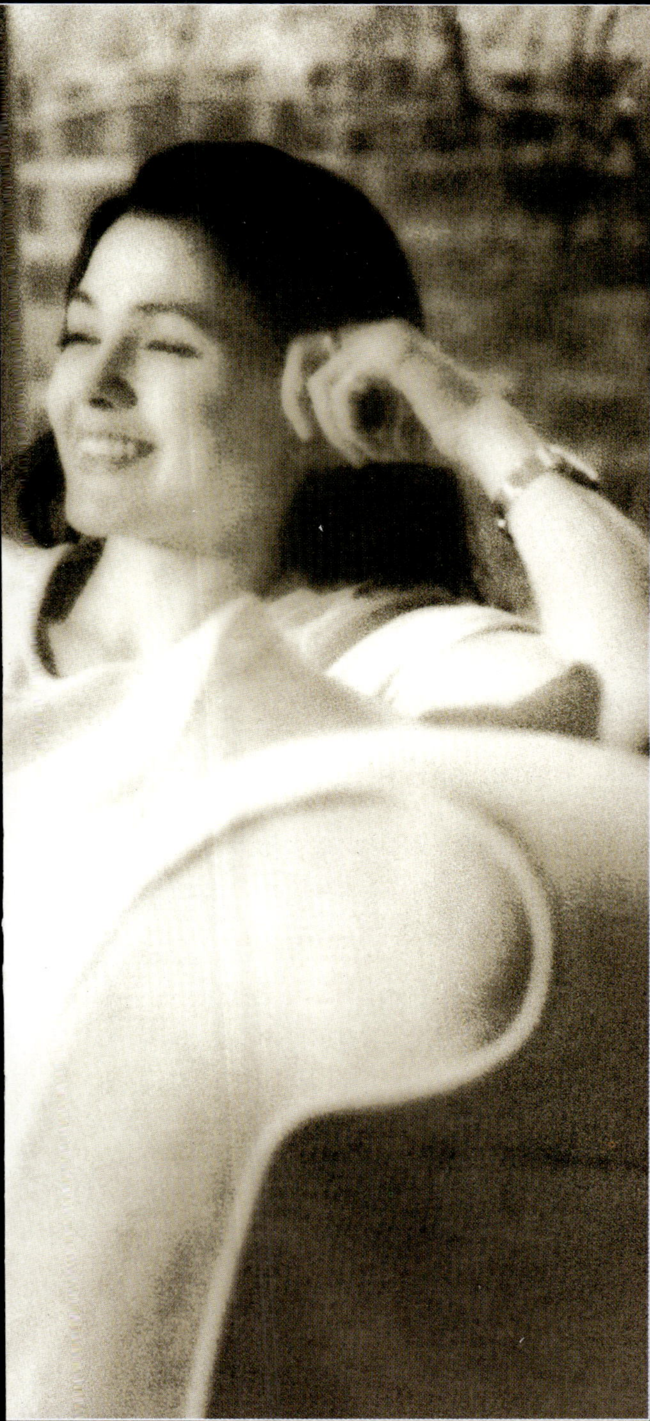

UM UNSER SEXUELLES POTENTIAL einschätzen zu können, ist körperliches und geistiges Bewußtsein nötig. Der weibliche Körper, der in vorzüglicher Weise für die Liebe und Fortpflanzung ausgestattet ist, hat auch seine Schwachstellen. Er leidet unter dem Streß und der Belastung des Monatszyklus als Vorbereitung auf die Schwangerschaft und ist für alle möglichen Erkrankungen der Geschlechts- und Fortpflanzungsorgane anfällig. Er verweigert sich aber auch auf der sexuellen Ebene, indem er möglicherweise seine diesbezüglichen Funktionen einstellt, wenn wir (oder ein Partner) keine Vorstellung davon haben, »welcher Teil wofür da ist« oder wenn wir unsere wahren Bedürfnisse nicht kennen.

Unsere mentale Einstellung hat Auswirkungen auf die Sexualität, indem sie eine Verbindung zwischen der Sexualität und unseren Gefühlen, unseren Beziehungen und sogar der Gesellschaft, in der wir leben, herstellt. Wir müssen unserer Denkweise genausoviel Aufmerksamkeit schenken wie unserem Körper, um eine gesunde Einstellung zur Sexualität zu erlangen, zu lernen, wirksame Strategien zur Entscheidungsfindung zu entwickeln, sowie effektiv mit sexuellen Schwierigkeiten umzugehen.

Es ist in unserer Zeit eine Herausforderung für jede einzelne Frau, in bezug auf Sexualität zu einer Übereinstimmung von Körper und Geist zu gelangen.

EINE FRAU KANN *auch ohne Partner sexuell reagieren. Sie hat spontan sexuelle Gefühle, wenn der Körper auf erregende Bilder antwortet oder wenn sich der Hormonspiegel während des Monatszyklus verändert. Sie kann die Sexualität anregen, indem sie sich mental oder emotional stimuliert oder sich selbst berührt und befriedigt. Das Wissen, daß sie als Frau für ihre sexuelle Erfüllung nicht von einem anderen Menschen abhängig ist, wirkt befreiend, da sie selbst entscheiden kann, wann und in welcher Form sie ihrer Sexualität Ausdruck verleihen will.*

DEN EIGENEN KÖRPER KENNENLERNEN

DIE GESCHLECHTS- UND FORTPFLANZUNGSORGANE

Angefangen beim Netz an Nervenendigungen im Beckenbereich, die den Orgasmus ermöglichen, bis hin zu der kunstvollen Struktur der inneren Organe, die Empfängnis und Schwangerschaft ermöglichen, ist der weibliche Körper ein komplexes, äußerst kompliziertes und ausgewogenes System. Auch hier trifft zu, was für andere Systeme gilt: Je mehr man über sie weiß (welcher Teil wozu dient, welche Funktion er hat und wie er funktioniert), desto mehr Lust und Erfüllung wird man erleben.

Die äußeren Geschlechtsorgane

Der Schamhügel über dem Schambein setzt sich aus Fettgewebe zusammen. Es polstert die Genitalien während des Geschlechtsverkehrs ab und kann eine Quelle für starke Lust sein, da hier zahlreiche Nerven enden.

Bei den äußeren Schamlippen handelt es sich um große, dunkle Hautfalten, die am Schamhügel ansetzen und seitlich an den äußeren Geschlechtsorganen entlang verlaufen. Die inneren Schamlippen sind blasse, unbehaarte Membranen, die die Scheiden- und Harnröhrenöffnung, durch die der Urin fließt, umgeben.

Die Klitoris ist das weibliche Geschlechtsorgan, das am empfindlichsten reagiert, und das einzige menschliche Organ, das nur der Lust dient. Es hat dieselbe Grundstruktur wie der Penis, weist eine dicke »Vorhaut« auf und ist wie er im Becken verwurzelt.

Die Scheidenöffnung kann durch das Jungfernhäutchen verschlossen sein. Innerhalb dieser Öffnung liegt in Richtung Becken der Scheidenvorhof und in Richtung After das Perineum (Damm). Beide Bereiche sind erogen, und Stimulation an dieser Stelle kann angenehm sein.

Die Fortpflanzungsorgane

Zu beiden Seiten der Gebärmutter befinden sich die Eierstöcke, die jeden Monat eine Eizelle freigeben. Die Eierstöcke sind über die Eileiter mit der Gebärmutter verbunden. Durch sie gelangt die Eizelle in die Gebärmutter, normalerweise wird sie auch im Eileiter befruchtet.

Die Gebärmutter nimmt die befruchtete Eizelle auf und beherbergt sie, bis das Kind geboren wird. Das untere Ende des Muttermunds – der Eingang zur Gebärmutter – ist der Ausgang, durch den das Baby während der Geburt gleitet. Wird auf diesen Bereich Druck ausgeübt, kann dies ebenfalls angenehme Gefühle hervorrufen.

DIE BRUST IM VERLAUF DES LEBENS

Die Brüste enthalten milchproduzierende Drüsen, die durch Fettgewebe voneinander getrennt sind. Beim Stillen fließt die Milch durch einen Kanal und durch die Brustwarze nach außen. Die Brustwarze ist vom dunkleren Warzenhof umgeben.

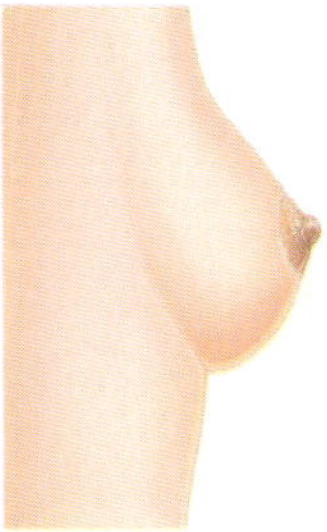

Die Brüste jeder Frau sind einzigartig: Bei erwachsenen Frauen unterscheiden sie sich in Größe und Form mehr als jeder andere Körperteil. Auch die beiden Brüste sind unterschiedlich. Die linke Brust kann beispielsweise kleiner sein als die rechte.

Während einer Schwangerschaft entwickeln sich durch den Einfluß von Östrogen und Progesteron Milchspeicher hinter den Brustwarzen. Dadurch werden die Warzenhöfe dunkler. Die Brüste können außerdem anschwellen und berührungsempfindlich werden.

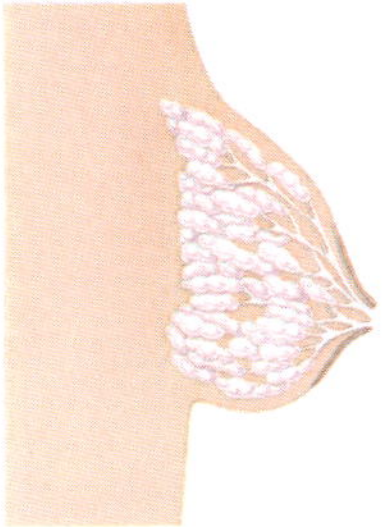

Wenn Sie stillen, sind die Brüste voll und schwer, da als Reaktion auf das Saugen des Babys Milch produziert wird, die durch die Kanäle zu den Brustwarzen fließt. Absonderungen aus den Warzenhöfen schützen die Brust vor Wundsein und Trockenheit.

Die milchproduzierenden Drüsen bleiben während der gesamten Zeit, in der eine Frau fruchtbar ist, erhalten, doch die hormonellen Veränderungen in den Wechseljahren sorgen dafür, daß sie schrumpfen, während die Fettzellen zunehmen.

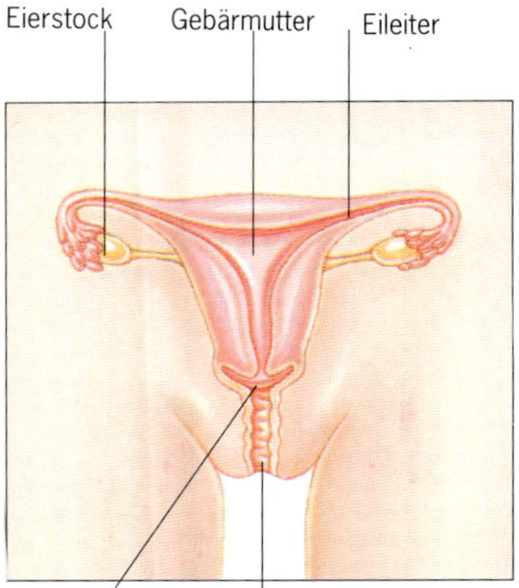

DIE INNEREN FORTPFLANZUNGSORGANE *verändern sich durch sexuelle Gefühle, den Monatszyklus und Schlüsselereignisse im Leben, wie Krankheit und Schwangerschaft. Die Zeichnung oben zeigt, wie Eierstöcke, Eileiter, Gebärmutter, Scheide und Muttermund strukturiert sind. Die Abbildung rechts setzt die Fortpflanzungsorgane in Beziehung zu den anderen großen Bauchorganen.*

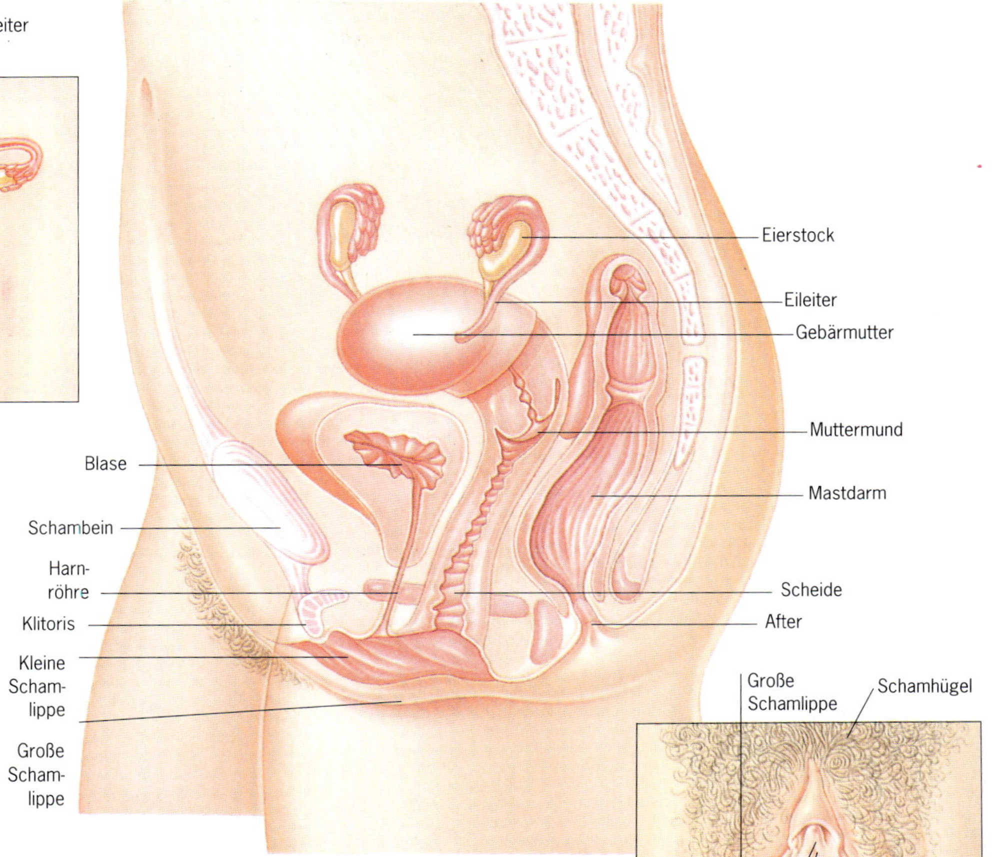

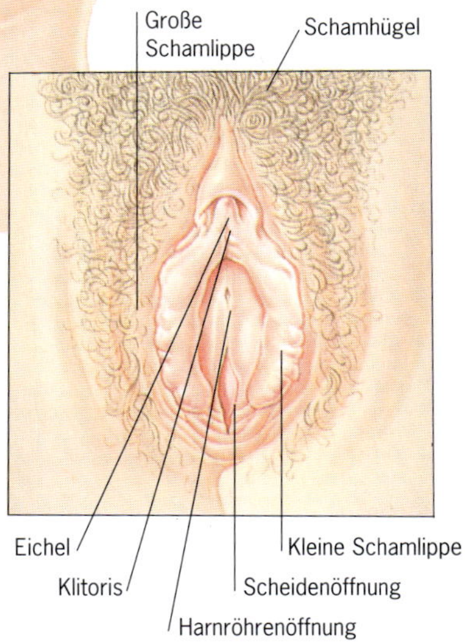

DIE ÄUßEREN GESCHLECHTSORGANE *(Vulva) verändern sich ständig. Die Schamlippen öffnen und schließen sich, und die Klitoris wird härter, wenn sie sich bei Erregung mit Blut füllt. Durch den hormonellen Einfluß ändert sich während einer Schwangerschaft und in den Wechseljahren die Farbe.*

SELBSTUNTERSUCHUNG

Für eine äußere Untersuchung brauchen Sie einen Spiegel mit langem Griff. Vielleicht erscheinen Ihnen die Geschlechtsorgane auf den ersten Blick irgendwie unordentlich oder grob und in einer merkwürdigen Farbe, doch lassen Sie sich sagen, daß die Geschlechtsorgane jeder Frau auf erotische Weise »primitiv« aussehen.

Zur Untersuchung der inneren Geschlechtsorgane benötigen Sie ein Spekulum (das in Frauengesundheitszentren erhältlich ist), ein Gleitmittel und eine kleine Taschenlampe. Feuchten Sie das Spekulum an, entspannen Sie sich, und führen Sie es geschlossen in die Scheide ein. Dann öffnen Sie es und lassen es einrasten. Passen Sie Licht und Spiegel so an, daß Sie Ihr Körperinneres betrachten können.

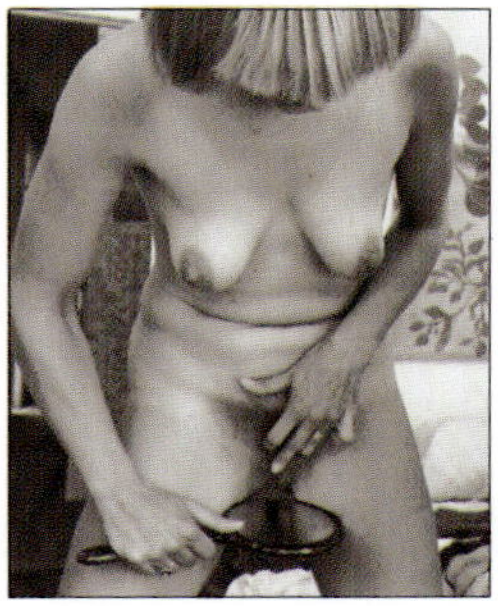

SIE KNIEN *mit weit geöffneten Knien, oder liegen mit gespreizten Beinen, angewinkelten Knien und weit auseinanderstehenden Füßen.*

DIE MONATSREGEL

DER UMGANG MIT MENSTRUATIONSPROBLEMEN

Vor hundert Jahren hatten Frauen im Durchschnitt in ihrem Leben etwa vierzigmal die Periode. Heute beträgt die Zahl in der westlichen Welt das Zehnfache. Durch einen gesünderen Lebensstil stellt sich die erste Regel bis zu acht Jahre früher ein, und durch Aufklärung und wissenschaftlichen Fortschritt kommt es zu weniger Schwangerschaften und kürzeren Stillzeiten. Aus diesem Grund haben wir es mit Menstruationsproblemen zu tun, wie unsere Urgroßmütter sie nicht kannten.

Treten solche Probleme auf, haben sie für uns wahrscheinlich einen rein praktischen Charakter: Wir finden den Vorgang lästig, fühlen uns beim Tragen bestimmter Kleidungsstücke eingeengt, und prämenstruelle Symptome wie Depressionen und Gewichtszunahme stören unseren Tagesablauf. Doch solche Schwierigkeiten sind nicht unvermeidlich, und »die Tage« müssen nicht unbedingt mit dem normalen Alltagsleben kollidieren. Durch Hormonbehandlungen lassen sich Beschwerden lindern, und Tampons gewähren uns größere Bewegungsfreiheit.

Auch die kulturellen Normen haben sich gelockert. Früher riet man menstruierenden Frauen sogar davon ab, sich die Haare zu waschen, Sport zu treiben oder Geschlechtsverkehr zu haben. Heute können wir tun, wonach uns der Sinn steht!

Langsam beginnen wir auch, offen über die positiven Aspekte der Menstruation zu reden. Die Periode ist schließlich der Beweis für einen insgesamt guten Gesundheitszustand. Außerdem beweist sie, daß keine Schwangerschaft vorliegt.

Probleme während der Periode

Der Monatszyklus wird durch Hormonschwankungen ausgelöst. Die damit einhergehenden Probleme können folgende sein: das Ausbleiben der Periode (Amenorrhö), starke Schmerzen während der Periode (Dysmenorrhö), starke Blutungen (Menorrhagie), seltene (Oligomenorrhö) und zu häufige Perioden (Polymenorrhö). Ein hormonelles Ungleichgewicht kann durch die Über- oder Unterproduktion eines bestimmten Hormons verursacht werden, durch die Einnahme der Antibabypille, die den Hormonspiegel verändert, und bei älteren Frauen durch die Wechseljahre, wenn der Hormonspiegel stark absinkt.

Zur Behandlung eines hormonellen Ungleichgewichts werden ergänzende Medikamente verschrieben; aber auch eine spezielle Spirale, die langsam Progesteron freisetzt, kann hier Abhilfe schaffen (siehe Seite 110–111). Bei starken Blutungen bieten Ärzte traditionell Operationen an, nämlich eine Ausschabung der Gebärmutterschleimhaut oder die Entfernung des Organs selbst. Bevor Sie sich aber für eine dieser Behandlungsmethoden entscheiden, sollten Sie sich eingehend informieren.

Menstruationsprobleme können auch durch Krankheiten ausgelöst werden. Das Ausbleiben der Periode kann auf die Einnahme bestimmter Medikamente, auf Depressionen oder Erkrankungen der Eierstöcke (siehe Seite 36–37) zurückzuführen sein und wird auch mit Eßstörungen in Verbindung gebracht. Starke Blutungen und Schmerzen lassen sich häufig auf eine Endometriose, Myome, Beckenentzündung, Gebärmutterkrebs oder Schilddrüsenerkrankungen zurückführen. Gehen Sie sofort zum Arzt, wenn eins dieser Symptome bei Ihnen auftritt.

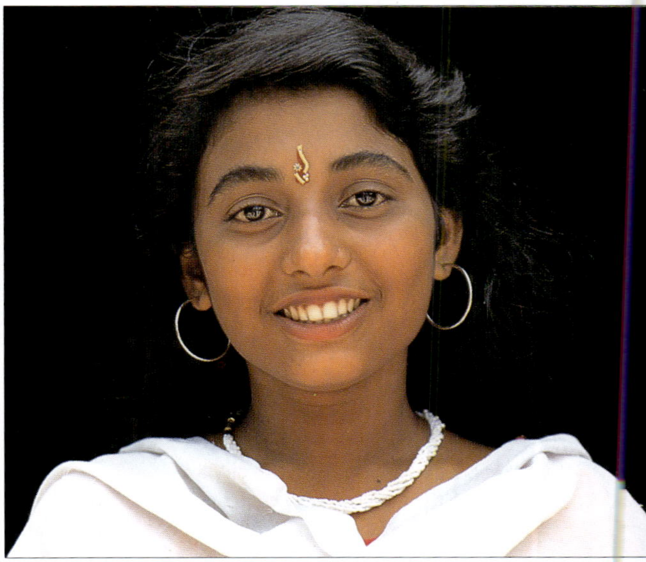

ES IST BEZEICHNEND, *daß fast jede Kultur ein negatives Wort für die Menstruation hat. Trotz des aufgeklärten Denkens im 20. Jahrhundert, demzufolge die Verächtlichmachung der Periode bei Frauen Minderwertigkeits- und Schuldgefühle hinterläßt, ist sie noch immer von kulturellen und religiösen Tabus belegt. Orthodoxe Jüdinnen etwa dürfen keinen Geschlechtsverkehr haben, koreanische Frauen baden nicht, und indische Hindufrauen aus den höheren Kasten vermeiden es zu kochen.*

DAS PRÄMENSTRUELLE SYNDROM

Forschungsergebnissen zufolge gibt es für das prämenstruelle Syndrom (PMS) über 150 Symptome. Bisher hat man jedoch noch keine definitive Ursache für dieses Syndrom finden können, obwohl man von einem Hormonungleichgewicht ausgeht.

Ärzte verschreiben meist Hormone, aber diese helfen nur bedingt; bei manchen Frauen wirkt sich die Antibabypille positiv aus. Vielleicht finden Sie eine eigene Lösung, oder versuchen Sie es mit den nachstehend aufgeführten Empfehlungen.

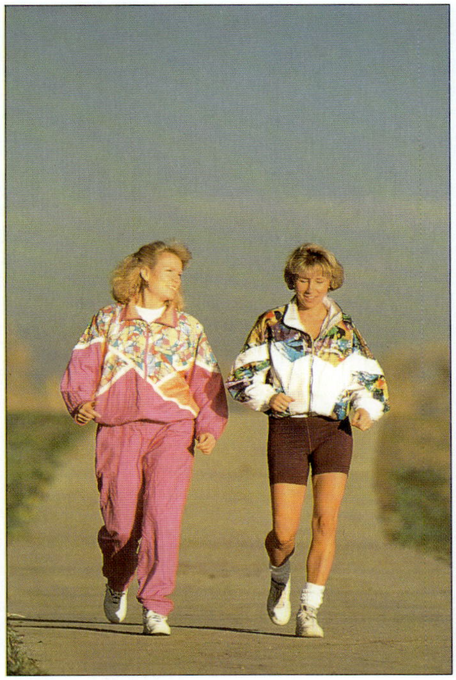

- Nehmen Sie weniger Alkohol und Koffein zu sich.
- Essen Sie mehrere kleine, stärkehaltige Mahlzeiten, um ein Absinken des Blutzuckerspiegels zu verhindern.
- Treiben Sie regelmäßig Sport, um die Produktion von Endorphinen anzuregen, die auch als »Wohlfühl«hormone bezeichnet werden.

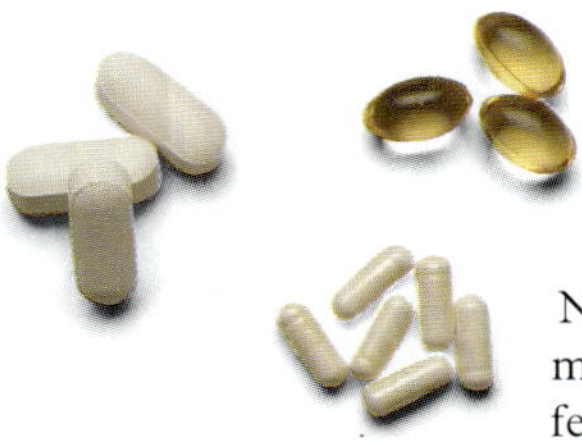

- Nehmen Sie Vitamine und Mineralstoffe – Vitamin B_6 (nicht mehr als 100 mg pro Tag), Vitamin C, Magnesium, Niacin und Zink – zusammen mit Nachtkerzenöl ein. Sie müssen diese Mittel mindestens drei Monate lang anwenden, um festzustellen, ob sie helfen.
- Yoga, Akupunktur, Homöopathie und Hypnose können ebenfalls positive Wirkung zeigen.

TOXISCHES SCHOCKSYNDROM

Die Verwendung von Tampons kann manchmal durch bestimmte, natürlich im Körper vorkommende Bakterien eine toxische Reaktion auslösen. Die ersten Anzeichen sind Erbrechen, Durchfall, Schmerzen, Schwindel und ein Ausschlag an Körper und Hals. In diesem Fall muß der Tampon sofort entfernt und ein Arzt aufgesucht werden. Die Behandlung mit Antibiotika ist einfach und effektiv, aber bei Nichtbehandlung kann das toxische Schocksyndrom tödliche Folgen haben.

Die Saugfähigkeit des Tampons scheint bei diesem Syndrom ein auslösender Faktor zu sein. Wählen Sie daher Tampons mit der geringsten Saugstärke. Wechseln Sie sie alle vier Stunden, und verwenden Sie nachts lieber eine Binde.

EIN MENSTRUATIONSTAGEBUCH *hilft Ihnen, sich Ihres Körpers bewußt zu werden, so daß Sie bestimmte Symptome vorhersagen und ihnen entgegenwirken können. Halten Sie folgendes fest:*
- *Zeitpunkt der Ovulation (wenn er Ihnen bekannt ist)*
- *Körperliche Symptome wie Wasseransammlung im Gewebe*
- *Emotionale Symptome wie Weinerlichkeit oder Reizbarkeit*
- *Beginn der Blutung*

Zeichnen Sie das Muster der prämenstruellen Symptome drei Monate lang auf, und versuchen Sie es dann mit den oben genannten Empfehlungen.

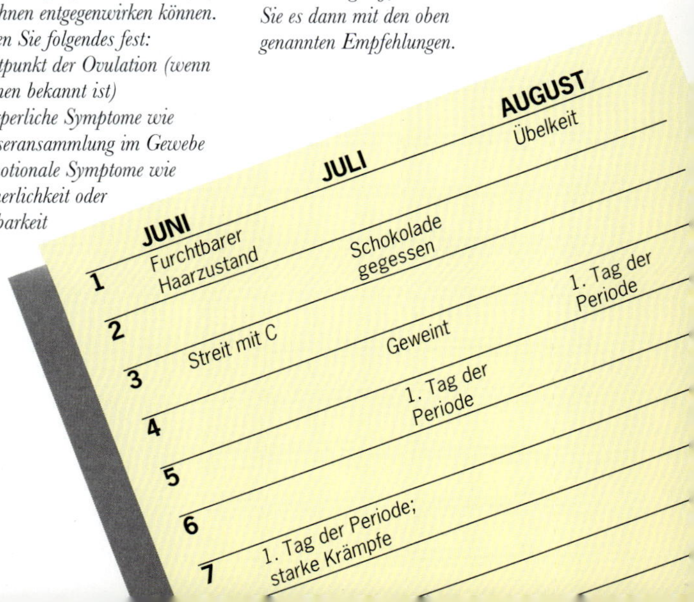

KÖRPERPFLEGE

WARUM ES WICHTIG IST, SICH UM SEINEN KÖRPER ZU KÜMMERN

Die Körperpflege ist uns fast zur zweiten Natur geworden, und viele Dinge, die wir routinemäßig tun, tragen zur Gesundheit unserer Geschlechts- und Fortpflanzungsorgane bei.

Ernährung

Eine ausgewogene Ernährung, die aus wenig Eiweiß, einer geringen Menge Fett, vielen Kohlenhydraten und mindestens fünf Portionen Obst und Gemüse pro Tag besteht, trägt zu einem Gesundheitszustand bei, der sexuelle Energie fördert. Eine gesunde Ernährung bedeutet jedoch nicht, die Nahrungszufuhr einschränken zu müssen – ein zu geringes Körpergewicht führt zu Veränderungen des Hormonspiegels, verringertem sexuellen Verlangen und sogar Unfruchtbarkeit.

Bestimmte Vitamine und Mineralstoffe sowie einige Fettsäuren sind für die sexuellen Funktionen notwendig. Dazu zählen Vitamin C, das in Frischobst, grünem Gemüse und Kartoffeln enthalten ist, Vitamin E, das in Sonnenblumenkernen, Nüssen und Avocados vorkommt, Zink, das sich in Austern, Vollkornprodukten, Erbsen und Milch befindet, Eisen, das in rotem Fleisch, grünem Blattgemüse und reinen Fruchtsäften vorhanden ist, sowie Fettsäuren, die in tranhaltigem Fisch und Samen enthalten sind. Am besten nimmt man all diese Substanzen direkt über die Nahrung auf. In Drogerien und Apotheken erhältliche Nahrungsergänzungen haben ihre Berechtigung, es ist aber wichtig, die Dosierungshinweise auf der Packung zu beachten.

Schlaf und Entspannung

Neuere Untersuchungen haben ergeben, daß Frauen heute unter einem merklichen Verlust an sexuellem Verlangen leiden, was auf Erschöpfung und Streß zurückzuführen ist, das heißt, sie gönnen sich nicht genug Schlaf und Entspannung. Schlaf gibt Gehirn und Körper die Chance, die bewußten Prozesse auszuschalten und sich zu regenerieren, während Entspannung die Möglichkeit bietet, sich sofort von aktuellen Belastungen zu befreien.

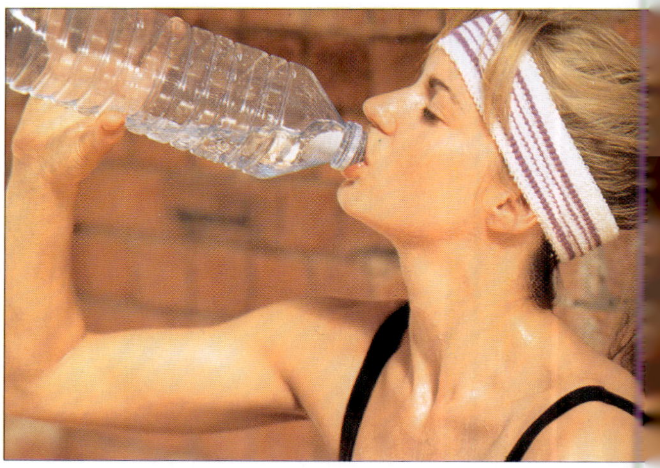

SPORT, *der Ihren Körper geschmeidig hält, macht Sie im Bett beweglicher. Übungen zur Stärkung der Vitalität fördern eine bessere Atmung und eine effizientere Sauerstoffausnutzung.*

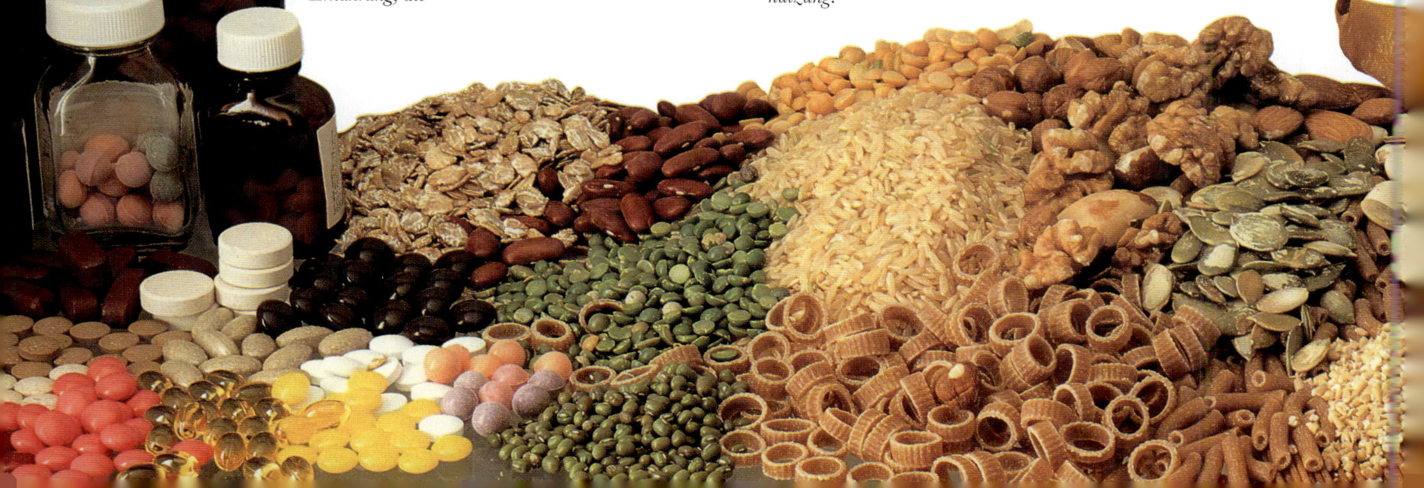

EINE AUSGEWOGENE ERNÄHRUNG *fördert die Gesundheit und erzeugt sexuelle Energie. Eine Ernährung, die reich an Antioxidanzien ist, vermindert das Risiko von Krebserkrankungen der Geschlechtsorgane, der Brust und anderer Bereiche des Körpers.*

Alkohol

Eine geringe Menge Alkohol kann helfen, in Stimmung zu kommen. Eine größere Menge beeinträchtigt jedoch das Liebesspiel. Wird über längere Zeit zuviel Alkohol getrunken, führt dies zu einem Erregungsmangel, und sowohl die Empfängnisbereitschaft als auch die Fähigkeit, einen Orgasmus zu erlangen, wird geringer. Trinkt man direkt vor der Ovulation und Menstruation Alkohol, können sich die mit diesen Vorgängen einhergehenden Nebenwirkungen verstärken, was auch auf die Einnahme der Antibabypille zutrifft. Es ist anzuraten, Alkohol in Maßen zu trinken.

Rauchen

Frauen, die rauchen, sterben im Durchschnitt früher als Nichtraucherinnen. Sie neigen auch stärker zu Abszessen an der Brust, verringerter Fertilität, Problemen in der Schwangerschaft, die oft zur Geburt von Babys mit geringem Geburtsgewicht führen, und dem frühen Einsetzen der Wechseljahre. Außerdem können krebserregende Stoffe aus dem Zigarettenrauch in den Muttermund gelangen und zu unangenehmem Geruch der Scheidenabsonderungen führen sowie schlimmstenfalls das Krebsrisiko in diesem Bereich erhöhen.

Sport

Wenn der Körper fit gehalten wird, erhöhen sich die Chancen, länger zu leben, und wir haben mehr Energie für ein ausgedehntes und intensives Liebesspiel. Doch noch wichtiger dürfte sein, daß jede sportliche Betätigung zu größerem Körperbewußtsein führt, so daß wir sexuell selbstbewußter werden und körperliche Lust genießen können.

ACHTEN SIE AUF IHRE GESCHLECHTSORGANE

Sich um die Gesundheit der Geschlechtsorgane zu kümmern, ist wichtig, und zwar nicht nur, um Infektionen zu vermeiden. Gesunde Geschlechtsorgane strömen einen natürlichen Geruch aus, der den Partner erregen soll, während bei kranken Organen genau das Gegenteil der Fall ist.

- Waschen Sie die äußeren Geschlechtsorgane täglich mit warmem Wasser und einer milden Seife, die keine Reizungen oder allergische Reaktionen auslöst.
- Reinigen Sie den Po nach dem Stuhlgang von vorne nach hinten, damit Bakterien aus dem After nicht in die Scheide gelangen können.
- Die inneren Geschlechtsorgane reinigen sich selbst täglich durch ihre Absonderungen, so daß Scheidenspülungen oder spezielle Sprays nicht verwendet werden sollten, denn sie stören diesen Prozeß.
- Bringen Sie nichts in die Nähe Ihrer Genitalien, was nicht sauber und hygienisch ist, egal, ob es sich um ein Sexspielzeug oder die Geschlechtsorgane Ihres Partners handelt.
- Tragen Sie keine enge Unterwäsche aus Kunstfasern, da diese eine feuchte Wärme erzeugen, in der sich Bakterien im Genitalbereich am schnellsten vermehren.
- Meiden Sie zuckerhaltige Nahrung, die das natürliche chemische Gleichgewicht der Scheide beeinflussen, so daß sich Infektionen leichter ausbreiten können.

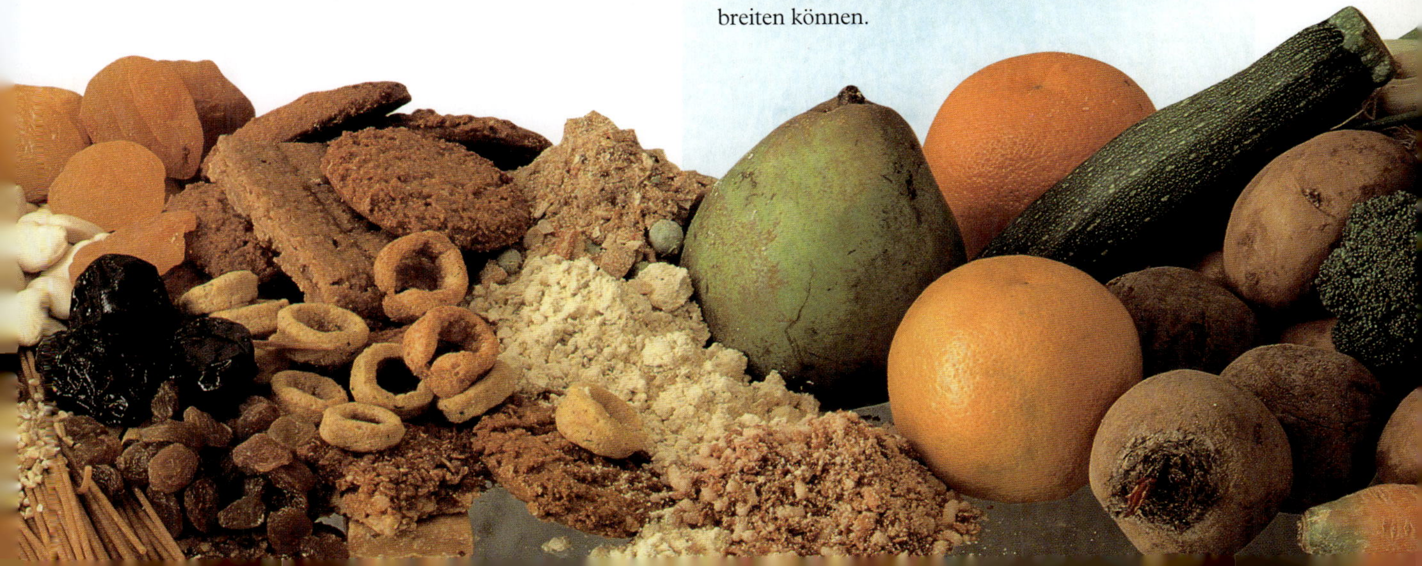

KÖRPERBILD

WIE STEHEN SIE ZU IHREM KÖRPER?

Die weibliche Sexualität ist heute nicht vom Körperbild zu trennen. Filme und Werbung zeigen ständig die Bilder attraktiver Models, und durch die Medien wird die Überzeugung verstärkt, daß Jugend und Schönheit weitaus wichtiger sind als Erfahrung. Aufgrund dieser Botschaften glauben viele Frauen, daß es ohne gutes Aussehen kein Sexualleben für sie gibt.

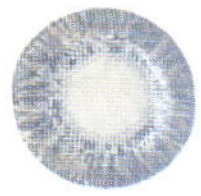

Als kleine Mädchen fühlen wir uns in unserem Körper wohl, doch wenn wir zur Frau werden, scheint alles von unserem Aussehen abzuhängen. Aus diesem Grund versuchen wir, Mängel zu korrigieren. Wir machen Schlankheitskuren und Gymnastik, lassen uns eine Dauerwelle legen, die Zähne überkronen, Schönheitsoperationen vornehmen und geben Unmengen von Geld für Kosmetika und Kleidung aus. Das ist natürlich in Ordnung, solange es uns Freude bereitet und ein gutes Gefühl vermittelt. Dennoch gibt es da ein Problem: Die Mehrheit der Frauen ist trotz ihrer großen Bemühungen der Meinung, nicht gut genug zu sein. Sie glaubt, daß die sexuelle Attraktivität, zu einem großen Teil

SEX UND HUNGERN

Das Körpergewicht hat für Frauen im Westen im Zusammenhang mit ihrem Körperbild oberste Priorität. Schlankheit wird mit Sexualität gleichgesetzt. Aus diesem Grund haben bis zu neunzig Prozent aller Frauen irgendwann einmal eine Schlankheitskur gemacht, und viele befolgen ständig irgendwelche Diätvorschriften, um ihr Gewicht unter Kontrolle zu halten. Die Zahl der unter Anorexie (Magersucht; extreme Nahrungsreduzierung) und Bulimie (Freßsucht mit anschließendem Erbrechen) leidenden Frauen steigt von Jahr zu Jahr.

Das Problem in diesem Zusammenhang ist, daß die Medien zwar suggerieren, Schlankheit sei mit sexueller Attraktivität gleichzusetzen, doch ein zu schlanker Körper – oder Schlankheit, die durch Hungern, Pillen, Abführmittel oder Erbrechen erreicht wurde – führt zu einem Rückgang des Interesses an sexueller Aktivität. Die Betroffenen verlieren nicht nur ihren Sexualtrieb, sondern sie können auch unfruchtbar werden, unter Schwangerschaftskomplikationen leiden oder Kinder mit körperlichen Mißbildungen zur Welt bringen.

Wenn Sie vermuten, daß der Wunsch, schlank zu sein, für Sie wichtiger geworden ist als der nach Gesundheit, sollten Sie handeln. Eßstörungen entwickeln sich im stillen Kämmerlein, und Sie sollten sich anderen Menschen anvertrauen und sie um Hilfe bitten. Sprechen Sie mit Ihrem Partner, Ihrer Familie, Ihren Freunden – oder suchen Sie einen Psychologen auf. Lassen Sie sich helfen, Streßsituationen, die möglicherweise Bulimie oder Anorexie fördern, zu bewältigen.

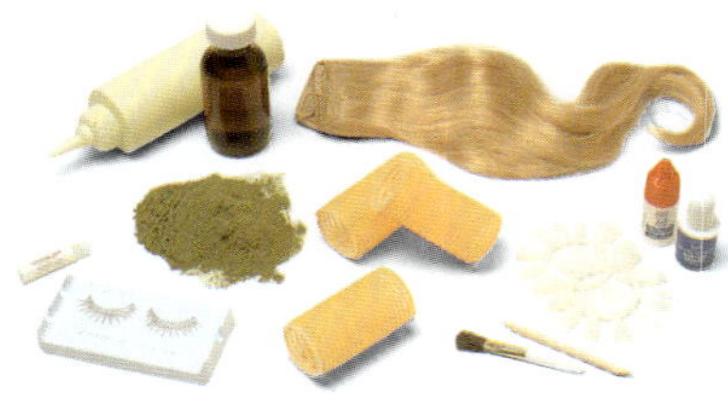

DAS GEFÜHL *körperlichen Selbstbewußtseins, mit dem Sie geboren wurden und das als Kind ganz natürlich für Sie war, läßt sich oft nur schwer aufrechterhalten. Leider tragen die Medien oft dazu bei, dieses Selbstbewußtsein zu untergraben; sie wollen uns einreden, daß der nackte Körper (unten) nicht auf ganz natürliche Weise erotisch sein kann.*

DIE HAARE *sind ein sekundäres weibliches Sexualmerkmal. Veränderungen von Farbe, Länge und Form (durch eine Dauerwelle oder Glätten) sollen Frauen angeblich sexuell attraktiver machen.*

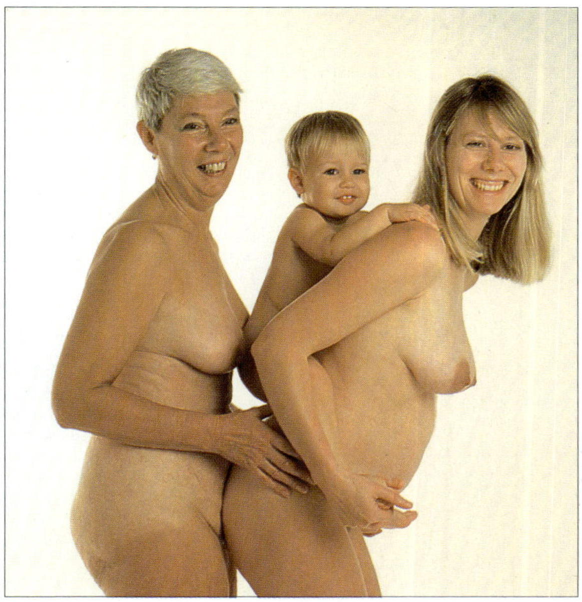

ZUR FRAU WERDEN	14–15
KÖRPERPFLEGE	30–31
DIE WAHL EINES PARTNERS	86–87
KEIN INTERESSE AM SEX	130–131

von Jugend und Schönheit abhängt. Da Perfektion unmöglich ist und wir alle unausweichlich altern, scheinen wir einen vergeblichen Kampf zu führen. Doch langsam kommt Bewegung in die Sache. Immer mehr Frauen streben nach Fitneß anstelle von Schlankheit, sie betrachten die Versprechungen der Kosmetikindustrie mit Skepsis und nehmen sich ältere Frauen als Vorbild. Vielleicht gehen wir einer Zeit entgegen, in der sexueller Erfolg durch Sinnlichkeit, Selbstsicherheit und Leidenschaftlichkeit definiert wird.

IMAGEÄNDERUNGEN: DIE BRUST

Der Körperteil, mit dem die meisten Frauen am unzufriedensten sind, ist die Brust. Sie ist ein primäres Geschlechtsmerkmal, und mit großen Brüsten zieht man unerwünschte Aufmerksamkeit auf sich. Frauen mit kleineren Brüsten hingegen fühlen sich des fehlenden Umfangs wegen vielleicht unattraktiv. Eine Schönheitsoperation kann hier Abhilfe schaffen.

Bei einer Brustverkleinerung wird Brustgewebe entfernt, und die Brustwarzen werden in eine neue Position gebracht. Beim Liften der Brust wird gedehntes Gewebe entfernt, ohne die Brustgröße zu verändern. Bei einer Vergrößerung wird innerhalb der Brust operativ eine Tasche gebildet, in die man ein Implantat steckt.

Diese Operationen sind nicht ganz ungefährlich. Bei allen besteht die Gefahr einer Infektion oder Thrombose, oder sie haben nicht den gewünschten Erfolg. Die Neupositionierung der Brustwarze bei einer Brustverkleinerung macht es meist unmöglich zu stillen; bei einigen Materialien zur Brustvergrößerung besteht der Verdacht, schwere Nebenwirkungen hervorzurufen.

Wenn Sie mit Ihren Brüsten unzufrieden sind, kann eine Beratung, in der Sie lernen, sich mit anderen Augen zu sehen, besser sein als eine Operation.

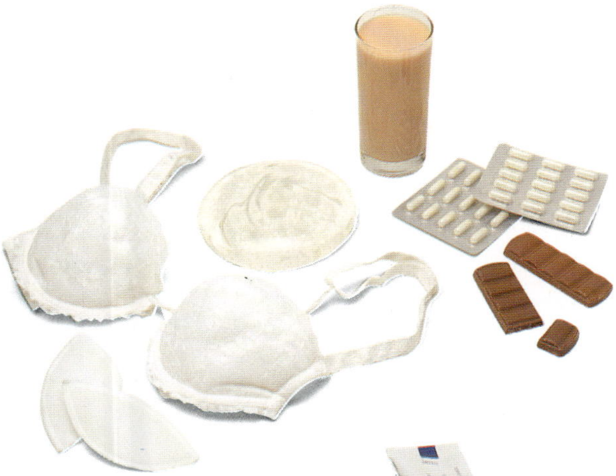

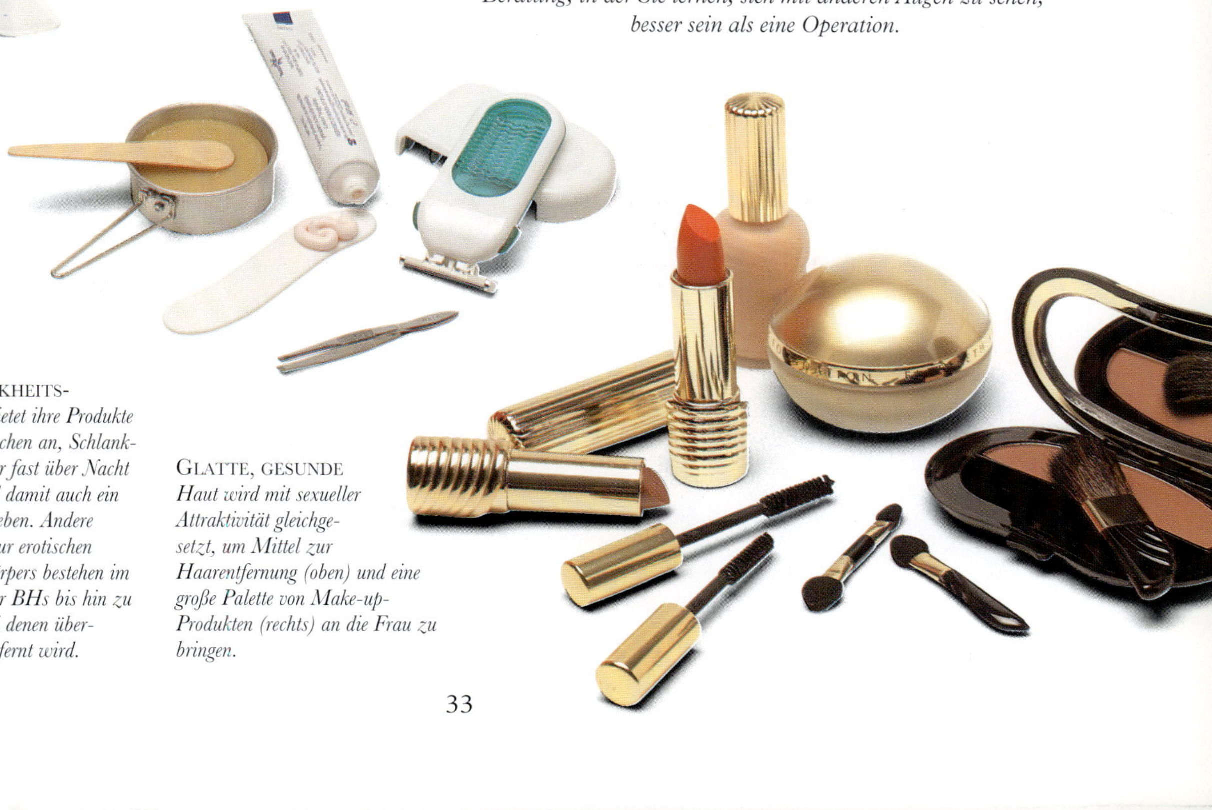

DIE »SCHLANKHEITSINDUSTRIE« *bietet ihre Produkte mit dem Versprechen an, Schlankheit ohne Hunger fast über Nacht zu erreichen und damit auch ein erfülltes Sexualleben. Andere Möglichkeiten zur erotischen Formung des Körpers bestehen im Tragen spezieller BHs bis hin zu Operationen, bei denen überflüssiges Fett entfernt wird.*

GLATTE, GESUNDE *Haut wird mit sexueller Attraktivität gleichgesetzt, um Mittel zur Haarentfernung (oben) und eine große Palette von Make-up-Produkten (rechts) an die Frau zu bringen.*

Erkrankungen der Brust

Krankheiten früh erkennen und Hilfe finden

Als primäres Merkmal für Fruchtbarkeit hat die Brust in der westlichen Welt auch einen großen symbolischen Wert für die Sexualität. Aus diesem Grund ist eine Erkrankung der Brust für Frauen besonders traumatisch.

Brustkrebs ist in der westlichen Hemisphäre die häufigste Todesursache bei Frauen im Alter von 35 bis 55 Jahren. Die Gründe, warum es bei Frauen zu Brustkrebs kommt, sind unklar, aber möglicherweise auf einen hohen Östrogenspiegel zurückzuführen. Besonders gefährdet sind also jene Frauen, die früh ihre Periode bekommen haben, spät in die Wechseljahre eingetreten sind und keine Kinder oder erst spät Kinder geboren haben. Das Risiko scheint auch mit dem Alter, dem Gewicht, einer fettreichen Ernährung und dem Auftreten von Brustkrebs in der Familie zu steigen.

Der beste Schutz gegen Brustkrebs besteht in einer fettarmen, ballaststoffreichen Ernährung und der Vermeidung von Übergewicht. Hormongaben, die für einen niedrigen Östrogenspiegel sorgen, scheinen für besonders gefährdete Frauen empfehlenswert. Nach einer Studie der Universität von Adelaide in Australien sollten Frauen zur Steigerung der Oxytocinproduktion – ein Hormon, das vor Brustkrebs schützen soll – ihre Brustwarzen zweimal wöchentlich zwei bis drei Minuten lang stimulieren.

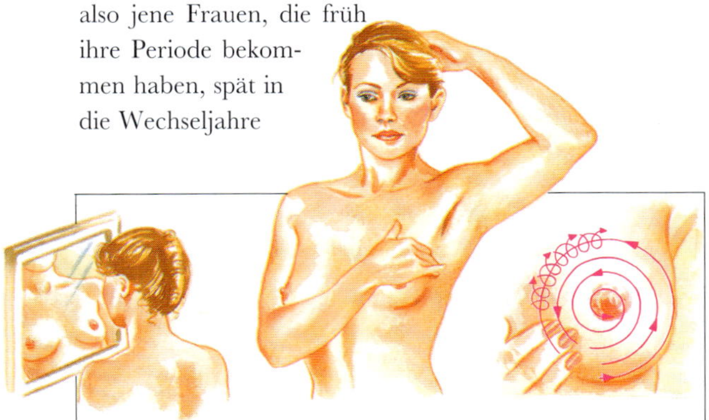

Selbstuntersuchung

Je früher Brustprobleme entdeckt und behandelt werden, desto unwahrscheinlicher ist es, daß sie ernst werden. Nehmen Sie daher regelmäßig eine Selbstuntersuchung vor, die direkt nach der Periode erfolgen sollte, da die Brust dann die wenigsten Schwellungen aufweist. Stellen Sie sich vor den Spiegel, und überprüfen Sie das Aussehen Ihrer Brüste. Lassen Sie dabei zuerst die Arme gerade herabhängen, heben Sie sie dann über den Kopf, und legen Sie sie anschließend an die Hüften. Als nächstes führen Sie beim Einseifen in der Dusche oder wenn Sie im Bett liegen einen Arm über den Kopf und tasten mit der anderen Hand die Brust in konzentrischen Kreisen von der Achselhöhle aus von außen nach innen ab. Zum Schluß drücken Sie die Brustwarze ein wenig mit den Fingern.

Bei beiden Untersuchungen geht es um Veränderungen von Brustform oder -empfindung: Schwellungen, Knoten, Orangenhaut, veränderte Warzenhöfe, Blut- oder Sekretabsonderungen aus der Brustwarze. Wenn Sie Derartiges feststellen, sollten Sie einen Arzt aufsuchen.

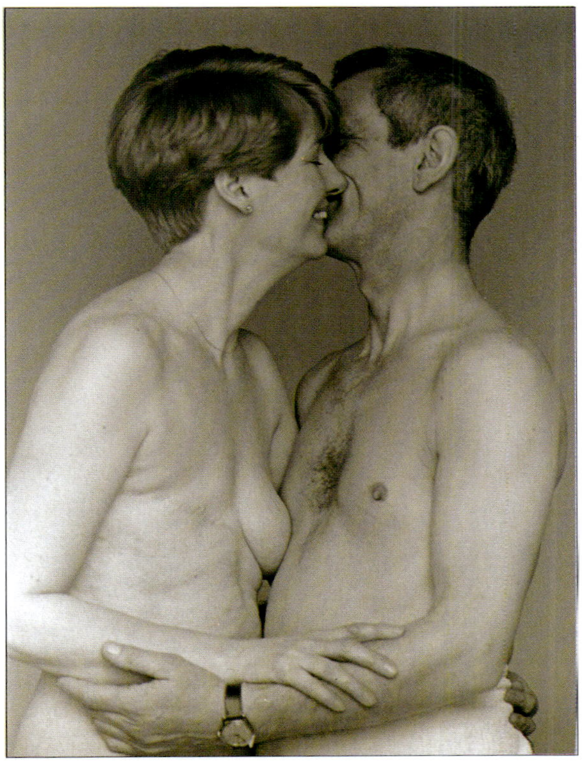

Der Verlust *einer Brust bedeutet nicht das Ende Ihres sexuellen Lebens. Sie befürchten vielleicht, jegliches lustvolle Gefühl verloren zu haben, aber dafür gewinnen andere erogene Zonen an Bedeutung, und Ihr Partner wird sich schon allein darüber freuen, daß Sie am Leben sind. Wenn Sie sich besser damit fühlen, sollten Sie seidene Unterwäsche tragen.*

DEN EIGENEN KÖRPER KENNENLERNEN 26–27
FAMILIENPLANUNG 110–111

DIE BEHANDLUNG VON BRUSTKREBS

Zur Behandlung von Brustkrebs werden Medikamente, chirurgische Eingriffe und Bestrahlung angeboten.

- *Tamoxifen ist ein hormonhaltiges Medikament, das die Brust daran hindert, Östrogen zu produzieren.*
- *Eine Chemotheraphie – Behandlung mit Medikamenten – hemmt das Wachstum von Krebs.*
- *Eine Radiumtherapie – Strahlenbehandlung – tötet die nach einer Operaton noch verbliebenen bösartigen Zellen ab.*

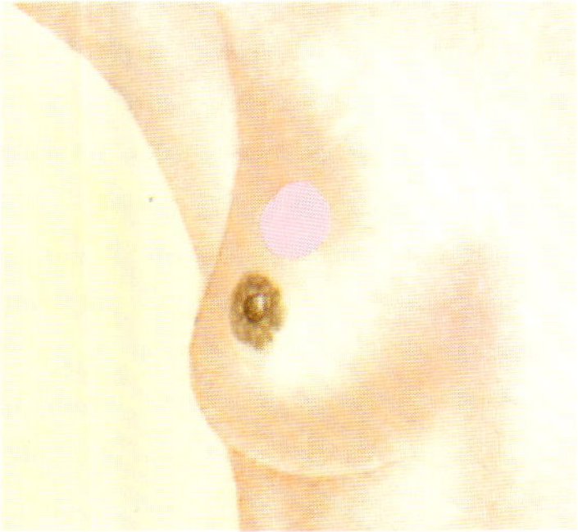

ENTFERNUNG EINES KNOTENS
Abhängig von der Größe des Knotens werden die Lymphdrüsen sowie der Knoten operativ entfernt.

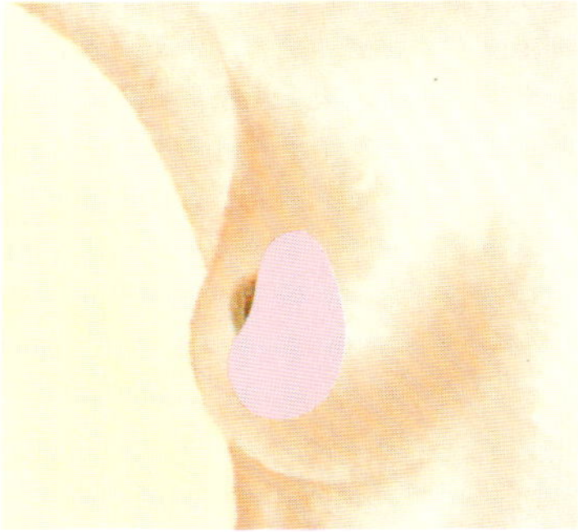

MASTEKTOMIE
Bei dieser Behandlung wird ein großer Bereich des Brustgewebes meist einschließlich der Brustwarze entfernt.

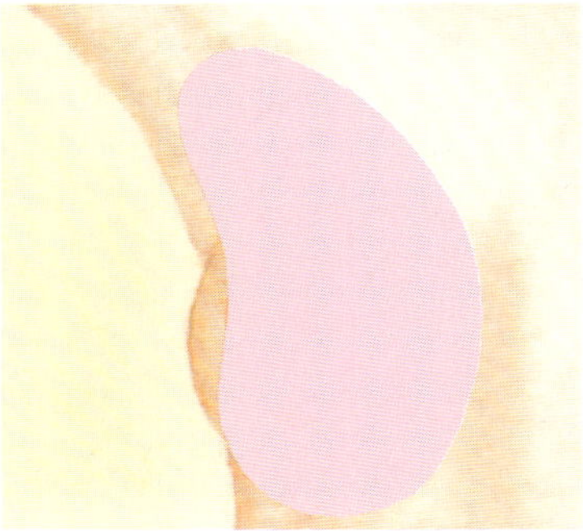

MAMMAAMPUTATION
Dabei wird die ganze Brust abgenommen. Bei einer erweiterten Amputation werden auch die benachbarten Muskeln entfernt.

GUTARTIGE ERKRANKUNGEN

Viele Erkrankungen der Brust sind ungefährlich. Knoten und Schwellungen können der betroffenen Frau Angst machen, sind jedoch auf natürliche Veränderungen der Brust zurückzuführen. Überempfindlichkeit kann durch ein Hormonungleichgewicht entstehen. Absonderungen der Brustwarzen werden häufig durch eine Entzündung der Milchkanäle verursacht.

- Lassen Sie sich regelmäßig untersuchen. Wenn ein Knoten festgestellt wird, müssen Sie sich einer Mammographie (Röntgenuntersuchung) oder Biopsie (Entfernung und Test von Gewebe) unterziehen, um eine Krebserkrankung auszuschließen. Bei Schmerzen vor Einsetzen der Periode wird häufig eine Hormonbehandlung angeboten, bei Abszessen werden Antibiotika verschrieben.
- Beobachten Sie während der Behandlung die Symptome.

Fallgeschichte

»Wir schmusten nachts miteinander im Bett, als ich diesen winzigen Knoten in der Größe einer Erbse in einer Brust bemerkte. Mir wurde heiß und kalt. Drei Tage lang versuchte ich, ihn zu ignorieren, bis Andreas mich schließlich fast mit Gewalt zum Doktor schleppte. Ich weiß noch, wie ich zu dem Facharzt ging, um mich über den Befund unterrichten zu lassen, und schon an seinem Gesichtsausdruck konnte ich erkennen, daß er schlechte Nachrichten hatte. Danach fühlte ich mich an manchen Tagen gut, während ich an anderen davon überzeugt war, daß ich sterben würde. Seit meiner Mastektomie ist jetzt ein Jahr vergangen, und die Narben sind besser verheilt, als ich es für möglich gehalten hätte, aber es hat sehr lange gedauert, bevor ich wieder mit meinem Mann geschlafen habe. Wir haben jetzt Hoffnung, daß alles gut verlaufen ist.«

SUSANNE

FRAUENKRANKHEITEN

KOMPLIKATIONEN UND ERKRANKUNGEN DER GESCHLECHTSORGANE

Unser Fortpflanzungssystem ist anfällig für gesundheitliche Störungen. Die Tabelle rechts erläutert einige der häufigsten Unterleibserkrankungen.

Untersuchungen der Geschlechtsorgane

Als Frau werden Sie sich in Ihrem Leben einer Reihe von gynäkologischen Untersuchungen unterziehen müssen. Bei sexueller Aktivität oder Veränderungen Ihres normalen Zyklus sollten Sie einmal im Jahr zum Gynäkologen gehen und einen Abstrich vornehmen lassen. Dabei liegen Sie auf einem gynäkologischen Stuhl. Der Arzt inspiziert erst die äußeren Geschlechtsorgane. Anschließend führt er zwei Finger in die Scheide ein und legt die andere Hand flach auf den Bauch (möglicherweise steckt er auch einen Finger in den After und den anderen in die Scheide), um die inneren Geschlechtsorgane auf Schwellungen oder Wucherungen hin abzutasten. Schließlich wird ein Spekulum in die Scheide eingeführt, um den Muttermund zu untersuchen. Versuchen Sie sich dabei möglichst zu entspannen.

Stellt der Arzt etwas Ungewöhnliches fest, werden weitere Untersuchungen vorgenommen:

- Eine Ultraschalluntersuchung des Beckens, die schmerzfrei ist und auf dem Monitor ein Bild der inneren Organe sichtbar macht.
- Eine Hysteroskopie, bei der eine spezielles Endoskop durch den Muttermund in die Gebärmutter eingeführt wird, um sie zu untersuchen.
- Eine Laparoskopie, bei der ein Laparoskop durch einen winzigen Schnitt unterhalb des Nabels eingeführt wird, um die inneren Organe zu inspizieren.
- Eine Kürettage, bei der ein großes, löffelartiges Instrument durch den Muttermund eingeführt wird, um die Gebärmutter zu untersuchen und eventuelle Problembereiche zu entfernen.

SYMPTOME VON FRAUENKRANKHEITEN

MYOME
Schmerzen beim Urinieren, Verstopfung, schmerzhafte oder starke Monatsblutungen, abnorme vaginale Blutungen, Rückenschmerzen, Schmerzen beim Sex.

BLASEN- UND HARNWEGSINFEKTIONEN
Gesteigerter Drang, Wasser zu lassen, brennende Schmerzen beim Urinieren, Eiter oder Blut im Urin.

MUTTERMUNDPROLAPS
Absonderungen aus der Scheide, Blut im Ausfluß aufgrund von Reibung, abnorme vaginale Blutungen.

EIERSTOCKZYSTEN
Schmerzen beim Geschlechtsverkehr, Bauchschmerzen, besonders dann, wenn eine Zyste geplatzt ist, Anschwellen des Bauchs, gestörter Menstruationszyklus.

ENDOMETRIOSE
Schmerzen beim Urinieren und beim Stuhlgang, Beckenschmerzen, besonders vor Beginn der Periode, starke Monatsblutungen, abnorme vaginale Blutungen, Bauchschmerzen, speziell in der Mitte des Menstruationszyklus, Anschwellen des Bauchs, Schmerzen beim Sex, möglicherweise Unfruchtbarkeit.

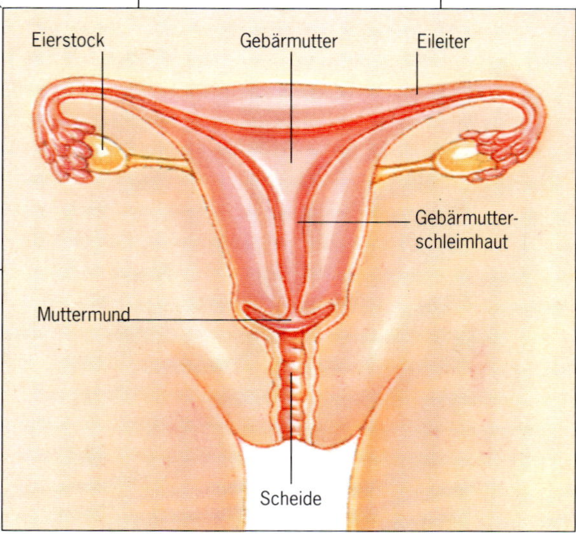

BECKENENTZÜNDUNG
Häufiger Drang zu urinieren, brennender Schmerz beim Wasserlassen, abnorme Scheidenabsonderungen, starke oder zu häufige Monatsblutungen, abnorme vaginale Blutungen, Schmerzen oder Blutungen während des Geschlechtsverkehrs, Fieber, Übelkeit, Erbrechen, Schmerzen im Rücken und in den Beinen, Schwindel, Depressionen und Müdigkeit, Gewichtszunahme oder -verlust, möglicherweise Unfruchtbarkeit.

WENN SIE NICHT SCHWANGER WERDEN KÖNNEN 116–117
UNANGENEHMER SEX 136–137

UNTERLEIBSERKRANKUNGEN

Erkrankung	Ursachen	Behandlung und Selbsthilfe
Blasen- und Harnwegsentzündungen	*Escherichia-coli*-Bakterien gelangen aus dem Darm, wo sie völlig harmlos sind, in die Harnröhre und verursachen dort Probleme; allergische Reaktion; Reibung und Quetschung durch Geschlechtsverkehr.	Behandlung: Antibiotika. Selbsthilfe: Regelmäßig große Mengen Wasser trinken; Schmerzmittel einnehmen; heiße Kompressen zur Linderung auflegen. Vorbeugung: Wenn Sie zu Harnwegsinfektionen neigen, sollten Sie Reizmittel, etwa stark gewürzte Nahrungsmittel, meiden; tragen Sie keine enganliegende Unterwäsche und Jeans; verwenden Sie keine Tampons, da das Einführen von Gegenständen in die Scheide das Infektionsrisiko erhöht; waschen Sie sich, und gehen Sie vor und nach dem Geschlechtsverkehr zur Toilette; reinigen Sie den After nach dem Stuhlgang von vorn nach hinten; trinken Sie viel Wasser; urinieren Sie, sobald Sie den Drang verspüren, um Bakterien auszuschwemmen.
Muttermundprolaps	Die Schleimhaut des Muttermunds schwillt an und stülpt sich nach außen in die Scheide vor; kann erblich sein oder durch Schwangerschaft sowie Einnahme der Antibabypille hervorgerufen werden.	Behandlung: Bedarf keiner Behandlung. Sie sollten sich jedoch untersuchen lassen, falls die Symptome durch weniger gutartige Erkrankungen hervorgerufen werden.
Endometriose	Fragmente der Gebärmutterschleimhaut verwachsen mit der Außenseite der Gebärmutter, den Eileitern oder Eierstöcken. Während der Menstruation blutet dieses Gewebe und kann Vernarbungen verursachen.	Behandlung: Hormongaben, um die Menstruation vorübergehend zu unterbinden, damit die Schleimhautgewebefragmente abgebaut werden können; Laparoskopie zur Entfernung problematischen Gewebes; Hysterektomie, wenn kein Kinderwunsch mehr besteht; eine Schwangerschaft löst gelegentlich das Problem.
Myome (harte Muskelgeschwülste in der Gebärmutterwand)	Zuviel Östrogen, das auf die Einnahme der Antibabypille oder eine Hormontherapie zurückzuführen ist.	Behandlung: Operation; Medikamente, die eine vorübergehende Menopause verursachen; Einsetzen einer Spirale, die Progesteron freisetzt.
Eierstockzysten	Follikel, die eine Eizelle enthalten, geben diese nicht frei und verhärten sich; beim polyzystischen Eierstocksyndrom ist der Eierstock von vielen winzigen Zysten bedeckt.	Behandlung: Entfernung der Zysten durch Laparoskopie; das polyzystische Eierstocksyndrom wird mit Hormongaben behandelt.
Beckenentzündung (verschiedene Infektionen der Fortpflanzungsorgane)	Bakterien wie *Escherichia coli;* durch chirurgische Eingriffe, etwa das Einsetzen einer Spirale, Geburt sowie durch Chlamydia oder Gonorrhö (siehe Seite 40–41) verursacht.	Behandlung: Antibiotika zur Behandlung der Infektion. Selbsthilfe: Ruhe, Einnahme von Schmerzmitteln; Masturbation, um die Durchblutung des Beckens anzuregen. Verlassen Sie sich nicht allein auf Selbsthilfemaßnahmen. Gehen Sie immer zum Arzt, falls die Infektion sich gefährlich ausgebreitet hat. Vorbeugung: Praktizieren Sie Safer Sex; lassen Sie vor jeder gynäkologischen, mit einer Operation einhergehenden Behandlung (Abtreibung, Einsetzen einer Spirale oder Geburt) feststellen, ob eine Beckenentzündung vorliegt. Sollte eine solche bestehen, muß sie behandelt werden, da sich durch eine Operation die Infektion ausbreiten kann.

KREBSERKRANKUNGEN

UNTERSUCHUNG UND BEHANDLUNG

Krebserkrankungen der Geschlechtsorgane wirken sich immer auf Sexualität und Fruchtbarkeit aus.

Muttermundkrebs

Heute steht ein Routinetest zur Verfügung, um diesen »Krebs« zu bekämpfen, bevor er überhaupt entsteht. Bei einem Abstrich werden mit Spatel oder Pinsel von der Oberfläche des Muttermunds Zellen abgenommen und analysiert. Als zusätzliche Diagnosesicherung kann auch ein »Foto« gemacht werden. Wurde eine Abnormität – meist eine Krebsvorstufe – diagnostiziert, kann sie in der Regel mit einer Wärmebehandlung geheilt werden. Bei fortgeschrittenem Stadium wird durch eine Operation, gefolgt von einer Radiumtherapie, der Problembereich entfernt. Es gibt mehrere Ursachen für Muttermundkrebs: Rauchen, Umweltverschmutzung, Streß und ein niedriger Folsäurespiegel sollen genau wie Genitalwarzen und ungeschützter Geschlechtsverkehr eine Rolle spielen.

Eierstockkrebs

Häufig wird Eierstockkrebs während einer gynäkologischen Routineuntersuchung festgestellt, da es keine Frühsymptome gibt. Es sind keine bestimmten Ursachen bekannt, doch bei Frauen, die mehr monatliche Zyklen hatten, scheint ein größeres Risiko zu bestehen. Dies trifft auch auf Frauen zu, die früh ihre Periode bekommen haben, spät in die Wechseljahre eingetreten sind und nie schwanger waren. Zur Behandlung wird hauptsächlich die Chemotheraphie eingesetzt. Eierstockkrebs wird meist nicht so frühzeitig wie Muttermundkrebs diagnostiziert, aber neue Untersuchungsmethoden scheinen vielversprechend.

Gebärmutterkrebs

Dieser Krebs beginnt in der Gebärmutterschleimhaut (Endometrium). Die Hauptsymptome sind vaginale Blutungen und Ausfluß. Übergewichtige, Ältere und Frauen, die unter Diabetes, Bluthochdruck oder Myomen leiden, scheinen stärker davon betroffen. Es gibt auch einen hormonellen Zusammenhang, demzufolge Frauen mit hohem Östrogenspiegel häufiger erkranken, ebenso wie Frauen, die nur wenige Perioden oder keine Ovulation hatten und bei einer Hormontherapie nur mit Östrogen behandelt wurden. Die Therapie erfolgt durch Operation, Radiumtherapie, Chemo- oder Hormontherapie. Die gute Nachricht ist, daß die Überlebensrate hoch ist (bis zu 90 Prozent), wenn der Krebs diagnostiziert wurde, bevor er sich außerhalb der Gebärmutter ausbreiten konnte.

WENN MAN IHNEN *eine Hysterektomie zur Lösung eines gynäkologischen Problems anbietet, kann es sich um die Entfernung dieser Organe handeln.*

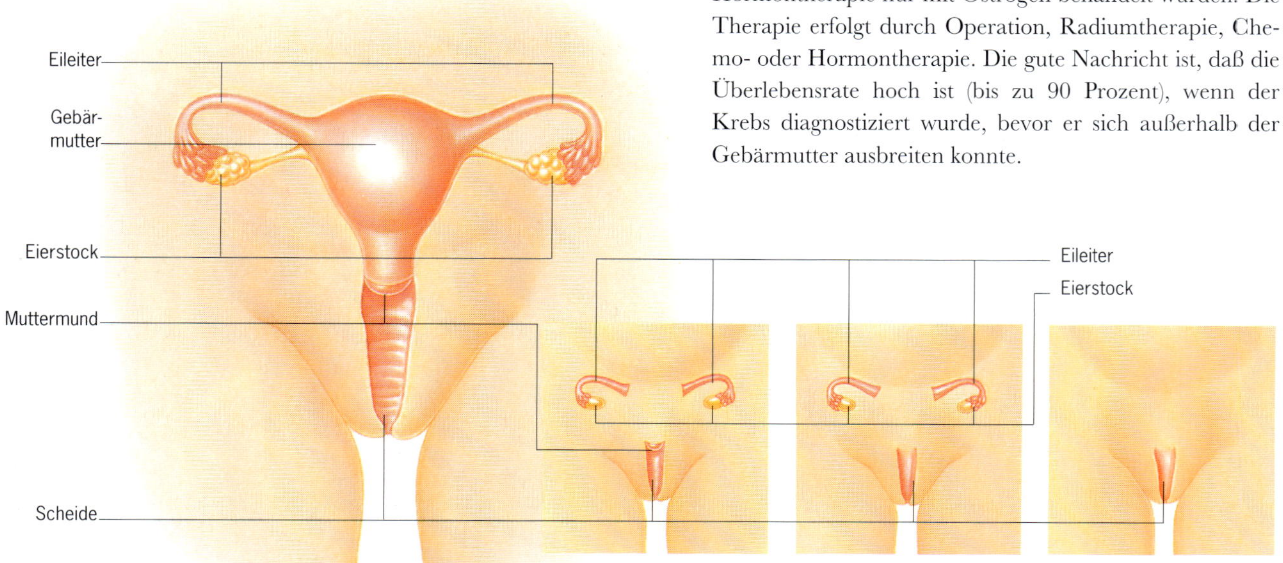

Die inneren Geschlechtsorgane vor der Operation.

Bei einer partiellen Hysterektomie (eine nicht häufig durchgeführte Operation) wird nur die Gebärmutter entfernt.

Bei der am häufigsten durchgeführten Art von Hysterektomie werden Gebärmutter und Muttermund entfernt.

Bei einer radikalen Hysterektomie werden Gebärmutter, Muttermund, Eierstöcke und Eileiter entfernt.

FRAUENKRANKHEITEN 36–37
FAMILIENPLANUNG 108–111
UNANGENEHMER SEX 136–137

Hysterektomie

Zur Behandlung von Krebserkrankungen der Geschlechtsorgane wird häufig eine Hysterektomie durchgeführt. Wenn es sich um eine lebensrettende Operation handelt, ist sie unumgänglich. Doch eine Hysterektomie kann negative Auswirkungen auf das Sexualleben haben: Vernarbungen durch die Operation können beim Geschlechtsverkehr Schmerzen verursachen; die Entfernung der Eierstöcke oder der Gebärmutter kann das Sexualverlangen dämpfen, und die Entfernung des Muttermunds kann Auswirkungen auf den Orgasmus haben. Sie sollten daher andere Möglichkeiten mit Ihrem Arzt besprechen, falls eine Hysterektomie für weniger schwerwiegende Erkrankungen, wie etwa ein Myom, eine Endometriose, eine Beckenentzündung oder starke Monatsblutungen, vorgeschlagen wird. In diesen Fällen stehen medikamentöse Behandlungsmethoden zur Verfügung. Wenn eine Hysterektomie für Sie der einzige Weg ist, können Sie den negativen Auswirkungen dadurch begegnen, daß Sie eine Hormontherapie zur Steigerung Ihres Sexualverlangens in Betracht ziehen. Machen Sie Übungen zur Stärkung der Scheidenmuskulatur, so daß der Orgasmus intensiver wird.

Auf keinen Fall sollten Sie davor kapitulieren, daß Ihr Sexualleben nun scheinbar zu Ende ist.

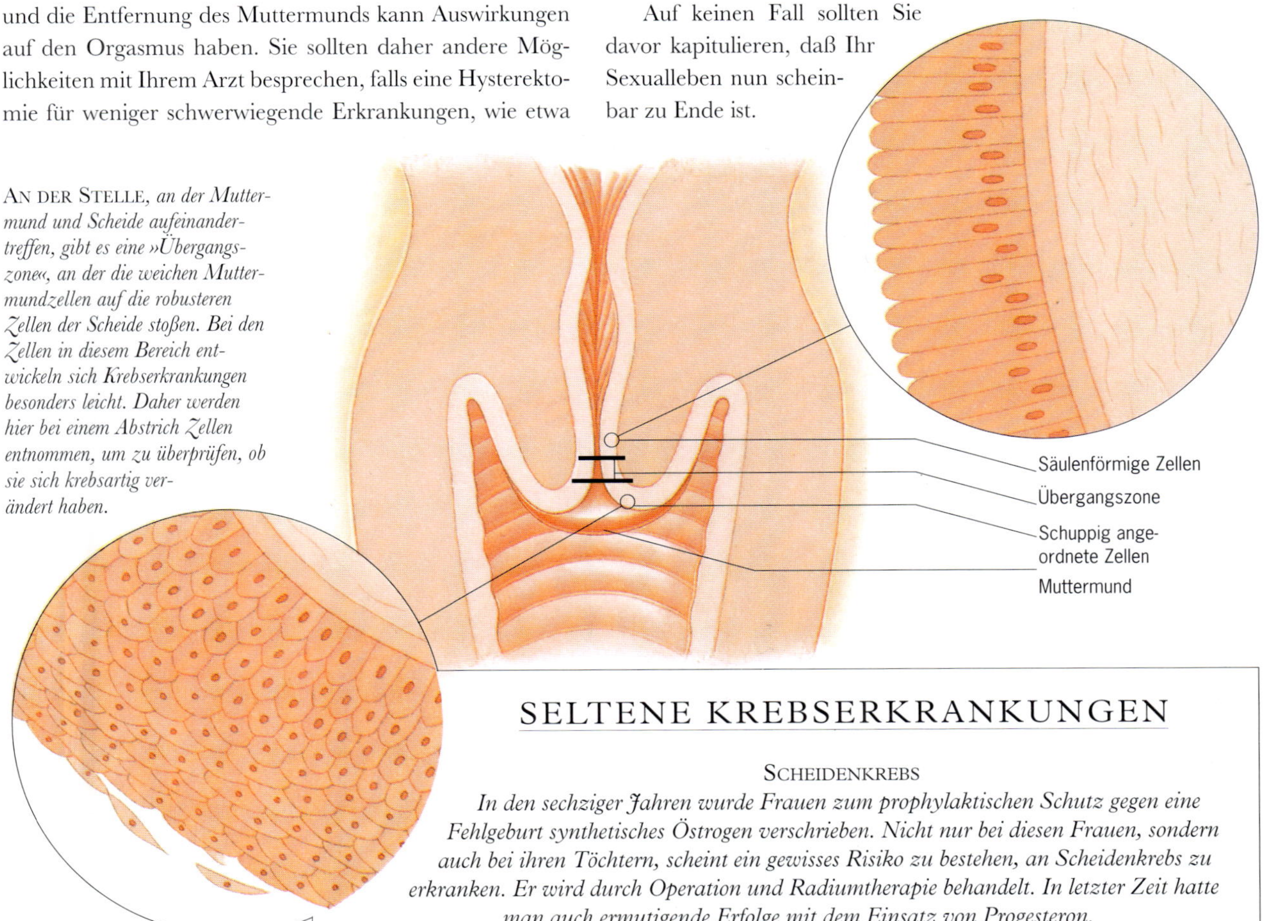

AN DER STELLE, *an der Muttermund und Scheide aufeinandertreffen, gibt es eine »Übergangszone«, an der die weichen Muttermundzellen auf die robusteren Zellen der Scheide stoßen. Bei den Zellen in diesem Bereich entwickeln sich Krebserkrankungen besonders leicht. Daher werden hier bei einem Abstrich Zellen entnommen, um zu überprüfen, ob sie sich krebsartig verändert haben.*

SELTENE KREBSERKRANKUNGEN

SCHEIDENKREBS

In den sechziger Jahren wurde Frauen zum prophylaktischen Schutz gegen eine Fehlgeburt synthetisches Östrogen verschrieben. Nicht nur bei diesen Frauen, sondern auch bei ihren Töchtern, scheint ein gewisses Risiko zu bestehen, an Scheidenkrebs zu erkranken. Er wird durch Operation und Radiumtherapie behandelt. In letzter Zeit hatte man auch ermutigende Erfolge mit dem Einsatz von Progesteron.

VULVAKREBS

Diese Krebserkrankung kann in Verbindung mit Infektionen oder Reizungen durch Umweltverschmutzung stehen. Meist sind ältere Frauen davon betroffen. Da das erste Anzeichen häufig ein sichtbares Geschwür ist, wird die Erkrankung normalerweise im Frühstadium entdeckt, so daß eine Operation Heilung bringen kann.

Wenn Sex Probleme verursacht

DAS RISIKO SEXUELL ÜBERTRAGBARER KRANKHEITEN MINIMIEREN

Sexuell übertragbare Krankheiten sind im Steigen begriffen, weil immer mehr Menschen früher und länger Sex mit mehreren Partnern haben. Die Risiken sind groß: Die Chance, sich nach einer sexuellen Begegnung mit HIV zu infizieren, ist für Frauen siebzehnmal höher als für den Mann.

Verwechseln Sie Schutz nicht mit Gefühl, und glauben Sie nicht, daß der intime Verkehr mit einem Menschen, den Sie lieben, sicher ist. Der Sex mit einem Partner oder einer Partnerin ist auch nach einem Jahr nicht sicherer als nach einstündigem Kennenlernen, wenn der Betroffene jemals Risiken eingegangen ist oder es noch immer tut.

DIE VERWENDUNG EINES KONDOMS

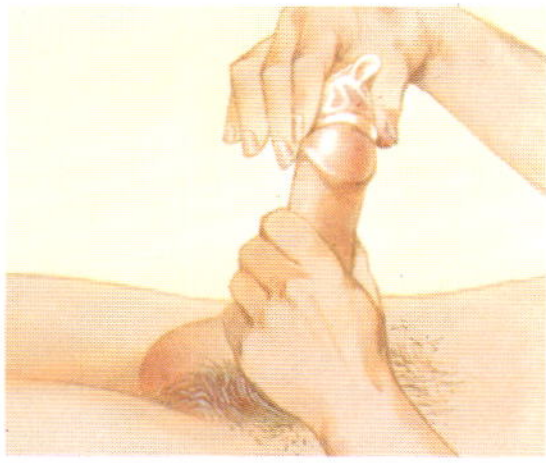

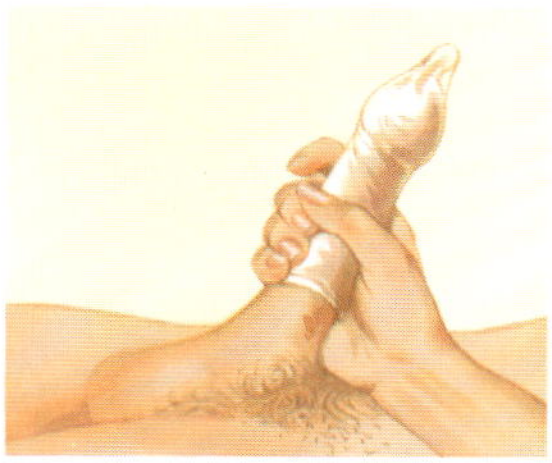

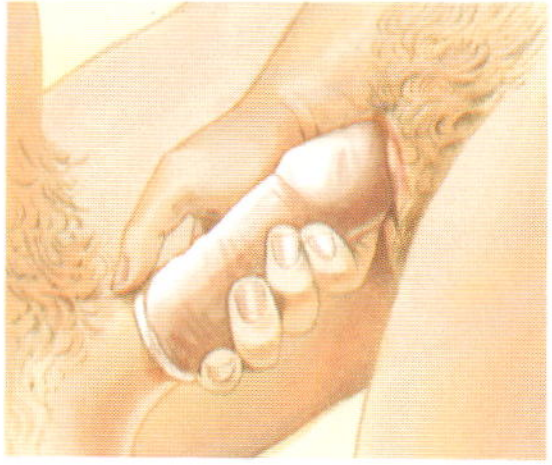

KONDOME SIND EIN SCHUTZ *vor sexuell übertragbaren Krankheiten. Wählen Sie ein Kondom aus Latex und ein Gleitmittel auf Wasserbasis. Das Kondom nach der Ejakulation beim Herausziehen festhalten, damit es nicht abrutschen kann.*

ANALER SEX

Analer Sex wird häufig deshalb praktiziert, weil durch Stimulation in diesem Bereich starke Erregung hervorgerufen wird. Doch gleichzeitig ist es die riskanteste sexuelle Praktik überhaupt. Bakterien, die nach analem Sex in die Scheide gelangen, können Infektionen verursachen. Außerdem wird das Gewebe im After leichter beschädigt als das Scheidengewebe, so daß das AIDS-Virus mühelos in den Blutstrom gelangen kann. Verwenden Sie ein starkes Latexkondom und ein spermaabtötendes Mittel, und waschen Sie Körperteile und Sexspielzeug, bevor Sie zu anderen Formen des Liebesspiels übergehen.

Sexuell übertragbare Krankheiten	Symptome
Bakterielle Vaginitis	Oft symptomfrei; Reizungen an den Geschlechtsorganen; Ausfluß aus der Scheide; leichte Schmerzen beim Wasserlassen.
Candidiasis (auch als Hefepilzinfektion oder Soor bezeichnet)	Jucken; weißer, flockiger Ausfluß aus der Scheide; Schmerzen in Scheide und Vulva.
Chlamydia	Häufig symptomfrei, Ausfluß, häufiges und schmerzhaftes Urinieren, Bauchschmerzen; kann zu Unfruchtbarkeit führen.
Genitaler Herpes	Schmerzhafte rötliche Beulen, die sich an den Genitalien, in der Scheide, an den Oberschenkeln und am Gesäß zu Bläschen entwickeln; Ausfluß aus der Scheide; Brennen beim Wasserlassen; Fieber; geschwollene Drüsen; Herpes tritt zyklisch immer wieder auf, aber die Symptome können schwächer sein als nach der ersten Attacke.
Genitalwarzen	Nicht schmerzende Warzen an den äußeren Genitalien und in der Scheide.
Gonorrhö	Oft symptomfrei; Ausfluß aus der Scheide; Brennen beim Wasserlassen; unregelmäßige Monatsblutungen; kann zu Unfruchtbarkeit führen.
Virale Hepatitis	Grippeähnliche Symptome; Müdigkeit; Übelkeit; Appetitverlust; Leberentzündung.
Humanes Immunschwächevirus (HIV)	Leichte Grippe, die kommt und geht, danach Neigung zu Infektionen wie Soor, Gürtelrose und Herpes sowie seltenen Krebserkrankungen wie Kaposi-Sarkom.
Pedikulose (Filzläuse), Krätze	Starkes Jucken, verursacht durch Filzläuse, die den Genitalbereich infizieren.
Syphilis	Hartes, rundes, nicht schmerzendes Geschwür, das bei Nichtbehandlung zu rotem Ausschlag, Fieber, Appetitverlust und Müdigkeit führt. Dann können die Symptome verschwinden, so daß die Krankheit nur noch latent vorhanden ist. Sie ist heute relativ selten.
Trichomoniasis	Oft symptomfrei; Jucken oder Brennen im Bereich der Vulva; schäumender, gelber, übelriechender Ausfluß.

FAMILIENPLANUNG 108–109
UNANGENEHMER SEX 136–137

SEXUELL ÜBERTRAGBARE KRANKHEITEN

Ursachen	Behandlung	Selbsthilfe und Vorbeugung (zusätzlich zu geschütztem Geschlechtsverkehr)
Geschlechtskontakt; zu starkes Bakterienwachstum in der Scheide; allergische Reaktionen; kann durch gynäkologische Eingriffe oder die Geburt eines Kindes ausgelöst werden.	Antibiotika.	Vorbeugung: Enganliegende Kleidung, scharfe Chemikalien, zu stark absorbierende Tampons, Antibabypille oder Spirale meiden; beim Geschlechtsverkehr für gute Gleitfähigkeit sorgen; Genitalien nach dem Geschlechtsverkehr und Benutzen der Toilette reinigen.
Pilzwachstum in der Scheide, das oft durch Geschlechtskontakt angeregt wird, aber auch bei nicht sexuell aktiven Frauen auftreten kann; Schwangerschaft; Stillen; steht möglicherweise im Zusammenhang mit Ernährung, Streß, oralen Verhütungsmitteln, Antibiotika, Reizungen der Scheide.	Zäpfchen, Cremes oder Tabletten; der Partner sollte mitbehandelt werden.	Vorbeugung: Wie bei der bakteriellen Vaginitis; Entspannungstechniken zur Reduzierung von Streß; Reduzierung des Verbrauchs von Zucker, veredelten Kohlenhydrat- und Molkereiprodukten (Scheidenduschen mit oder der Verzehr von aktiven Joghurtkulturen kann helfen, da diese den Säurespiegel positiv verändern).
Geschlechtskontakt.	Antibiotika; der Partner sollte mitbehandelt werden.	Vorbeugung: Mechanische Verhütungsmethoden einsetzen; Spirale meiden; vor einer gynäkologischen Operation sollte die Infektion vollständig ausgeheilt sein, da sie sich andernfalls ausbreiten kann.
Geschlechtskontakt; gemeinsam verwendete Handtücher; Toilettenbrillen; hat man sich erst einmal infiziert, kann er durch Streß, Infektionen, enge Kleidung und Reibung beim Sex ausgelöst werden.	Keine Heilung; antivirale Medikamente lindern die Symptome.	Beim ersten Anzeichen einer Attacke antivirale Medikamente einsetzen; in lauwarmem Salzwasser baden, Schmerzmittel einnehmen, kalte Kompressen auflegen. Vorbeugung: Geschlechtsverkehr vom ersten Anzeichen einer Attacke bis zum Abheilen der offenen Bläschen vermeiden; Hände nach dem Berühren der Bläschen waschen; die Hinweise zur Körperpflege auf Seite 31 befolgen; Streß vermeiden; psycholgischen Rat einholen und Gruppensitzungen besuchen.
Geschlechtskontakt; infizierte Handtücher oder Kleidung.	Entfernung durch Gefrieren, Verätzen, Operation; der Partner sollte mitbehandelt werden.	Vorbeugung: Mechanische Verhütungsmethoden einsetzen; Genitalwarzen werden mit Muttermundkrebs in Verbindung gebracht, daher regelmäßige Abstriche durchführen lassen; nicht rauchen; viel Obst und Gemüse essen.
Geschlechtskontakt.	Antibiotika; der Partner sollte mitbehandelt werden.	Bis zur Heilung Geschlechtskontakt meiden.
Geschlechtskontakt; Kontakt mit Kot; Transfusion von verunreinigtem Blut.	Antibiotika; Ruhe.	Vorbeugung: Dinge wie Durchstechen der Ohrläppchen und Akupunktur vermeiden, es sei denn, daß sterile Methoden angewandt werden.
Geschlechtskontakt einschließlich oralem Sex; gemeinsame Verwendung von Sexspielzeug; Kontakt mit verunreinigtem Blut; Verwendung von Nadeln eines Infizierten (NICHT durch Küssen, gemeinsam verwendetes Geschirr, Schwimmen im gleichen Schwimmbecken).	Keine Heilungsmöglichkeit; Behandlung der Infektionen, die für AIDS charakteristisch sind.	Das Immunsystem durch ausgewogene Ernährung unterstützen; regelmäßige Abstriche durchführen lassen; Anschluß an eine Selbsthilfegruppe. Vorbeugung: Ungeschützten Geschlechtsverkehr, oralen und analen Sex vermeiden; Kontakt mit verseuchtem Blut (beispielsweise die gemeinsame Verwendung von Nadeln zum Spritzen von Drogen) vermeiden.
Geschlechtskontakt; Kontakt mit infizierten Handtüchern oder Bettwäsche; Toilettenbrillen.	Äußerlich angewendete Medikamente.	Vorbeugung: Kontakt mit befallener Kleidung oder Bettwäsche vermeiden.
Geschlechtskontakt.	Antibiotika; der Partner sollte mitbehandelt werden.	Bis zur Heilung Geschlechtskontakt vermeiden – Syphilis kann Fehlgeburten auslösen oder zu Mißbildungen bei Neugeborenen führen.
Geschlechtskontakt; Masturbation, bei der sowohl Finger als auch Sexspielzeug anal und vaginal eingesetzt werden; Reinigen der Genitalien von hinten nach vorn; infizierte Handtücher oder Waschlappen.	Antibiotika; der Partner sollte mitbehandelt werden.	Vorbeugung: Nach dem Stuhlgang den After von vorn nach hinten reinigen; Sexspielzeug reinigen; Handtücher und Waschlappen nicht mit anderen zusammen verwenden; enganliegende Kleidung meiden.

IHRE SEXUELLEN PHANTASIEN

EINFLÜSSE AUF SEX UND SEXUALITÄT BEIM ERWACHSENEN

Sexualität findet nicht nur auf der körperlichen Ebene statt. Wenn Phantasien über einen Sexualpartner uns erregen, ist es der Verstand, der die Sexualität beeinflußt. Das Fundament unserer Vorstellungen über Sex wird in der Kindheit gelegt. Als Erwachsene bauen wir ständig auf dieser Grundlage auf, wenn wir eigene sexuelle Erfahrungen machen oder sie uns von anderen vermittelt werden. Es entsteht unser persönliches Bild von Sexualität: Was sie für uns bedeutet und was wir von einem Partner erwarten.

Unser Bild kann irreführend sein, und unsere speziellen Erfahrungen sind möglicherweise nicht repräsentativ für das, was die meisten Menschen tun oder denken, oder wir interpretieren die Erfahrungen anderer in falscher oder wenig hilfreicher Weise. Nach einer unglücklichen Liebesbeziehung halten wir vielleicht alle Männer für Versager. Andererseits kann uns die Beziehung zu mehreren Partnern, die uns echte Gefühle entgegengebracht haben, zu der Überzeugung führen, daß uns in sexueller Hinsicht nichts passieren kann. Beide Ansichten sind in ihrer Einseitigkeit falsch und können uns in physische oder emotionale Schwierigkeiten bringen.

Immer wenn wir in eine sexuelle Situation kommen, spielen unsere Vorstellungen unterbewußt eine Rolle. Sie sind der Auslöser dafür, daß wir keine Lust verspüren oder erregt werden. Sie sind es, die unsere Gefühle hervorrufen, wenn wir sexuelle Beziehungen aufbauen oder zerstören. Wollen wir unsere Sexualität wirklich verstehen, müssen wir unsere sexuellen Phantasien richtig beurteilen.

DER EINFLUSS DES PARTNERS

Der wichtigste Einfluß auf das Sexualleben eines Erwachsenen geht sicherlich von seinen Sexualpartnern aus. Jeder Partner bringt persönliche Überzeugungen, Vorlieben und Vorstellungen mit, die beim anderen einen tiefen Eindruck hinterlassen, besonders dann, wenn er sich stark auf eine Beziehung eingelassen hat.

Drei Botschaften sind besonders wichtig und sollten beachtet werden.

Kritik ~ Lob
Ein Partner, der behauptet, Sie seien keine gute Sexualpartnerin, und Sie negativ mit früheren Beziehungen vergleicht, kann Sie verunsichern und Ihre Liebesfähigkeit beeinträchtigen. ~ Ein Partner, der Ihre Sexualität positiv bewertet, steigert Ihr Selbstbewußtsein und Ihre Fähigkeiten.

Ablehnung ~ Akzeptanz
Ein Partner, der darauf besteht, daß seine Art zu lieben die richtige ist, lehnt Ihre Vorlieben ab und ruft Selbstzweifel hervor. ~ Ein Partner, der Ihre Art des Liebesspiels akzeptiert, bestätigt Sie in Ihrem Selbstbewußtsein und bereitet Ihnen Lust.

Druck ~ Freiheit
Ein Partner, der Sie unter Druck setzt und zu sexuellen Aktivitäten drängt, baut Widerwillen auf, der das Verlangen abtötet. ~ Bei einem Partner, der ein Nein akzeptiert, können Sie entspannen, so daß Sie eher bereit sind, auf Experimente einzugehen.

ALTE MYTHEN...

- *Eine Frau sollte Sex nicht genießen.*
- *Wenn eine Frau mit einem Mann schläft, wird er sie nicht respektieren.*
- *Sex vor der Ehe ist falsch.*
- *Ein Mann sollte immer den ersten Schritt tun.*
- *Masturbation macht blind.*
- *Männer dürfen mit mehreren Frauen schlafen, aber für Frauen gilt dies umgekehrt nicht.*

... UND EINIGE NEUE

- *Wenn Sex mit meinem Partner nicht immer ein wunderbares Erlebnis ist, muß es die falsche Beziehung sein.*
- *Alle anderen haben mehr Sex als ich.*
- *Mit mir stimmt etwas nicht, wenn es mir schwerfällt, zum Höhepunkt zu kommen.*
- *Guten Sex kann man nicht lernen – er passiert einfach.*
- *Ein durch Penetration erzielter Orgasmus ist besser als jeder andere.*
- *Nur Frauen, die kein gutes Sexualleben haben, masturbieren.*

SEXUELLE BOTSCHAFTEN	**12–13**
DIE WAHL EINES PARTNERS	**86–87**
SEXUALITÄT UND GEFÜHLE	**96–97**
HILFE SUCHEN	**148–149**
SEXUELLE STADIEN	**174–175**

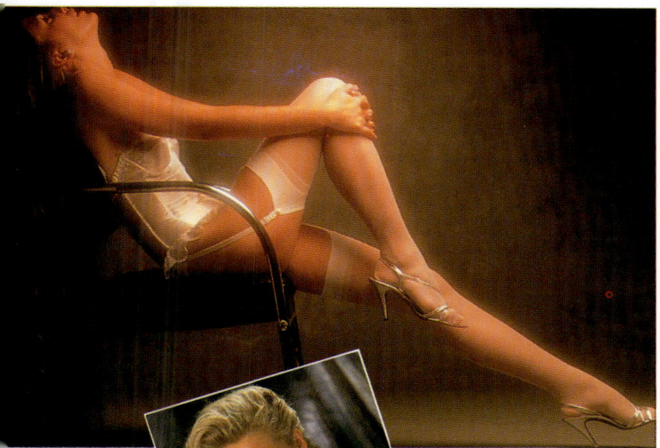

PERSÖNLICHE BOTSCHAFTEN

Welche Menschen oder Institutionen haben Einfluß auf Ihr Leben? Welche Botschaften wurden Ihnen durch sie über Ihre Sexualität und Sie selbst als Frau vermittelt? Haben Ihnen diese Botschaften geholfen oder Sie eher verunsichert? Denken Sie darüber nach, welche Überzeugungen Sie aus diesen Botschaften gewonnen haben – so können Sie besser verstehen, wer Sie in sexueller Hinsicht sind.

Vater, Mutter oder Eltern • Geschwister • Religion und religiöse Lehren • Kultur und kulturelle Vorstellungen • Freunde • Sexualerziehung in der Schule• Verlust der Jungfräulichkeit • sexuelle Traumata • Partner • Medien

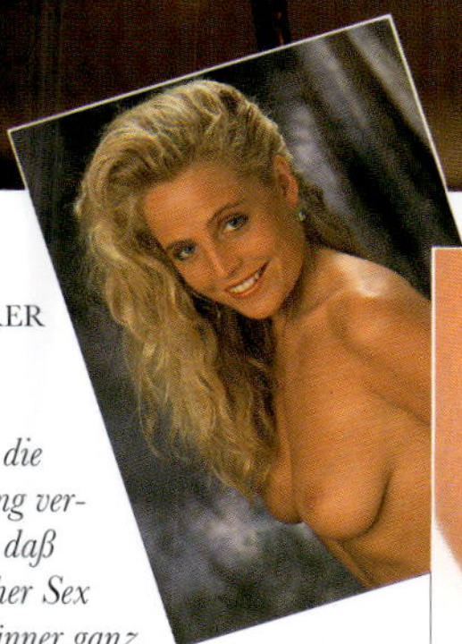

IN UNSERER *Gesellschaft scheint die Meinung verbreitet, daß käuflicher Sex für Männer ganz normal ist, wohingegen Frauen, die sich einen Gigolo »mieten«, verpönt sind. Die Werbung für Unterwäsche läßt den Eindruck entstehen, die Rolle der Frau bestehe darin zu erregen. Werden Frauen vergewaltigt, sind Richter in solchen Prozessen oft der Ansicht, daß sie genau das verdient haben.*

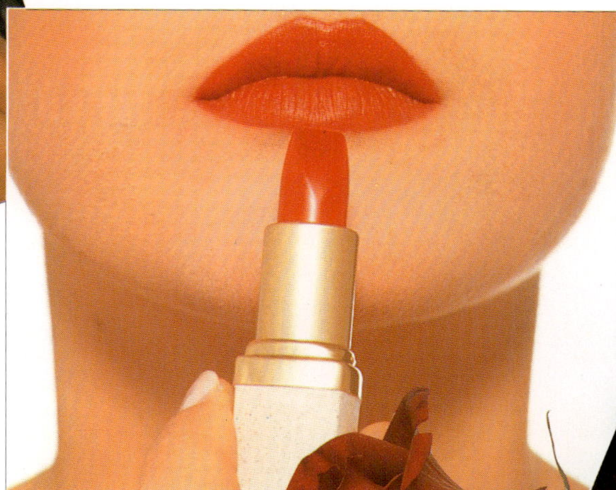

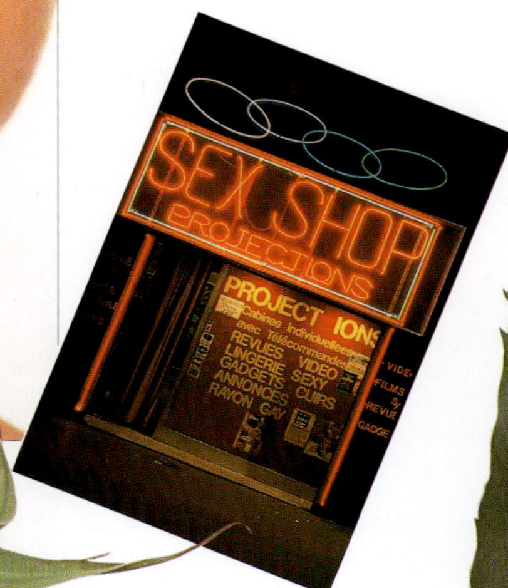

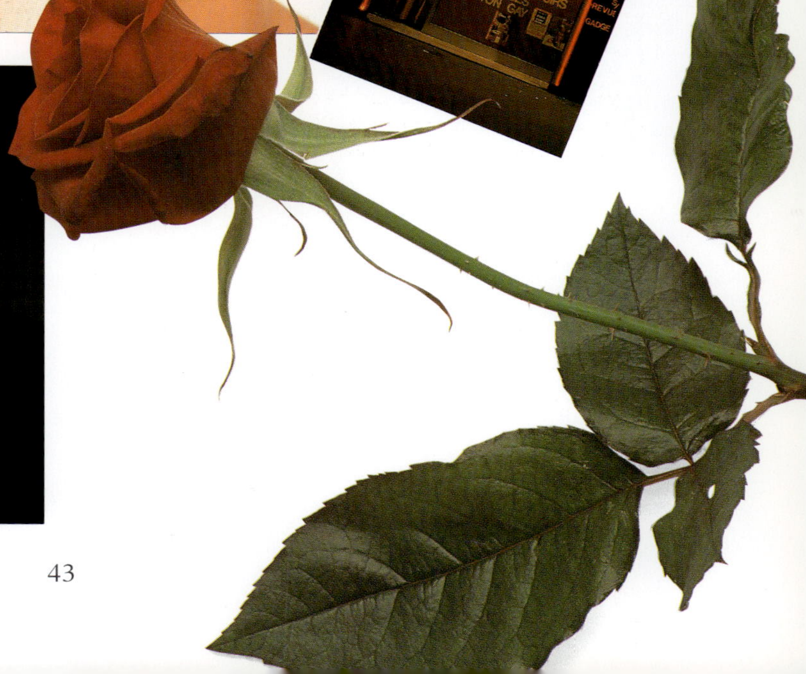

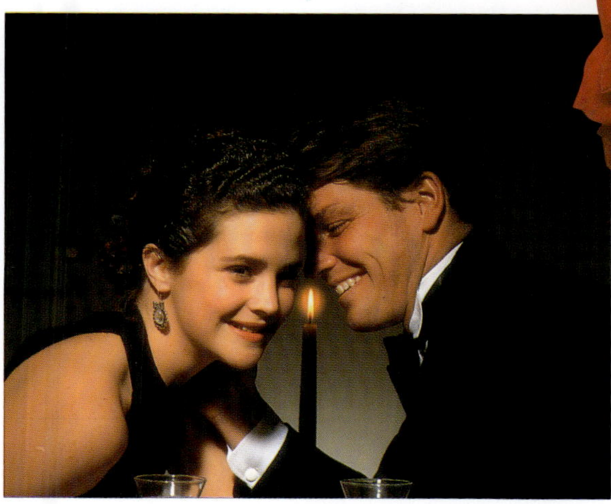

IHRE SEXUELLE PERSÖNLICHKEIT

WAS ES HEUTE HEISST, EINE SEXUELLE FRAU ZU SEIN

Jahrhundertelang hatte man eine bestimmte Vorstellung von der weiblichen »sexuellen Persönlichkeit« – das ist die Art von Frau, die wir im Bett sein sollten. Da unsere Stellung in der Gesellschaft in der Regel von Männern bestimmt wurde, hat diese Vorstellung die männlichen Ansichten zum richtigen weiblichen Sexualverhalten widergespiegelt. Im viktorianischen England beispielsweise war die ideale Frau im Bett passiv und »gestattete« ihrem Partner die Penetration, um ihre Pflicht als Frau oder Mutter zu erfüllen.

Die Erfindung der Antibabypille schuf ein der viktorianischen Frau ganz gegensätzliches Persönlichkeitsideal. In den sechziger Jahre wurde von Frauen erwartet, daß sie freizügig mit jedem Mann, der es wollte, schliefen, allein für die Verhütung zuständig waren und jederzeit zum Orgasmus kommen konnten. Obwohl die meisten Frauen auf diese sexuelle Freiheit mit Erleichterung reagierten, war es dennoch eine Widerspiegelung männlicher Vorstellungen.

In den Jahren nach der Antibabypille kam es mit den sozialen Veränderungen Mitte des 20. Jahrhunderts zu einer Persönlichkeitsentwicklung der Frau, die stärker ihren tatsächlichen Wünschen Rechnung trug. Die ideale Frau von heute kennt ihre persönlichen sexuellen Vorlieben und ist für ihr Vergnügen selbst verantwortlich, erwartet aber gleichzeitig die Beteiligung ihres Partners.

Es handelt sich noch immer um ein »Ideal«, und vielleicht paßt es uns nicht, daß auch heute eine Norm gilt. Doch genau wie die Mode unserer Zeit sehr viel mehr zuläßt als früher, ermöglicht die heutige Einstellung zur Sexualität mehr Freiheit als je zuvor.

DAS HEUTIGE IDEAL DER SEXUELLEN FRAU

- *Wissen: über die Physiologie des Körpers und die Kunst der Liebe Bescheid wissen*
- *Selbstvertrauen: den eigenen Körper entspannt genießen können*
- *Selbstbewußtsein: wissen, wer sie ist und was sie will*
- *Ehrlichkeit: offen und ehrlich sein, wenn etwas nicht funktioniert oder sie etwas nicht mag*
- *Emotionale Selbstsicherheit: gegenüber sich und ihren Partnern eine entspannte Einstellung haben*
- *Begeisterung: eine positive Einstellung zum Partner haben und ihn unterstützen*
- *Phantasie: gewillt und in der Lage sein, beim Sex zu experimentieren.*

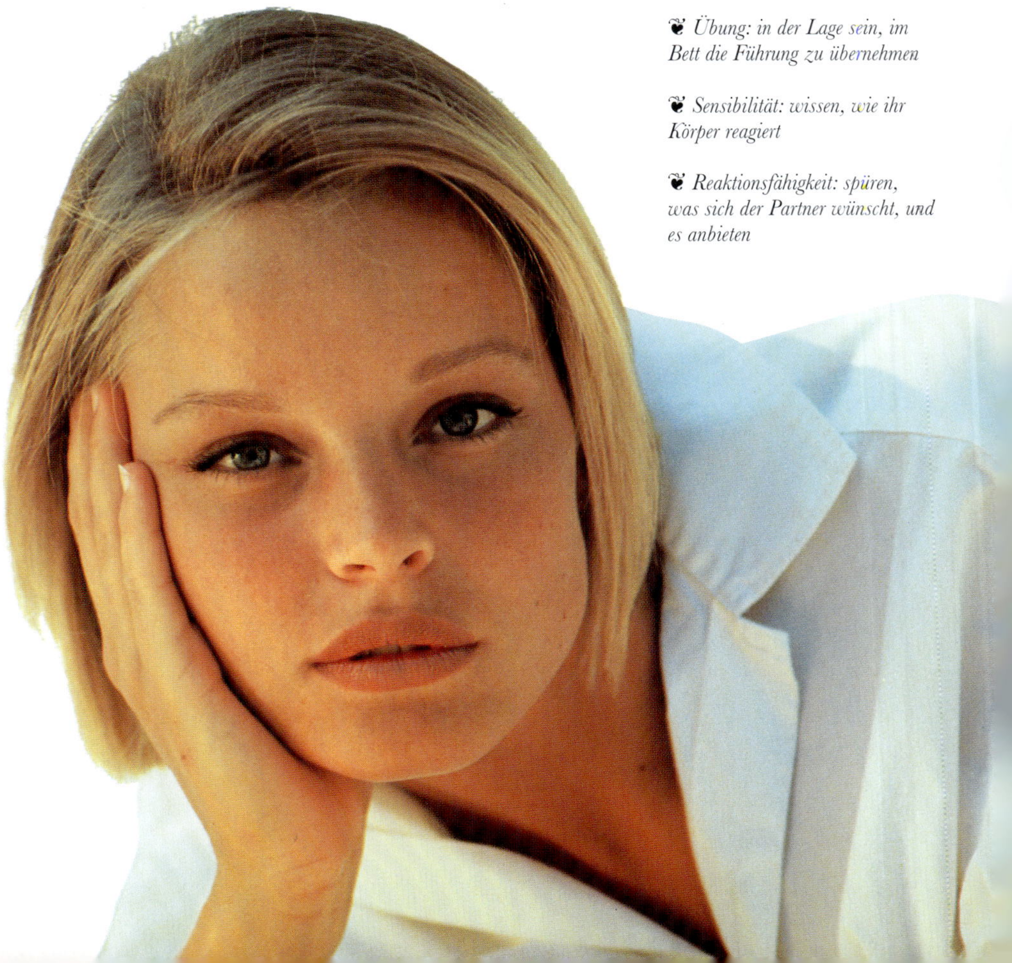

- *Übung: in der Lage sein, im Bett die Führung zu übernehmen*
- *Sensibilität: wissen, wie ihr Körper reagiert*
- *Reaktionsfähigkeit: spüren, was sich der Partner wünscht, und es anbieten*

SEXUELLE ENTSCHEIDUNGEN TREFFEN 46-47
KEIN INTERESSE AM SEX 130-131
ENTTÄUSCHENDER SEX 134-135

IN DER ZUKUNFT

Die soziale Einstellung zur Sexualität erfährt zunehmend eine Veränderung, und die Trends deuten darauf hin, daß es in der Zukunft nicht nur *eine* Definition der »idealen« sexuellen Persönlichkeit geben wird. Vielleicht können Sie bald und ohne Angst vor Repressalien zu Ihren Neigungen stehen:

- Orientierung: ob Sie heterosexuell, lesbisch oder bisexuell sind
- Aktivität: ob Sie sexuell nicht aktiv oder aktiv sein oder zwischen beidem abwechseln wollen
- Beziehungen: ob Sie die Bindung an einen oder mehrere Menschen wünschen und ob Sie außerhalb Ihrer Beziehung Sex haben wollen
- Temperament: ob Sie aktiv und dominant, passiv sein oder Aspekte aus beiden Verhaltensweisen vereinen wollen
- Fruchtbarkeit: ob Sie Kinder bekommen wollen oder nicht oder ob Sie Mutter werden wollen, ohne Sex zu haben

DIE ENTWICKLUNG EINER SEXUELLEN PERSÖNLICHKEIT

Unsere Kultur bietet viele Möglichkeiten zur sexuellen Persönlichkeitsentwicklung

- Für Wissen und Selbstvertrauen: Informationsquellen – Bücher, Zeitschriften und Videos
- Für Selbstbewußtsein und Ehrlichkeit: Kurse zur Persönlichkeitsentwicklung; Training für Durchsetzungskraft
- Für emotionale Sicherheit: Beratung, durch die innere Sicherheit und Beziehungen harmonisiert werden
- Für Phantasie und Aktivität: Literatur zur Anregung von Phantasien, beispielsweise Erotika
- Für Sensibilität und Reaktionsfähigkeit: mehr praktische Erfahrung durch Masturbation und mehrere Beziehungen im Lauf des Lebens

NEIGUNGEN ZUGEBEN

Unsere Kultur akzeptiert es noch immer nicht, wenn eine Frau lesbisch ist, da dies der sexuellen Norm widerspricht. Die Medien zeigen nur Frauen, die heterosexuell oder bestenfalls »bi« sind. Familie und Freunde gehen davon aus, daß eine Frau heterosexuell ist. Was tun, wenn Sie vermuten, daß Sie Frauen mögen? Vielleicht macht Ihnen die Vorstellung angst, denn es ist nicht einfach, als lesbisch zu gelten. Bestenfalls werden solche Frauen als Randerscheinung betrachtet, schlimmstenfalls diskriminiert.

Vielleicht sind Sie sich in bezug auf Ihre Sexualität nicht sicher. Die meisten Frauen finden irgendwann einmal beide Geschlechter attraktiv, und vielleicht haben Sie noch nicht entdeckt, wo Ihre Neigung wirklich liegt. Möglicherweise sind Sie aber auch lesbisch und haben noch nicht die Unterstützung gefunden, um dies zu akzeptieren. Informieren Sie sich, und nehmen Sie Kontakt zu einer Lesbengruppe auf; sprechen Sie mit lesbischen Frauen. Man wird Sie nicht unter Druck setzen und versuchen, Sie zum Anschluß an die Gruppe zu bewegen. Statt dessen wird man Ihnen helfen, im Prozeß der Selbstfindung Ihren Weg zu gehen.

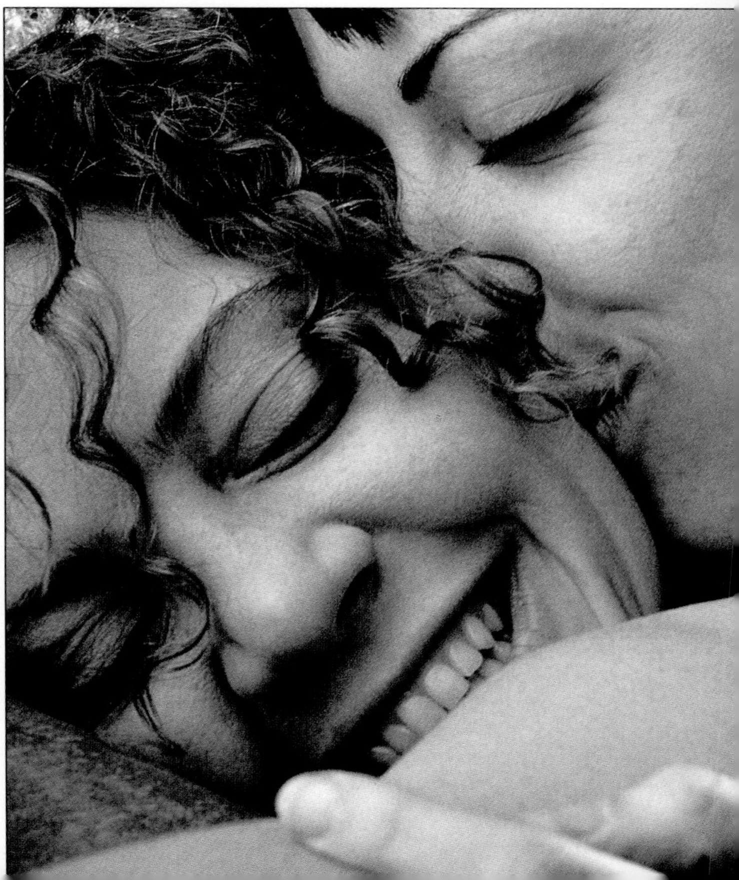

SEXUELLE ENTSCHEIDUNGEN TREFFEN

VERANTWORTUNG FÜR ENTSCHEIDUNGEN ÜBERNEHMEN

Die Lockerung der sozialen und gesetzlichen Vorschriften, die nach der Pille erfolgte, gab Frauen zum erstenmal die Möglichkeit, wichtige Entscheidungen in sexuellen Fragen selbst zu treffen: Sie konnten außereheliche Beziehungen haben, eine Beziehung zu einer Frau eingehen, ein uneheliches Kind bekommen oder eine Abtreibung vornehmen lassen. Zu Anfang war es vielleicht falsche Freiheit; denn viele Frauen sind heute der Meinung, daß die neuen Verhütungsmittel sie zu Aktivitäten verführt haben, die sie heute bedauern. Auch in unserer Zeit werden immer noch Entscheidungen getroffen, die nicht überlegt sind; wir gehen Kompromisse ein, weil wir vielleicht zuviel Alkohol getrunken haben, der Partner uns seiner Liebe versichert hat oder weil wir einen Menschen einfach nicht verlieren wollen.

Doch langsam lernen wir, kontrollierter zu handeln. Wir entwickeln ein inneres Gespür dafür, was richtig ist. Wir können unsere sexuellen Entscheidungen viel klarer mitteilen und auch zu ihnen stehen.

Fallgeschichte

»Seit meinem fünfzehnten Lebensjahr wußte ich, daß ich lesbisch bin. Meine erste Beziehung hatte ich nach dem Abitur. Es war recht einfach: Ich erzählte meinen Eltern eine Menge Geschichten über die Jungen, mit denen ich angeblich ausging. Als ich zu arbeiten begann, lernte ich Anna kennen, und nach einem Jahr zogen wir zusammen. Die Entscheidung, mich meiner Familie zu offenbaren, kam nicht plötzlich – ich hatte schon längere Zeit darüber nachgedacht. Schließlich wurde mir klar, daß ich es ihnen sagen mußte – Anna und ich wollten ein Leben lang zusammenbleiben. Ich besuchte meine Eltern an einem Wochenende und erzählte ihnen alles. Sie waren völlig verstört. Meine Mutter akzeptiert es jetzt, weil sie weiß, daß ich glücklich bin, aber mein Vater läßt Anna immer noch nicht ins Haus. Aber ich weiß, daß ich die richtige Entscheidung getroffen habe.«

KATHARINA

ENTSCHEIDUNG FÜR EINE ABTREIBUNG

Eine der schwierigsten Entscheidungen ist wahrscheinlich die, ob man eine Abtreibung vornehmen lassen soll oder nicht.

- Informieren Sie sich über die gesetzlichen Vorschriften und die medizinischen Möglichkeiten.
- Ziehen Sie potentielle Risiken in Betracht: Nebenwirkungen der medizinischen Verfahren, Komplikationen bei der Anästhesie, auch das Mißlingen der Abtreibung.
- Wenn Sie den Verdacht haben, daß unbewußte Wünsche und Bedürfnisse dazu geführt haben, daß sie schwanger geworden sind, sollten Sie sich näher mit diesen Dingen befassen, bevor Sie eine Entscheidung treffen. Wollen Sie dieses Baby vielleicht sogar behalten?
- Lassen Sie sich von Ihrem Partner, der Familie, Freunden oder Psychologen helfen, damit Sie mit negativen Gefühlen wie Wut, Depression oder Schuld fertig werden. Je mehr Unterstützung Sie bekommen, desto wahrscheinlicher ist es, daß Sie die für Sie richtige Entscheidung treffen.

WICHTIGE SEXUELLE ENTSCHEIDUNGEN

Bei den meisten Entscheidungen in sexuellen Fragen geht es um folgendes:

- Die Jungfräulichkeit zu verlieren
- Ihre sexuelle Orientierung einzugestehen
- Sex mit einem neuen Partner zu haben
- Keinen Sex mehr zu haben
- Sex vor der Ehe zu haben
- Eine Affäre zu haben
- Ihrem Partner eine Affäre zuzugestehen
- Einem Partner zu vergeben, der eine Affäre hatte
- Sex mit dem Partner eines anderen zu haben
- Eine Sexualtherapie zu machen
- Einen sexuellen Angriff oder Mißbrauch anzuzeigen
- Die Pille zu nehmen
- Ungeschützten Sex zu haben
- Schwanger zu werden
- Eine Abtreibung vornehmen zu lassen
- Sich sterilisieren zu lassen
- Eine Hormontherapie zu machen
- Eine sexuelle Beziehung zu beenden

UNERWÜNSCHTER SEX	50–51
SEX MIT EINEM NEUEN PARTNER	92–93
SEXUALITÄT UND GEFÜHLE	96–97
HILFE SUCHEN	148–149
WENN EINE BEZIEHUNG ENDET	178–179

EINE ENTSCHEIDUNG TREFFEN

• Informieren Sie sich so gut wie möglich: Holen Sie sich Rat aus Büchern oder von einem/r Fachmann/-frau, sprechen Sie mit anderen Menschen, und erforschen Sie Ihre Gefühle.

• Für jede mögliche Richtung, die Sie einschlagen wollen – ja oder nein zu sagen, zu gehen oder zu bleiben und so weiter –, beantworten Sie folgende relevante Fragen.

1
Biologisch:
... Vorteile?
... Risiken?
... Nebenwirkungen?

2
Sexuell:
... positive Auswirkungen?
... negative Auswirkungen?

3
Emotionale Auswirkungen auf:
... den Partner?
... die Beziehung?
... andere Menschen?

4
Juristisch: Handle ich gegen das Gesetz, und wenn ja, was passiert dann?

5
Ethisch: Stimmt es mit meinen religiösen, geistigen oder moralischen Überzeugungen überein?

6
Kosten:
... Geld?
... Zeit?
... Mühe?

7
Wie würde mein Verhalten auf andere Menschen wirken?

8
Wie werde ich mich fühlen, wenn ich es tue?

• Listen Sie das Pro und Kontra für jede Handlungsweise auf ... Möglichkeiten, um Probleme zu minimieren ... Möglichkeiten, um die Vorteile zu optimieren.

• Zu welcher Entscheidung hat diese Erforschung bei Ihnen geführt?

EIN LEBEN OHNE SEX

SICH FÜR DIE KEUSCHHEIT ENTSCHEIDEN UND DAMIT LEBEN

Obwohl Frauen heute mehr Sex zu haben scheinen als je zuvor, leben viele Frauen ganz ohne ihn. Die lockere Einstellung gegenüber gescheiterten Beziehungen und die Aussicht, daß die Frauen im Jahr 2000 in der Überzahl sein werden, führt zu unfreiwilliger Keuschheit: Wir wollen zwar Beziehungen, können aber keinen (geeigneten) Partner finden. Dies führt zu Frustrationen und Einsamkeit: Wir brauchen nicht nur die Lust, die Sex bietet, sondern all die anderen Dinge, die zu einer intimen Beziehung gehören: praktische Unterstützung, emotionale Bindung, Sicherheit, Zärtlichkeit. Andererseits entscheiden sich immer mehr Frauen freiwillig für ein Leben ohne Sex. Vielleicht brauchen die Betroffenen Zeit, ein Kind zu erziehen, an ihrer Karriere zu arbeiten oder sich nach einer gescheiterten Beziehung zu erholen. Vielleicht möchten sich Frauen aber auch außerhalb einer Beziehung selbst besser kennenlernen, ohne sexuell aktiv zu sein. Doch da von uns sexuelle Aktivität erwartet wird, stehen wir vor neuen Problemen: Wir zweifeln an uns selbst und kommen zu der Überzeugung, einfach nur Angst vor Beziehungen zu haben; außerdem wird uns durch Freunde oder die Familie vermittelt, wir seien nicht ganz normal. Wir brauchen keinen Sexualpartner und müssen nicht sexuell aktiv sein, um unseren Wert unter Beweis zu stellen.

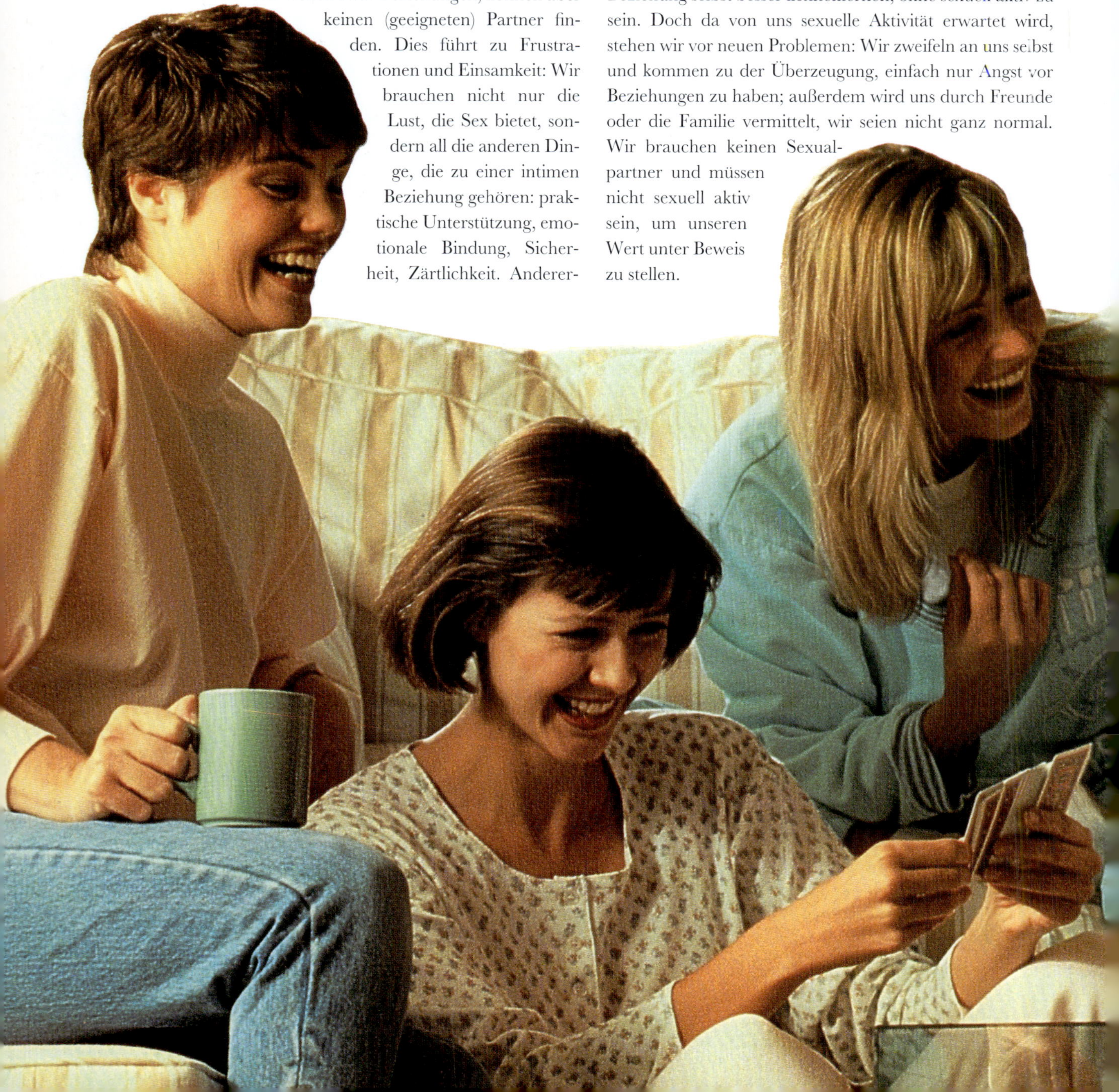

SELBSTBEFRIEDIGUNG 54–55
WENN EINE BEZIEHUNG ENDET 178–179

Wenn Sie keinen Sex *haben, weil Sie nicht in einer Beziehung leben, können Ihnen diese Richtlinien helfen:*

- *Betrachten Sie die Realität möglichst positiv und nicht als Option zweiter Klasse. Positives Denken wirkt anziehend auf andere Menschen, während Mutlosigkeit sie abstößt.*
- *Umgeben Sie sich mit Menschen, die Ihnen die Dinge geben können, die zu einer intimen Beziehung gehören: praktische Hilfe, eine »Begleitung« für wichtige Ereignisse, eine Schulter, an der Sie sich ausweinen können.*
- *Treffen Sie sich mit Menschen, die Sie so akzeptieren, wie Sie sind.*
- *Bauen Sie Ihre Selbstachtung auf, indem Sie sich hin und wieder etwas Schönes gönnen – etwa eine Massage.*
- *Geben Sie Ihre Sexualität nicht einfach auf, weil Sie keinen Partner haben. Phantasievorstellungen, Erotika und Masturbation können Sie darin unterstützen.*

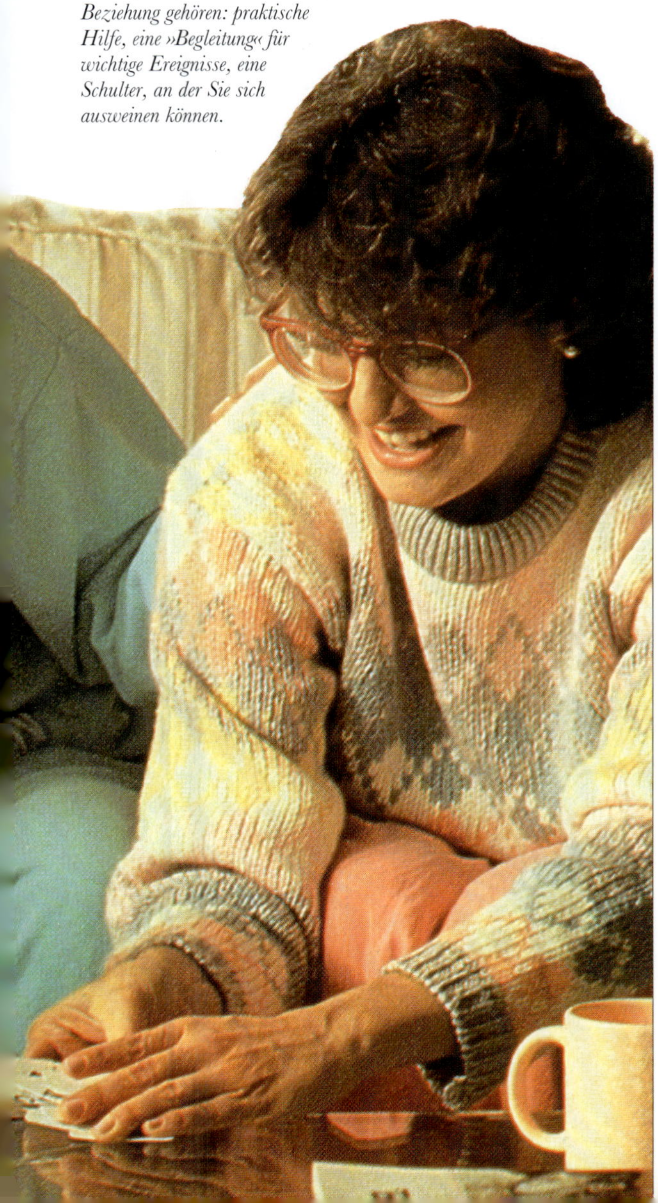

PAARE, DIE OHNE SEX LEBEN

Die Entscheidung, in einer Paarbeziehung ohne Sex zu leben, kann nur funktionieren, wenn beide Partner es so wollen. Wenn einer der Betroffenen sich lediglich in diese Situation fügt, baut sich Unwille auf.

- Wenn ein Paar ohne Sex lebt, weil die Beziehung gescheitert ist, aber die Betroffenen glauben, so das Gesicht wahren zu können, ist es besser, sich mit den Tatsachen auseinanderzusetzen, egal, was dies für die Partnerschaft bedeutet.
- Machen Sie das Fehlen von Sex durch andere Dinge wie gute Kommunikation, Freizeitaktivitäten und eine Zukunftsplanung, die ein Gefühl von Sicherheit gibt, wett.

Fallgeschichte

»Ich lebe seit zwei Jahren, seitdem ich mich selbständig gemacht habe (ich habe einen Speisen- und Getränkeservice) ohne sexuelle Beziehung . Ich hatte etwa einen Monat zuvor mit Klaus Schluß gemacht – er war überhaupt keine Hilfe, und es war offensichtlich, daß wir uns in unterschiedliche Richtungen entwickelten. Während der nächsten sechs Monate arbeitete ich achtzehn Stunden am Tag und lernte niemanden kennen.

Eines Tages dachte ich dann bei mir: ›Kein Partner – eigentlich ist das ganz in Ordnung, denn in meinem Leben ist kein Platz für Arbeit und Sex gleichzeitig.‹ Das Zärtlichsein fehlt mir eigentlich mehr als das Leidenschaftliche, aber ich masturbiere und habe dabei Phantasievorstellungen. Ich wurde zweimal in Versuchung geführt – einmal von einem guten Freund, der Verständnis dafür zu haben schien, daß die Arbeit für mich an erster Stelle steht. Dann dachte ich so bei mir: ›Nein, wenn wir einmal miteinander geschlafen haben, wird er mich jeden Abend sehen wollen.‹ Wenn mein Geschäft erst einmal richtig läuft, werde ich über eine Beziehung nachdenken. Wenn die Zeit gekommen ist, wird es sich von ganz allein ergeben.«

PETRA

UNERWÜNSCHTER SEX

WANN UND WIE MAN NEIN SAGT

Es kommen immer mehr Vergewaltigungen zur Anzeige: In den USA stieg die Zahl von 17000 im Jahr 1975 auf 100000 im Jahr 1990. Derselben Untersuchung zufolge werden neunzig Prozent aller sexuellen Belästigungen nicht angezeigt.

Bei »Vergewaltigung« denkt man in der Regel an Frauen, die von einem Fremden in irgendeiner dunklen Straße überfallen werden. Doch die meisten Frauen werden von einem Mann, den sie kennen – einen Freund, einen Exgeliebten oder einen alkoholkranken Ehemann – zum Sex gezwungen, was dazu führt, daß die Betroffenen oft zwischen dem Wunsch zu vergeben, und dem Wunsch, sich selbst und andere Frauen zu schützen, hin und her gerissen sind. Familienmitglieder und Freunde versuchen häufig zu verhindern, daß das Vergehen angezeigt wird.

Doch außer erzwungenem Sex dieser Art, üben Frauen mit einem Partner Sexualpraktiken aus, die ihnen widerstreben. Sie tun es, um den Partner nicht zu verärgern oder zu verlieren. Wir sollten versuchen, soviel Selbstbewußtsein zu entwickeln, um Wünschen dieser Art eine klare Absage zu erteilen.

WENN SIE VERGEWALTIGT WERDEN

- Rufen Sie sofort die örtliche Notrufzentrale für vergewaltigte Frauen und Mädchen an, um sich beraten zu lassen.
- Wenn Sie beschließen, das Vergehen anzuzeigen, sollten Sie dies möglichst bald tun. Bereiten Sie sich auf eine Befragung und eine medizinische Untersuchung vor. Es ist anzuraten, sich vorher nicht zu baden oder die Kleidung zu wechseln.
- Suchen Sie sofort einen Arzt auf, um sich auf eine Schwangerschaft und sexuell übertragbare Krankheiten hin untersuchen zu lassen.
- Lassen Sie sich psychologisch beraten.
- Zeigen Sie Ihre Wut, statt Schuldgefühle aufkommen zu lassen.
- Denken Sie daran, daß es niemand – unter keinen Umständen – verdient, vergewaltigt zu werden.

SO SCHÜTZEN SIE SICH VOR...

... einer Belästigung auf Reisen

- Schauen Sie auf den Rücksitz, bevor Sie in Ihren Wagen einsteigen, und halten Sie die Türen während der Fahrt verschlossen.
- Setzen Sie sich im Zug nicht auf einen Innenplatz. Vermeiden Sie es, in der Nähe von Männergruppen zu stehen. Schlafen Sie nicht ein.
- Fahren Sie nicht per Anhalter. Lassen Sie sich nur von Frauen mitnehmen, die Sie gut kennen. Tragen Sie die Nummer eines verläßlichen Taxiunternehmens bei sich.

... obszönen Telefonanrufen

- Lassen Sie sich eine Geheimnummer geben, oder verwenden Sie anstelle Ihres Vornamens Initialen, um Ihr Geschlecht nicht zu verraten.
- Wenn Sie einen obszönen Anruf erhalten, bewahren Sie die Ruhe – er ist nicht gegen Sie persönlich gerichtet.
- Tun Sie so, als ob Sie nichts verstehen, und legen Sie wieder auf.
- Falls nötig, lassen Sie eine Fangschaltung legen oder sich eine andere Nummer geben.

... einer sexuellen Belästigung auf offener Straße

- Gehen Sie zusammen mit einer Gruppe anderer Menschen.
- Gehen Sie in gleichmäßigem Tempo und zielgerichtet, ohne etwas in den Händen zu halten, in der Mitte des Bürgersteigs.
- Vermeiden Sie dunkle Orte, und laufen Sie nicht zwischen Männergruppen hindurch.
- Wenn Sie bedroht werden, rufen Sie »Feuer!«. Menschen wollen bei einem Feuer helfen, entfernen sich aber bei einer Vergewaltigung.
- Wenn Sie verfolgt werden, laufen Sie auf ein vorzugsweise beleuchtetes Haus zu und klingeln. Falls nötig, schlagen Sie ein Fenster ein, um Aufmerksamkeit zu erregen.

... einer Vergewaltigung bei einer Verabredung

- Wählen Sie zu Anfang neutrale oder öffentliche Orte.
- Setzen Sie von Anfang an klar und deutlich sexuelle Grenzen.
- Hören Sie auf Ihre innere Stimme; gehen Sie, wenn Sie das Gefühl haben, in Gefahr zu sein.

ERSTE SIGNALE	88–89
ZUM SEX ÜBERGEHEN	90–91
SEXUELLE KOMMUNIKATION	94–95
HILFE SUCHEN	148–149
SEX UND BERUFSLEBEN	176–177

DIE RICHTIGE HALTUNG EINNEHMEN

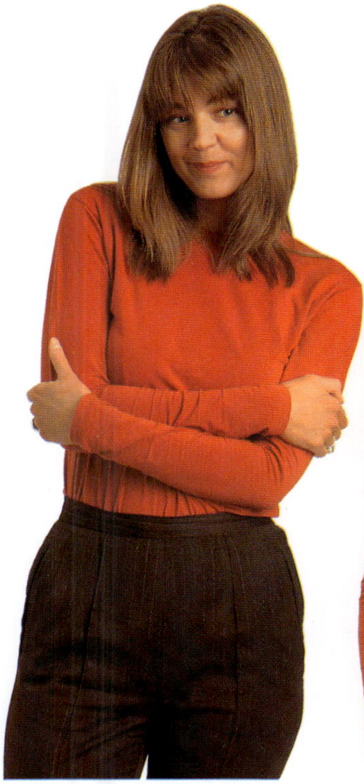

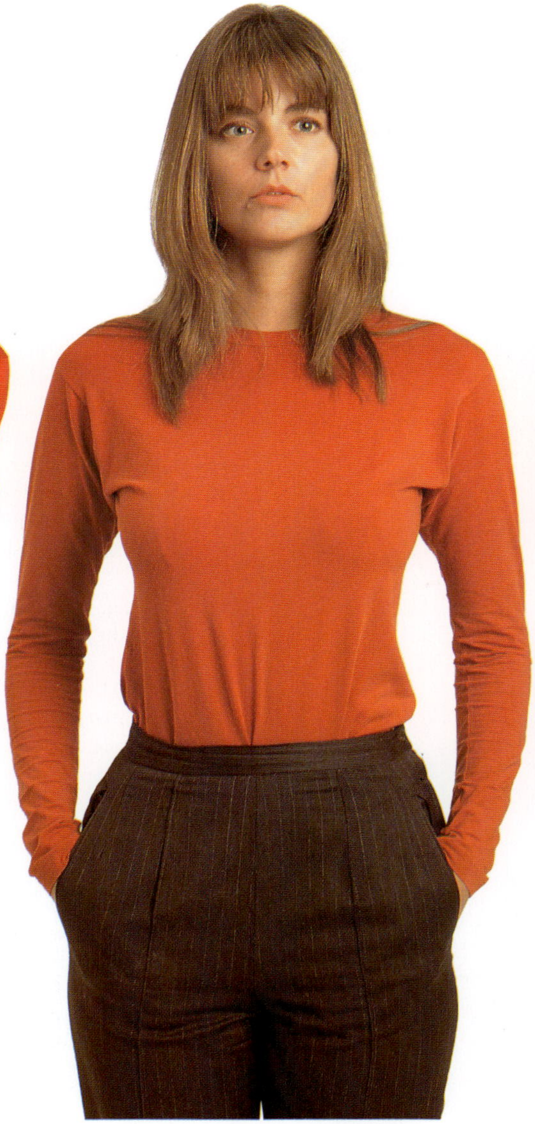

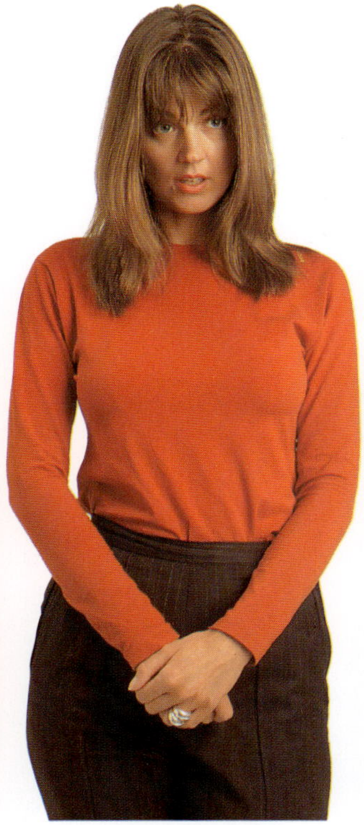

NEIN ZU SAGEN *reicht bei einem entschlossenen Angreifer möglicherweise nicht aus. Doch die Art und Weise, wie Sie auf eine sexuelle Einladung reagieren, kann dazu führen, daß Sie unter Druck geraten – oder auch nicht.*

Die »nicht übereinstimmende« Körpersprache (oben) widerspricht sich selbst. Die vorgebeugten Schultern und der schräg gehaltene Kopf weisen auf Unentschlossenheit hin, die schützend vor dem Körper verschränkten Arme wirken defensiv. Doch der direkte Augenkontakt und das Lächeln wirken ermutigend auf einen unsensiblen Partner oder jemanden, der glaubt, Sie haben Interesse an ihm.

UM EIN KLARES NEIN *auszudrücken, müssen Sie selbstbewußt wirken (oben). Machen Sie sich möglichst groß, nehmen Sie eine ausbalancierte, aber entspannte Haltung ein, ohne die Arme schützend vor den Körper zu halten. Schauen Sie Ihr Gegenüber direkt an, und halten Sie Augenkontakt, ohne zu lächeln. Sprechen Sie mit langsamer und sicherer Stimme – drücken Sie sich nicht wie ein »kleines Mädchen« oder in fragendem Ton aus. Sagen Sie ganz bestimmt: »Nein, das möchte ich nicht«, und wiederholen Sie diesen Satz, bis er verstanden wird.*

DIESE »OPFER«-HALTUNG *lädt den Partner dazu ein, weiteren Druck auf Sie auszuüben. Die Körpersprache verrät Schwäche: angehobene Schultern, der vorgeneigte Kopf, die schützend vor die Genitalien gehaltenen Hände, der nervöse Mund und der schüchterne, nach oben gerichtete Blick. Zusammen mit einer leisen, zögernden Stimme und Sätzen wie: »Wenn du meinst …« oder »Das sollst du entscheiden…« signalisiert diese Haltung, daß Sie glauben, nicht das Recht zu haben, eigene Entscheidungen zu treffen, und man Sie unter Druck setzen kann.*

BEWERTUNG DES SEXUELLEN ICH

ENTDECKEN SIE, WIE SIE SEXUELL ERREGT WERDEN

Sexualität ist nie statisch, sondern verläuft immer rhythmisch. Das ist am deutlichsten zu sehen im Geschlechtsakt selbst – wenn die Leidenschaft steigt, ihren Höhepunkt erreicht und wieder abfällt – und im monatlichen Menstruationszyklus, in dem sich unser Potential für Erregung verändert, während der Hormonspiegel steigt und fällt. Doch es gibt noch andere Muster.

Manche Frauen unterliegen einem täglichen Erregungsrhythmus. Genau wie viele Männer morgens eine Erektion haben, kann das Verlangen der Frau aufgrund von Hormonschwankungen variieren und ihr morgens mehr Kraft verleihen oder am Abend das Bedürfnis nach sanftem Liebesspiel wecken. Genauso können manche Jahreszeiten das Bedürfnis nach ruhiger Intimität hervorrufen, während andere, speziell der Frühling, zu einem plötzlichen Ausbruch von Lust führen.

Schließlich beeinflussen auch wichtige Ereignisse während des Jahres die Libido: Der Hochzeitstag etwa kann zum Liebesspiel animieren, während in streßbeladenen Zeiten wie Weihnachten Sex nicht zur Debatte steht. Der Urlaub hingegen bietet oft Gelegenheit zu lustvollen sexuellen Aktivitäten.

Wenn man sich seiner sexuellen Rhythmen bewußt ist, kann man sie besser kontrollieren und auch genießen.

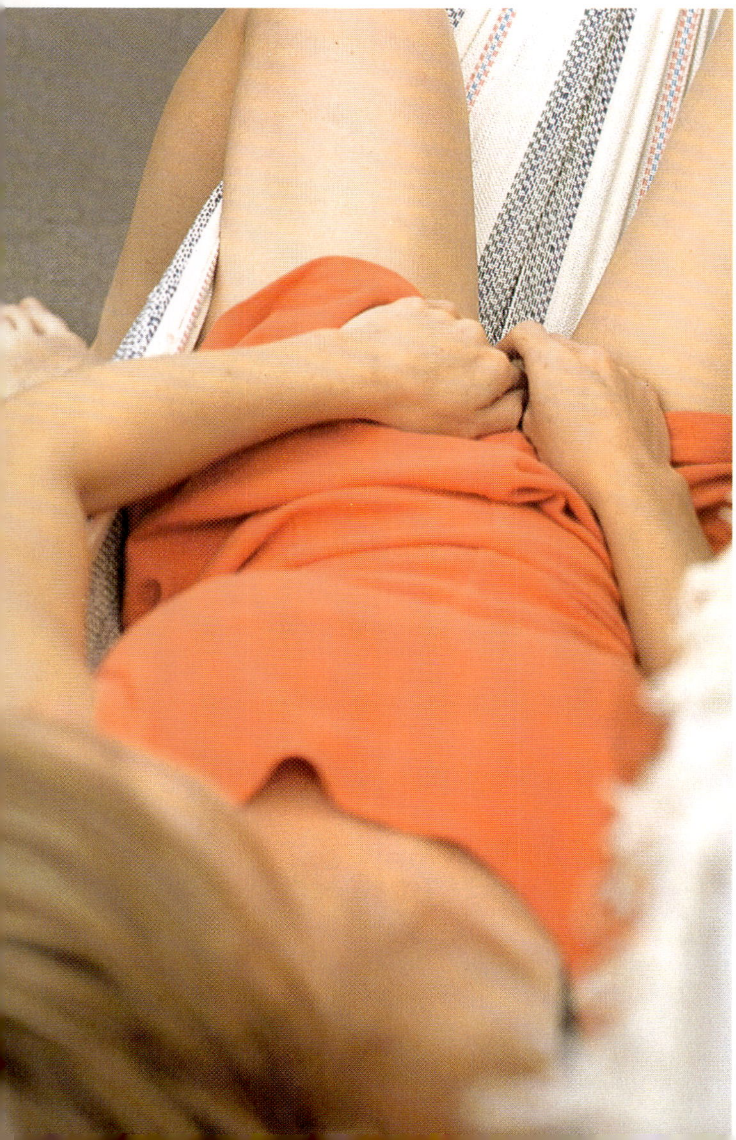

BEI SEXUELLER ERREGUNG *setzt der Verstand meist aus. Doch wenn Sie Ihre Erregungskurve bewußt mitverfolgen, können Sie die für Sie positiven Aktivitäten intensivieren und damit volle Befriedigung erlangen.*

Gesteigerte Erregung zeigt sich in der Regel in einer Verschiebung der Aufmerksamkeit von äußeren auf innere Dinge und in einer Entspannung in der »Behaglichkeitszone«, jener Stelle in Bauch oder Rücken, die automatisch positive (und negative) Empfindungen auslöst. Erregung wird sichtbar in den erogenen Zonen wie Lippen, Brustwarzen und Genitalien. Haben Sie das Gefühl, als ob sich Ihre Haut bewegte? Spüren Sie ein plötzliches Zusammenziehen der Scheide, wenn Sie zur Penetration bereit sind? Wissen Sie, wann der Orgasmus unausweichlich ist, weil Ihr Atem stockt?

WANN SIND SIE WÄHREND *des Monatszyklus am leichtesten erregbar (unten)? Vielleicht ist Ihr Verlangen während der Ovulation am stärksten, wenn Ihr Körper von dem Hormon Testosteron überflutet wird. Auf diese Weise ermutigt Ihr Körper Sie, Sex zu haben, wenn eine Empfängnis am wahrscheinlichsten ist.*

Vielleicht stellen Sie auch fest, daß vor und während Ihrer Periode besonders starkes sexuelles Verlangen auftritt. Wenn Sie während der Menstruation keinen Geschlechtsverkehr haben wollen oder dies aus kulturellen oder religiösen Gründen nicht erlaubt ist, kann es nach Ende der Blutung zu besonders leidenschaftlichen Gefühlen kommen.

Doch Streß und die Einnahme von Hormonen können das Verlangen negativ beeinflussen. Sie müssen mit in Betracht gezogen werden, wenn Sie Ihr monatliches Erregungsniveau schriftlich festhalten wollen.

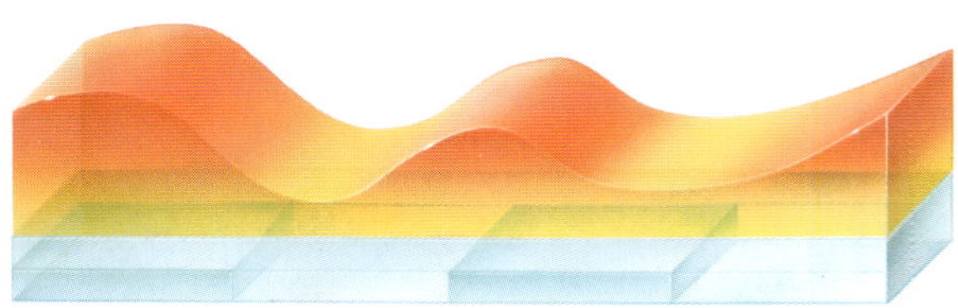

DER MÄNNLICHE PARTNER **62–63**
DIE MASTURBATION OPTIMIEREN **166–167**
DEN GESCHLECHTSVERKEHR OPTIMIEREN **168–169**

STADIEN DER WEIBLICHEN ERREGUNG

Erregung

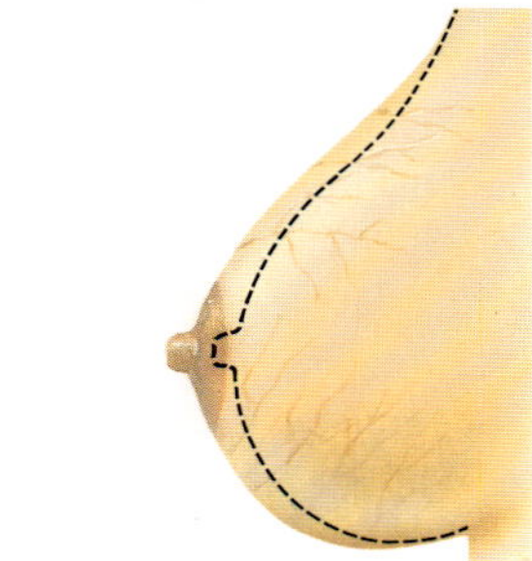

Herzschlag und Atmung werden schneller, der Blutdruck steigt. Die Brüste werden größer, die Brustwarzen richten sich auf, die Adern treten stärker hervor.

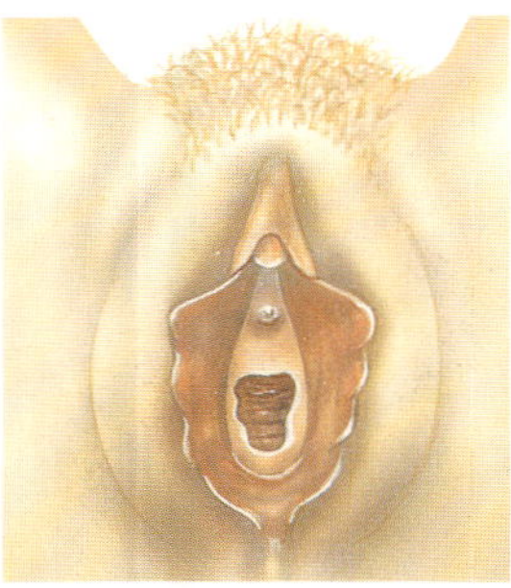

Die großen Schamlippen werden flacher, so daß die kleinen Schamlippen und die Klitoris anschwellen können. Die Scheide wird feucht.

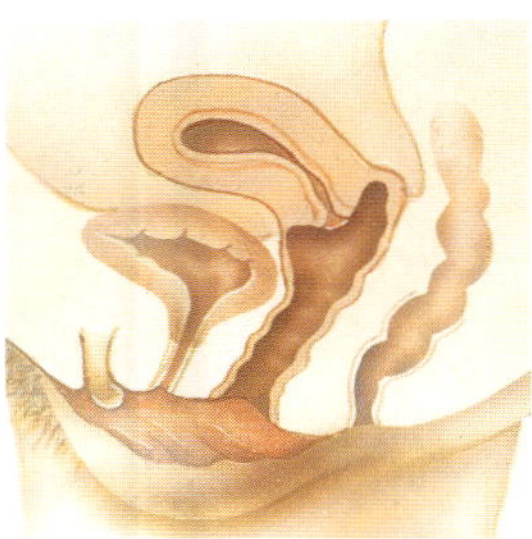

Die inneren zwei Drittel der Scheide erweitern sich und werden länger, die Scheidenwand verdickt sich. Die Gebärmutter hebt sich, so daß die Scheide länger wird.

Plateauphase

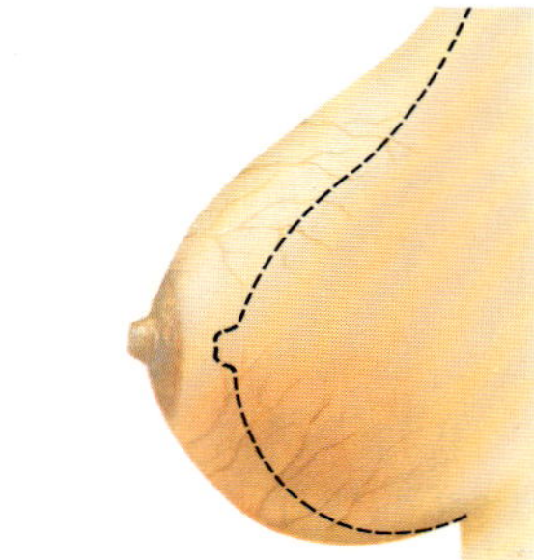

Das Herz schlägt 100- bis 160mal pro Minute. Die Brüste können sich bis zu einem Viertel ihres Umfangs vergrößern. Die Warzenhöfe schwellen an.

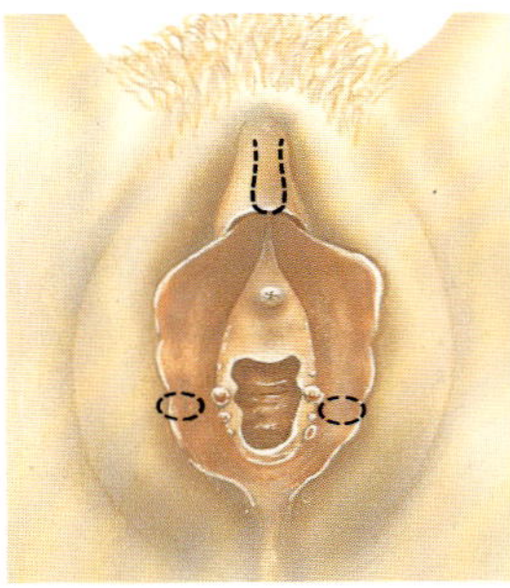

Die Klitoris tritt hervor, die Schamlippen schwellen an und färben sich dunkelrot. Scheidensekret kann austreten.

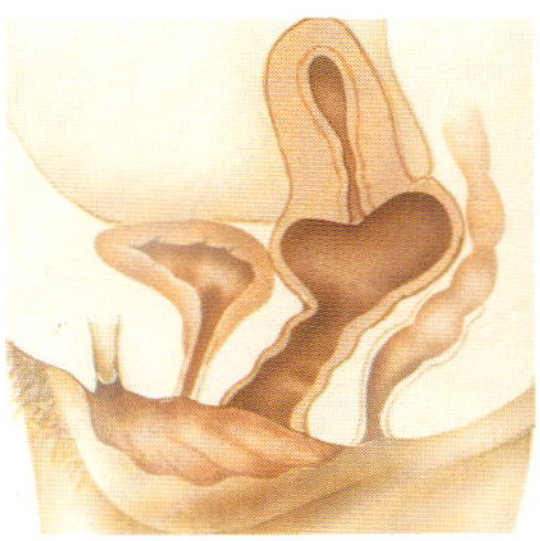

Die äußeren zwei Drittel der Scheide schwellen an, und die Scheidenöffnung zieht sich zusammen, um den Penis aufzunehmen.

Orgasmus

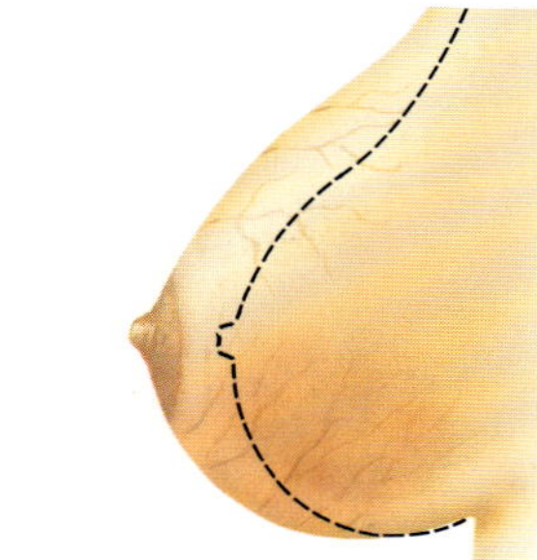

Alle körperlichen Anzeichen erreichen ihren Höhepunkt. Die Brüste bleiben groß, die Warzenhöfe angeschwollen und die Brustwarzen hart.

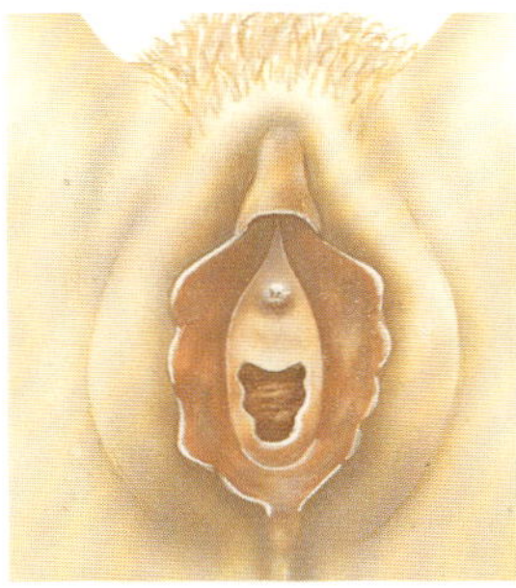

Die externen Geschlechtsorgane bleiben im Erregungszustand und sind weiterhin in angeschwollenem Zustand.

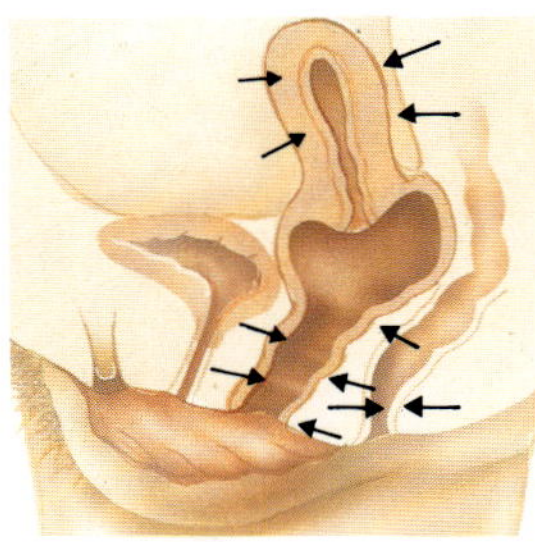

Eine Welle von Kontraktionen im Abstand von 0,8 Sekunden durchzieht den Körper und wirkt auf Scheide, Gebärmutter und Schließmuskel.

Auflösung

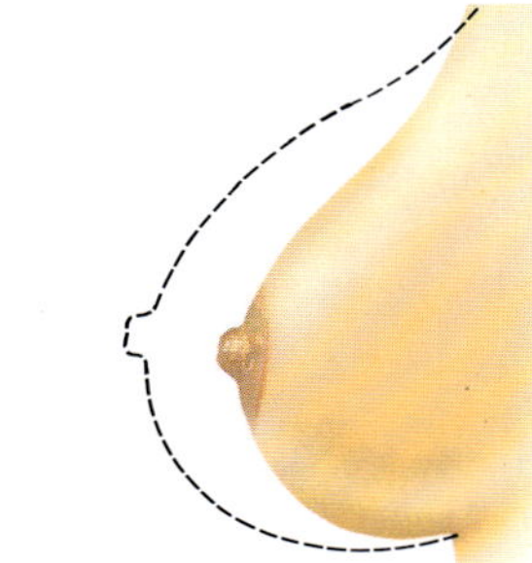

Herzschlag, Puls und Atmung normalisieren sich. Die Brüste nehmen wieder ihre normale Größe an, Rötungen verschwinden, während die normale Farbe zurückkehrt.

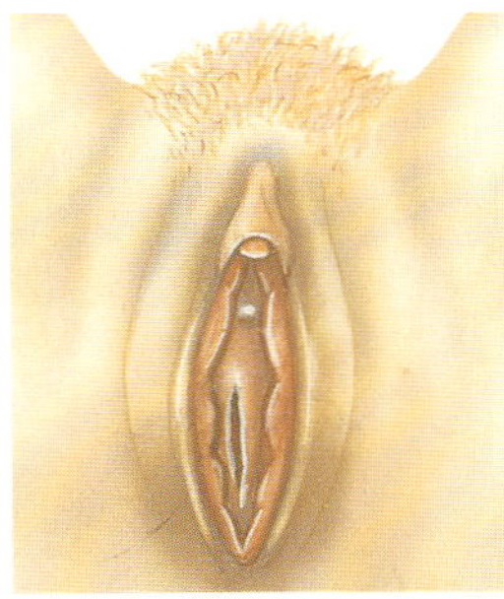

Die externen Genitalien nehmen ihre normale Farbe an; die Klitoris zieht sich zurück, die Schwellung der Schamlippen geht zurück.

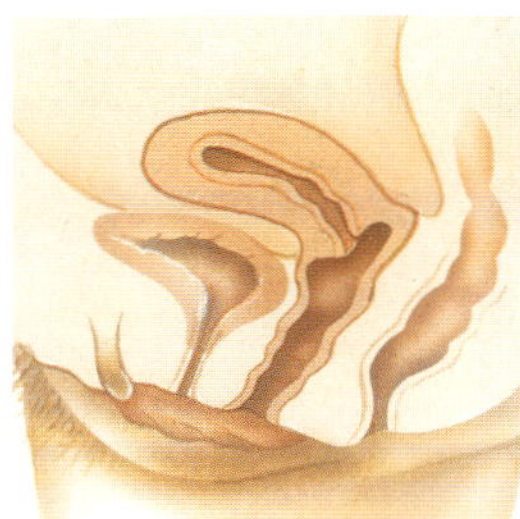

Die Kontraktionen hören auf, Gebärmutter und Muttermund nehmen ihre normale Position ein; die Scheide nimmt wieder ihre normale Größe an.

Selbstbefriedigung

So lernen Sie durch Masturbation, was Lust bereitet

Bis zu siebzig Prozent der Frauen in der westlichen Welt masturbieren – alleinstehende Frauen und Frauen mit Partner, alte wie junge Frauen. Die Selbstbefriedigung ist ein starker sexueller Ausdruck.

Manche Frauen haben vielleicht Angst vor der Masturbation. Sie wachsen häufig mit der Überzeugung auf, daß Lust, die sich auf ihre Person bezieht und keinen Partner mit einschließt, unmoralisch, egoistisch oder einfach falsch ist. Manchmal wird ihnen gesagt, daß Masturbation den »richtigen« Genuß, also penetrierenden Sex, verhindere. Doch tatsächlich trifft genau das Gegenteil zu. Frauen, die masturbieren, können eher Lust bereiten, und die Wahrscheinlichkeit, mit einem Partner zum Orgasmus zu kommen, ist größer. Die Masturbation hat viele Vorteile. Sie hilft, wenn kein Partner zur Verfügung steht, und sie tröstet nach dem Verlust eines Partners – Frauen masturbieren besonders häufig nach einer Trennung, Scheidung oder dem Tod des Partners. Die Selbstbefriedigung ist im Gegensatz zu partnerschaftlichem Sex ohne Risiko, etwa dem, sich an einer sexuell übertragbaren Krankheit anzustecken oder schwanger zu werden. Noch wichtiger ist, daß man sich beim Masturbieren ganz auf sich selbst konzentrieren kann, ohne ständig darauf achten zu müssen, ob der andere glücklich ist. Außerdem ist man bei der sexuellen Entspannung völlig unabhängig von einem anderen Menschen.

Masturbation ist schlaffördernd, mindert Menstruationskrämpfe, vertreibt Rückenschmerzen, Kopfschmerzen und Müdigkeit und wirkt sogar bei Wehen betäubend. Doch der Hauptgrund für das Masturbieren ist einfach das Vergnügen. Für die meisten Frauen ist sie der leichteste, schnellste – und manchmal der einzige – Weg zum Orgasmus.

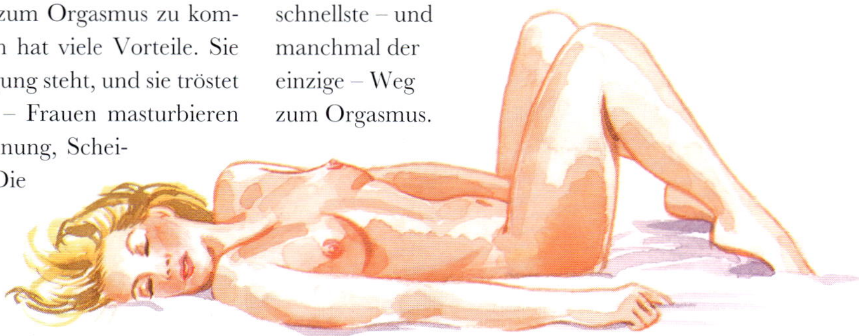

• *Rückenlage mit angezogenen Beinen*

Viele Frauen haben *eine bestimmte »Masturbationsposition«, genau wie viele Paare beim Geschlechtsverkehr Lieblingsstellungen haben. Sie müssen die Klitoris leicht erreichen können, aber auch in der Lage sein, die Beine ganz nach Belieben zusammenzudrücken oder zu öffnen. Dies sind die häufigsten Positionen:*

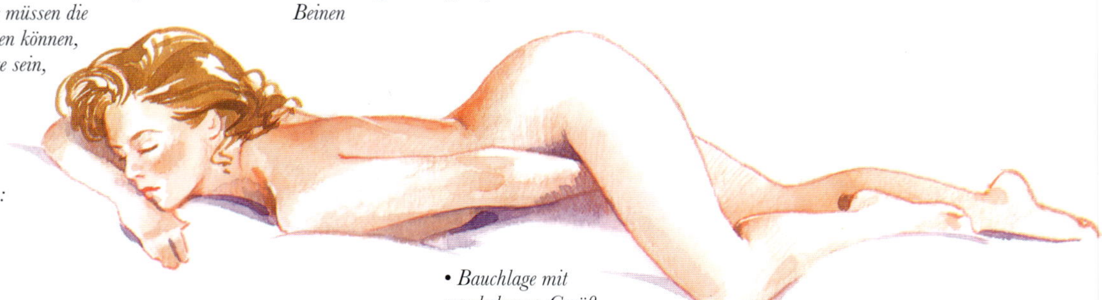

• *Bauchlage mit angehobenem Gesäß*

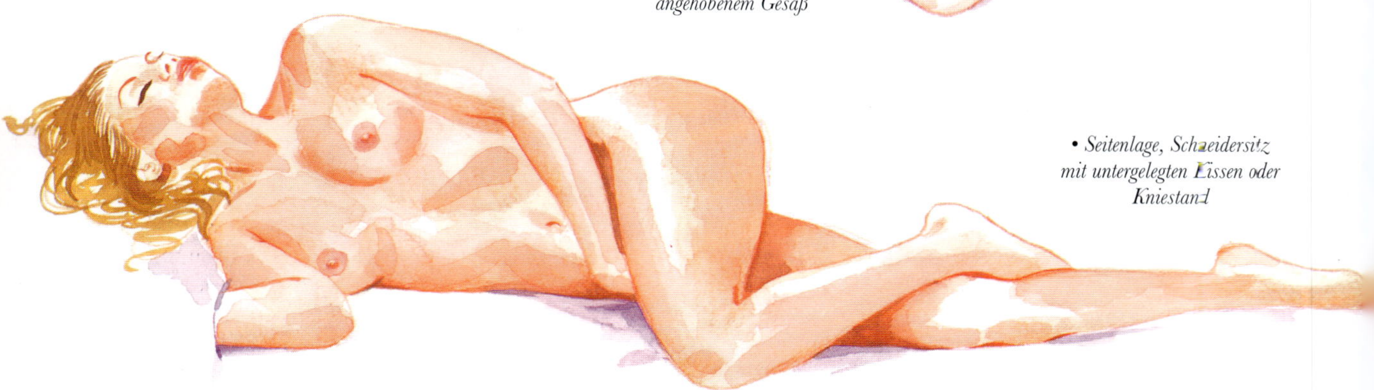

• *Seitenlage, Schneidersitz mit untergelegten Kissen oder Kniestand*

BEWERTUNG DES SEXUELLEN ICH	52–53
DIE KLITORIS STIMULIEREN	78–79
DIE MASTURBATION OPTIMIEREN	166–167

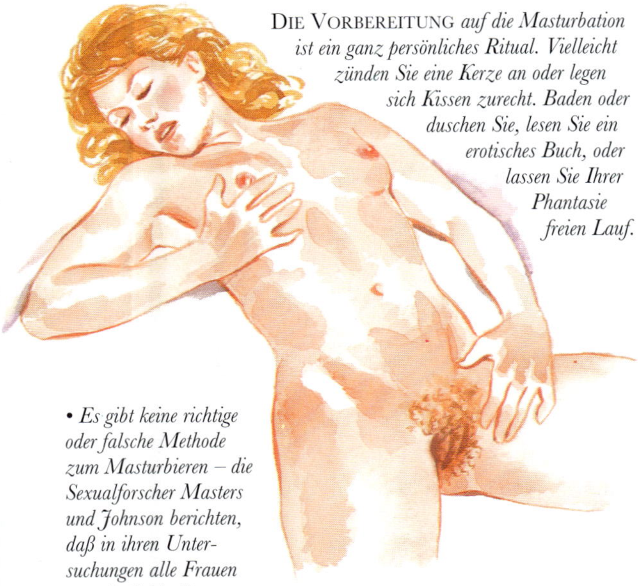

DIE VORBEREITUNG *auf die Masturbation ist ein ganz persönliches Ritual. Vielleicht zünden Sie eine Kerze an oder legen sich Kissen zurecht. Baden oder duschen Sie, lesen Sie ein erotisches Buch, oder lassen Sie Ihrer Phantasie freien Lauf.*

• Es gibt keine richtige oder falsche Methode zum Masturbieren – die Sexualforscher Masters und Johnson berichten, daß in ihren Untersuchungen alle Frauen ganz individuell vorgegangen sind. Streicheln Sie sich am ganzen Körper, spielen Sie mit Ihren Brustwarzen, oder berühren Sie sanft die Oberschenkelinnenseiten (oben). Lassen Sie sich Zeit, um sich langsam zu erregen.

• Brauchen Sie etwas, das Ihre Scheide »umschließen« kann? Allen männlichen Phantasien zum Trotz wünscht sich dies nur eine Minderheit von Frauen. Doch vielleicht möchten Sie experimentieren, indem Sie zwei oder drei (saubere) Finger sanft in die Scheide einführen.

• Gehen Sie jetzt zu den Genitalien über, indem Sie die äußeren und inneren Schamlippen streicheln und dann die Klitoris erforschen. Ziehen Sie die Vorhaut zurück, und streicheln Sie leicht den Schaft, indem Sie von oben nach unten, von Seite zu Seite reiben oder eine Kreisbewegung ausführen. Wenn Sie den Bereich anfeuchten müssen, benetzen Sie die Finger mit Speichel, verwenden Sie Babyöl, oder stecken Sie einen Finger in die Scheide, um Ihre natürlichen Säfte zu verwenden (unten).

EINE KURZE GESCHICHTE DER MASTURBATION

Das Wort Masturbation leitet sich angeblich von den lateinischen Worten für »Hand« und »verunreinigen« her, was eine ganze Menge darüber aussagt, wie im Altertum über diese Praxis gedacht wurde. Der jüdisch-christlichen Tradition zufolge galt alles, was die Sexualität ihrem »richtigen« Zweck – der Empfängnis – entfremdete, als unmoralisch. Dieser Glaube war so stark, daß man die Masturbation im 19. Jahrhundert für eine Reihe von Krankheiten wie Epilepsie, Herzanfälle, Geisteskrankheiten, Sterilität und Krebs verantwortlich machte.

Mitte des 20. Jahrhunderts hatten umfangreiche Untersuchungen von Sexualforschern wie Alfred Kinsey jedoch eindeutig gezeigt, daß eine große Anzahl ganz normaler, geistig und körperlich gesunder Menschen masturbierte – und heute empfehlen Sexualtherapeuten diese Praxis besonders jenen Frauen, die große Schwierigkeiten damit haben, zum Orgasmus zu kommen.

• Üben Sie unterschiedlichen Druck aus, setzen Sie verschiedene Geschwindigkeiten und Rhythmen ein, wobei Sie sich nur eine Frage stellen – nämlich die, ob es sich gut anfühlt – und ein Ziel verfolgen – das eigene Vergnügen. Bei Überempfindlichkeit der Klitoris kurz einhalten.

• Wenn Sie spüren, daß sich die Klitoris hebt, härter wird und sich warm anfühlt (unten), machen Sie weiter. Streben Sie nicht unbedingt einen Orgasmus an, speziell wenn Sie zum erstenmal masturbieren. Lassen Sie sich einfach von Ihrem Instinkt leiten.

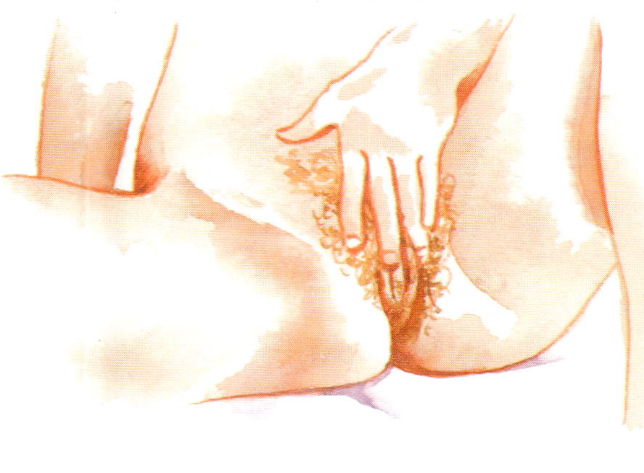

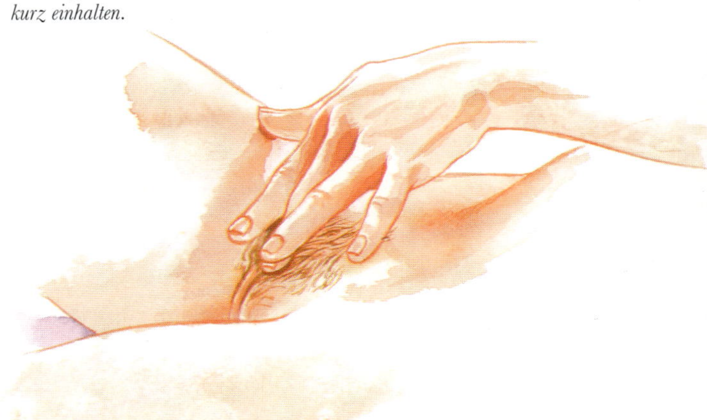

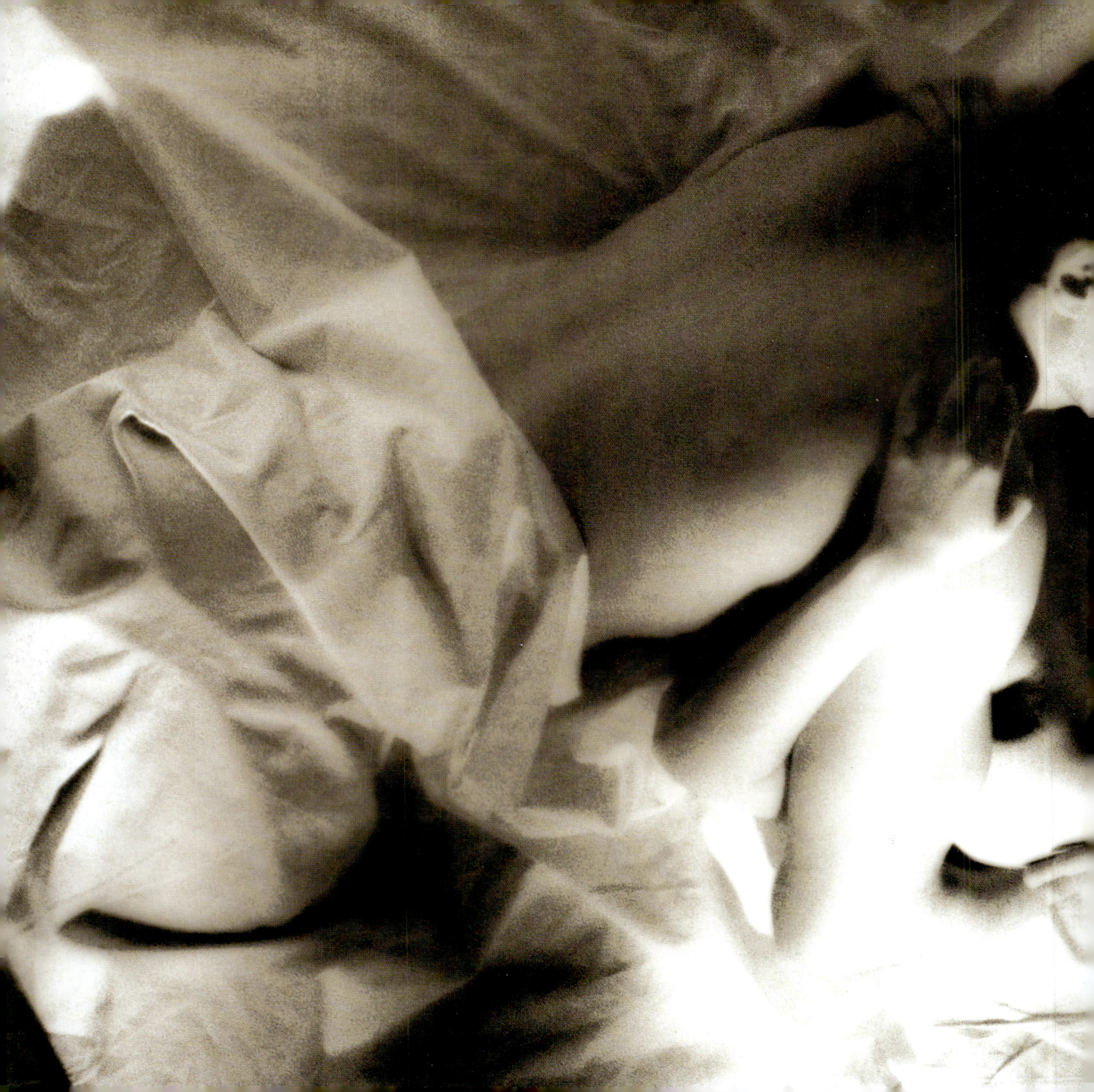

3 Das Liebesspiel

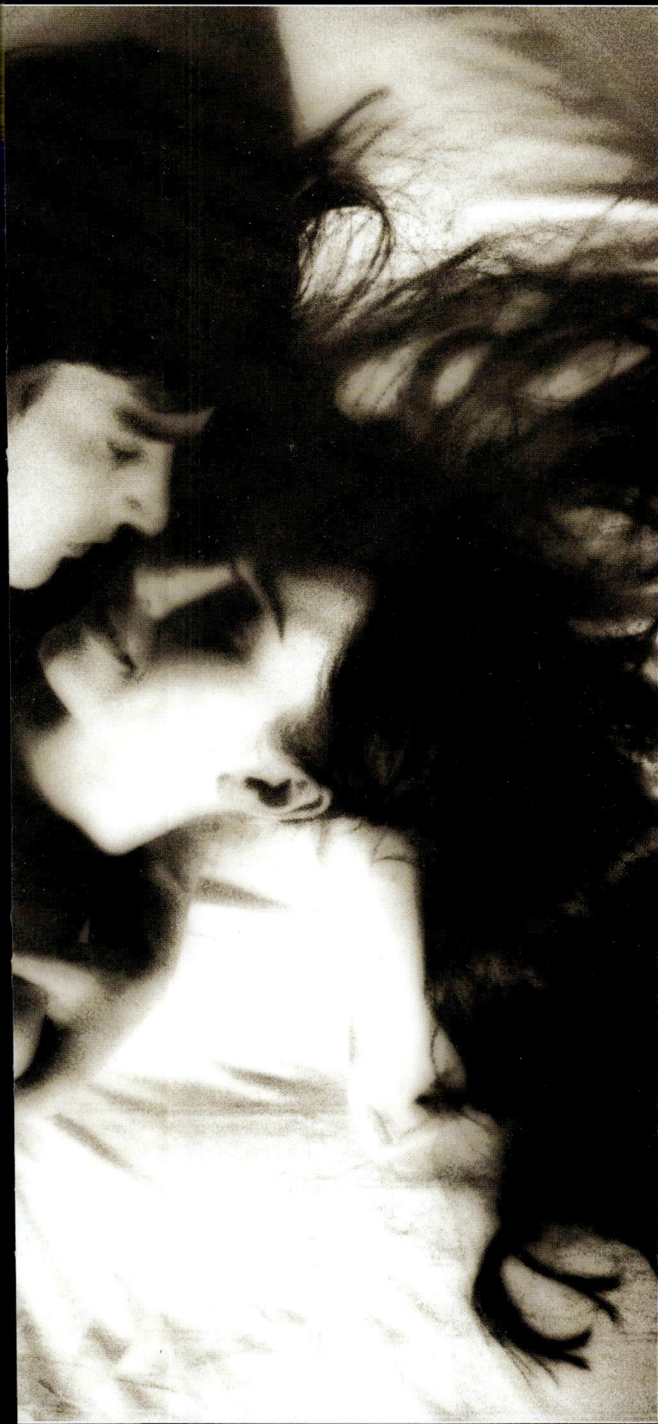

ALS DIE FRAUEN FESTSTELLTEN, daß sie Sex genießen und gleichzeitig Lust geben und empfangen konnten, wurde die altehrwürdige Ansicht, daß nur das, was den Männern Spaß machte, »echter« Sex sei, in Frage gestellt. Langsam entwickelten Frauen ihre eigenen Ideen darüber, was gut für sie war.

Bald wurde offensichtlich, daß ihre Definition von Sex nicht immer der von Männern entsprach. Frauen aller Altersgruppen, mit unterschiedlichen Einstellungen und sexuellen Vorlieben äußerten plötzlich, daß einige Dinge am Sexualakt wunderbar waren, andere bei ihnen nicht so gut funktionierten, während andere wiederum erstaunliche Ergebnisse brachten, wenn sie etwas abgewandelt wurden.

Größere Sinnlichkeit, ein langes Vorspiel, liebevolle Zuwendung, Stimulierung der Klitoris, mehrfache und ausgedehnte Höhepunkte ... sie erkannten, daß sie all diese Dinge wollten, und langsam, aber sicher, veränderten sich die allgemeinen Ansichten, was die Sexualität und die Erwartung an sie betraf.

Natürlich ist das, was der Mann will, ebenso wichtig. Keine heterosexuelle Frau würde die Bedeutung des »direkten« Geschlechtsverkehrs leugnen. Jede Frau kann von der männlichen Vorgehensweise – Ergreifen der Initiative, direktes Hinzielen auf das Vergnügen, die Erwartung, zum Orgasmus zu kommen – lernen. Doch heute, da wir unsere eigenen Wünsche äußern und ins Liebesspiel einbringen können, sind wir in der Lage, auch männliche Werte zu übernehmen.

Gleichzeitig erreichen wir jedoch ein Stadium in der Entwicklung der menschlichen Sexualität, in dem individuelle Bedürfnisse respektiert, verschiedene Methoden und Auffassungen akzeptiert werden, so daß wir uns das Beste davon aussuchen können. Auch wenn diese Stufe noch nicht ganz erreicht ist, so wird das Liebesspiel nicht mehr nur von einem Partner bestimmt, es fließen vielmehr die Wünsche beider mit ein.

ES BEREITET GANZ BESONDERE FREUDE, *auf einen anderen Körper zu reagieren. Die Unsicherheit, was der Partner tun wird, die Freude, wenn man versucht, ihn zu verstehen, das wunderbare Gefühl beim Streicheln und Berühren und das Glück des Zusammenseins machen die Sexualität in einer Partnerschaft zu einer einzigartigen Erfahrung.*

SEXUELLE BENIMMREGELN

DIE UNAUSGESPROCHENEN REGELN SEXUELLER KOMMUNIKATION

Da die sexuelle Freiheit noch relativ jung ist, gibt es hier noch keine festgeschriebenen Verhaltensregeln wie in anderen Lebensbereichen – Vorschriften, die uns die Kommunikation mit anderen erleichtern und uns helfen, gegenseitige Verletzungen zu vermeiden. Die Gesellschaft hat gerade erst gelernt, mit der Sexualität offen umzugehen; neue Richtlinien werden also noch immer aufgestellt, und da wir alle nur in begrenztem Ausmaß Erfahrungen sammeln, aus denen wir lernen können, laufen wir Gefahr, uns weiterhin falsch zu verhalten. Vielleicht sind wir einerseits unsicher, weil wir bestimmte Dinge nicht tun sollten, oder geben uns andererseits sehr selbstbewußt, so daß andere sich durch unser Verhalten eingeschüchtert fühlen. Ich möchte versuchen, hier einige aktuelle Grundregeln für sexuelle Etikette in heutiger Zeit aufzuzeigen.

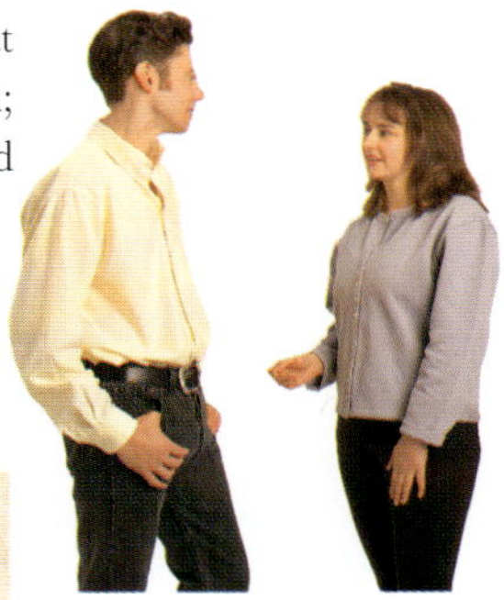

MIT DEN AUGEN ABTASTEN *Männer betrachten in der Regel zuerst den Körper und dann erst das Gesicht, während es bei Frauen umgekehrt ist. Die Partner bauen dann durch Augenkontakt, Augenbewegung und Sprache Vertrauen auf.*

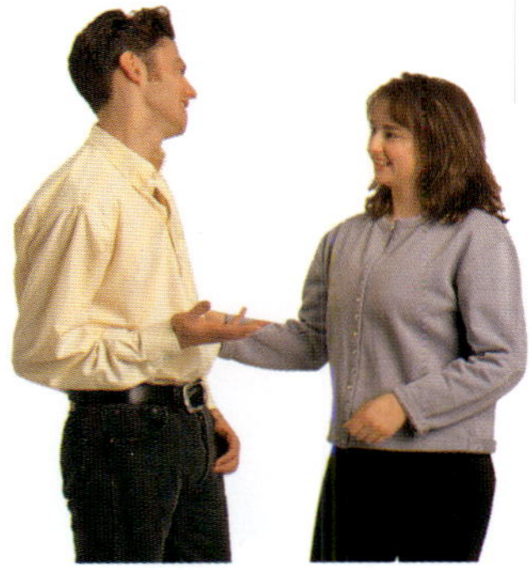

Auflegen der Hand auf den Unterarm: Die erste Berührung findet meist an einem weniger intimen Körperteil statt.

CHECKLISTE

Bevor es zu einer sexuellen Begegnung kommt, werden Sie aller Wahrscheinlichkeit nach nicht all diese Punkte überprüfen. Doch einige sind bei einem neuen Partner wichtig; andere müssen in regelmäßigen Abständen, also auch in langfristigen Beziehungen, wieder neu überdacht werden.

- Sagen Sie es, wenn Sie noch Jungfrau sind. Wenn Sie den Verdacht haben, daß Ihr Partner (oder Ihre Partnerin) noch unberührt ist, sollten Sie taktvoll, aber unterstützend sein.
- Sagen Sie es dem Partner, wenn Sie Ihre Periode haben. Legen Sie Papiertaschentücher oder ein Handtuch bereit, um Flecken zu vermeiden.
- Schlagen Sie ein Duschbad oder Bad vor. So werden Bedenken beider Partner was die Körperhygiene betrifft, zerstreut.
- Achten Sie darauf, daß die Laken sauber sind und es keinen Hinweis auf vorhergehende sexuelle Aktivitäten gibt.
- Geben Sie ein Signal, wenn Sie auf eine bestimmte Berührung oder Aktivität negativ reagieren, wenn also beispielsweise Ihre Brüste kitzlig sind.
- Wie steht es um Mitbewohner oder Nachbarn? Ist es in Ordnung, nackt ins Badezimmer zu gehen oder laut zu sein, wenn Sie den Höhepunkt erreichen?
- Geben Sie klare Hinweise hinsichtlich Ihrer Schlafgewohnheiten. Klären Sie ab, ob es akzeptabel ist, über Nacht zu bleiben, und wie der Tagesablauf bei Ihnen am nächsten Morgen aussieht.

REGELN FÜR SEXUELLEN SCHUTZ

Es ist nicht nur rücksichtsvoll, sondern auch wichtig, auf Safer Sex zu bestehen. Vielleicht befürchten Sie, daß Ihr Partner beleidigt reagiert, wenn Sie die Benutzung eines Kondoms vorschlagen. Dies kann auch tatsächlich der Fall sein, aber es ist Ihr Körper und möglicherweise Ihr Leben, das in Gefahr ist, und selbst wenn Sie sich bei ihm sicher sind, ist dies umgekehrt vielleicht nicht der Fall.

Doch statt plötzlich im Liebesspiel ein Kondom hervorzuholen, ist es besser, das Thema vorher anzusprechen. Weisen Sie schon vor der Penetration darauf hin, daß Sie auf der Verwendung eines Kondoms bestehen. Wenn Sie die Pille nehmen, sollten Sie das nicht hinausposaunen, sonst nimmt das Gespräch vielleicht ein andere Wendung und lenkt von seinem eigentlichen Inhalt – dem vernünftigen Schutz – ab.

Machen Sie es sich zur Gewohnheit, immer ein Kondom dabei zu haben.

BERÜHRUNGEN UND KÜSSE	**68–69**
ZUM SEX ÜBERGEHEN	**90–91**
SEXUELLE KOMMUNIKATION	**94–95**
FAMILIENPLANUNG	**108–111**

Benimmregeln für Berührungen *sind natürlicher Bestandteil menschlichen Verhaltens, und es gibt eine bestimmte Reihenfolge, die beide Partner akzeptieren. Natürlich ist es möglich, diese Regeln außer acht zu lassen, wenn man sich gut kennt und beide Partner stark erregt sind. In diesem Fall können Sie direkt von einem flüchtigen Blick zur Penetration übergehen. Doch wenn Sie die einzelnen Phasen zu schnell durchlaufen, wird sich sogar ein langjähriger Partner irritiert fühlen. Gehen Sie hingegen zu langsam vor, kann dies als Desinteresse aufgefaßt werden.*

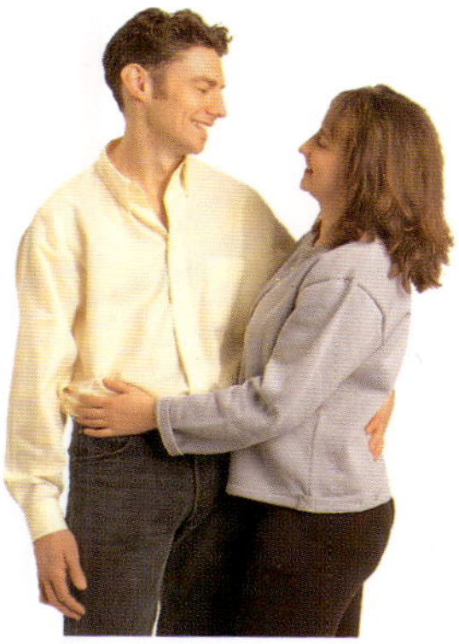

Ein um die Taille gelegter Arm: Auf diese Weise kommen die Körper in engen Kontakt miteinander.

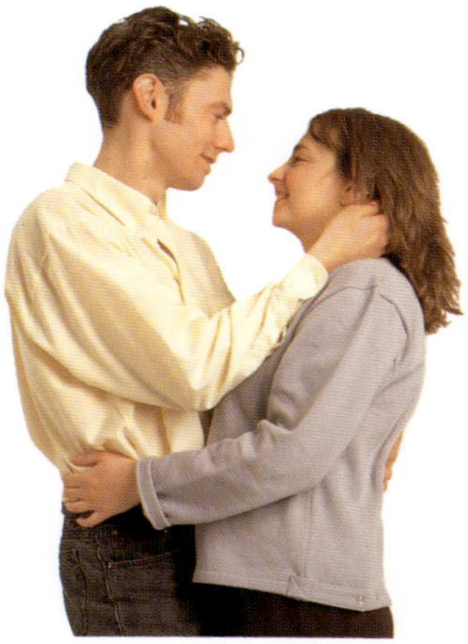

Die Hand geht an den Kopf: Diese Bewegung markiert den Übergang zu tieferen emotionalen Gefühlen.

Mund an Mund: Beim Küssen werden meist verschiedene Stadien der Intimität durchlaufen: vom geschlossenen zum geöffneten Mund, vom Einsatz der Lippen bis hin zu dem der Zunge parallel zum Geschlechtsakt.

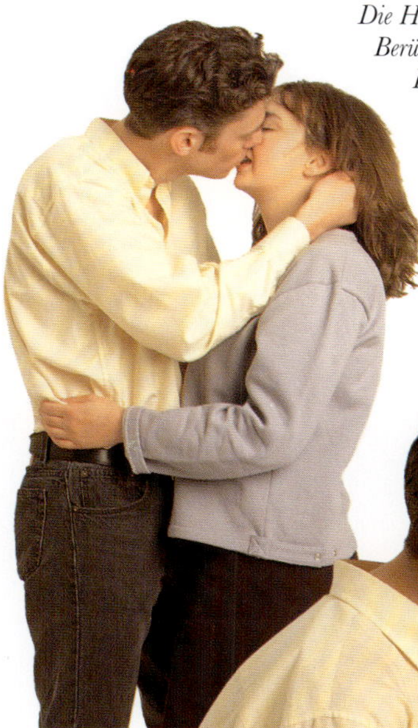

Die Hand geht an die Brust: Die Berührung der Brüste ist in der Regel der nächste Schritt. Dann folgt die Berührung des Körpers mit dem Mund, anschließend geht die Hand an die Geschlechtsorgane; es folgen genitaler Kontakt, oraler Sex.

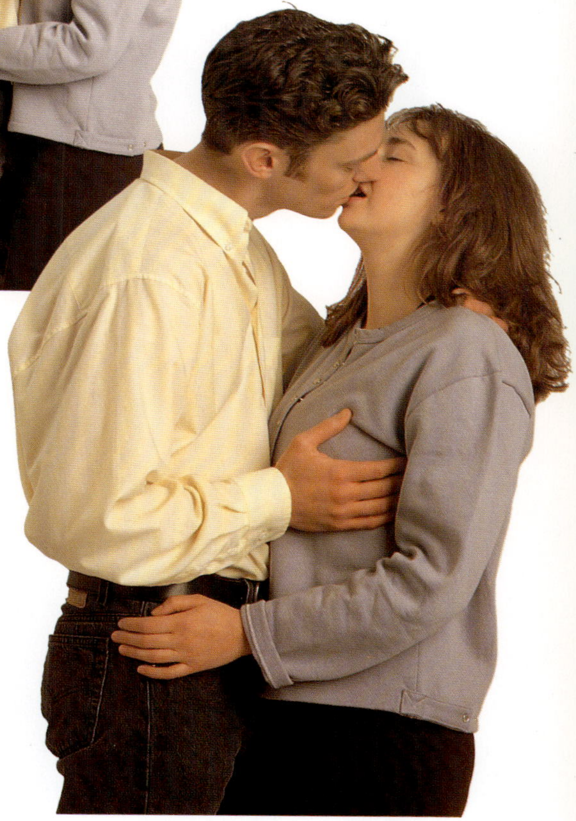

Fallgeschichte

»Ich hasse das Frühstadium einer Beziehung. Alles ist sowohl in der sexuellen Praxis als auch emotional unklar, und ich weiß nicht, wann und ob ich einen falschen Schritt mache. Ich weiß noch, wie wütend ich war, als ein Freund mir erzählte, sein Zimmergenosse sei der Meinung, ich sei zu alt, um nur mit einem Bademantel bekleidet herumzulaufen. Allerdings reagiere ich genauso verärgert, wenn ein Partner meine Privatsphäre nicht respektiert. Wenn jemand bei mir übernachtet, ist er ein Gast und sollte nichts als selbstverständlich hinnehmen, selbst wenn die Beziehung schon länger dauert. Er sollte nicht das Frühstück nur für sich zubereiten oder duschen, ohne zu fragen, und er sollte nicht davon ausgehen, daß ich die Pille nehme, oder sich mitten in der Nacht auf mich stürzen, so daß er schon halb fertig ist, wenn ich aufwache und merke, was da überhaupt abläuft.«

LAURA

Die Bühne bereiten

die richtige Atmosphäre schaffen

Für eine sexuelle Begegnung die Bühne zu bereiten, besteht nicht nur darin, für weiches Licht und leise Musik zu sorgen. Es geht auch darum, den Geist auf andere Dinge zu lenken, um den Alltag zu vergessen und sich auf das Liebesspiel zu konzentrieren.

Wenn wir das nicht tun, sind wir nicht in der Lage, uns vollständig auf das Geschehen einzulassen. Wir haben Schwierigkeiten, unsere körperlichen Empfindungen richtig zu genießen oder auf unsere leidenschaftlichen Gefühle einzugehen und schließlich zum Orgasmus zu gelangen. Doch richtig vorbereitet, ist die Chance sehr viel größer, von der äußeren Welt der Arbeit und Sorgen in die innere der leidenschaftlichen Empfindungen einzutauchen.

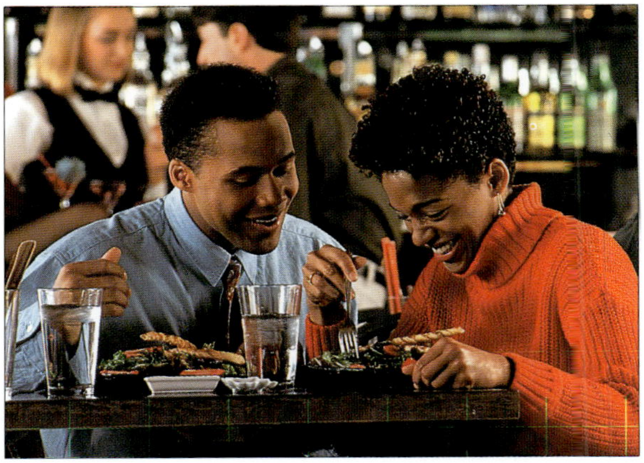

Zu Beginn einer *Beziehung sollten Sie sich an einem öffentlichen Ort (oben rechts) treffen; das gibt Sicherheit. Gleichen Sie die Ablenkungen in einer solchen Umgebung aus, indem Sie nah zusammenrücken, um zu reden, sich zu berühren und aufeinander eingehen zu können. Wenn Sie sich zu Hause treffen (unten), machen Sie es sich am besten zuerst auf dem Sofa bequem, statt gleich ins Schlafzimmer zu gehen. Sorgen Sie für ein ungestörtes Beisammensein, damit Sie nicht abgelenkt werden.*

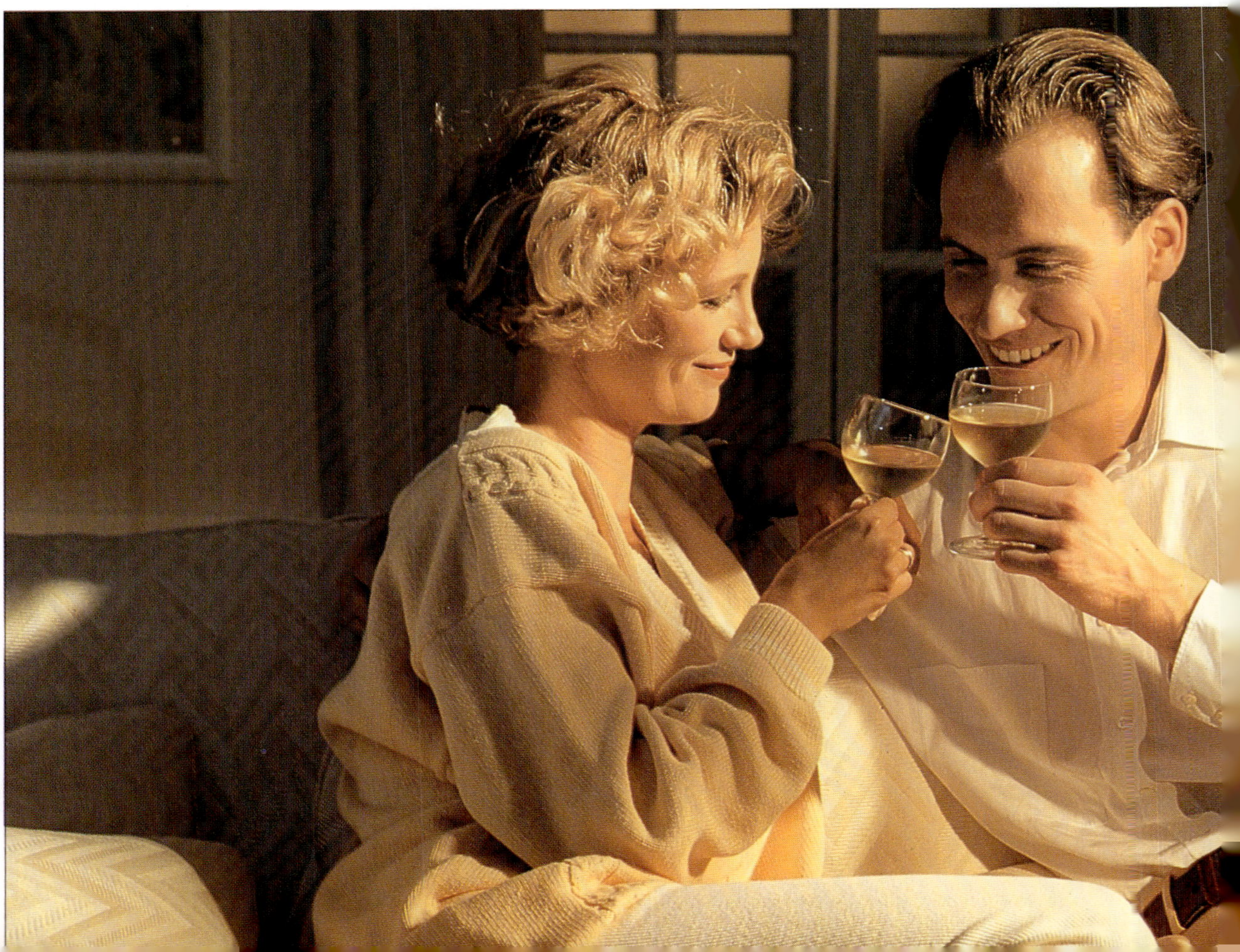

BEWERTUNG DES SEXUELLEN ICH	52–53
DEN RAHMEN VERÄNDERN	152–153
SINNLICHE MASSAGE	162–165

DER RICHTIGE ZEITPUNKT

Die Wahl des richtigen Zeitpunkts ist für den sexuellen Erfolg sehr wichtig. Wenn Sie miteinander schlafen, aber nicht in der richtigen Stimmung sind und glauben, es dennoch tun zu sollen, bauen sich Mißbehagen und Unlust auf, die das Verlangen abtöten können. Doch wenn Sie einen bestimmten Zeitpunkt des Tages, Monats oder sogar Jahres wählen, an dem Sie Lust auf Sex haben, wird sich Ihr Lustempfinden steigern. Die meisten Paare lieben sich abends, aber vielleicht sind Sie ein »Morgenmensch« oder brauchen die unbelastete Atmosphäre am Nachmittag.

In einer langjährigen Beziehung sollten Sie Veränderungen gegenüber offen sein, um keine Langeweile aufkommen zu lassen. Bemühen Sie sich, nicht in eine Routine zu verfallen, es sei denn, ein bestimmtes Ritual erregt sie. Widerstehen Sie auch dem ersten Impuls, einen ungewöhnlichen Zeitpunkt für das Liebesspiel abzulehnen, bis Ihr Körper die Chance hatte, eine Entscheidung zu treffen.

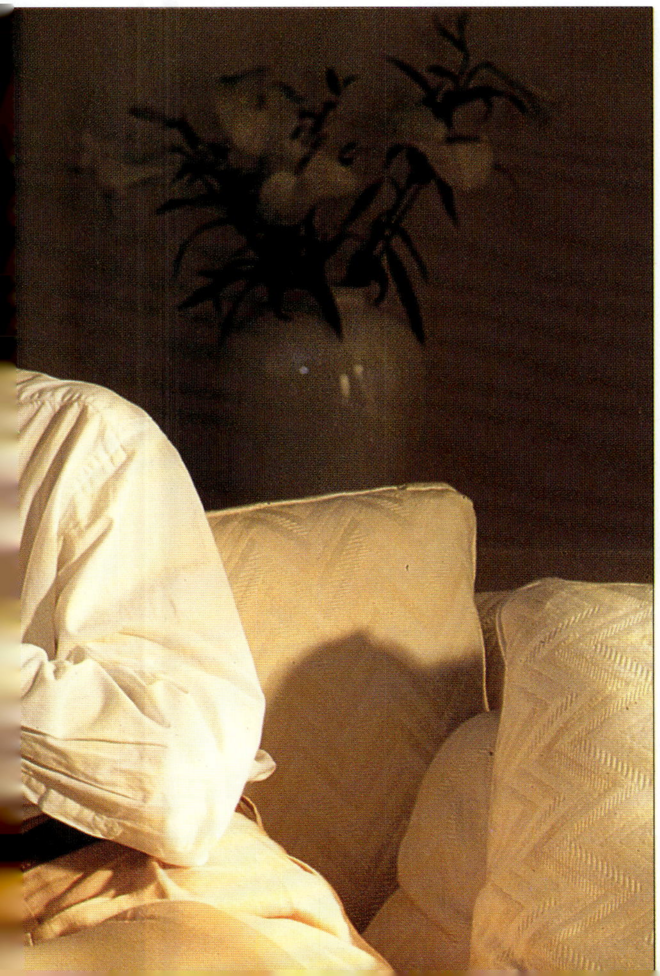

DIE SINNE MIT EINBEZIEHEN

SEHEN: Anders als die meisten Säugetiere stufen Menschen potentielle Partner nach dem Aussehen ein. Besonders das Gehirn des Mannes reagiert auf optische Reize. Um Ihren Partner zu erregen, sollten Sie daher klassische »Auslöser«, beispielsweise ein Stück nackte Haut, einsetzen. Denken Sie auch daran, daß schwache Beleuchtung dazu ermutigt, näher zusammenzurücken, persönlicher zu werden, sich zu berühren statt zu sprechen. Dämpfen Sie das Licht, oder zünden Sie Kerzen an.

HÖREN: Beide Geschlechter werden durch Klänge erregt, Frauen etwas mehr als Männer. Geräusche und Musik sind besonders erotisch, wenn sie die pulsierenden Rhythmen des Liebesspiels bis zum Orgasmus widerspiegeln; Stimmen sind ebenfalls erregend, besonders wenn Sie Ton und Lautstärke senken, wie dies beim Liebesspiel ganz natürlich geschieht. Wörter mit sexueller Bedeutung sind erotisch – aber nur dann, wenn Sie für beide Partner akzeptabel sind.

RIECHEN: Parfüm oder Raumdüfte können erregend sein, weil sie sinnlich riechen oder angenehme Erinnerungen wachrufen. Doch Sie sollten mutig sein und hin und wieder nur die körpereigenen Gerüche zur Geltung kommen lassen, denn sie enthalten Pheromone – Drüsenabsonderungsstoffe, die als Sexuallockstoffe gelten und die Sinne anregen.

SCHMECKEN: Genaugenommen spielt das Schmecken bei der Erregung kaum eine Rolle. Doch manche Nahrungsmittel sind so köstlich, daß sie die Sinne wecken. Den Schweiß des Partners oder die Scheidenabsonderungen zu schmecken, kann durch die in ihnen enthaltenen Pheromone ebenfalls sexuell erregend sein.

BERÜHREN: Der kinästhetische Sinn hat sexuell gesehen die direkteste Wirkung. Erregen Sie sich vor dem Liebesspiel durch Tanz, Sport oder Massage. Versuchen Sie, sich mit einer Reihe kinästhetischer Reize – beispielsweise Samt, einem warmen Bad – in Stimmung zu bringen, um Ihr Nervensystem empfänglicher und sensibler zu machen.

DER MÄNNLICHE PARTNER

MÄNNLICHE GESCHLECHTSORGANE UND FORTPFLANZUNGSSYSTEM

Wir lieben Männer, aber beim Sex erscheinen sie uns häufig fremd. Ihre körperlichen Abläufe beim Sex sind anders, aber auch wenn wir genau wissen, »welcher Körperteil was tut«, ist Sexualität für sie stärker auf den Augenblick bezogen und direkter als für uns. Außerdem betrachten sie die körperliche Liebe mit einer Partnerin von einer ganz anderen Warte aus.

Von Anfang an stehen Männer unter dem Druck, Leistung zu erbringen, Verantwortung zu übernehmen und nicht emotional zu reagieren. Auf das Liebesspiel bezogen heißt dies, daß sie glauben, im Bett die Initiative ergreifen und eine Erektion bekommen und aufrechterhalten zu müssen. Dies kann zu Mißverständnissen führen, wobei Frauen Männer zwar begehren, sie gleichzeitig aber für schlecht informiert, wenig fürsorglich oder verschlossen halten.

Doch so, wie sich vieles für uns wandelt, erleben auch unsere männlichen Partner Veränderungen. Sie widersetzen sich aktiv dem Druck, der auf ihnen lastet, während uns langsam klar wird, worum es dabei geht. Außerdem wollen wir in der Wahl des Partners, der Art des Liebesspiels sowie in der des Zeitpunkts, der Aktivität und Position gleichberechtigt sein.

Dennoch müssen beide Geschlechter noch eine Menge lernen. Wir sollten uns auf folgende Dinge einstellen:
• Männern sollte es gestattet sein, keine Leistung zu erbringen, wenn sie keine Lust haben (normalerweise sind Frauen wütender über die fehlende Erektion eines Mannes, als er über ihre strategischen »Kopfschmerzen« verärgert sein darf).
• Auch wir sollten hin und wieder die Initiative beim Sex übernehmen und Verantwortung gemeinsam tragen (es ist charakteristisch für Frauen, aus Angst vor Versagen weniger aktiv zu sein).
• Wir müssen den Männern die ganze Palette an Gefühlen zugestehen (selbst wenn das bedeutet, daß sie sich manchmal beklagen oder verletzbar erscheinen).

Kurz gesagt: Wir müssen bereit sein, unsere männlichen Partner wirklich kennenzulernen – und sie unvoreingenommen zu akzeptieren.

DIE PHASEN MÄNNLICHER ERREGUNG

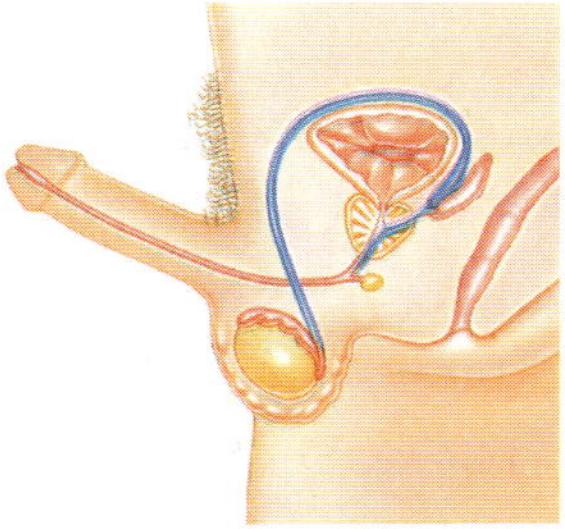

In der Erregungsphase, die bereits drei Sekunden nach Einsetzen der Erregung beginnen kann, füllt sich der Penis mit Blut, so daß das Gewebe anschwillt und der Penis erigiert. Die Hoden heben sich zum Teil, die Brustwarzen schwellen an, die Haut rötet sich. Herzschlag und Atmung beschleunigen sich, der Blutdruck steigt an.

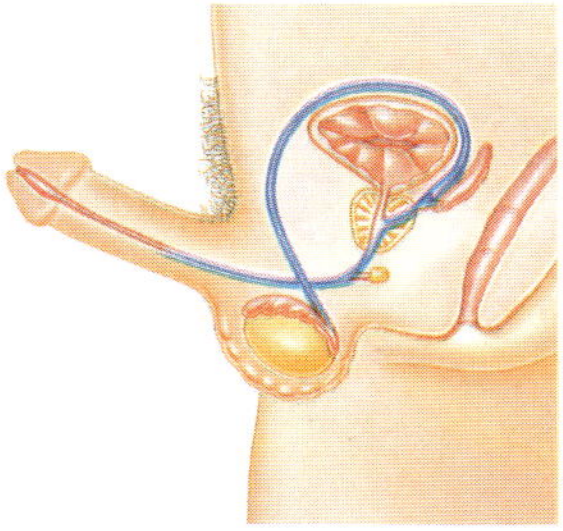

Während der Plateauphase, kurz vor dem Orgasmus, vergrößert sich die Ringfurche, und die Eichel verfärbt sich lila. Möglicherweise treten ein paar Tropfen Gleitflüssigkeit, die bereits Sperma enthalten können, aus. Die Hoden vergrößern sich um etwa die Hälfte und ziehen sich in Vorbereitung auf die Ejakulation näher an den Körper heran.

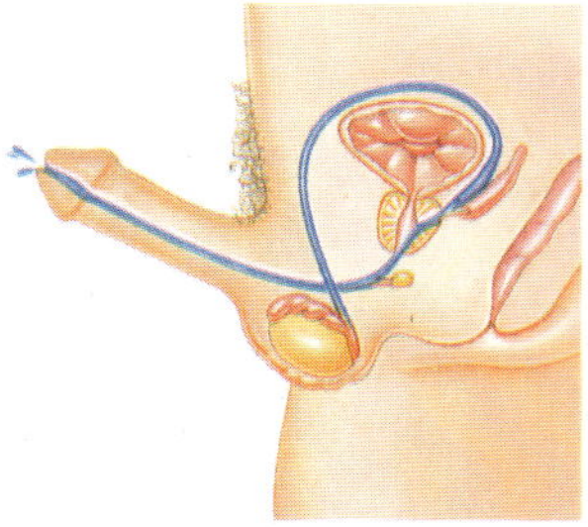

Der Orgasmus ist unausweichlich, wenn die Samenflüssigkeit in die Harnröhre gestoßen wird. Innerhalb weniger Sekunden führen regelmäßige Kontraktionen der Beckenmuskulatur und der Harnröhre zur Ejakulation; der Rhythmus ähnelt den Kontraktionen der weiblichen Scheide, die etwa im Abstand von 0,8 Sekunden auftreten. (Durch Training kann ein Mann zum Orgasmus kommen, ohne dabei zu ejakulieren.)

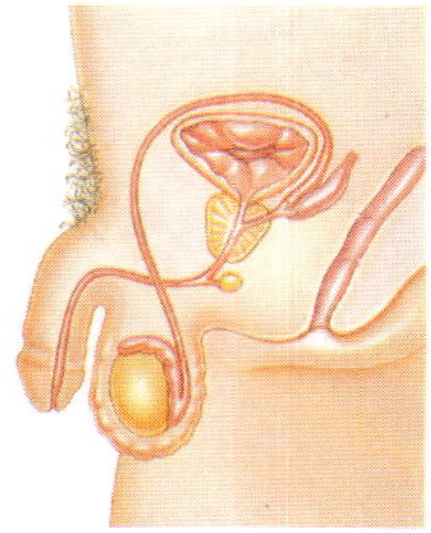

In der Auflösungsphase werden Herzschlag, Blutdruck und Atmung wieder normal, und das Blut fließt aus dem Penis, so daß er wieder erschlafft. Die Erektion geht zurück, die Hoden werden kleiner und nehmen ihre normale Position ein. Der Mann befindet sich jetzt in der Erholungsphase und kann erst nach einiger Zeit wieder erregt werden.

EINEM MANN LUST BEREITEN 72–73
DIE WAHL EINES PARTNERS 86–87
SEX MIT EINEM NEUEN PARTNER 92–93

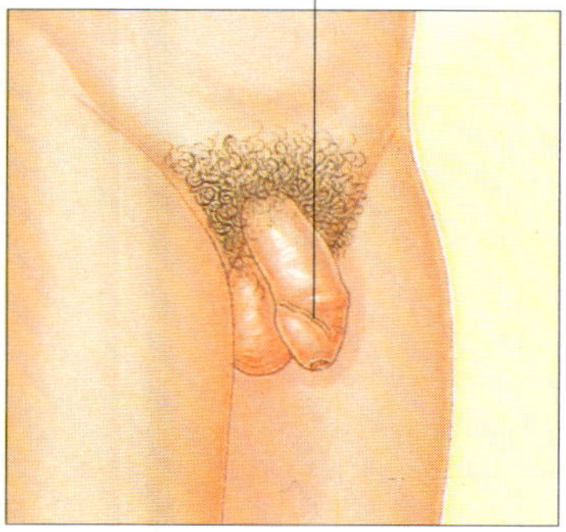

DER MÄNNLICHE PENIS *besteht aus drei Zylindern schwammartigem Gewebe. Wenn ein Mann erregt ist, füllen sich die beiden größeren – die Rutenschwellkörper – mit Blut und rufen die Erektion hervor. Der dritte Zylinder – der Harnröhrenschwellkörper – enthält die Harnröhre, durch die Urin aus dem Körper ausgeschieden wird.*

• *Der durchschnittliche Penis ist im erschlafften Zustand 87–100 mm lang. Bei den meisten Männern hat der erigierte Penis eine Länge von 125–175 mm. (Vielleicht macht sich Ihr Partner Sorgen wegen seiner Penisgröße, aber ein kleineres Glied nimmt bei einer Erektion vergleichsweise mehr an Größe zu.)*

• *Der Harnröhrenschwellkörper wird an der Penisspitze breiter und geht in die Eichel über. Die Ringfurche trennt die Spitze vom Penisschaft. Verbunden werden beide Teile durch das Vorhautbändchen, eine dünne Hautfalte.*

• *Die Peniswurzel zieht sich bis in das Becken. Darunter befindet sich der Hodensack, ein lockerer Hautsack, der die Hoden enthält, jene glatten ovalen Gebilde, die das Sperma produzieren.*

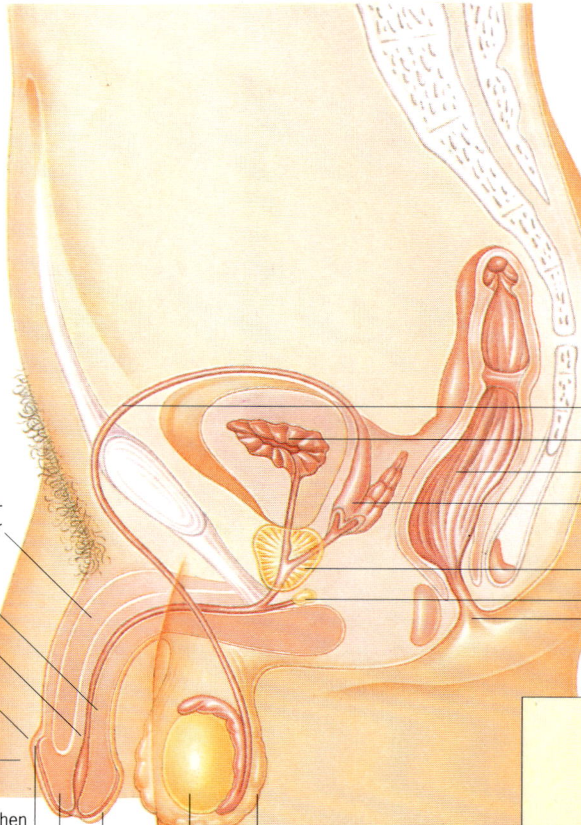

WAS IST SPERMA?

Sperma sind reife männliche Samenzellen (Spermatozoen), die die Eizelle der Frau befruchten, 0,005 mm lang sind und einen Kopf, ein kegelförmiges Mittelstück und einen peitschenartigen Schwanz aufweisen, der sie vorwärts treibt. Während seines ganzen Lebens produzieren die Hoden eines gesunden erwachsenen Mannes etwa 1000 Spermazellen pro Sekunde – das sind 30 Milliarden pro Jahr. Das Sperma gelangt dann in den Samenleiter, wo es sich mit der Flüssigkeit aus den Bläschendrüsen und der Prostata vermischt, so daß die Samenflüssigkeit entsteht. Bei der Ejakulation gelangt diese in die Harnröhre und wird durch die Penisspitze ausgestoßen.
Sperma kann bis zu acht Tage nach der Ejakulation noch eine Eizelle befruchten. Eine Ejakulation enthält in der Regel 200 bis 400 Millionen Samenzellen. 10 bis 20 Ejakulationen enthalten genug Sperma, um die Erde zu bevölkern.

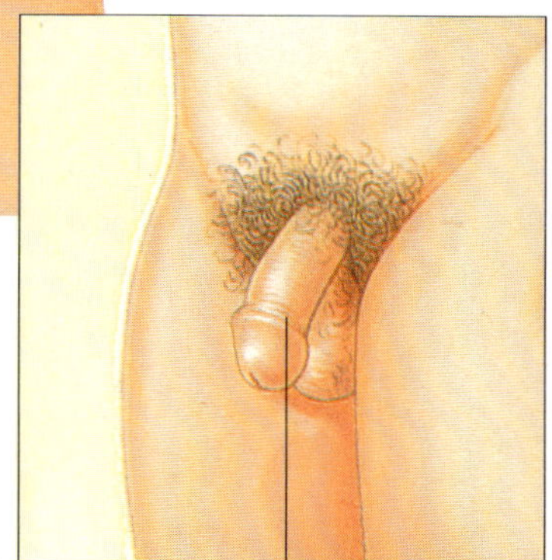

• *Die Vorhaut wird in einigen Kulturen aus hygienischen Gründen entfernt. Diese Entfernung – Beschneidung (oben) – ist bei den Juden eine religiöse Zeremonie.*

• *Männer können ebenfalls einen G-Punkt haben. Durch Druck auf eine bestimmten Stelle am After wird die Prostata stimuliert, so daß es zum Orgasmus kommt.*

Persönliche Muster

Unterschiede in der Erregung zwischen Mann und Frau

Viel zu lange gab es für Frauen in der Sexualität keine Beratung, doch heute scheint man uns überall erklären zu wollen, wie wir lieben sollten. Die Gefahr beim Aufstellen von Normen und Regeln sowie Propagieren von Idealen besteht darin, daß wir das eigentliche Geheimnis der Sexualität ignorieren. Jeder Mensch hat ein ganz eigenes Erregungsmuster, bestimmte Dinge, die ihn stimulieren, persönliche Vorlieben und Methoden des Lustgewinns. Wir müssen uns in sexueller Hinsicht auf jeden Partner neu einstellen, seine Herkunft berücksichtigen, die physiologischen Abläufe beachten sowie auf seine Vorstellungen und Vorlieben eingehen. Außerdem ist es wichtig, seine Signale deuten zu können, um herauszufinden, was ihm Lust bereitet, und seinen Bedürfnissen beim Liebesspiel entgegenkommen zu können.

Wenn wir all diese Dinge beachten, gilt es, noch einen weiteren Schritt zu tun. Wir sollten uns selbst mit demselben Respekt begegnen wie unserem Partner und unsere eigenen sexuellen Muster beachten. Wir haben das Recht, uns im Bett das zu nehmen, was wir uns wünschen, selbst wenn sich dies von den Vorstellungen des Partners unterscheidet. Ein Partner braucht unsere Ermutigung, auf unsere Wünsche einzugehen – so wie wir bereit sind, ihm die seinen zu erfüllen.

Typische Sexualmuster

Er	Sie
● Das normale Niveau sexuellen Verlangens ist beim Mann konstant, aber er ist leicht erregbar, kehrt jedoch genauso mühelos in den Normalzustand zurück.	● Das Verlangen der Frau variiert. Es baut sich langsam auf und geht nur langsam zurück.
● Er betrachtet Sex als Freisetzung von Energie.	● Bei der Frau muß sich Energie erst aufbauen, bevor sie abgegeben werden kann.
● Er braucht direkte, oft schnelle Stimulation.	● Sie braucht indirekte Stimulation, die berührt, sich wegbewegt und zurückkehrt.
● Seine Empfindungen und die anschließende Befriedigung konzentrieren sich auf den Penis.	● Sie spürt die Erregung im ganzen Körper.
● Er kommt am leichtesten durch die Penetration oder oralen Sex zum Höhepunkt.	● Sie braucht Penetration und oralen Sex als Teil eines umfassenderen Repertoires.
● Sein Orgasmus ist normalerweise verläßlich und direkt.	● Ihr Orgasmus ist subtiler, variationsreicher und nicht immer verläßlich.
● Sein Orgasmus signalisiert für eine Weile das Ende der Erregung.	● Ihr Orgasmus ist häufig erst der Anfang.

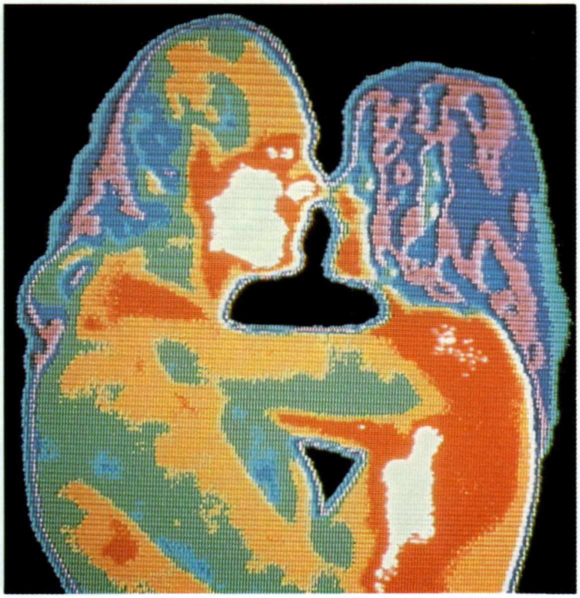

Bei Erregung *steigt die Körpertemperatur an. In der Abbildung zeigt sich sowohl beim Mann als auch bei der Frau bereits im Gesicht eine Reaktion, bei der Frau auch im Oberkörper (rot). Andere Anzeichen sind eine Rötung, Schwitzen, die Steigerung von Herzschlag und Blutdruck, Anspannung in Muskeln und Nerven, ein geöffneter Mund und eine Veränderung der Stimme. Bei Frauen werden Brustwarzen und Klitoris hart und schwellen an, die Scheide wird feucht, und die äußeren Schamlippen öffnen sich. Beim Mann erigiert der Penis, die Hoden heben sich, und die Brustwarzen schwellen an.*

DEN EIGENEN KÖRPER KENNENLERNEN	**26–27**
BEWERTUNG DES SEXUELLEN ICH	**52–53**
DER MÄNNLICHE PARTNER	**62–63**
SEX IM ALTER	**186–187**

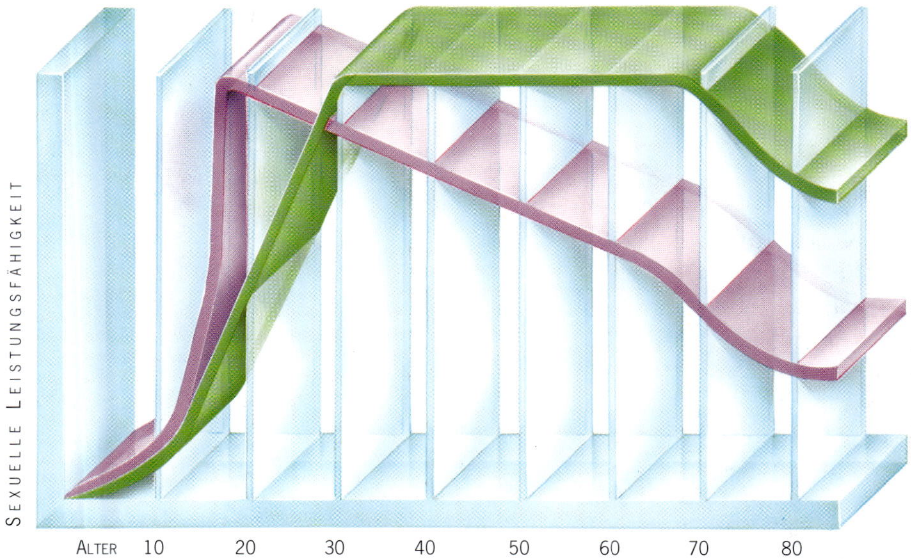

DER HÖHEPUNKT *der sexuellen Leistungsfähigkeit beim Mann wird in der Regel vor dem zwanzigsten Lebensjahr erreicht. Danach wird es progressiv schwieriger, eine Erektion zu bekommen. Dennoch hat ein Drittel der Männer über achtzig noch genauso häufig Geschlechtsverkehr wie früher. Die sexuelle Leistungsfähigkeit der Frau baut sich bis zum Alter von dreißig bis vierzig Jahren auf und erreicht dann eine Plateauphase. Ihr Verlangen kann aufgrund von Hormonschwankungen nachlassen oder zunehmen, aber mit achtzig hat sie wahrscheinlich dasselbe orgasmische Potential wie mit sechzig.*

ZUM SEXUALMUSTER *des Mannes gehört normalerweise schnelle Erregung, die zügig zum Orgasmus führt, so daß die Kurve danach rasch abfällt. Die Frau wird viel langsamer erregt, aber ihre Muster variieren stärker. Manchmal erreicht sie den Orgasmus ziemlich schnell, gefolgt vom schnellen (gelb) oder langsamen (grün) Abfall der Kurve, während sie zu anderen Zeiten mehrere Höhepunkte haben kann (hellgrün). Sie kann aber auch erregt werden und nicht zum Höhepunkt kommen (rot), während sie sich bemüht, die Plateauphase zu erreichen.*

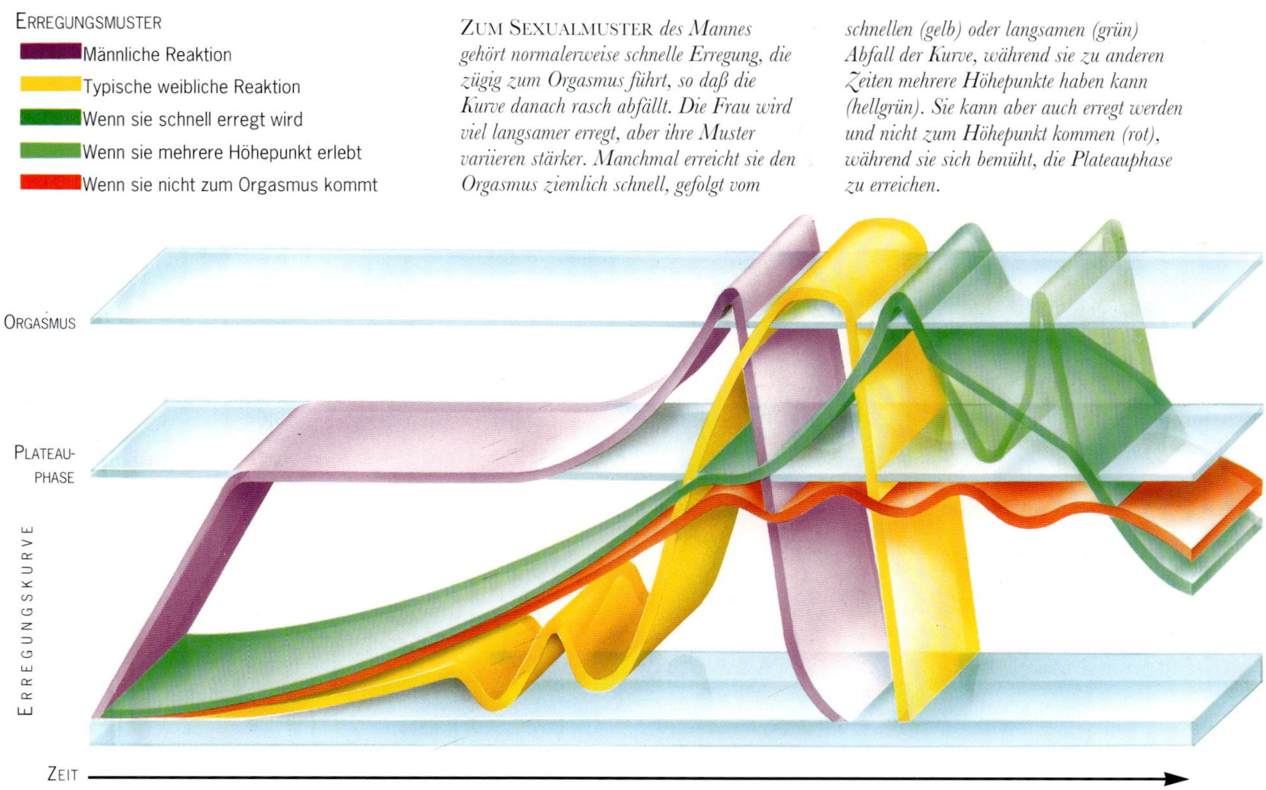

EROGENE ZONEN

KÖRPERBEREICHE, DIE DURCH BERÜHRUNG ERREGT WERDEN

Erogene Zonen sind Körperoberflächenbereiche, die durch äußerliche Reizung zu sexueller Erregung führen und deshalb den Ruf von »Zauberknöpfen« haben. Doch alles beim Sex hängt von unserer Stimmung ab – die meisten erogenen Zonen werden keine Reaktion zeigen, wenn wir müde, ängstlich oder schlechtgelaunt sind.

Die primären erogenen Zonen sind mit vielen Nervenendigungen versehen, füllen sich bei Berührung mit Blut und schwellen leicht an, wobei sie äußerst empfindsam werden. Außerdem nehmen sie an Größe zu, so daß sie mehr Oberfläche für weiteren Lustgewinn bieten. Die Genitalien sind offensichtliche primäre Zonen, doch das trifft auch auf viele andere Körperbereiche wie Lippen und Ohrläppchen zu. Speziell in den Bereichen, in denen ein trockener an einen feuchten Körperteil grenzt, handelt es sich um primäre erogene Zonen.

Die Berührung sekundärer erogener Zonen ruft dann Erregung hervor, wenn sie mit mentalen oder emotionalen Assoziationen verbunden sind. Diese sind häufig völlig unbewußt und treten unerwartet auf. Die Sexualforscher Masters und Johnson fanden heraus, daß manche Frauen zum Orgasmus kamen, wenn der Partner einfach nur ihren Rücken streichelte. Frauen, deren Nervensystem ja stärker von dem Teil des Gehirns beeinflußt wird, der auch für Emotionen zuständig ist, haben viel mehr sekundäre erogene Zonen als Männer: Es kann sich dabei um Bereiche handeln, die in einer früheren Beziehung oder aber nur in der Phantasie eine große Rolle spielten.

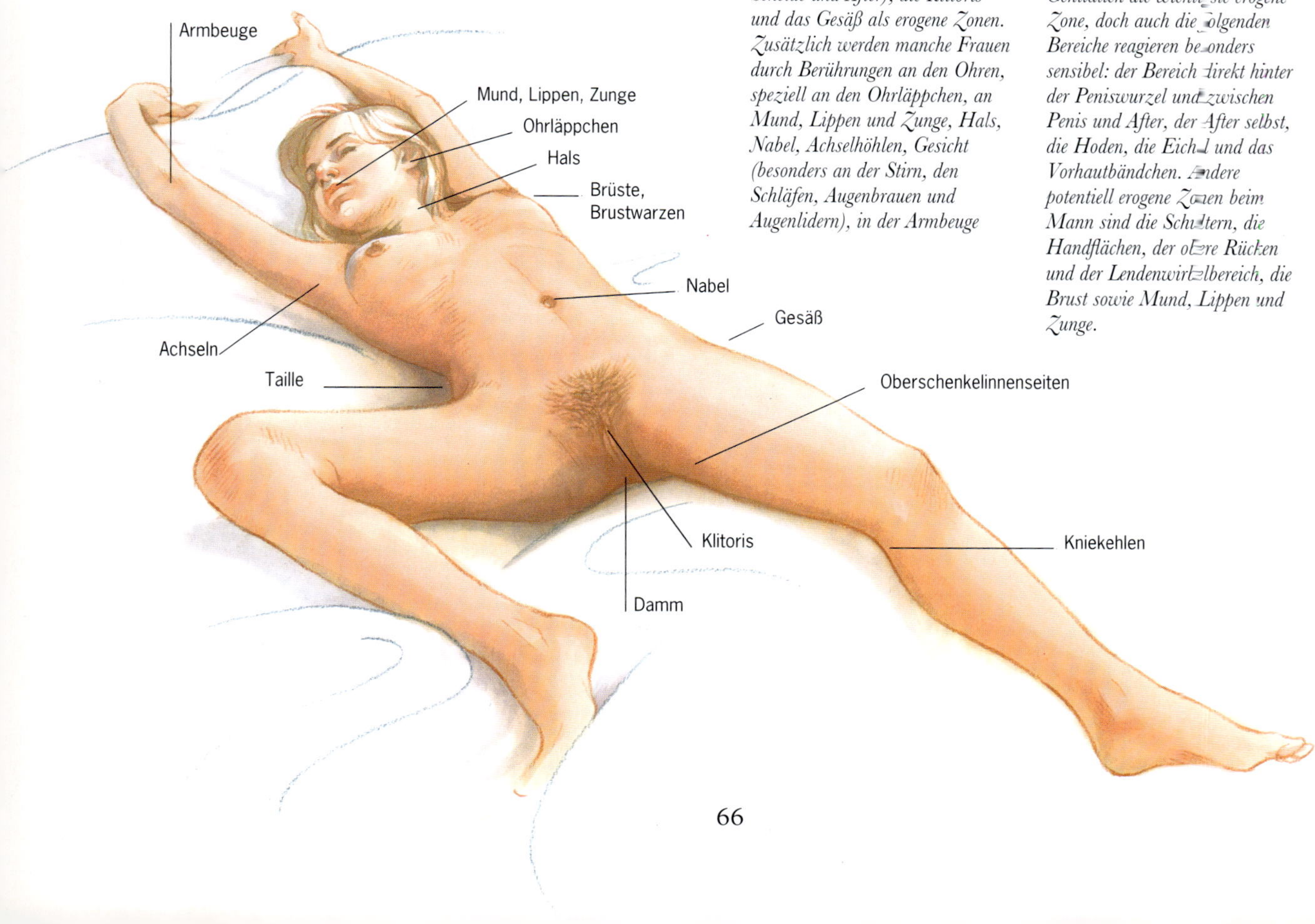

BEI DER FRAU *gelten die Brüste (speziell die Brustwarzen), die Oberschenkelinnenseiten, der Damm (der Bereich zwischen Scheide und After), die Klitoris und das Gesäß als erogene Zonen. Zusätzlich werden manche Frauen durch Berührungen an den Ohren, speziell an den Ohrläppchen, an Mund, Lippen und Zunge, Hals, Nabel, Achselhöhlen, Gesicht (besonders an der Stirn, den Schläfen, Augenbrauen und Augenlidern), in der Armbeuge und in den Kniekehlen sowie am Rücken erregt.*

BEIM MANN *(rechts) sind die Genitalien die wichtigste erogene Zone, doch auch die folgenden Bereiche reagieren besonders sensibel: der Bereich direkt hinter der Peniswurzel und zwischen Penis und After, der After selbst, die Hoden, die Eichel und das Vorhautbändchen. Andere potentiell erogene Zonen beim Mann sind die Schultern, die Handflächen, der obere Rücken und der Lendenwirbelbereich, die Brust sowie Mund, Lippen und Zunge.*

BEWERTUNG DES SEXUELLEN ICH	52–53
DER MÄNNLICHE PARTNER	62–63

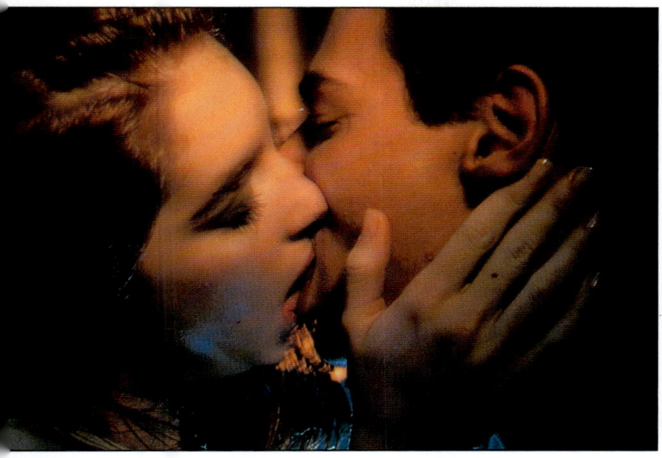

IHR MUND BIETET BESTE *Voraussetzungen für erregende Gefühle. Es handelt sich um eine primäre erogene Zone: Der sensorische Bereich des Gehirns, der Meldungen von Lippen und Mund empfängt, ist enorm groß im Vergleich zu den sensorischen Bereichen fast aller anderer Körperteile. Beim Küssen füllen sich die Lippen mit Blut, die Nerven werden äußerst empfindsam, und die den Mund umgebenden Talgdrüsen produzieren eine chemische Substanz, die Erregung signalisiert. Der Mund ist außerdem eine sekundäre erogene Zone. Schon durch das Füttern als Kleinkind wurde uns vermittelt, daß es sich hier um einen Körperbereich handelt, der Lust bereitet. Wenn Sie etwas Erregendes sehen, werden Sie automatisch den Mund leicht öffnen, und vielleicht lecken Sie sich sogar unbewußt die Lippen, so, als bereiteten Sie sich auf einen Kuß vor.*

EROGENE ZONEN AUFSPÜREN

Es kann interessant – und erregend – sein, herauszufinden, wo Sie und Ihr Partner besonders sensibel sind. »Spüren« Sie zuerst Ihre eigenen erogenen Zonen »auf«, vielleicht beim Masturbieren oder indem Sie sich Zeit nehmen, den eigenen Körper zu erforschen. Berühren Sie sanft und langsam jene Körperbereiche, die Sie erreichen können, und finden Sie heraus, was Sie erregt. Vielleicht stellen Sie fest, daß eine Seite der Klitoris empfindsamer ist als die andere oder daß das Streicheln der Fußsohlen zuerst nur kitzelt, aber dann erregend ist. Teilen Sie dies Ihrem Partner mit.

Wenn Sie die erogenen Zonen Ihres Partners finden wollen, sollte er sich entspannt aufs Bett legen und seinen Körper erforschen lassen, bevor er dies bei Ihnen tut. Wenn Sie die aktive Rolle übernehmen, setzen Sie Ihre Hände langsam und methodisch auf dem Körper Ihres Partners ein.

Experimentieren Sie mit verschiedenen Arten von Berührung, und lassen Sie keinen Bereich aus, auch wenn Sie ihn nicht für eine erogene Zone halten. Ermutigen Sie Ihren Partner, durch seine Reaktion zu zeigen, was er dabei fühlt und wie stark seine Empfindungen sind.

Wiederholen Sie diese Übung in regelmäßigen Abständen. Erogene Zonen verändern sich zu bestimmten Zeiten.

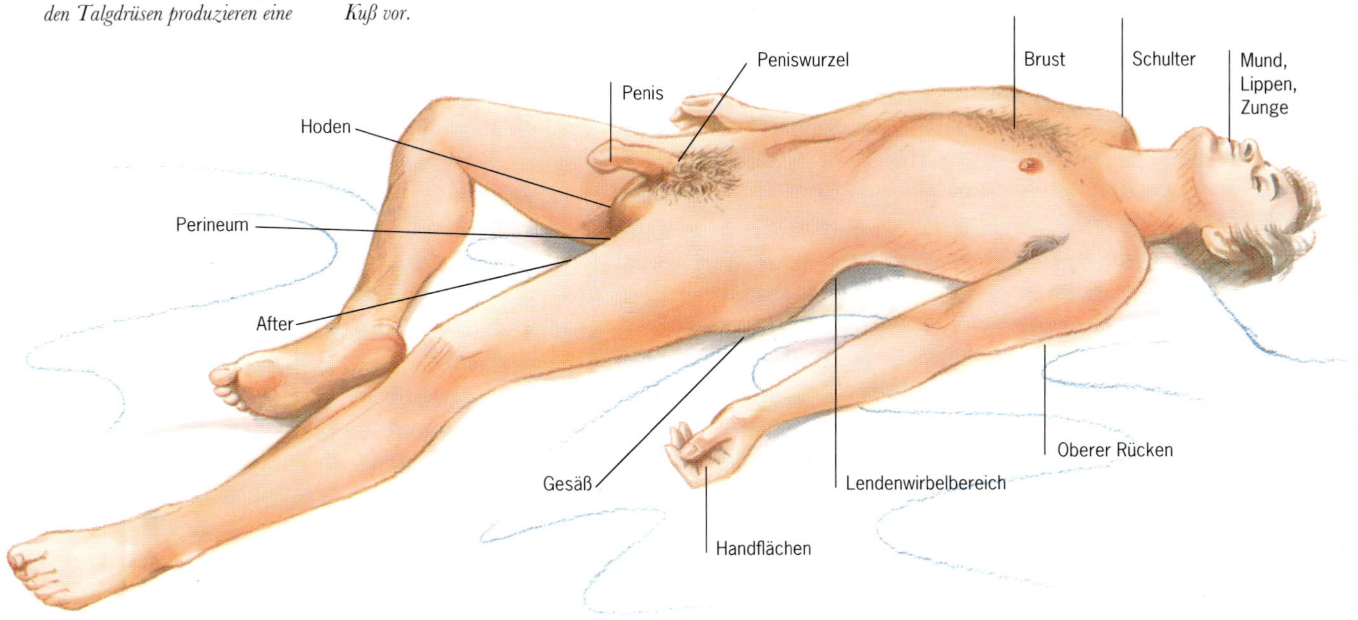

BERÜHRUNGEN UND KÜSSE

DIE BEDEUTUNG DER SINNLICHKEIT

Nur wenige Frauen werden je genug berührt und geküßt. Natürlich genießen wir es hin und wieder, auf die Schnelle geliebt zu werden, speziell zu Beginn einer Beziehung, wenn die Hormone praktisch überschießen. Doch als Vorspiel zum Sex oder als tägliche »Zugabe« ziehen wir Berührungen vor, die sich auf andere Körperbereiche als die Genitalien richten.

Wir lassen uns gerne von Händen und Lippen des Partners liebkosen. Küsse genießen wir fast am ganzen Körper. Wir schmusen gerne zu Hause und vielleicht sogar in der Öffentlichkeit, wobei Konventionen nicht beachtet werden, wenn wir ein wenig leidenschaftlicher küssen oder uns ein wenig wagemutiger berühren.

Für die meisten ist Sex etwas Wunderbares und ein Orgasmus einfach umwerfend. Doch mehrere Untersuchungen haben ergeben, daß neunzig Prozent der Frauen sich, müßten Sie für den Rest ihres Lebens zwischen zärtlichen Berührungen und Orgasmus wählen, für das erste entscheiden würden.

Wie und wo berührt werden sollte

Berührung ist die unwiderstehlichste menschliche Kommunikationsform. Sie beruhigt Babys, wenn sie die Worte noch nicht verstehen, und bändigt Kinder, wenn sie sich schlecht benehmen. Für Erwachsene können Berührungen also nicht nur erregend sein, sondern auch beruhigend und liebevoll, bisweilen sogar auch ein wenig beunruhigend oder alarmierend. Auch bei einem Partner, mit dem man schon lange zusammenlebt, sollte man behutsam vorgehen und sich von ihm zeigen lassen, wo Berührungen für ihn angenehm sind. Beginnen Sie mit leichten Berührungen, die langsam drängender werden.

Die Bedeutung von Küssen

Beim Küssen handelt es sich nicht nur um eine wunderbare Geste des Vertrauens, vielmehr ermöglicht ein Kuß uns auch, Informationen zu sammeln und durch Geruch, Geschmack und die Wärme des Atems mehr über unseren Partner zu erfahren. Wieder ist es wichtig, darauf zu achten, was dem Partner gefällt, und nicht zu leidenschaftlich zu werden, bevor sich ein gewisses Maß an Vertrauen aufgebaut hat. Gleichzeitig sollte man sich nicht drängen lassen, weiter zu gehen, als man möchte. Setzen Sie die Zunge erst ein, wenn Sie sich sicher sind, daß Sie beide es wollen. Gehen Sie dann von weichen zu festeren, von trockenen zu feuchten, von vorsichtigen zu tiefen Küssen über. Experimentieren Sie mit Lippen, Zähnen und Zunge, indem Sie knabbern, beißen, saugen, lecken und pusten.

Fallgeschichte

»Beim besten Sex, den ich je hatte, kam es überhaupt nicht zum Geschlechtsverkehr. Er war viel jünger als ich, erst neunzehn und noch Jungfrau. Ich erklärte ihm von Anfang an, daß zu Hause mein Verlobter auf mich wartete. Doch am ersten Abend lagen wir am Strand, und er fragte mich, ob ich mich ausziehen würde, da er noch nie eine nackte Frau gesehen habe. Ich stellte mich vor ihn hin, schaute ihn unverwandt an und ließ langsam meine Hüllen fallen. Er war völlig fasziniert und streckte seine Hand nach mir aus. Ich tat einen Schritt zurück, aber er erklärte, er wolle mich nur berühren. Und ob Sie es glauben oder nicht – in den nächsten vier Nächten lagen wir einfach nur im Sand, und er berührte mich mit seinen Händen, so leicht, daß ich sie kaum spürte. Es war, als ob ich von Federn, dem Wind oder dem Meer geliebt würde.« CHARLOTTE

DAS ERSTMALIGE *Entkleiden vor dem Partner stellt ein wichtiges Ereignis in einer Beziehung dar. Frauen sorgen sich häufig wegen der Größe ihrer Brüste und ihres Bauches, Männer wegen des Penisumfanges und der Festigkeit ihrer Erektion.*

- *Achten Sie darauf, daß der Übergang vom bekleideten zum unbekleideten Zustand nahtlos ist. Setzen Sie die Berührungen und Küsse fort, um sich auf die Erregung und nicht die Nacktheit zu konzentrieren.*

- *Machen Sie sich etwa wegen einer Narbe Gedanken, erwähnen Sie dies frühzeitig.*

WENN SICH DIE BEZIEHUNG *weiterentwickelt, kann das Entkleiden spielerischer und vielleicht sogar wagemutiger werden.*

- *Nur einen Teil der Kleidung abzulegen oder ein Liebesspiel, bei dem ein Partner bekleidet, der andere aber unbekleidet ist, stellt ein interessantes Wechselspiel von Haut und Stoff dar.*

- *Sich gegenseitig von Kopf bis Fuß auszuziehen, kann beiden Beteiligten das Gefühl von Fürsorge vermitteln.*

- *Ein Striptease zur gegenseitigen Erregung kann den Reiz des Verbotenen an sich haben, was das Entkleiden erotischer und aufregender macht.*

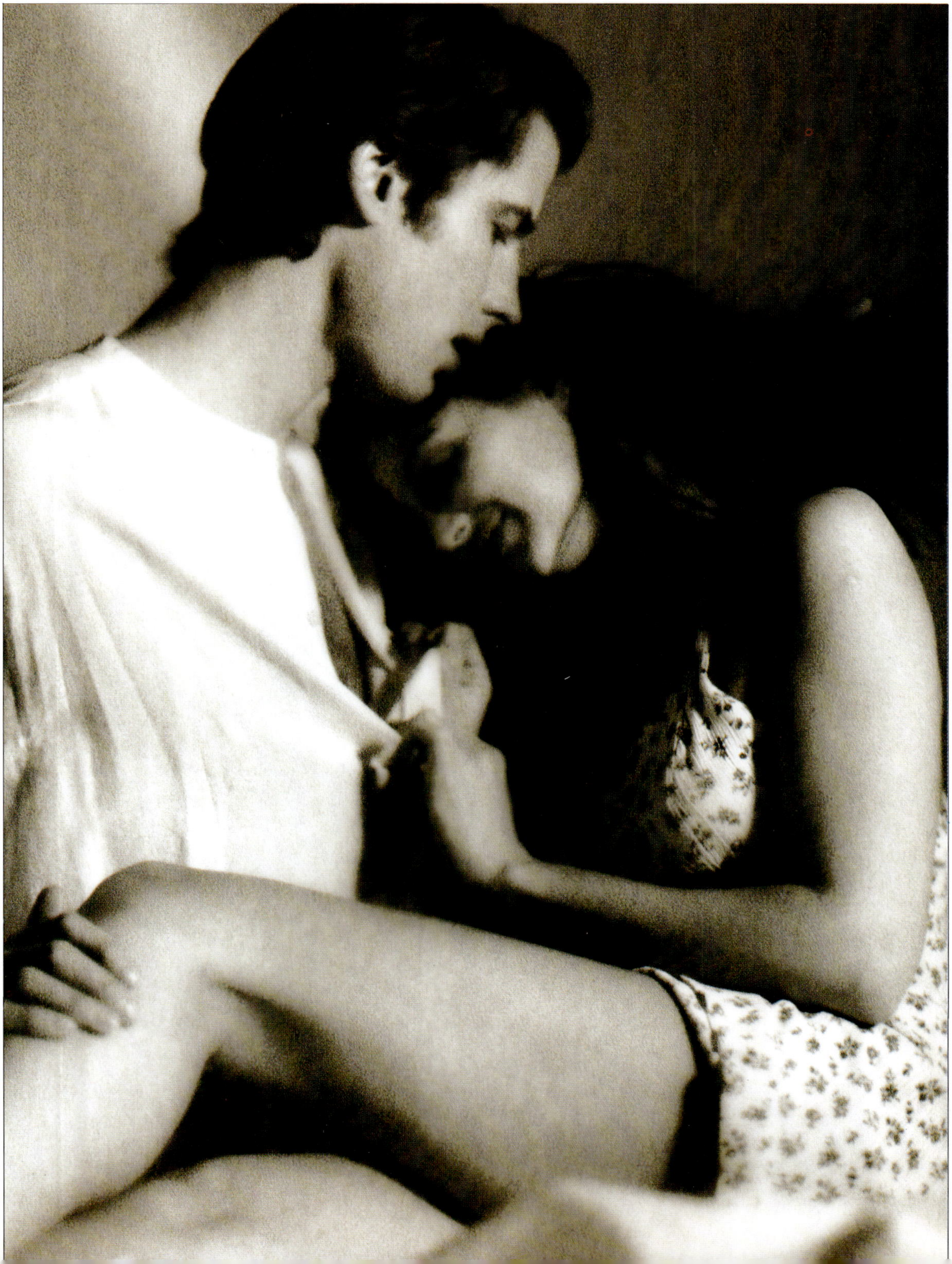

EINER FRAU LUST BEREITEN

EINE FRAU MIT HAND ODER MUND ZUM ORGASMUS BRINGEN

Es gibt Frauen, denen es keine Lust bereitet, wenn ihr Partner ihre Genitalien mit Hand oder Zunge stimuliert. Vielleicht haben sie ethische oder religiöse Einwände, lehnen es ab, daß ihre Genitalien auf diese Weise berührt werden, oder denken, daß es dem Partner keinen Spaß macht, obwohl Studien belegen, daß Männer sowohl die Erfahrung an sich schätzen als auch die dadurch hervorgerufene überwältigende Erregung der Frau stimulierend finden. Doch die meisten Frauen lieben diese Abwandlung des Liebesspiels. Sie ruft überraschende und unkontrollierbare Empfindungen hervor und ist häufig die Garantie dafür, zum Höhepunkt zu kommen. Doch für diese Art von Lustgewinn muß Zeit für die Frau aufgewendet werden. Da die meisten Frauen jedoch dazu erzogen wurden, auf die Wünsche anderer einzugehen, fällt es ihnen häufig schwer loszulassen und sich einfach ganz auf sich selbst zu konzentrieren. Genießen Sie es, soviel Zuwendung zu erhalten und eine Zeitlang im Mittelpunkt der Aufmerksamkeit Ihres Partners zu stehen.

DEN PARTNER MIT UNSEREM KÖRPER VERTRAUT MACHEN

Vielleicht würde Ihr Partner Ihnen gern auf diese Weise Lust bereiten, weiß aber nicht wie. Ein Mann richtet sich oft nach seinen eigenen Vorlieben und muß erst einmal umlernen. Wenn Sie Ihrem Partner zeigen, was Ihnen gefällt, werden Sie auf die Dauer beide mehr Lust empfinden.

- Der typische Fehler vieler Partner oder Partnerinnen besteht darin, daß sie zu früh aufhören – bei Männern kommt dies besonders häufig vor. Bitten Sie Ihren Partner, mehr Zeit aufzuwenden – im Durchschnitt braucht die Frau zehnmal so lange wie der Mann, um durch das Vorspiel zum Orgasmus zu kommen.
- Variation ist wichtig. Was sich an einem Tag (oder in der einen Minute) noch richtig anfühlt, kann im nächsten Augenblick schon wieder falsch sein. Wenn Sie Ihrem Partner nicht ständig Anweisungen geben wollen, sollten Sie bedenken, daß es mehrerer Versuche bedarf, bis er Ihre Vorlieben kennt.
- Viele Partner gehen zu grob, zu schnell und zu direkt vor. Bitten Sie ihn, sich zurückzuhalten, wenn er Sie auf diese Weise berührt. Versichern Sie ihm, daß es Ihnen gefällt, aber daß er sanfter vorgehen sollte.

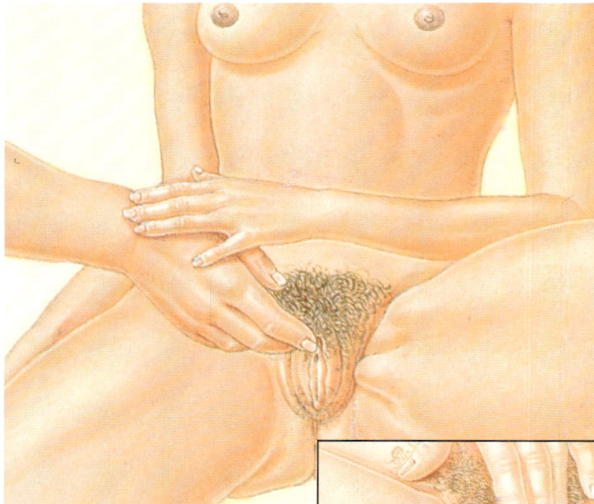

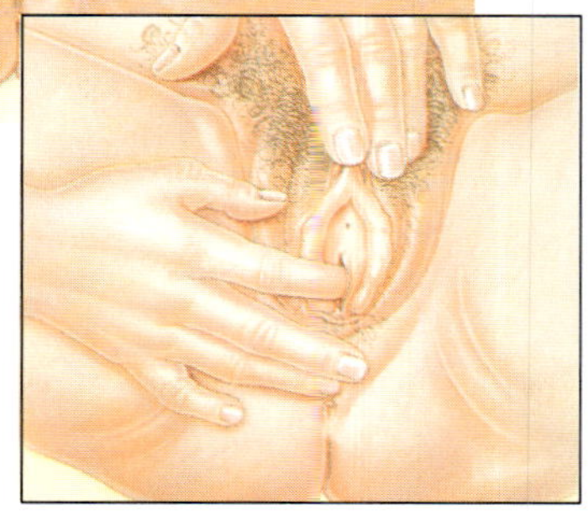

WENN SIE EINER FRAU *mit der Hand Lust bereiten oder Ihrem Partner erklären wollen, wie er vorgehen sollte, ist folgendes zu beachten:*

- *Mit den am wenigsten erogenen Zonen beginnen; von außen nach innen vorgehen.*
- *Die Berührung von Brust und -warzen auf die Partnerin abstimmen. Manche Frauen werden durch die Stimulation der Brust nicht erregt, andere kommen dabei zum Höhepunkt.*
- *Bei den Genitalien nicht gleich die Klitoris berühren. Die äußeren Schamlippen mit der Hand schließen und den Bereich dann direkt massieren.*
- *Die Klitoris ist äußerst empfindlich (oben), wenn sich die Vorhaut zurückzieht. Mit Speichel oder Babyöl anfeuchten.*
- *»Etwas in der Scheide zu haben« gibt ein Gefühl von Fülle, das jedoch viele Frauen nicht mögen. Nichts verwenden, was steckenbleiben könnte – saubere Finger sind am besten (oben). Entweder flach eindringen und an den G-Punkt stoßen, oder die Finger tiefer hineinschieben, um sanft den Muttermund zu berühren.*
- *Was nötig ist, um zum Orgasmus zu kommen, kann variieren. Man sollte darauf vorbereitet sein, die Bewegungen zu ändern, wenn es soweit ist. Umarmen Sie anschließend Ihre Partnerin.*

EINEM MANN LUST BEREITEN 72–73
SEXUELLE KOMMUNIKATION 94–95
WENN DIE PENETRATION UNANGENEHM IST 138–139
DIE MASTURBATION OPTIMIEREN 166–167

ORALER SEX FÜR DIE FRAU

DIE STIMULATION MIT DER ZUNGE *hat mehrere Vorteile, da sie Wärme, Weichheit und gute Anfeuchtung bietet. Zwischen den Partnern muß ein gewisses Vertrauen bestehen, da sich die Frau wegen des Geruchs ihrer Genitalien Sorgen machen könnte. Falls nötig, können Sie vorher zusammen baden. Beißen Sie nicht zu, saugen Sie nicht zu stark, und vermeiden Sie oralen Sex, wenn Sie Herpesbläschen haben, die Ihre Partnerin infizieren könnten. Blasen Sie niemals Luft in die Scheide, da dies eine tödliche Luftembolie auslösen könnte.*

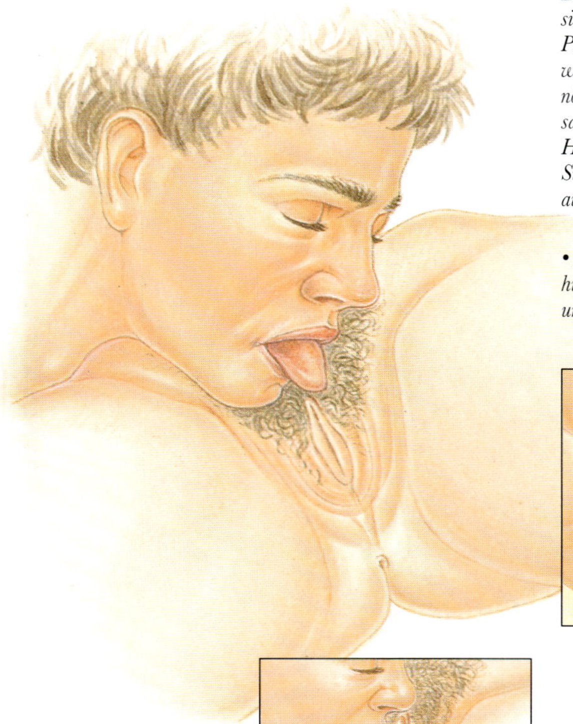

• *Lecken Sie an den Schamlippen hin und her, um sie zu befeuchten und Ihre Partnerin zu erregen.*

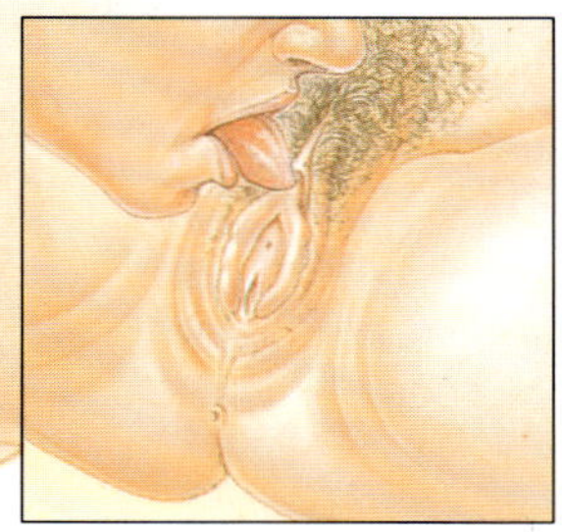

• *Versuchen Sie, die Klitoris zu lecken oder an ihr zu saugen, wobei Sie die Zunge fest oder sanft einsetzen. Die Bewegung geht abwärts von der Wurzel zur Spitze oder schnellend von Seite zu Seite.*

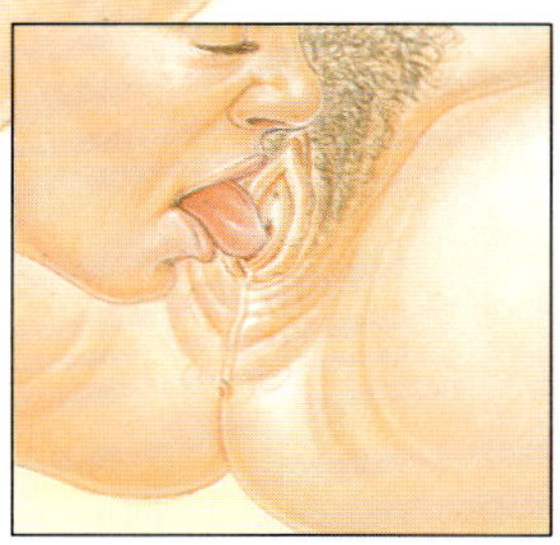

• *Vielleicht möchten Sie die Zunge in die Scheide stecken, was einige Frauen erregend, andere hingegen völlig uninteressant finden.*

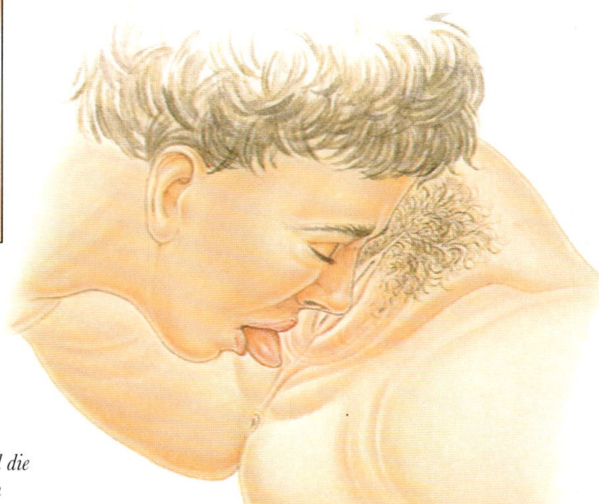

• *Der Damm zwischen Scheide und After kann sehr empfindlich sein. Stecken Sie jedoch nicht die Zunge in den After, wenn Sie anschließend die übrigen Genitalien berühren wollen, da Infektionsgefahr besteht. Wenn Ihre Partnerin den Höhepunkt erreicht, müssen Sie sich rechtzeitig zurückziehen, um bei einem eventuellen Aufbäumen einen schmerzhaften Zusammenstoß mit Ihrem Gesicht zu vermeiden.*

Einem Mann Lust bereiten

Einen Mann mit Hand und Mund zum Orgasmus bringen

Männer genießen es aus denselben sinnlichen Gründen wie Frauen, mit Hand und Mund befriedigt zu werden. Auch dem Mann gefällt es, wenn er sich ganz seinen Gefühlen hingeben kann und keine Leistung erbringen muß.

Doch warum sind Frauen in dieser Hinsicht weniger freizügig als Männer? Manche Frauen praktizieren manuellen und oralen Sex und betrachten vor allem letzteren als Zeichen von Liebe und Leidenschaft. Doch sehr viele Frauen verhalten sich in dieser Beziehung zurückhaltend, empfinden es vielleicht als widerlich oder einfach nur als unangenehm oder auch peinlich. Zugegeben – wenn die orale Befriedigung von Erfolg gekrönt ist, hat die Frau schließlich die Samenflüssigkeit im Mund. Doch vielleicht hat die Ablehnung dieser Praktik noch andere Gründe. Wenn wir den Partner mit Hand oder Mund stimulieren, übernehmen wir die Führung beim Liebesspiel; gefällt es ihm nicht, sind wir dafür verantwortlich. Vielleicht haben wir nicht genug Vertrauen in unsere Fähigkeiten. Doch wenn wir selbstbewußt vorgehen, fällt es uns bestimmt leichter, oralen oder manuellen Sex zu praktizieren und auch zu genießen.

Oraler Sex für den Mann

Oraler Sex bietet Gelegenheit, sich zu entspannen. Ihre Zunge ist weich, warm und feucht. Ihre Mundhöhle besteht aus derselben Art von Schleimhaut wie die Scheide, und die Mundmuskulatur kann unterschiedlichen Druck ausüben und verschiedene Bewegungen ausführen.

- Das Haupthindernis für guten oralen Sex kann der natürliche »Würgereflex« sein, der durch Druck des Penis am Gaumen ausgelöst wird. Um dies zu verhindern, müssen Sie die Tiefe des Eindringens kontrollieren. Ihr Partner sollte auf dem Rücken liegen. Nehmen Sie den Penis zuerst nur wenig auf, und entspannen Sie langsam die Muskeln im Rachen, so daß er tiefer eindringen kann.
- Die Eichel ist der empfindlichste Bereich. Versuchen Sie, die Spitze zu küssen oder mit der Zunge über das Vorhautbändchen zu schnellen.
- Die beste Methode, Ihren Partner zu erregen, ist die, den Penis mit dem Mund aufzunehmen und wieder loszulassen, wobei Sie die Hand für zusätzliche Reibung einsetzen. Versuchen Sie, auch auf das Vorhautbändchen Druck auszuüben, indem Sie bei jedem Stoß die Zunge hineindrücken.
- Knabbern Sie am Penis, aber beißen Sie nicht in die Eichel. Bedecken Sie die Zähne mit der Zunge, wenn Sie den Penis aufnehmen, speziell dann, wenn Sie selbst kurz vor dem Orgasmus stehen.

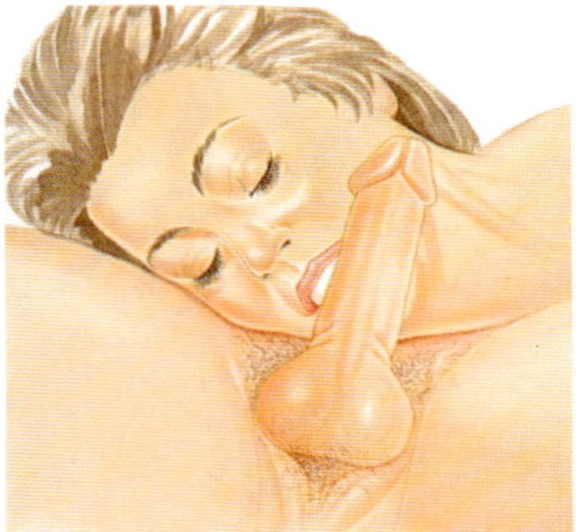

Setzen Sie die Zunge ein, *um am Penis entlangzugleiten oder leicht an ihm zu knabbern.*

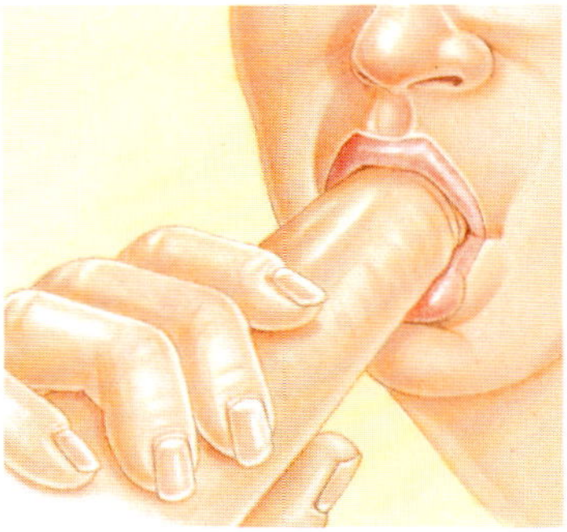

Widmen Sie der *hochempfindlichen Eichel und dem Vorhautbändchen besondere Aufmerksamkeit.*

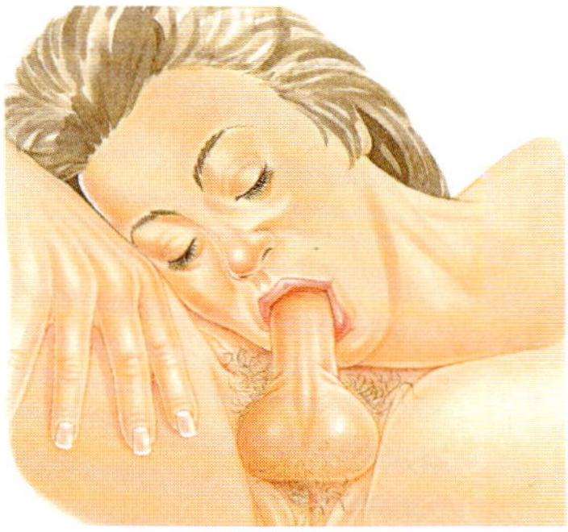

Nehmen Sie den Penis *so tief in den Mund, wie es für Sie angenehm ist, und lassen Sie ihn wieder los.*

DER MÄNNLICHE PARTNER	**62–63**
EINER FRAU LUST BEREITEN	**70–71**
SEXUELLE KOMMUNIKATION	**94–95**
DIE MASTURBATION OPTIMIEREN	**166–167**
SEX IM ALTER	**186–187**

EINEM MANN MANUELL VERGNÜGEN BEREITEN

Vielleicht gefällt ihm in Wirklichkeit überhaupt nicht, was er Ihrer Meinung nach mag. Wir begehen oft den Fehler, daß wir zu langsam, zu sanft oder zu indirekt sind. Wenn möglich, lassen Sie sich von ihm zeigen, wie er es möchte.

- Experimentieren Sie, indem Sie den Penis auf unterschiedliche Weise halten: mit beiden Händen, einer Hand, nur ein paar Fingern oder mit der mit Speichel angefeuchteten Handfläche, die die Eichel umfaßt.

- Bei einem unbeschnittenen Penis fragen Sie Ihren Partner, ob es ihm lieber ist, wenn die Vorhaut zurückgezogen wird oder nicht.

- Versuchen Sie, die Hoden mit einer Hand zu umfassen und zu streicheln. Drücken Sie nicht zu fest, da dies sehr schmerzhaft ist. Aus demselben Grund ist es besser, loszulassen, wenn Sie (oder er) stark erregt sind.

- Die meisten Männer mögen Auf- und Abbewegungen, aber die Vorlieben hinsichtlich Geschwindigkeit und Rhythmus sind verschieden. Beginnen Sie langsam, variieren Sie die Bewegungen ein wenig, und bitten Sie um Feedback.

- Was ihm gefällt, ändert sich wahrscheinlich, wenn er zum Höhepunkt kommt. Vielleicht möchte er, daß Sie aufhören, wenn es soweit ist, oder aber, daß Sie bis zum Schluß weitermachen.

- Nach dem Orgasmus ist der Penis sehr empfindlich. Wenn Sie ihn noch immer festhalten, sollten Sie die Eichel nicht berühren.

WENN ER IN IHREM MUND ZUM HÖHEPUNKT KOMMT

Viele Frauen schlucken den Samen des Mannes gern. Sie mögen seinen Geschmack und das Gefühl der Intimität, das dabei entsteht. Objektiv gesehen besteht ein Grund, es nicht zu tun, nur dann, wenn der Partner an einer Infektion leidet. In diesem Fall sollten Sie zum eigenen Schutz ein Kondom benutzen. Doch viele Frauen empfinden es als unangenehm, Sperma zu schlucken. Sie mögen den Geschmack nicht und haben auch andere Gründe. Wenn Sie es nicht mögen, sollte Ihr Partner signalisieren, wenn er kurz vor dem Orgasmus steht. Oder Sie achten selbst auf die Anzeichen: Der Penis hebt sich und wird noch härter, die Atmung verändert sich, die Spitze des Penis verfärbt sich dunkler, ein paar Tropfen Flüssigkeit treten aus. Nehmen Sie seinen Penis aus dem Mund, befriedigen Sie ihn weiter mit der Hand, bis er auf seinen Bauch oder in ein Taschentuch ejakuliert.

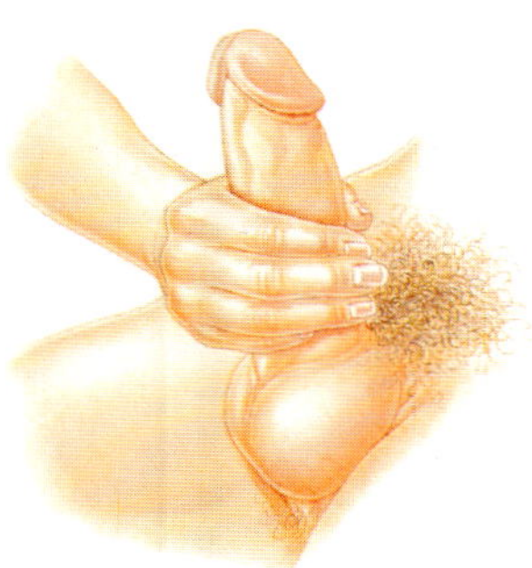

VIELE MÄNNER *mögen eine feste Auf- und Abbewegung über die Gesamtlänge des Schafts.*

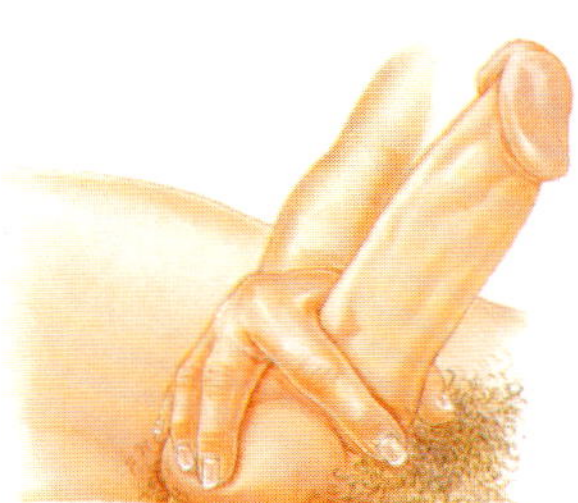

DAS STREICHELN, *Umfassen oder sanfte Drücken der Hoden kann ebenfalls erregend sein.*

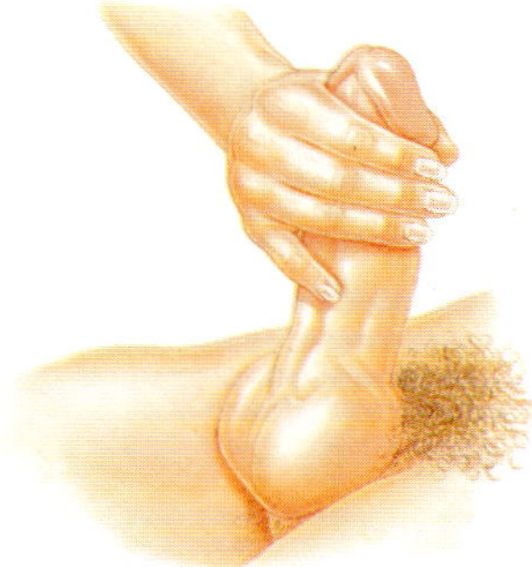

SETZEN SIE *so viele Finger ein, wie ihm angenehm sind, und variieren Sie Geschwindigkeit und Rhythmus.*

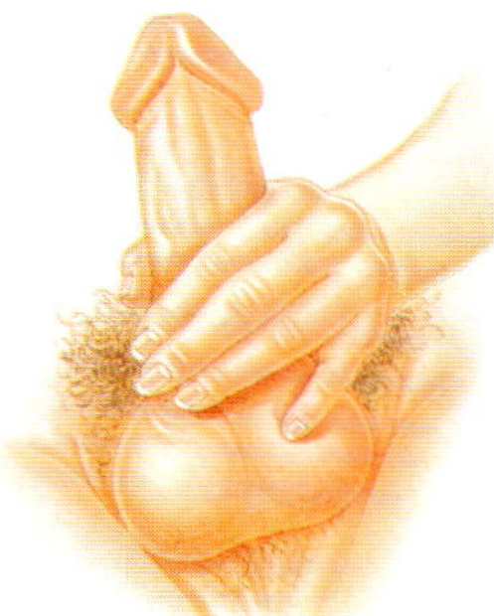

DER BEREICH *am unteren Penisende ist besonders empfindsam und sollte beim Streicheln mit einbezogen werden.*

DIE PENETRATION

SIGNALISIEREN SIE IHRE BEREITSCHAFT

Für die meisten heterosexuellen Frauen ist der Geschlechtsverkehr das schönste sexuelle Erlebnis, doch Masturbation und oraler Sex können viel lustvoller sein.

Geschlechtsverkehr ist einzigartig, weil es dabei um Nähe geht: Der Partner befindet sich in uns, wir bewegen uns im Rhythmus, wir spüren, wie er ejakuliert. Emotional erleben wir Einheit, wenn wir gemeinsam diesen Akt vollziehen. Obwohl Sex im allgemeinen Spaß macht und leidenschaftlich sein kann, erfüllt uns der Geschlechtsakt bisweilen mit Ehrfurcht. Dabei sind wir mit den Männern einer Meinung: Sie betrachten die Penetration als »das Wahre«, da sie für sie der natürlichste und direkteste Weg ist, zum körperlichen Höhepunkt zu kommen. Wir sehen den Geschlechtsverkehr als »das Wahre« an, weil er uns die natürlichste und direkteste Möglichkeit bietet, einen emotionalen Höhepunkt zu erlangen.

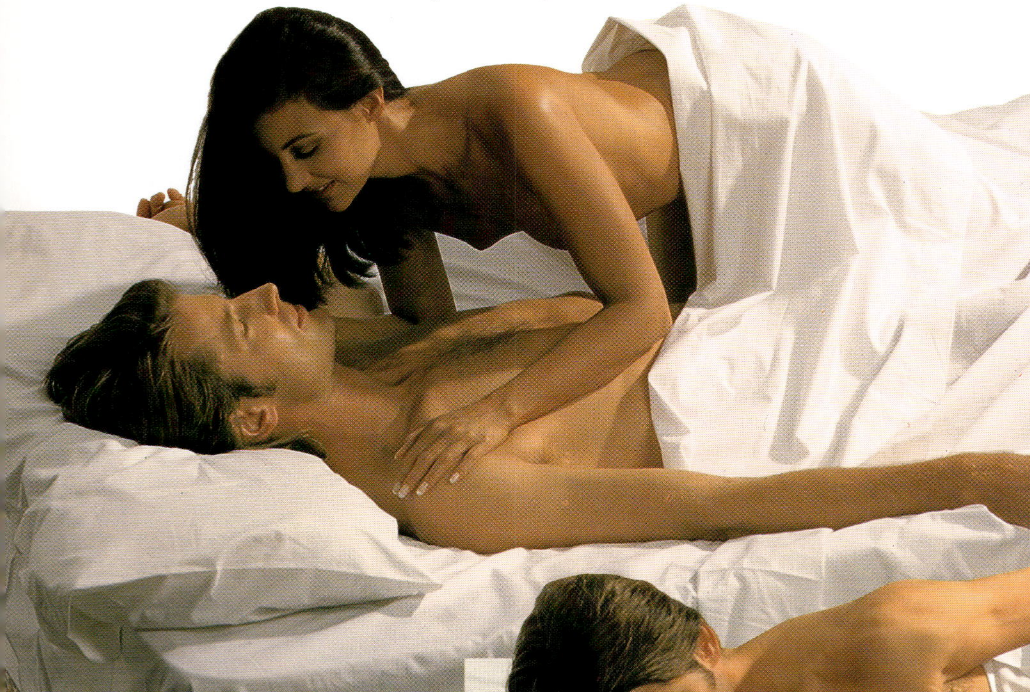

UM DIE PENETRATION *genießen zu können, müssen Sie beide bereit sein. Das ist bei ihm in der Regel eher der Fall, da er schon mit Eintreten der Erektion zur Penetration übergehen kann und dies für ihn der direkteste Weg zum Höhepunkt ist. Stellen Sie sicher, daß Sie ebenfalls soweit sind, da die Penetration sonst unangenehm für Sie ist. Warten Sie, bis Sie ganz feucht sind und spüren, wie sich die Scheide weitet, um seinen Penis aufzunehmen.*

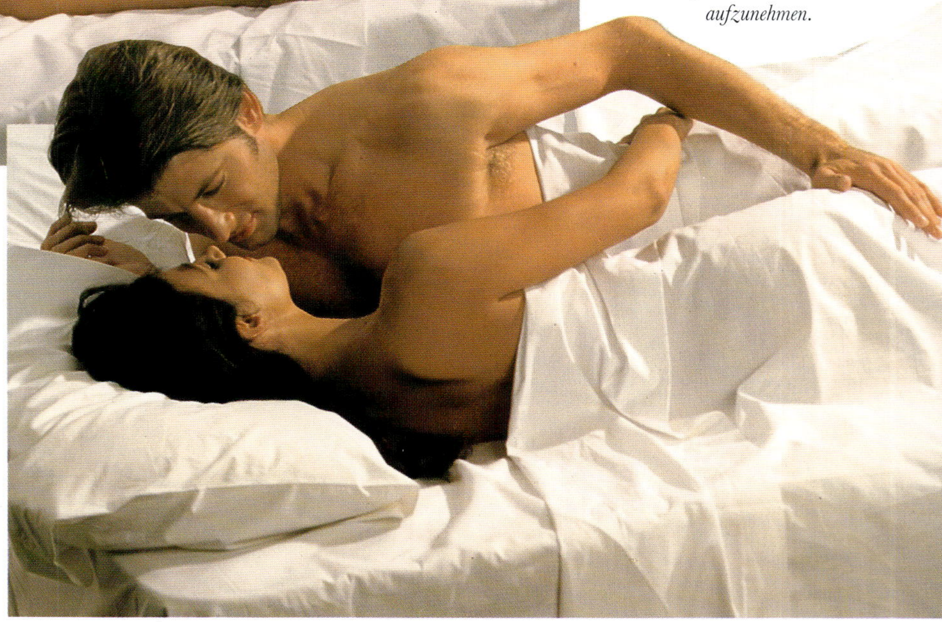

Um zu signalisieren, daß Sie bereit sind (oben), nehmen Sie die obere Position ein. Ziehen Sie Ihren Partner speziell am Gesäß zu sich hin. Fassen Sie nach unten, und führen Sie seinen Penis ein, oder bitten Sie ihn darum, es selbst zu tun.

Er wird Ihnen wahrscheinlich zeigen, daß er bereit ist (rechts), indem er seinen Körper zwischen Ihre Beine schiebt. Wenn Sie es ebenfalls wollen, ermuntern Sie ihn dadurch, daß Sie ihn zu sich hinziehen.

STELLUNGEN BEIM SEX 76–77
DIE KLITORIS STIMULIEREN 78–79
WENN DIE PENETRATION UNANGENEHM IST 138–139
DEN GESCHLECHTSVERKEHR OPTIMIEREN 168–169

Fallgeschichte

»Mir gefällt alles am Sex. Aber nichts übertrifft den Augenblick, wenn ein Mann in mich eindringt, dieses Stöhnen, wenn er seinen Penis einführt und wir beide seufzen. Bei einem neuen Partner ist es immer ein Wendepunkt. Oft tue ich bei den ersten Verabredungen alles mögliche sonst, bis ich mir sicher bin, daß ich wirklich Geschlechtsverkehr haben will, weil es so etwas Besonderes ist. Ich habe dann das Gefühl, wirklich zu kommunizieren, seine Signale wahrzunehmen und mich zusammen mit ihm zu bewegen. Ich liebe es, wenn mein Partner in mir kommt, dieser Flüssigkeitsausstoß, der mich direkt in meinem Innern trifft. Ich bin immer viel verliebter in einen Mann, wenn wir miteinander geschlafen haben, selbst wenn vorher nicht alles in Ordnung war. Ich bin wirklich entsetzt, wenn er mich hinterher abweist. Wie kann er das nur tun, nachdem, was gerade mit uns geschehen ist, denke ich dann.« YVONNE

BEWEGUNG, GESCHWINDIGKEIT UND RHYTHMUS

Beim Liebesspiel gibt es so viele Variationen, daß es sich lohnt herauszufinden, was Ihnen am besten gefällt, und dies dem Partner zu zeigen.

- Es gibt zwei Hauptbewegungen: Das Stoßen, wobei der Partner den Penis hinein und hinaus bewegt, und kreisende Bewegungen. Damit er sich so bewegt, wie Sie es möchten, legen Sie Ihre Hände auf seine Oberschenkel oder auf sein Gesäß und lenken seinen Körper.
- Unterschiedliche Geschwindigkeiten rufen unterschiedliche Empfindungen hervor. Schnelle Bewegungen können Sie zum Orgasmus bringen, wenn Sie bereits die Plateauphase erreicht haben, sind jedoch am Anfang nicht so gut, da zu starkes Pumpen die Scheide trocken werden läßt. Um die Geschwindigkeit zu ändern, setzen Sie Hände, Oberschenkel und Körper ein.
- Die meisten Männer bevorzugen einen regelmäßigen Rhythmus. Doch direkt nach der Penetration müssen Sie möglicherweise einhalten und von neuem beginnen, da eine zu regelmäßige Bewegung das Gefühl abtötet. Es ist schwierig, den Rhythmus eines Mannes durch Körperbewegung zu verändern. Schlagen Sie ihm eine Technik aus dem Fernen Osten vor, bei der während des Geschlechtsverkehrs in der Bewegung kurz eingehalten wird, um das Moment der Überraschung zu nutzen.

Wenn er langsamer vorgehen soll, schieben Sie ihn zurück und schauen ihn an oder berühren seinen Penis mit Hand oder Mund. Damit es nicht so lange dauert, können Sie die Scheide mit Speichel oder einem Gleitmittel anfeuchten oder Ihren Partner bitten, Ihren Genitalien mehr Aufmerksamkeit zu schenken.

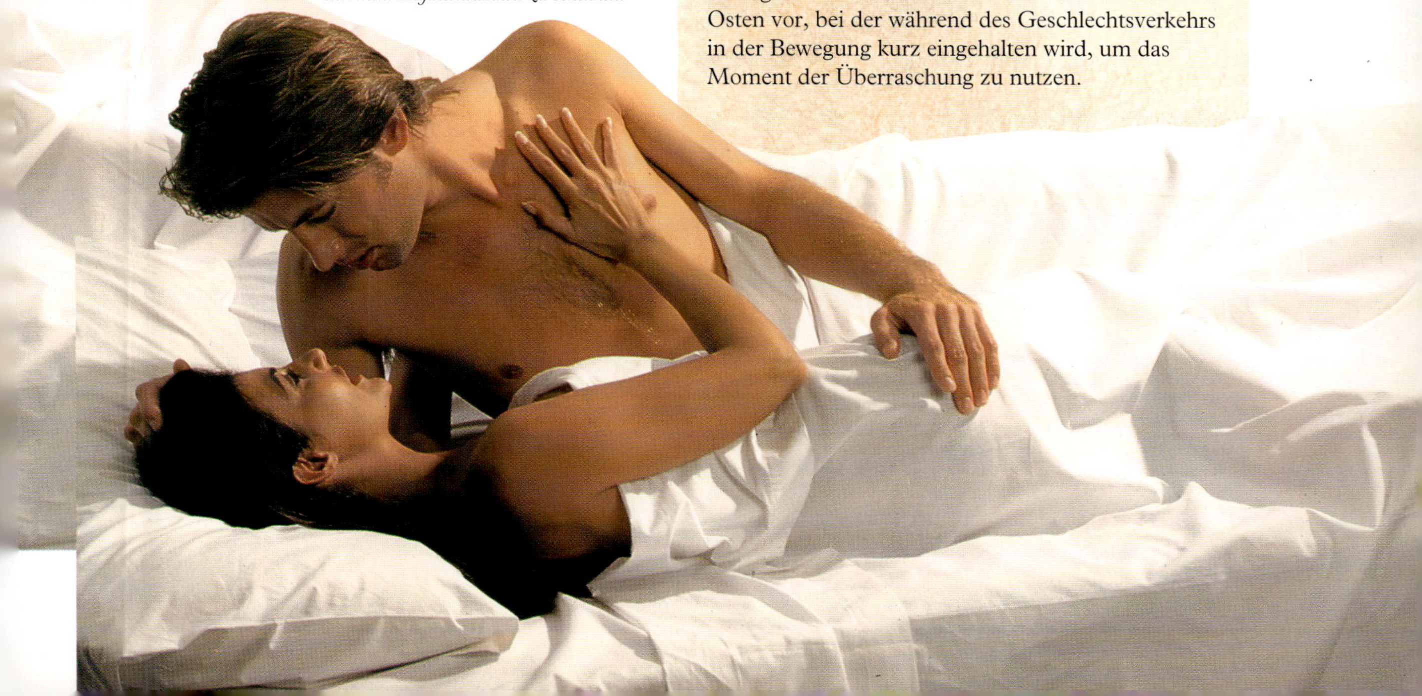

STELLUNGEN BEIM SEX

DIE RICHTIGE STELLUNG FINDEN

Stellungen bedeuten für Frauen und Männer etwas Unterschiedliches. Bei Männern, deren Erregung sich hauptsächlich auf den Penis konzentriert, verursacht ein Wechsel der Stellung eine neue Empfindung. Ein neuer Winkel ruft eine ganz andere Art von Erregung hervor, die häufig nur auf diese wenigen Zentimeter beschränkt ist. Für Frauen bedeutet ein Wechsel der Stellung hingegen eine veränderte Beziehung. Natürlich genießen auch wir andere Empfindungen, die durch eine Drehung des Körpers oder die veränderte Stimulierung der Scheidenwand entstehen. Besonders gern haben wir unterschiedlich tiefes Eindringen.

Doch Stellungen haben für Frauen viel mehr mit Beziehung zu tun. Wir bevorzugen die Missionarsstellung, weil wir unseren Partner dabei anschauen können. Die Seitenlage ermöglicht optimalen Körperkontakt. Manche Stellungen geben uns das Gefühl, unserem Partner ganz nah zu sein, während wir uns bei anderen benutzt fühlen.

Für viele Frauen sind daher ständige Veränderungen der Stellungen unnötig. Liebhaber, die uns mit ihrer fortschrittlichen Technik beeindrucken wollen, nehmen möglicherweise bei jedem Stoß eine andere Haltung ein. Doch Frauen haben ein oder zwei Lieblingsstellungen, Positionen, in denen sie sich dem Partner nah und von ihm geliebt fühlen und die nicht die Vorliebe für eine bestimmte Empfindung, sondern das Bedürfnis nach Intimität widerspiegeln.

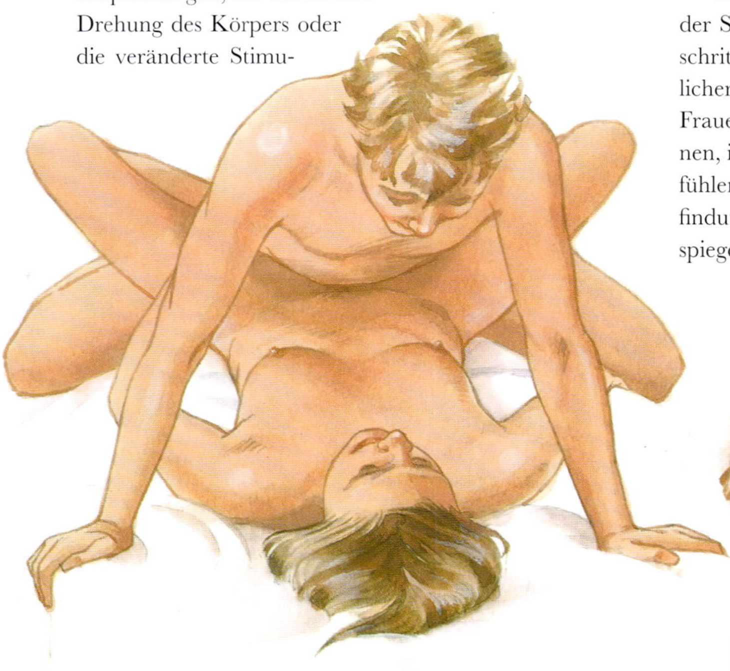

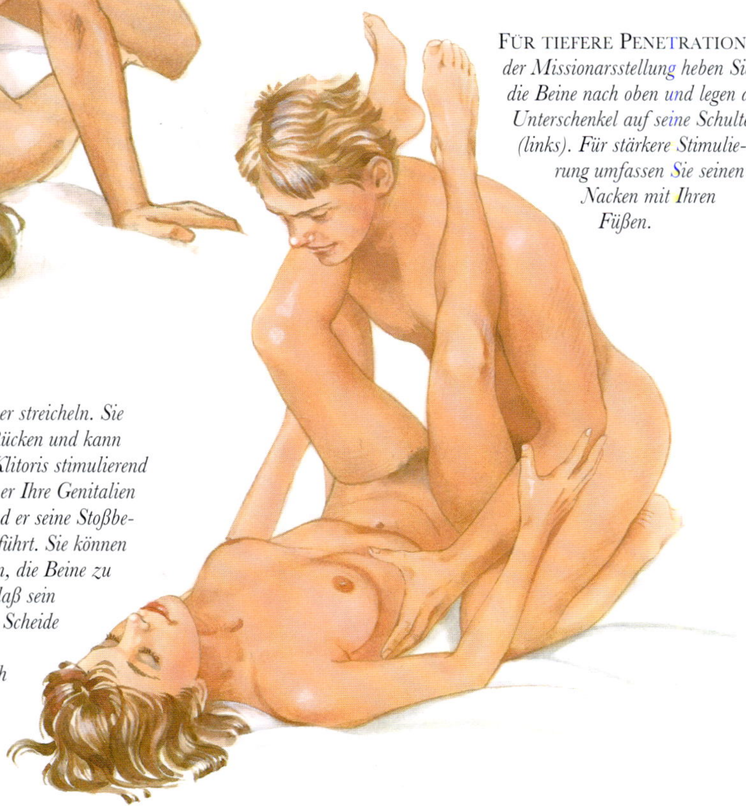

FÜR TIEFERE PENETRATION *in der Missionarsstellung heben Sie die Beine nach oben und legen die Unterschenkel auf seine Schultern (links). Für stärkere Stimulierung umfassen Sie seinen Nacken mit Ihren Füßen.*

DIE MISSIONARSSTELLUNG *(oben) ist so traditionell, daß manche Frauen sich sogar dafür entschuldigen, wenn sie sie mögen. In dieser Position ist es für die Frau schwierig, die Kontrolle zu übernehmen, da sich ihr Partner oben befindet und die Geschwindigkeit bestimmt. Außerdem kann dabei die Klitoris nicht direkt berührt werden, und die Wahrscheinlichkeit ist groß, daß er schnell zum Höhepunkt kommt. Doch es ist auch eine sehr intime Stellung: Man kann sich ansehen und küssen und mit den Händen über den Körper streicheln. Sie stützt Ihren Rücken und kann auch auf die Klitoris stimulierend wirken, wenn er Ihre Genitalien dehnt, während er seine Stoßbewegungen ausführt. Sie können auch versuchen, die Beine zu schließen, so daß sein Penis in Ihrer Scheide »gefangen« ist, was zusätzlich stimuliert.*

DIE KLITORIS STIMULIEREN **78–79**
DEN GESCHLECHTSVERKEHR OPTIMIEREN **168–169**

DIE POSITION, *bei der sich die Frau oben befindet, ist für viele Frauen eine Lieblingsstellung, aber sie funktioniert nicht, wenn Sie nicht angeschaut werden oder die führende Rolle übernehmen wollen. Sie können Geschwindigkeit und Tiefe der Penetration bestimmen, die Klitoris zusätzlich stimulieren, während er daliegt und sich entspannen kann. Sie können sich anschauen, berühren und streicheln und den Akt langsam beginnen, was von Vorteil ist, wenn er sich nicht so gut unter Kontrolle hat. Versuchen Sie, den Winkel zu verändern, indem Sie sich nach hinten oder vorne lehnen, sich mit angewinkelten Beinen vorbeugen oder rückwärts auf ihm sitzen.*

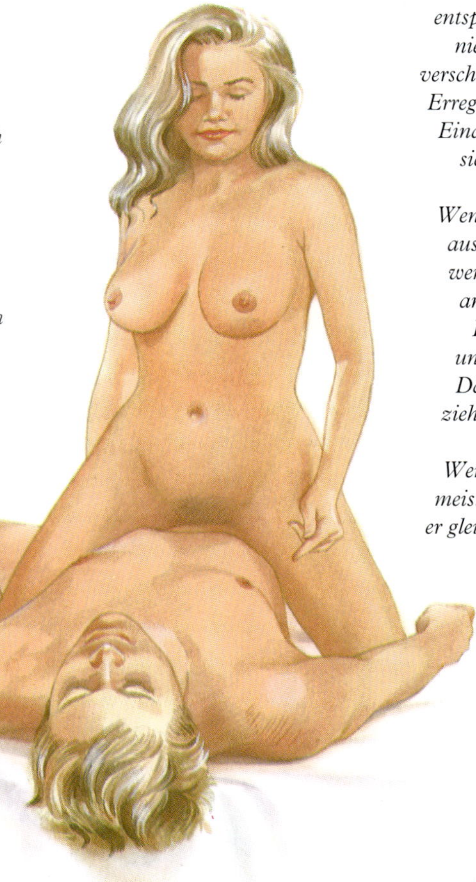

DIE STELLUNG ÄNDERN

Die richtige Stellung fühlt sich einfach gut an. Sie ist entspannt – oder steckt voll erregender Spannung –, aber nie unbequem. Doch die meisten Positionen sind aus verschiedenen Gründen »falsch«: Sie fühlen sich unwohl, die Erregung läßt nach, Sie brauchen mehr oder weniger tiefes Eindringen, mehr oder weniger starke Reibung, Sie sind sich plötzlich sicher, daß Sie nicht zum Höhepunkt kommen, oder Ihr Partner ist zu schnell erregt.

Wenn Sie die Stellung wechseln wollen, müssen Sie vorausdenken. Überlegen Sie, wie Sie beide mit möglichst wenigen Bewegungen aus der jetzigen Stellung in eine andere überwechseln können. Signalisieren Sie dem Partner Ihren Wunsch, indem Sie die Bewegung unterbrechen und ihm flüsternd Anweisungen geben. Damit sein Penis dabei nicht aus der Scheide gleitet, ziehen Sie mit den Händen sein Gesäß zu sich hin oder winden ein Bein um seine Taille.

Wenn er plötzlich die Bewegung abbricht, bedeutet dies meist nicht, daß er die Stellung ändern will, sondern daß er gleich zum Orgasmus kommt. Halten Sie dann ebenfalls ein, es sei denn, Sie sind wie er bereit.

DIE SEITENLAGE *(unten) ist eine wunderbar entspannte und intime Stellung. Sie bietet viel Körperkontakt, die Möglichkeit, sich zu küssen und miteinander zu reden. Es gibt keine Dominanz wie bei der Missionarsstellung. Sie ist auch gut geeignet, wenn das Gewicht eines Partners andere Stellungen problematisch macht. Möglicherweise müssen Sie mit dem Gesäß oder der Position des oben liegenden Beins experimentieren, damit sein Penis nicht aus der Scheide gleitet. Außerdem wird die Klitoris nicht besonders stark stimuliert, aber dafür können Sie auch die Hand benutzen.*

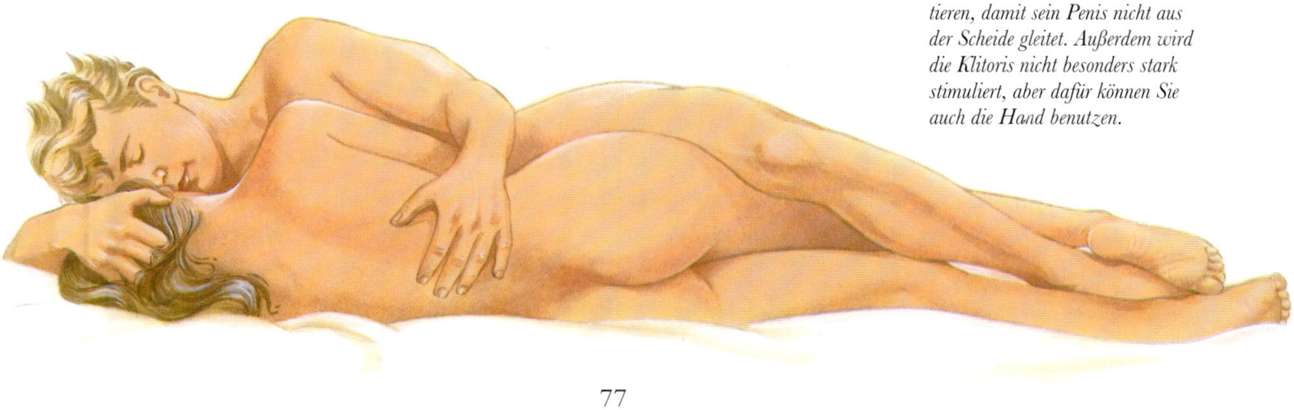

DIE KLITORIS STIMULIEREN

DIE BEDEUTUNG DER KLITORALEN STIMULIERUNG

Wenn ein Mann zum Höhepunkt kommen will, greift er nach seinem Penis, dem wichtigsten Lustorgan seines Körpers. Das Äquivalent zum Penis ist bei der Frau die Klitoris, die bei ihr hauptsächlich für lustvolle Empfindungen sorgt. Es wird seit langem darüber diskutiert, ob der Orgasmus bei Frauen immer auf klitorale Stimulierung zurückzuführen ist, aber die meisten Frauen kommen dadurch zum Höhepunkt – entweder direkt oder indirekt, weil die Klitoris beim Geschlechtsverkehr stimuliert wird.

Da der Geschlechtsakt, bei dem sich der Penis in der Scheide befindet, die Garantie für eine Empfängnis darstellte, nahm man über die Jahrtausende an, daß auf diese Weise auch der Orgasmus erreicht wird. Für den Mann trifft dies ja auch zu. Doch die Klitoris befindet sich nicht in Scheidennähe, so daß das Einführen des Penis in die Scheide für viele Frauen nicht der einfachste Weg zum Orgasmus ist. Dennoch glauben noch immer viele Frauen, daß sie allein durch die Stoßbewegungen beim Geschlechtsverkehr zum Höhepunkt kommen müßten.

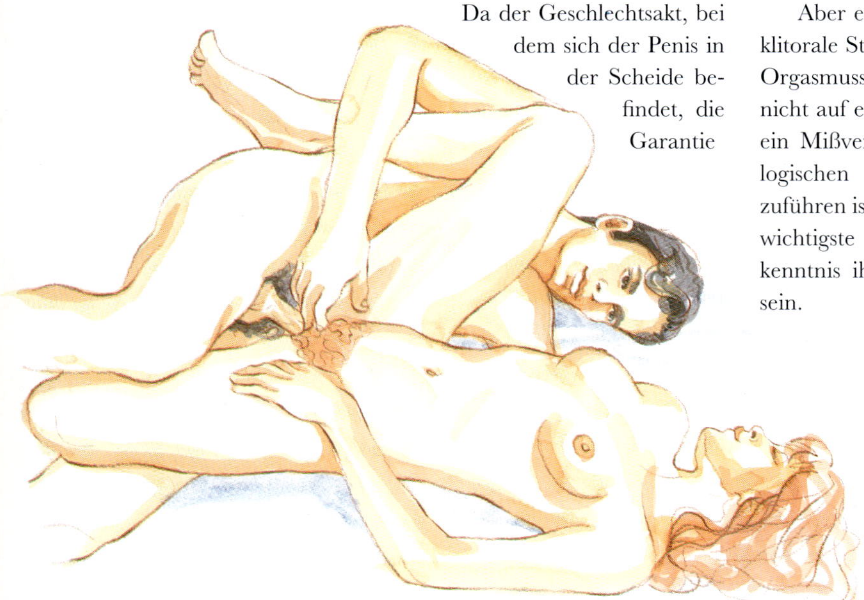

Aber es ist eine Tatsache, daß Frauen viel eher durch klitorale Stimulation zum Orgasmus gelangen. Frauen mit Orgasmusschwierigkeiten kann die Erfahrung, daß dies nicht auf eine seelische Störung oder Unreife, sondern auf ein Mißverständnis im physiologischen Bereich zurückzuführen ist, durchaus die wichtigste sexuelle Erkenntnis ihres Lebens sein.

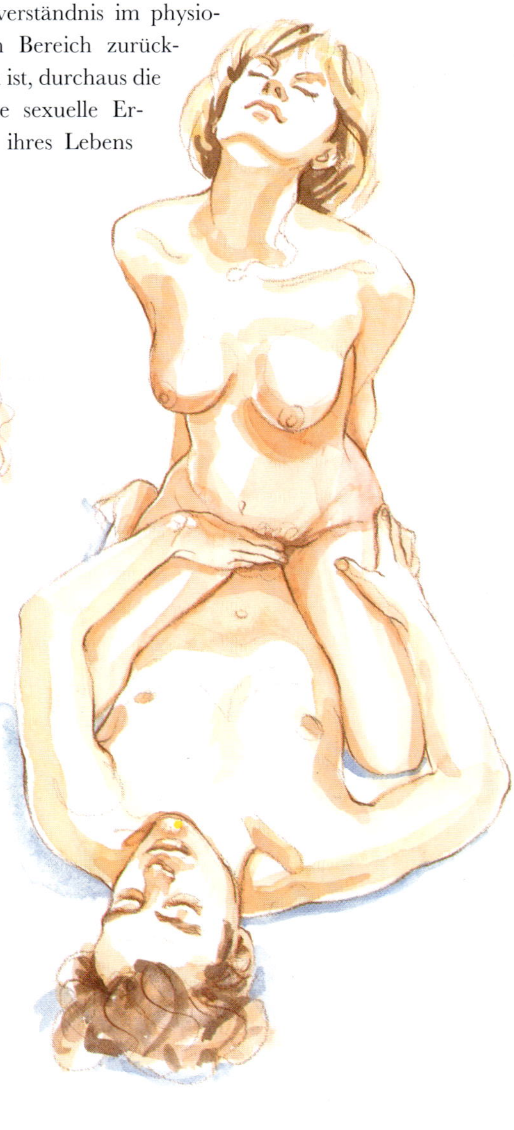

UM BEIM GESCHLECHTSVERKEHR *eine optimale klitorale Stimulierung zu erreichen, muß diese entweder direkt ausgeführt oder eine Stellung gewählt werden, in der sowohl die Klitoris als auch die Scheide erregt werden kann.*

- *Die direkte Stimulierung erfolgt entweder mit Ihrer Hand oder der des Partners. Je größer der Abstand dabei zwischen Ihnen beim Geschlechtsakt ist, desto besser. In der Missionarsstellung ist direkte Stimulation also nur beschränkt möglich. Wenn sich die Frau oben befindet (rechts) oder Sie sich mit verschränkten Beinen gegenüber sitzen (Mitte rechts), ist dies jedoch beiden Partnern leicht möglich.*

- *Andere Stellungen, beispielsweise das Eindringen von hinten oder alle Variationen der Seesternstellung, ermöglichen es Ihrem Partner, Sie zu stimuliren (oben). Oder Sie tun es selbst (ganz rechts).*

- *Die beste Stellung zur klitoralen Stimulation ohne Zuhilfenahme der Hand ist die Missionarsstellung, aber möglicherweise müssen Sie ein wenig experimentieren, um den richtigen Winkel zu finden.*

DEN EIGENEN KÖRPER KENNENLERNEN	26–27
NEUN MONATE	120–121
IHR RECHT AUF EINEN ORGASMUS	140–141
DEN GESCHLECHTSVERKEHR OPTIMIEREN	168–169

KLITORIS ODER PENIS?

Die Klitoris ist der einzige Körperteil der Frau, der nur der Lust dient. Sie entwickelt sich in der Gebärmutter aus demselben Organ, aus dem beim männlichen Fetus der Penis entsteht. Aus diesem Grund ähnelt der Aufbau der Klitoris dem des männlichen Penis. Bei Berührung füllt sich die Klitoris ebenfalls mit Blut und erigiert, die Spitze schiebt sich unter der Vorhaut hervor – ähnlich wie dies bei der Eichel des Penis der Fall ist. Und so, wie die Stimulierung des Penis zum Orgasmus führt, hat die Stimulation der Klitoris einen Höhepunkt zur Folge, der sich im gesamten Beckenbereich in Wellen starker Empfindungen äußert.

DEN PARTNER MIT EINBEZIEHEN

Wenn Sie die klitorale Stimulierung in den Geschlechtsakt einbeziehen wollen, sich aber wegen möglicher Reaktionen Ihres Partners Gedanken machen, können Sie zu folgenden »Lösungen« greifen:

- Stimulieren Sie sich selbst, ohne dies Ihrem Partner weiter zu erklären. Dabei müssen Sie sich sicher sein, wie Sie sich selbst erregen können, und darauf achten, daß die Klitoris immer gut erreichbar ist.
- Versuchen Sie, Ihren Partner dazu zu ermutigen, Sie zu stimulieren, ohne daß Sie ihm weitere Erklärungen geben. Wenn er Ihre Klitoris während der Penetration zufällig berührt, zeigen Sie durch eine klare, positive Reaktion, daß es Ihnen gefällt, so daß er diese Berührungen dann bewußt einsetzt. Dazu bedarf es wahrscheinlich einiger Übung.
- Bei einem Partner, der mit solchen Forderungen gut zurechtkommt, weisen Sie darauf hin, daß die Klitoris von der Funktion her dem Penis entspricht – er würde auch nicht zum Höhepunkt kommen, wenn Sie nur seine Hoden drücken würden! Anschließend experimentieren Sie: Wenn es sich gut anfühlt, machen Sie ihm klar, wie sehr es Sie erregt.

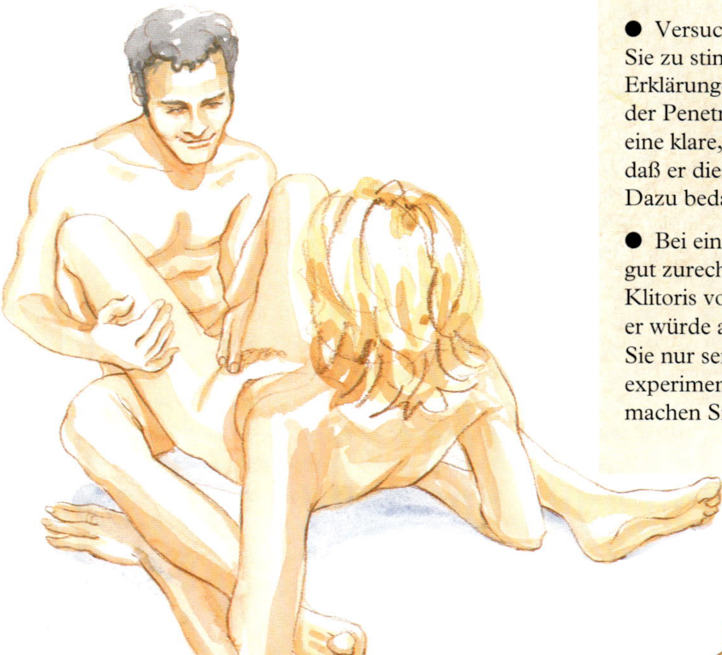

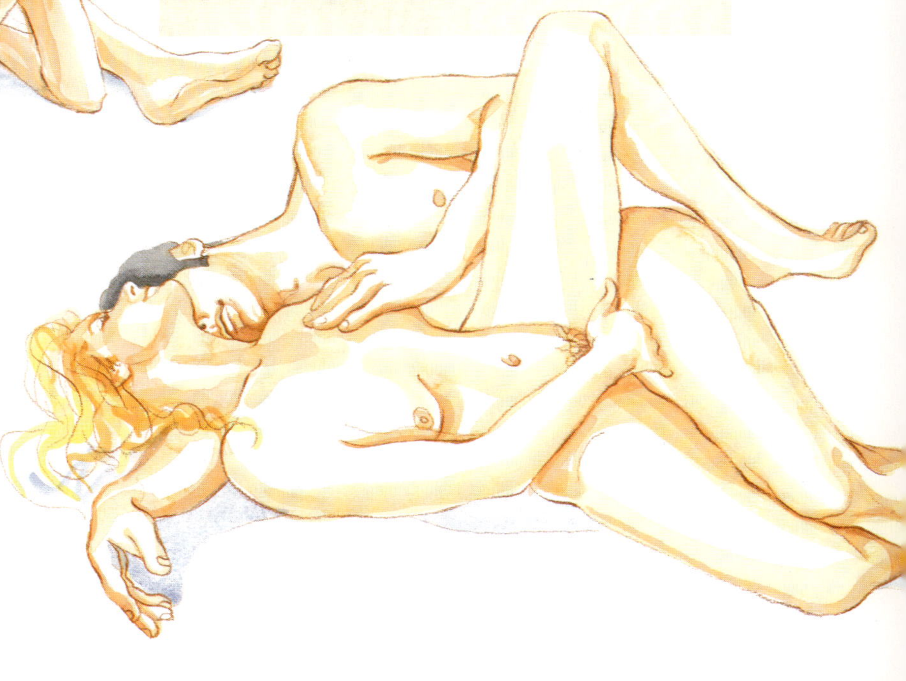

• Als Alternative können Sie Stellungen ausprobieren, bei denen die äußeren Genitalien gedehnt werden, und so die Klitoris stimulieren. Experimentieren Sie speziell mit Veränderungen der Beinposition, während er sich bewegt. Oder legen Sie ein Kissen unter Ihr Gesäß, so daß es sich in einer höheren Position befindet.

Der Orgasmus

Wenn wir die höchste sexuelle Empfindung erleben

Wenn die Erregung während des Liebesspiels ihren Höhepunkt erreicht und Sie die Erregungs- und Plateauphase hinter sich lassen, führt die verstärkte Durchblutung zu einer Weitung der Genitalien. Der Scheideneingang schwillt an, so, als wolle er den Penis festhalten. Sie stehen kurz vor dem Orgasmus.

Kontraktionen (normalerweise 3 bis 15 im Abstand von 0,8 Sekunden) breiten sich vom Muskelbereich nahe der Wirbelsäule und um den After herum zum Unterbauch und zur Gebärmutter hin bis in die Scheide aus. Klitoris, Brüste, Brustwarzen und Warzenhöfe schwellen an, das Herz schlägt bis zu hundertfünfzigmal pro Minute, und die Atmungsrate liegt bei vierzig Atemzügen pro Minute.

Beim Sex ist der Orgasmus der absolute Höhepunkt. Doch der weibliche Orgasmus läuft Gefahr, das Gegenstück zur männlichen Erektion zu werden. Wenn wir nicht jedesmal zum Höhepunkt kommen, kann sich unser Partner als Versager fühlen; wenn wir nie einen Orgasmus erleben, fühlen wir uns frigide. Wir müssen uns das Recht nehmen, keinen Orgasmus zu haben, uns Zeit lassen und Umarmungen genießen zu dürfen.

Andererseits wäre es jedoch dumm zu behaupten, es mache nichts aus, wenn eine Frau, die sich einen Orgasmus wünscht, nicht zum Höhepunkt kommt. Wir haben die Möglichkeit, dies mit Masturbation und klitoraler Stimulierung zu erreichen.

Unterschiedliche Höhepunkte?

- Freud identifizierte zwei Arten von Orgasmus: den durch Penetration und jenen, der durch die Stimulation der Klitoris ausgelöst wird. Anfang der siebziger Jahre erklärten Masters und Johnson, daß der Orgasmus immer durch klitorale Stimulation direkt oder indirekt durch den Druck des eindringenden Penis ausgelöst wird. Die Frauen selbst erklären heute, daß es unterschiedliche Arten von Höhepunkten gibt, von denen die meisten durch die Klitoris ausgelöst werden, einige durch Druck auf den G-Punkt oder durch Druck auf den Muttermund mit Finger oder Penis.

- Gibt es überhaupt einen »besten« Orgasmus? Freud betrachtete den klitoralen Höhepunkt als »unreif«. Masters und Johnson hingegen versicherten, er sei völlig normal. Lesbische Beziehungen zeigen, daß es nicht zum Geschlechtsakt kommen muß, doch viel zu häufig herrscht noch die Meinung vor, nur der durch Penetration hervorgerufene Orgasmus sei »das Wahre«.

- Tatsächlich ist jeder Orgasmus »das Wahre«. Es ist egal, wie Sie dazu kommen, solange Sie einen Höhepunkt haben und es Ihnen Spaß macht.

Warum weiblicher Orgasmus?

Vom biologischen Standpunkt aus betrachtet ist es klar, warum der Mann einen Orgasmus hat. Beim Höhepunkt wird der Samen aus seinem Körper ausgestoßen, damit es zur Befruchtung kommen kann. Doch im Fall der Frau ist die biologische Funktion des Orgasmus eigentlich unklar. Handelt es sich um einen Fehler der Natur? Oder dient der Höhepunkt dazu, daß wir flach auf dem Rücken liegenbleiben und das Sperma in der Scheide bleibt?

Neue Untersuchungen geben Aufschluß darüber, daß auch der weibliche Orgasmus zur Befruchtung beiträgt. Während des Orgasmus nimmt die Scheide eine Hohlform an, so daß das Sperma den Muttermund erreichen kann; auch der Muttermund neigt sich dabei, so daß er bei jeder Kontraktion in die Samenflüssigkeit taucht und das Sperma auf diese Weise leichter in die Gebärmutter gelangen kann.

Fallgeschichte

»Allein kann ich sehr schnell zum Orgasmus kommen. Wenn ich mit meinem Mann zusammen bin, geht er langsam und intensiv vor. Da ein anderer Mensch etwas mit mir macht, habe ich keine Kontrolle, aber es ist ungeheuer erregend. Wenn er seine Finger einsetzt, fühle ich mich gedehnt wie ein Stück Gummi, das plötzlich reißt, schnell, heftig, fast schmerzhaft. Wenn er seine Zunge benutzt, ist es viel sanfter – es kann sich über Stunden hinziehen, und wenn ich komme, habe ich das Gefühl, mich aufzulösen. Wenn er in mir ist, ist es sehr tief, so als explodiere mein Inneres. Egal, wie ich komme – ich muß dabei immer laut schreien!«

ANTJE

DIE KLITORIS STIMULIEREN 78–79
IHR RECHT AUF EINEN ORGASMUS 140–141
DEN ORGASMUS OPTIMIEREN 170–171

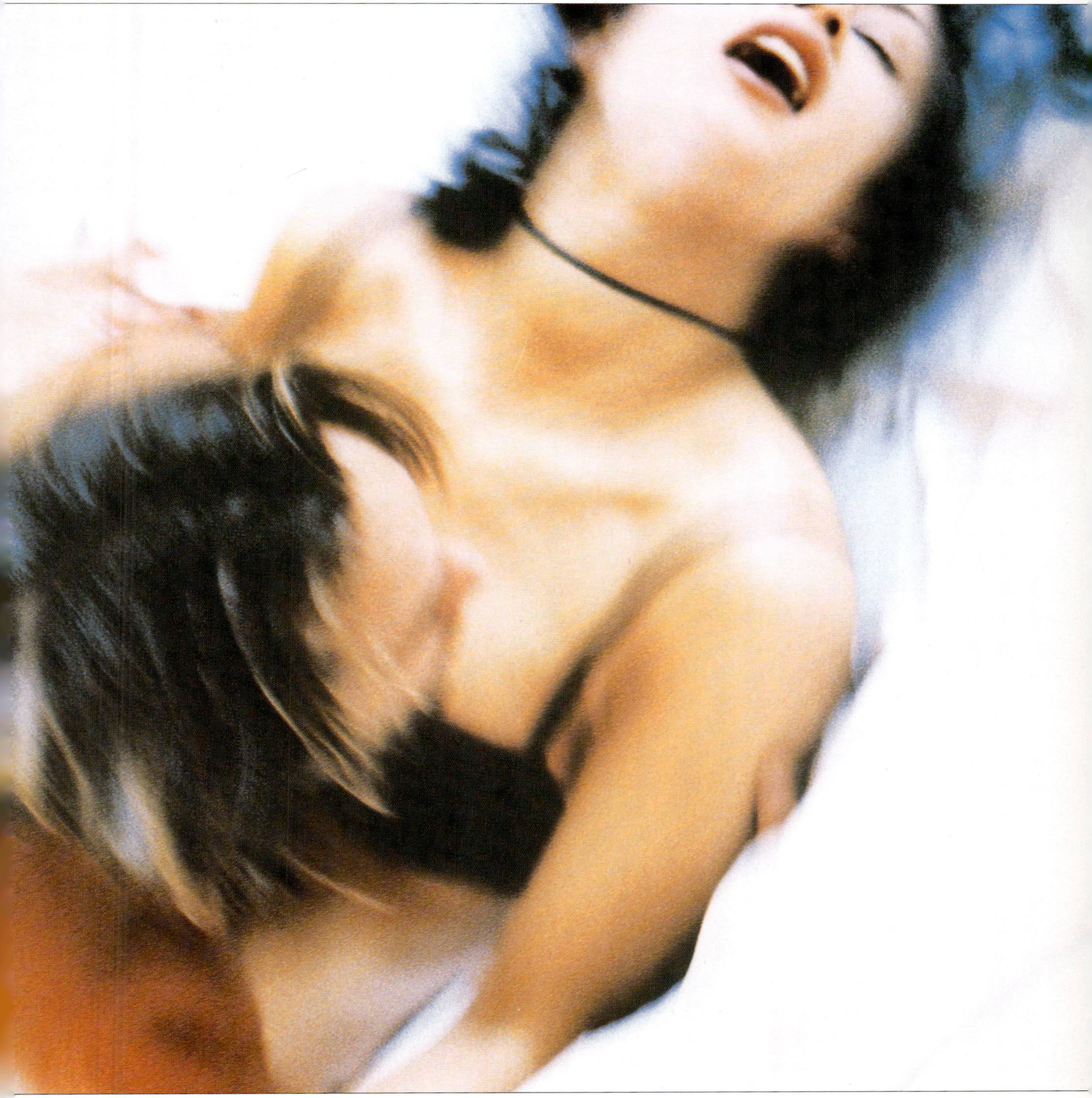

NACH DEM SEX

DAS KÖRPERLICHE UND EMOTIONALE NACHSPIEL BEIM SEX

Für viele Frauen ist das Liebesspiel mit dem Ende der sexuellen Begegnung noch nicht zu Ende. Da körperlicher Kontakt oft im Kontext einer Beziehung stattfindet, können die Momente nach dem Sex einige der schönsten Augenblicke sein.

Manchmal fühlen wir uns körperlich schwach und müssen unseren Körper und besonders unsere Geschlechtsorgane schützen. Ein andermal sind wir energiegeladen und gleich wieder bereit für neue Erregung. Normalerweise fühlen wir uns unserem Partner emotional nah und warten auf ein weiteres Zeichen dieser Nähe durch Blickkontakt, Reden und Zärtlichkeiten. Wir wollen gehalten, vielleicht sogar beruhigt werden; wir möchten, daß man uns zuhört oder mit uns spricht.

ES IST GUT, *wenn Sie und Ihr Partner nach dem Liebesspiel ähnlich reagieren, egal, ob Sie sich bewegen, schlafen oder reden wollen. Doch vielleicht haben Sie andere Bedürfnisse. Männer haben häufig, nachdem sie ihr Sperma produziert und ausgestoßen haben, den Wunsch, sich eine Weile auszuruhen. Doch vor allem junge Männer verfügen über besonders viel Energie, so daß sie aller Wahrscheinlichkeit nach aufstehen und sich bewegen oder erneut Sex haben wollen.*

- *Wenn Ihr Partner (oder Ihre Partnerin) aktiv ist und Sie reden oder zärtlich sein wollen, können Sie nach dem Sex ein Bad oder eine Mahlzeit vorschlagen, damit er (oder sie) beschäftigt ist und Ihnen Ihr Wunsch nach Zweisamkeit erfüllt wird.*

- *Wenn er schläfrig ist, Sie jedoch aktiv werden möchten, könnten Sie Ihr Liebesspiel auf den Morgen verlegen, wo er vielleicht keine Ruhepause braucht.*

- *Wenn er müde ist und Sie noch reden wollen, kuscheln Sie sich an ihn, um zumindest ein paar Worte mit ihm zu wechseln. Warten Sie, bis er wieder aufwacht, um sich dann länger mit ihm zu unterhalten.*

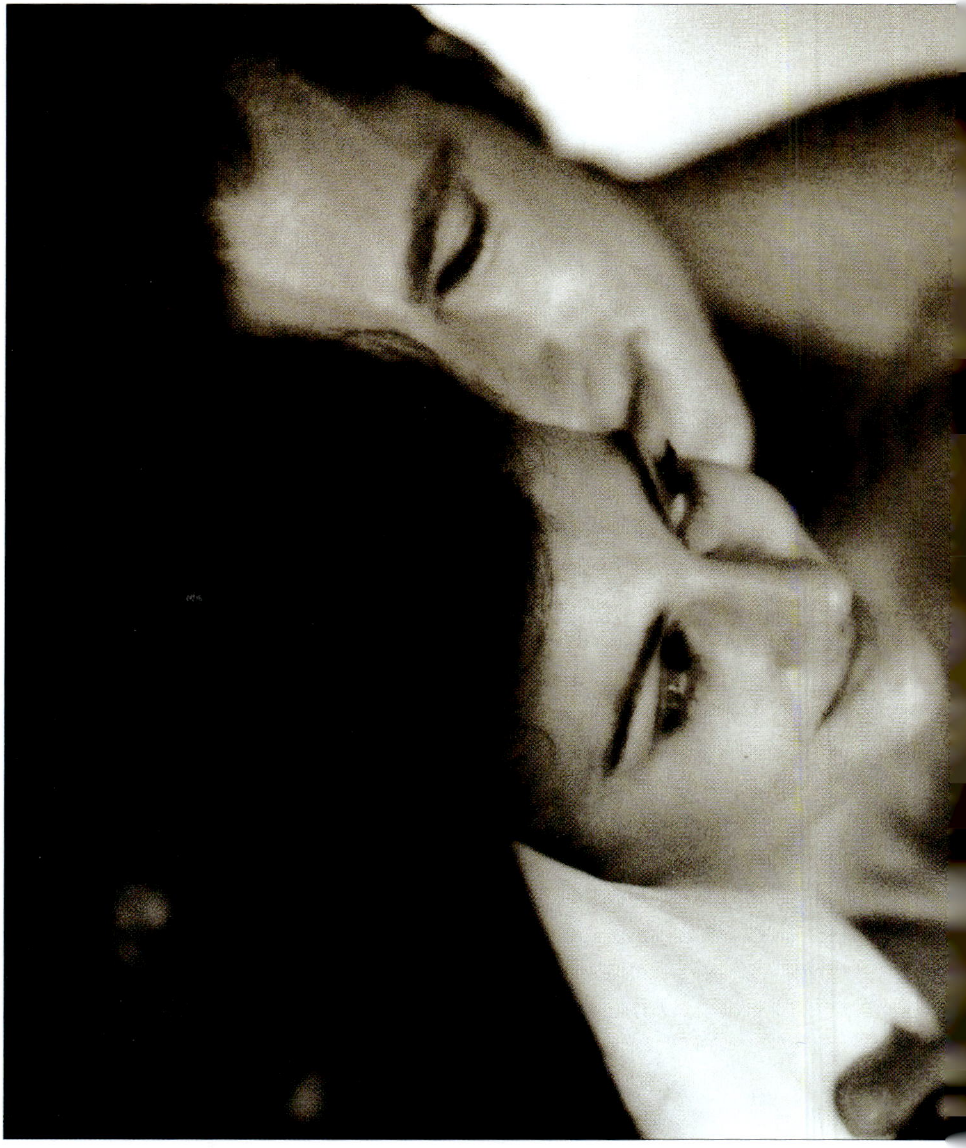

SEXUELLE KOMMUNIKATION 94–95

Wenn uns diese Wünsche nicht erfüllt werden, weil unser Partner nicht gewillt oder dazu nicht in der Lage ist, läßt das körperliche Verlangen bald nach, und das Ganze verliert seinen Zauber. Doch wenn unser Partner nicht nur auf unsere sexuellen, sondern auch auf unsere emotionalen Bedürfnisse eingeht, erhält dieses Erlebnis eine andere Dimension und schenkt Erfüllung.

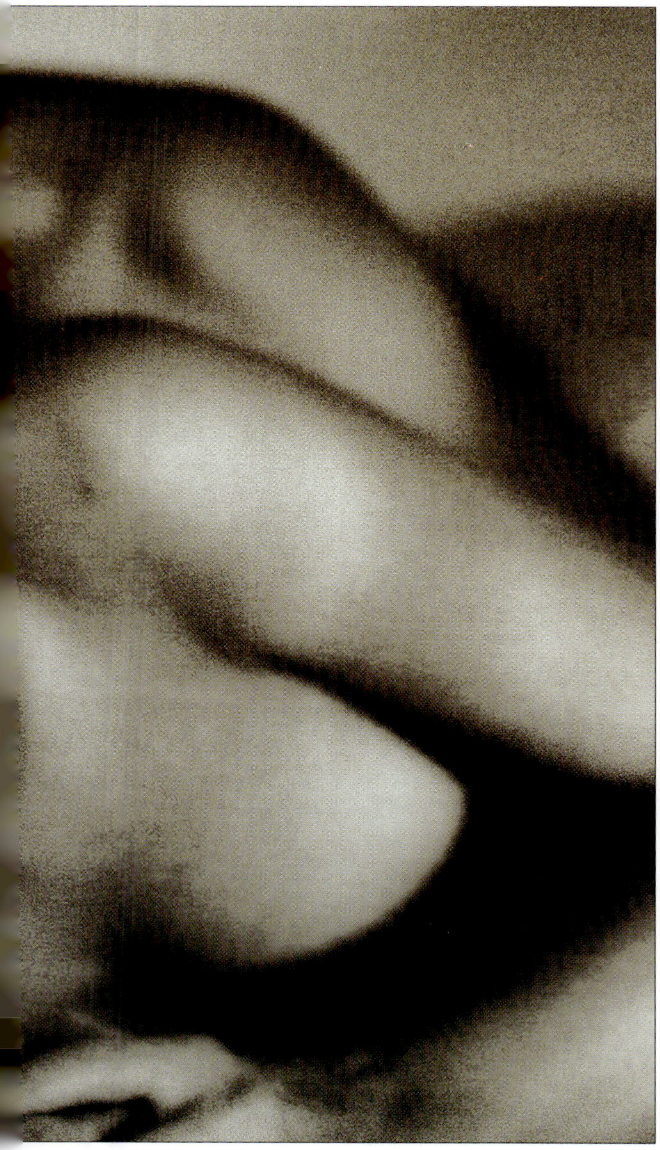

WENN SIE NICHT ZUM HÖHEPUNKT GEKOMMEN SIND

Wenn ein Mann nicht zum Orgasmus kommt, treten unter Umständen Schmerzen im Hodenbereich auf. Das Blut, das das Beckengewebe anschwellen läßt, staut sich, was einen pochenden Schmerz verursacht. Bei Frauen geschieht dasselbe in Scheide und Klitoris. Es ist unangenehm, aber mit der Zeit kehrt der Körper wieder in den Normalzustand zurück. Doch was tun, wenn Sie ebenfalls einen Orgasmus haben wollen?

Es ist sicherlich unfair, aggressiv darauf zu bestehen, daß Ihr Partner Sie zum Höhepunkt bringt, wenn er (oder sie) bereits einen Orgasmus hatte. Es ist aber durchaus legitim, um Hilfestellung zu bitten. Selbst der müdeste Partner kann zu Ihnen zärtlich sein, während Sie sich selbst zum Höhepunkt bringen. Vielleicht erregt ihn das ja so sehr, daß er sich erneut dem Liebesspiel widmet. Sie können aber auch eng umschlungen zusammen einschlafen, wenn Sie zum Höhepunkt gekommen sind.

DIE AUFLÖSUNGSPHASE BEI DER FRAU

Nach dem Orgasmus fließt das Blut aus den sexuell erregten Bereichen wieder in den übrigen Körper zurück, und er kehrt in den normalen – oder fast normalen – Zustand zurück.

- Fünf bis zehn Sekunden nach dem Orgasmus haben Scheide, Gebärmutter und Schamlippen langsam wieder ihre normale Größe. Die Klitoris nimmt ihre normale Lage ein, und die kleinen Schamlippen haben wieder ihre übliche Farbe.

- Fünf Minuten nach dem Orgasmus läßt die Muskelanspannung nach, und Blutdruck, Herzschlag und Atmung sind wieder normal. Brustwarzen und Warzenhöfe nehmen wieder ihre normale Größe an.

- Bis zu einer halben Stunde nach dem Orgasmus bleibt der Muttermund geöffnet, um das Sperma aufzunehmen. Die Klitorisspitze ist wieder normal groß.

Auch wenn speziell der Bereich um die Klitoris unangenehm empfindlich ist, können Sie zu einem weiteren Orgasmus gelangen, sobald Sie es wollen.

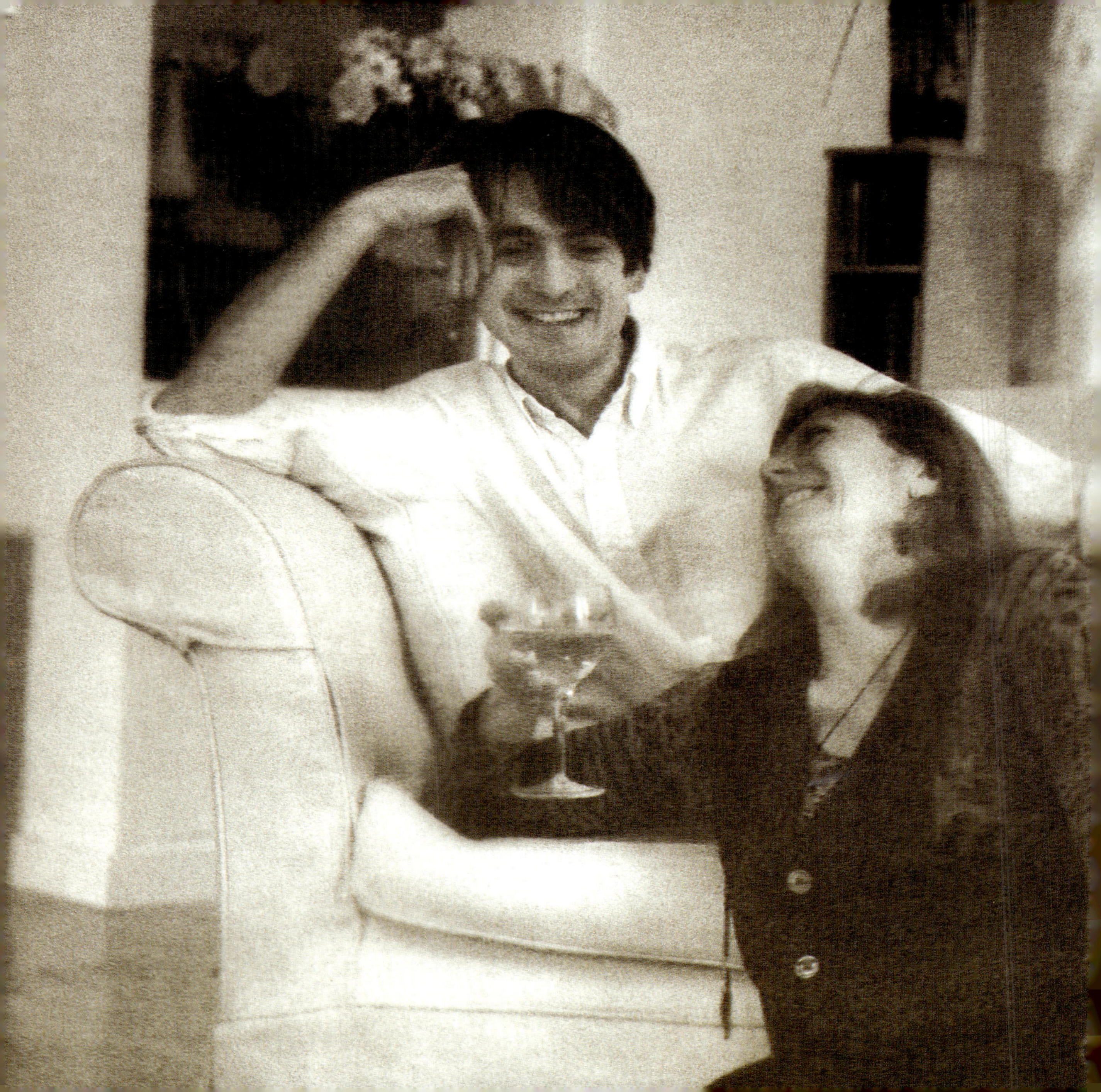

4 Sex in Beziehungen

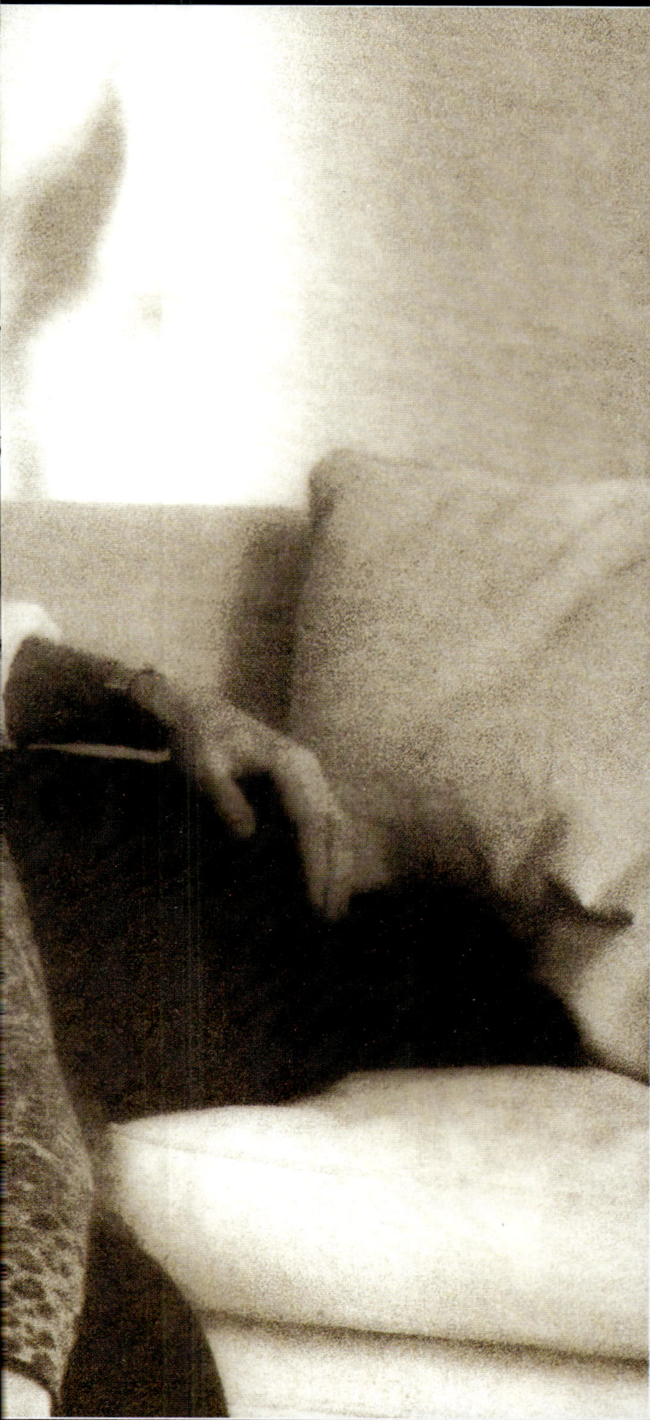

EIN ZUFÄLLIGER BEOBACHTER DER MEDIEN von heute könnte zu dem Schluß kommen, daß Sex zu einem Thema geworden ist, das unabhängig von Beziehungen besteht. Die Schlagzeilen berichten von zufälligen sexuellen Begegnungen und Orgien, während die Vertreter von Religionsgemeinschaften über den Verfall der Werte und die ständig steigende Scheidungsrate klagen.

Tatsächlich wird das Thema befriedigender Sex im Kontext einer Beziehung heute ernster genommen als je zuvor. In nicht allzu ferner Vergangenheit standen lustvoller Sex und Ehe oft in krassem Widerspruch – Sex diente der Fortpflanzung und zu nichts anderem. Doch als die Frauen Sex ohne Angst vor einer Schwangerschaft genießen konnten, wurde der Eindruck vermittelt, Sex diene allein dem Vergnügen, während Bindungen oder Beziehungen kaum eine oder gar keine Rolle spielten.

Jetzt, da ungeschützter Sex riskant geworden ist, machen sich Frauen mehr als je zuvor Gedanken über intime Beziehungen. Mindestens siebzig Prozent der Themen in den Medien, die speziell auf Frauen abzielen, befassen sich mit Beziehungsfragen und Sexualität. Da wirtschaftliche und soziale Veränderungen es in Zukunft weniger wahrscheinlich machen, daß wir eine Verbindung aufrechterhalten, die in die Brüche gegangen ist oder kurz vor ihrer Auflösung steht, wird es uns immer wichtiger, eine ideale Partnerschaft aufzubauen, die auf gemeinsamen Interessen, einem ähnlichen Lebensstil und sexueller Anziehung beruht. Zumindest theoretisch läßt sich dieses Ideal heute eher erreichen als in früheren Zeiten.

DIE FRAUEN VON HEUTE *wollen nicht mehr nur einen Versorger für sich und ihre Familie oder einen angemessenen Sexualpartner, bei dem jedoch die emotionale Seite zu kurz kommt. Wir mögen auf unserem Vergnügen bestehen, aber wir sind uns heute auch darüber im klaren, daß es sich am besten dann erreichen läßt, wenn Sex Teil einer Partnerschaft ist.*

DIE WAHL EINES PARTNERS

WAS ZIEHT SIE AN EINEM POTENTIELLEN PARTNER AN?

Angeblich ist es das gute Aussehen, das beim Sex zählt. »Gentlemen bevorzugen Blondinen... attraktive Männer bekommen diese Frauen« – diese Botschaft besagt, daß nur schöne Menschen Sex verdienen und nur gutaussehende ihn auch bekommen. Natürlich stimmt das nicht: Das Aussehen animiert den Menschen zwar, aber es ist nur der Ausgangspunkt für die Wahl eines Sexualpartners.

Wenn wir einen Menschen kennenlernen, treffen sowohl Männer als auch Frauen innerhalb weniger Sekunden ein erstes Urteil. Jeder Mensch wird als möglicher Partner betrachtet, und wir beginnen mit einer Bewertung. Zugegeben – wir lehnen zuerst jene Menschen ab, deren Aussehen uns nicht anzieht, oder solche, die beispielsweise vom Alter oder Gewicht her außerhalb unseres Wunschbildes stehen. Aber wir schließen auch allzu attraktive Menschen aus und bevorzugen jene, deren Aussehen zu unserem paßt.

Wenn wir einen uns attraktiv erscheinenden Menschen sehen, werfen wir ihm einen Blick zu, schauen dann wieder weg und betrachten ihn schließlich genauer. Frauen sehen dabei kritisch vom Gesicht zum Körper und wieder zurück zum Gesicht. Männer konzentrieren sich normalerweise mehr auf den Körper, was den Eindruck vermittelt, daß sie sich weniger für den Verstand interessieren.

Jetzt betrachten wir das Gesicht eingehender, wie es die Abbildung rechts verdeutlicht. Normalerweise dauert dies etwa drei Sekunden, doch wenn wir besonders fasziniert sind, kann sich dieser Blick auf fünf Sekunden ausdehnen, so daß der Betroffene unser Interesse bemerkt.

Wenn es zu einer Unterhaltung kommt, wird die Persönlichkeit unseres Gegenübers weiter bewertet. Wir alle suchen nach einem Partner, der unseren Vorstellungen entspricht. Wenn er bestimmte Eigenschaften nicht aufweist, fällt er (oder sie) durch das Raster. Wir müssen uns in der Gegenwart eines Menschen wohl fühlen, bevor wir mit ihm Sex haben können.

Anschließend senden wir Signale aus, die unser Interesse bekunden. Wenn unser Gegenüber uns bereits von seiner Liste gestrichen hat, wird es keine Reaktion geben. Doch wenn er positiv reagiert, werden in dem nachfolgenden Gespräch die jeweiligen Lebenseinstellungen näher erforscht; wir setzen die Körpersprache ein, um festzustellen, ob der andere sich richtig verhält – und richtig riecht. Vielleicht wird sogar das Thema Sex angesprochen.

ZIEHT SEXY KLEIDUNG AN?

Manche Körperteile erregen einfach Aufmerksamkeit. Brüste, Gesäß, Beine – je mehr eine Frau offenbart, desto stärker erregt sie die Männer. Ein tief ausgeschnittenes Kleid, enge Jeans, ein Minirock oder leuchtendrote Lippen werden mit Sicherheit die Blicke auf sich ziehen.

Doch die beiden Geschlechter interpretieren diese Art von Kleidung unterschiedlich. Frauen betrachten sie selten als Ermutigung zum Sex; sie wollen nur beachtet werden, bis sie einen Partner gefunden haben. Leider fassen manche Männer dies jedoch als direkte Einladung zum Sex auf und reagieren irritiert, wenn sie Ablehnung erfahren, oder halten sich fern, weil sie solche Frauen als »leichte« Beute einschätzen.

Egal, wie Sie sich kleiden, Sie sollten sich keine Kommentare oder unwillkommene Annäherungsversuche gefallen lassen. Doch leider entspricht es der Realität, daß sexy Kleidung zu solcher Aufmerksamkeit führt.

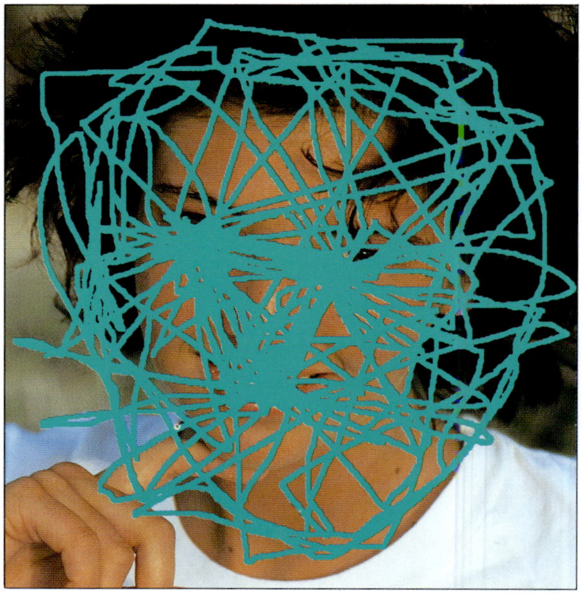

WENN SIE *mit einem möglichen neuen Partner in Blickkontakt treten, bewegen sich Ihre Augen über sein (oder ihr) Gesicht, so daß ein Muster wie das oben abgebildete entsteht. Obwohl die Augen das ganze Gesicht betrachten, konzentrieren sich fünfundsiebzig Prozent auf Augen und Mund des Partners, da diese Bereiche nach Hinweisen auf Persönlichkeit und Charakter geprüft werden.*

IHRE SEXUELLEN PHANTASIEN 42–43
SEXUELLE KOMMUNIKATION 94–95

MYTHOS UND REALITÄT BEI DER WAHL EINES PARTNERS

Wonach suchen Männer (oder Frauen) beim idealen Sexualpartner? Sowohl Männer als auch Frauen haben ihre eigenen Vorstellungen, was die Auswahlkriterien des anderen Geschlechts betrifft. Doch diese Vorstellungen stimmen nur, wenn es um Ideale geht. Als wirklichen Sexualpartner wählen Männer und Frauen einen ganz anderen Menschen als das Idealbild, das ihnen eigentlich vorschwebt.

Nach Meinung der Frauen wollen Männer mit einer Frau Sex haben, auf die folgende Attribute zutreffen:
- Sie ist groß
- Sie ist schlank
- Sie ist blond
- Sie hat einen großen Busen
- Sie hat wohlgeformte Beine
- Sie hat »Schlafzimmeraugen«
- Sie hat einen Schmollmund
- Sie trägt roten Lippenstift
- Sie ist jung

In Wirklichkeit wählen Männer folgende Partnerinnen:
- Sie ist etwa 11–12 cm kleiner als er
- Sie hat wohlgerundete Formen
- Die Haarfarbe ist oft unwichtig
- Sie hat mittelgroße Brüste
- Sie hat einen guten Teint
- Sie ist nur zwei bis drei Jahre jünger
- Ihre Persönlichkeit ist so wichtig wie ihr Aussehen

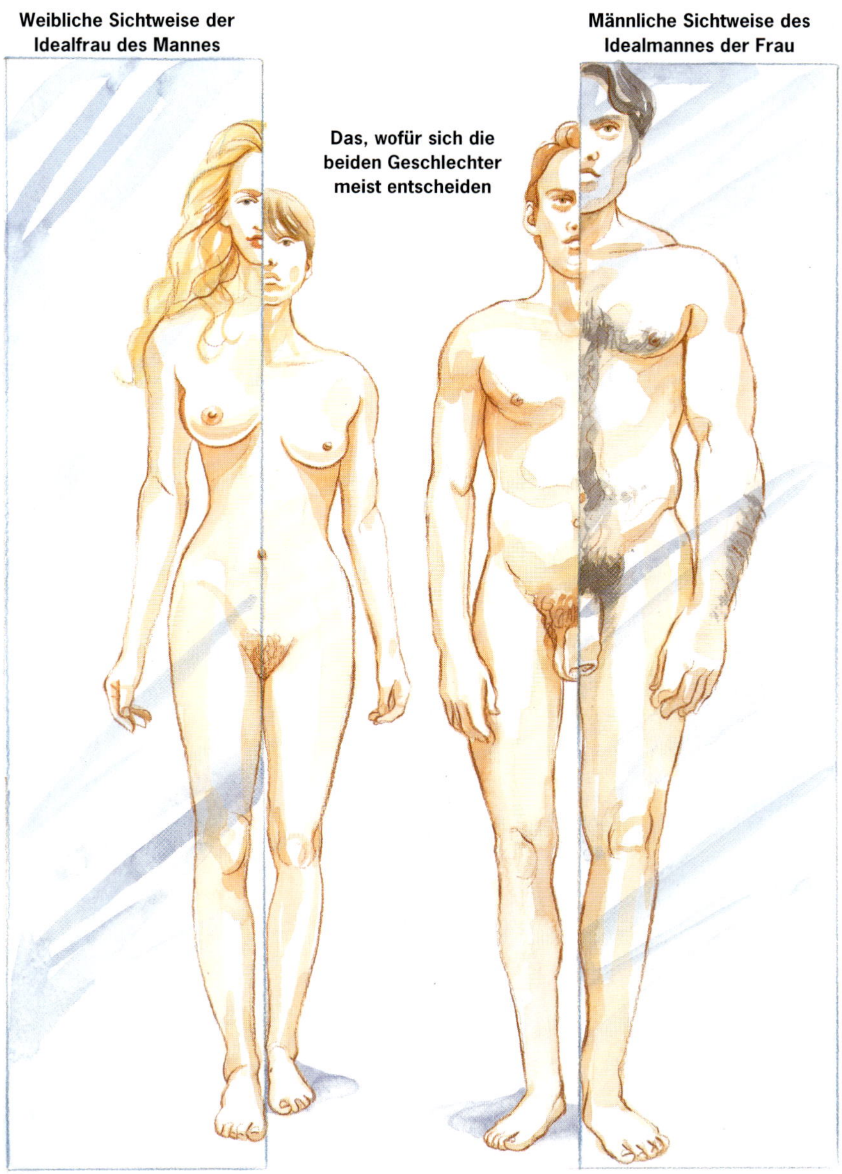

Nach Meinung der Männer wollen Frauen mit einem Mann Sex haben, auf den folgende Attribute zutreffen:
- Er ist groß
- Er hat breite Schultern
- Er hat gut entwickelte Muskeln
- Er hat eine behaarte Brust
- Er hat einen großen Penis

In Wirklichkeit wählen Frauen folgende Partner:
- Er ist etwa 15 cm größer als sie
- Die Körperform ist unwichtig – Muskeln wirken eher abstoßend
- Gesicht und Augen zeigen Charakter
- Er hat einen guten Teint
- Er hat wohlgeformte Hände
- Er hat eine tiefe, sanfte Stimme
- Seine Penisgröße ist unwichtig
- Seine Persönlichkeit ist wichtiger als das Aussehen

ERSTE SIGNALE

DIE KÖRPERSPACHE BEI SEXUELLEM INTERESSE

Wir setzen eine Geheimsprache ein, um unser Bedürfnis nach Sex zu signalisieren. Trotz unserer verbalen Fähigkeiten ist Sex immer noch ein Bereich, in dem die Menschen mit einer gewissen Unsicherheit und Verlegenheit reagieren, so daß sie ihre Absichten nicht offen äußern – zumindest nicht zu Beginn einer Beziehung.

Statt dessen setzen wir die Körpersprache ein. Wir verlassen uns auf eine »zivilisierte« Version verschlüsselter Signale, die sich seit Tausenden von Jahren – schon lange Zeit vor Entwicklung der menschlichen Sprache – bewährt haben, um anderen mitzuteilen, daß wir für eine sexuelle Begegnung bereit sind.

Aber die Körpersprache allein reicht nicht aus. Wir brauchen Wörter, um unsere Gefühle auszudrücken und unsere nichtverbalen Signale zu verstärken. Außerdem kann unsere Körpersprache lügen: Möglicherweise zeigen wir durch unsere Haltung, daß wir sexuell verfügbar sind, obwohl wir diese Botschaft gar nicht vermitteln wollen.

Dennoch kann das Verstehen nichtverbaler Signale wichtig sein – nach konservativen Schätzungen bestehen 93 Prozent der Kommunikation aus nichtverbalen Botschaften, und dieser Prozentsatz ist zu Beginn einer Beziehung eher noch höher. Und wenn wir uns erst einmal im Schlafzimmer befinden und Worte verstummen, wird die Körpersprache zu einem noch wichtigeren Teil der sexuellen Beziehung.

DIE KÖRPERSPRACHE *wird gezielter und offener, wenn Sie einen zukünftigen Partner identifiziert haben. Wenn er sich von Ihnen angezogen fühlt, wird er dies nichtverbal auf dieselbe Weise zeigen.*

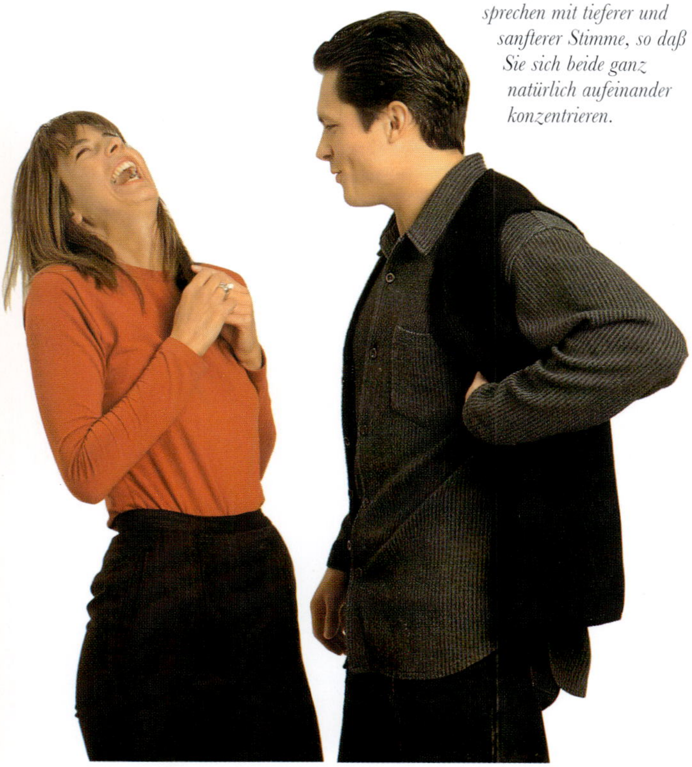

Die Einladung: Dies zeigt, daß Sie sich in seiner Gesellschaft wohl fühlen. Sie setzen – verstärkt – die Signale normaler Anziehung ein. Sie treten näher an Ihr Gegenüber heran, lächeln oder lachen – oft übertrieben – oder sprechen mit tieferer und sanfterer Stimme, so daß Sie sich beide ganz natürlich aufeinander konzentrieren.

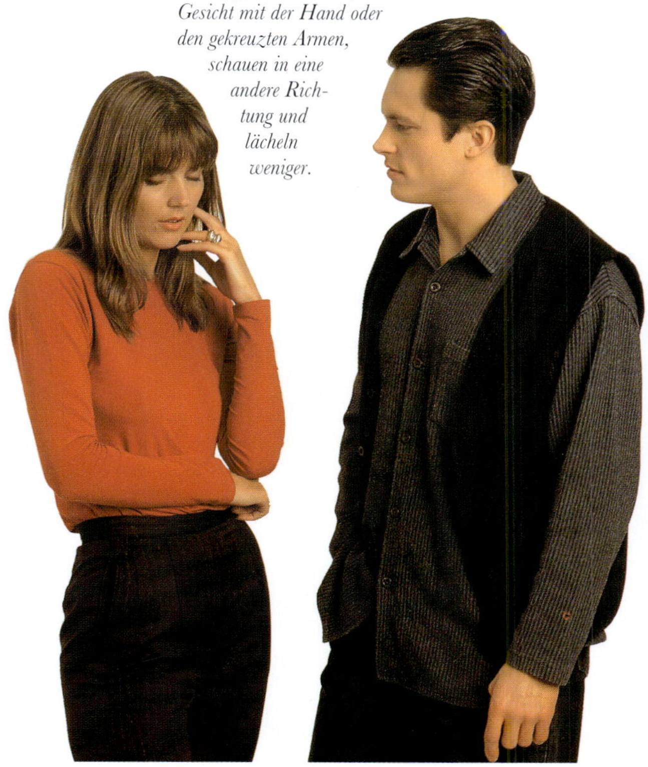

Der Rückzug: Um sein Interesse wachzuhalten, scheinen Sie sich »zurückzuziehen«, so daß er versuchen wird, Ihre Aufmerksamkeit wiederzuerlangen. Vielleicht drehen Sie sich leicht von ihm weg, schützen Körper oder Gesicht mit der Hand oder den gekreuzten Armen, schauen in eine andere Richtung und lächeln weniger.

UNERWÜNSCHTER SEX	50–51
ZUM SEX ÜBERGEHEN	90–91
SEXUELLE KOMMUNIKATION	94–95

VERFÜGBAR ODER NICHT?

Wenn Sie zum Sex bereit sind, wird dies an Ihrer Körpersprache abzulesen sein. Sie werden unbewußt Ihre attraktiven Seiten »zur Schau stellen«: Der Muskeltonus verbessert sich, Ihre Augen glänzen, Sie stehen gerade und ziehen Ihren Bauch ein. Sie »putzen« sich, indem Sie sich über das Haar streichen oder mit Ihrem Schmuck spielen (Männer rücken die Krawatte oder das Band der Armbanduhr zurecht). Sie achten darauf, daß er leicht auf Sie zugehen kann, indem Sie sich dort plazieren, wo er Sie bemerken wird, sich umschauen, um direkten Augenkontakt aufzunehmen, und Ihre Gesten auf potentielle Partner richten. All diese Dinge tun Sie unbewußt, wenn Sie ihm zeigen, daß sie zu haben sind.

Sie können dieses Verhalten absichtlich einsetzen, um Partner anzuziehen, aber Sie sollten vorsichtig damit umgehen. Da die meisten dieser Signale eigentlich unbewußt erfolgen, kann ihre bewußte Ausführung zu aufdringlich wirken, speziell dann, wenn Sie Alkohol getrunken haben. Es ist leichter zu signalisieren, daß man nicht zur Verfügung steht, da eine unnatürliche Körpersprache andere abstößt. Verbergen Sie Ihre attraktiven Seiten, vermeiden Sie das Putzverhalten und absichtlichen Augenkontakt, nehmen Sie freundliche Signale, etwa ein Lächeln, zurück. Bauen Sie Grenzen auf, indem Sie sich an einen Tisch setzen, oder zeigen Sie diese Grenzen im übertragenen Sinn, indem Sie die Arme vor der Brust kreuzen.

Die Blockade: Um sicherzugehen, daß niemand anderer stört, »blockiert« möglicherweise einer von Ihnen, indem er einen Arm ausstreckt oder sich nach vorn lehnt, um zu zeigen, daß Sie ein Paar sind.

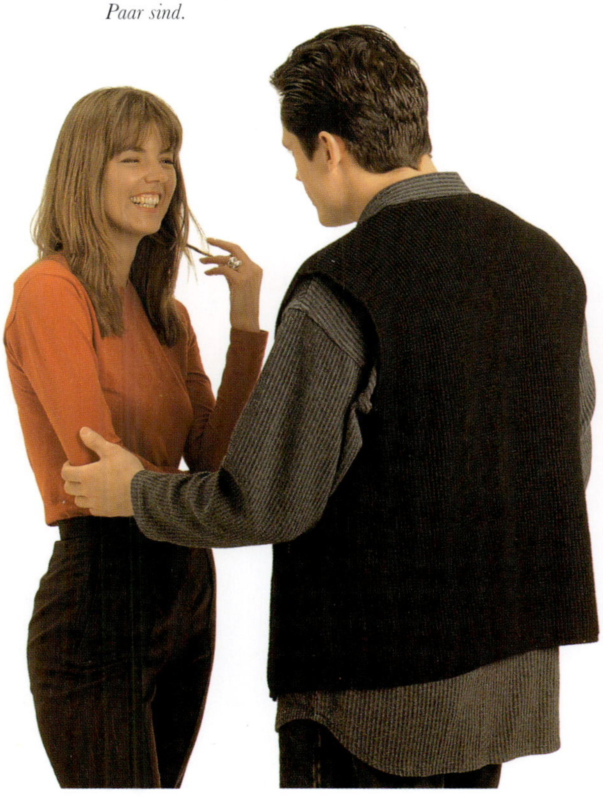

Das Versprechen: Anschließend können Sie ein Versprechen anbieten. Sie ziehen seine Aufmerksamkeit auf die sexuelle Ebene, indem Sie sich selbst berühren, den Mund leicht öffnen, während Sie zuhören, ihn zufällig leicht anfassen oder so essen, daß er Parallelen zu sexuellen Handlungen darin sieht.

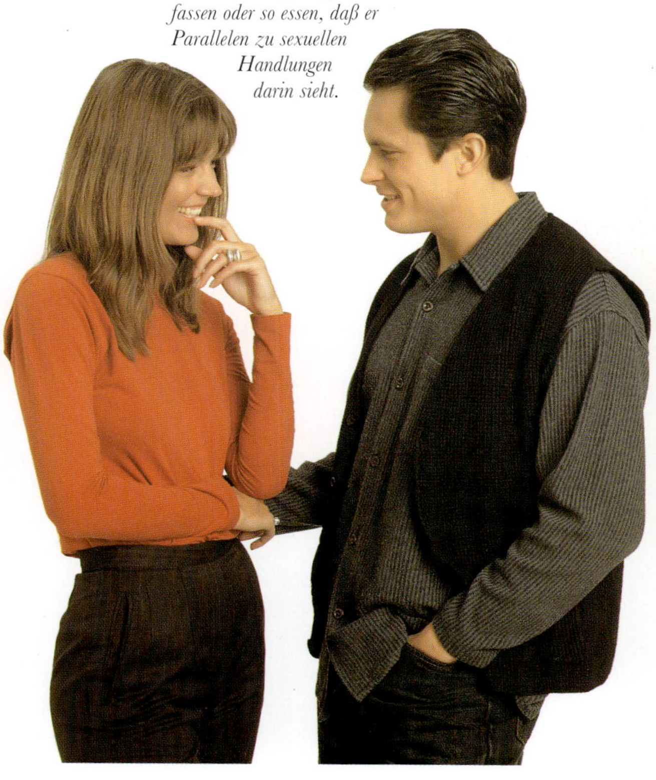

ZUM SEX ÜBERGEHEN

VORBEREITUNG ZUM LIEBESSPIEL

Heute übernehmen Frauen eine viel zielgerichtetere und aktivere Rolle in sexuellen Dingen. Es fällt uns leichter, einen ersten Kuß anzubieten, einen Partner mit Worten und Gesten zu umwerben, direkt zu sagen, daß wir gerne mit ihm schlafen würden. Es gefällt uns, wenn ein Partner uns seine Absichten mitteilt, weil dies sein Interesse zeigt, aber wir müssen nicht darauf warten, daß er den ersten Schritt tut.

Die klassische »Verführung«, bei der der Mann versuchte, eine Frau mit ein paar Gläsern Wein »herumzukriegen«, ihr Geschenke machte oder emotionalen Druck auf sie ausübte, ist in unserer Zeit nicht mehr so typisch. Wenn eine Frau heute mit einem Mann ins Bett geht, weiß sie meist, was sie tut. Wenn sie betrunken ist und diesen Schritt am nächsten Morgen bereut, übernimmt sie im allgemeinen die Verantwortung, statt sich darüber zu beklagen, daß sie manipuliert wurde. Wir fühlen uns auch nicht genötigt, mit einem Mann zu schlafen, der uns zum Essen ausführt – in der Regel bestehen Frauen sowieso darauf, selbst zu bezahlen.

Heute übernehmen Frauen häufig die Rolle der Verführerin. Jetzt manipulieren sie einen Partner, damit er mit ihnen ins Bett geht, indem sie ihn stark erregen oder ein wenig betrunken machen, wenn er von sich aus diesen Schritt nicht tun würde. Am nächsten Morgen erkennt die Frau vielleicht, daß es nur ein Spiel um Macht gewesen ist, und bedauert ihr Vorgehen.

TAKTVOLLE ABLEHNUNG

Es gibt verschiedene Möglichkeiten, eine sexuelle Einladung freundlich oder weniger freundlich abzulehnen. Ein Partner, der etwas von Ihnen will, ist unsicher und daher in gewisser Weise verletzbar, egal, wie cool er sich auch gibt.

- Sagen Sie frühzeitig nein: sobald er einen Hinweis gibt oder einen Schritt tut; wenn Sie eine unklare Botschaft empfangen; wenn Sie sich in seiner Gegenwart unwohl fühlen. Je länger Sie zögern, desto schwieriger wird es für Sie.
- Lassen Sie sich nicht unter Druck setzen, Gründe zu nennen. Wenn Sie es riskieren, vage zu sein, wird er versuchen, Sie mit Argumenten in die Ecke zu drängen oder mit spezifischen Äußerungen zu verletzen.
- Sagen Sie nicht nein und gleichen die Ablehnung anschließend mit einer freundlichen Umarmung aus, die falsche Hoffnungen wecken könnte.
- Wenn Sie gedrängt werden, setzen Sie sich durch: Wiederholen Sie immer wieder, daß Sie keinen Sex wollen; bleiben Sie ruhig; zeigen Sie klar Ihre Absichten; bleiben Sie höflich, aber bestimmt.
- Denken Sie daran, daß Sie jederzeit das Recht haben, nein zum Sex oder zu einer speziellen sexuellen Praktik zu sagen.

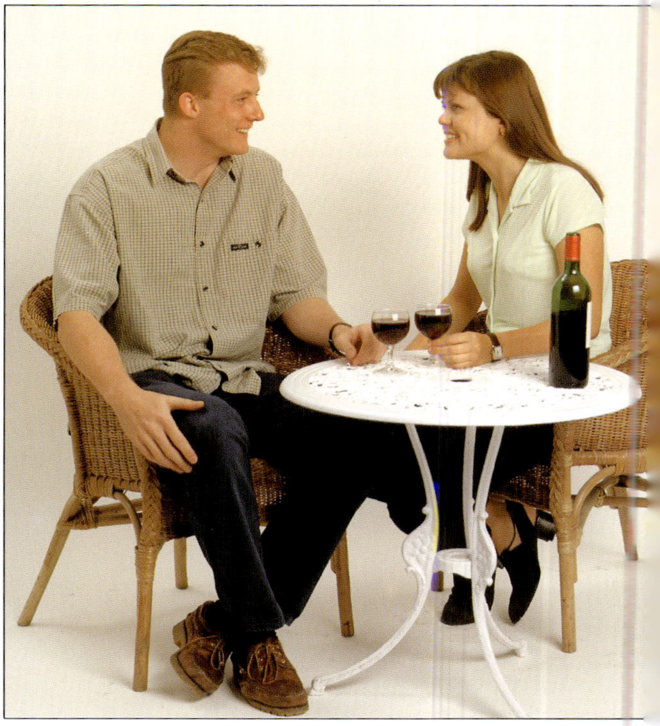

BEIM ERSTEN SCHRITT *geht es nicht darum, den Partner förmlich zu »überfallen«. Statt dessen setzen Sie eine Körpersprache ein, die es Ihnen gestattet, die Sache langsam und selbstbewußt anzugehen.*

Ein »entschuldigender Kontakt«, eine Berührung, hinter der keine sexuellen Absichten stehen, ermöglicht es Ihnen, Ihr Gesicht zu wahren, wenn die Geste nicht erwidert wird. Wenn er reagiert, hat er Interesse. Wenn nicht, ist er nicht interessiert, aber es lohnt sich, das Manöver noch drei- oder viermal zu wiederholen, um ganz sicherzugehen. Wenn Sie den

SEXUELLE ENTSCHEIDUNGEN TREFFEN 46–47
UNERWÜNSCHTER SEX 50–51
SEXUELLE BENIMMREGELN 58–59

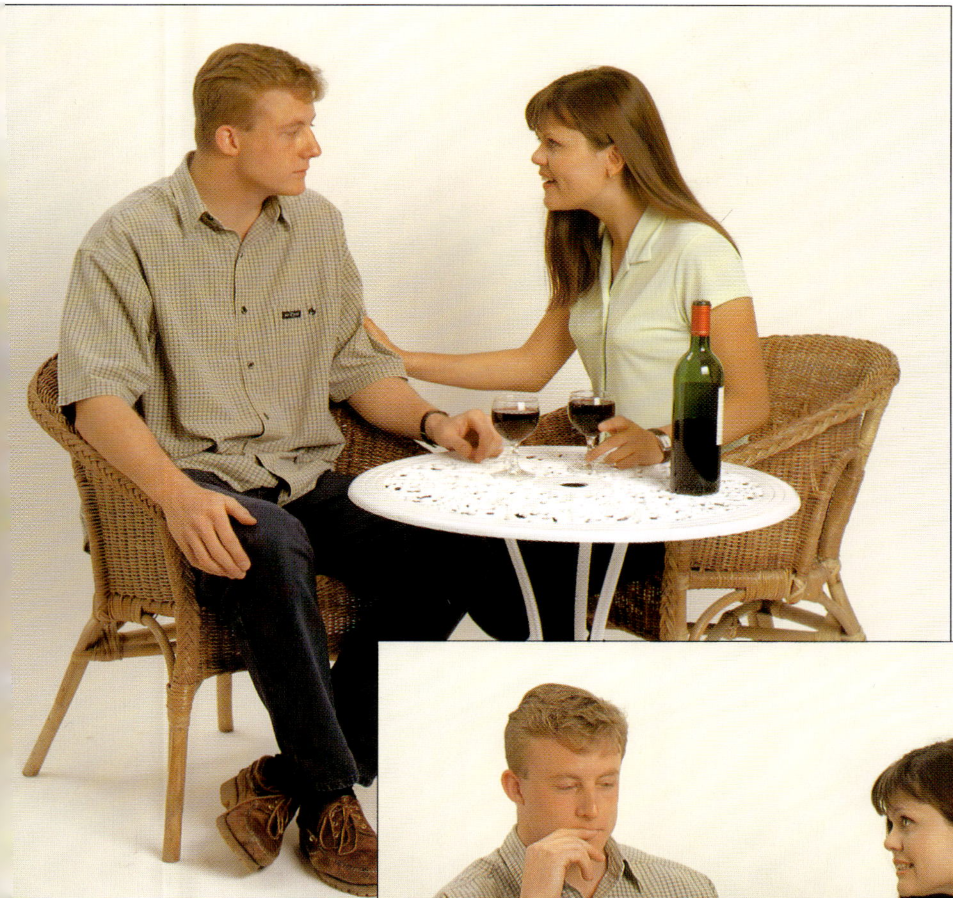

Die Art und Weise, wie er sich leicht zurücklehnt (links), seine angespannten Schultern und der ernste Ausdruck sollten sie warnen, daß er ihre Berührung nicht wünscht. Sie sollte sich zurückhalten, um festzustellen, ob er einfach nur nachdenkt oder über die Möglichkeit weiteren Kontakts tatsächlich unglücklich ist.

Während sie seine Hand hält, zeigen sein gedankenverlorener Ausdruck und seine zurückgelehnte Haltung (unten) Skepsis und Vorsicht, während die Hand am Mund signalisiert, daß er etwas sagen möchte, sich aber zurückhält. Sie sollte ihm jetzt die Chance geben zu sagen, ob er die angebotene Intimität möchte, und bei negativer Reaktion freundlich, aber nicht wütend oder verletzt reagieren.

ersten Schritt tun, achten Sie auf mißtrauische Reaktionen Ihres Gegenübers.

In einer freundlichen Situation (links) gibt es kein einleitendes Vorspiel. Beide lächeln, halten Augenkontakt, lehnen sich vor und signalisieren damit, daß sie sich beide in dieser Situation wohl fühlen.

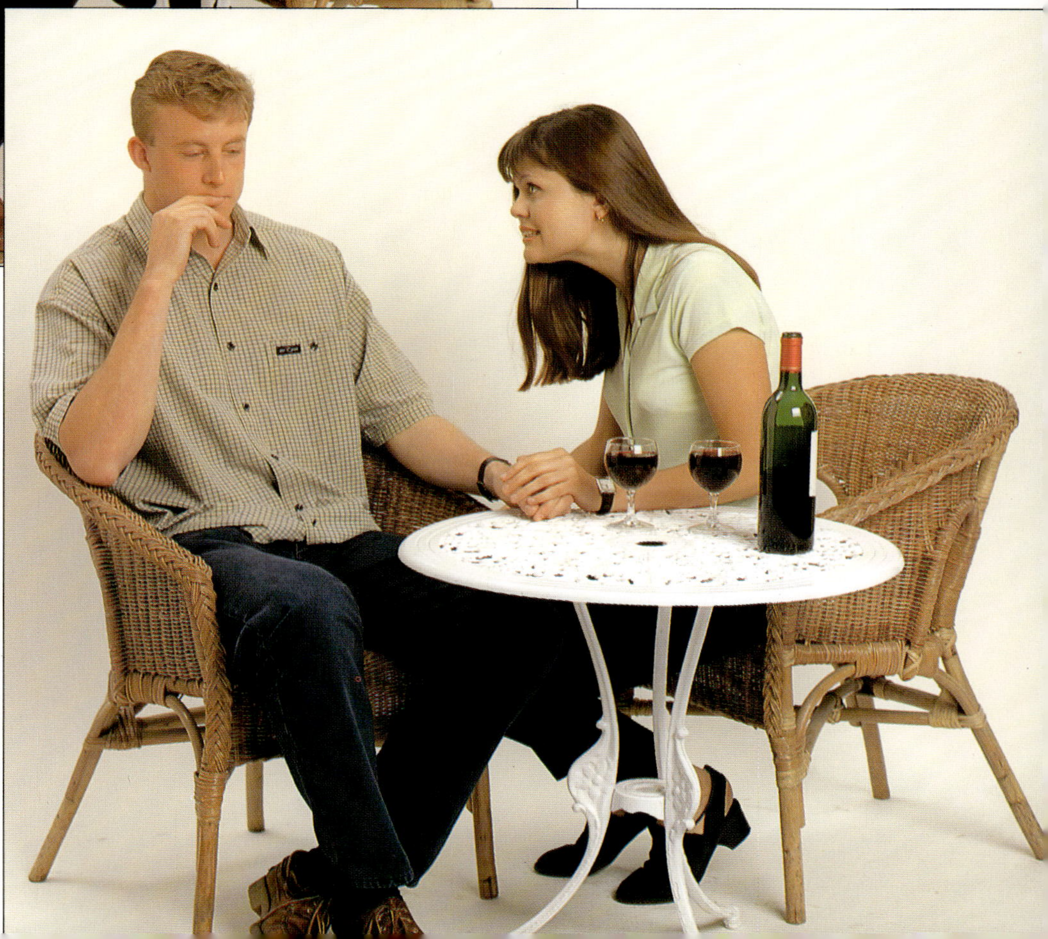

SEX MIT EINEM NEUEN PARTNER

WAS ERWARTEN SIE, WENN SIE MIT EINEM PARTNER SCHLAFEN?

Was bedeutet es eigentlich, mit einem Partner zu schlafen? Heute, da eine Schwangerschaft nicht mehr die zwangsläufige Folge von Sex ist und soziale Veränderungen in vielen Fällen Sex und Ehe voneinander getrennt haben, ist diese Frage nicht so eindeutig zu beantworten. Während es noch vor wenigen Jahrzehnten einen gewissen Konsens gab, gehen wir heute jede sexuelle Begegnung mit einer individuellen Vorstellung hinsichtlich ihrer Bedeutung und Wichtigkeit an: ein sexuelles Abenteuer für nur eine Nacht, eine Affäre, die Besiegelung einer Freundschaft, der Anfang einer ganz besonderen Beziehung.

Am nächsten Morgen ist vielleicht geklärt, daß wir das, was wir wollten, nicht bekommen können. Die Erfahrung war möglicherweise nicht so gut, wie wir es uns erhofft haben. Vielleicht war sie aber auch so gut, daß sich eine emotionale Beziehung entwickelt, ob dies nun unsere Absicht war oder nicht. Vielleicht stellen wir aber auch fest, daß die

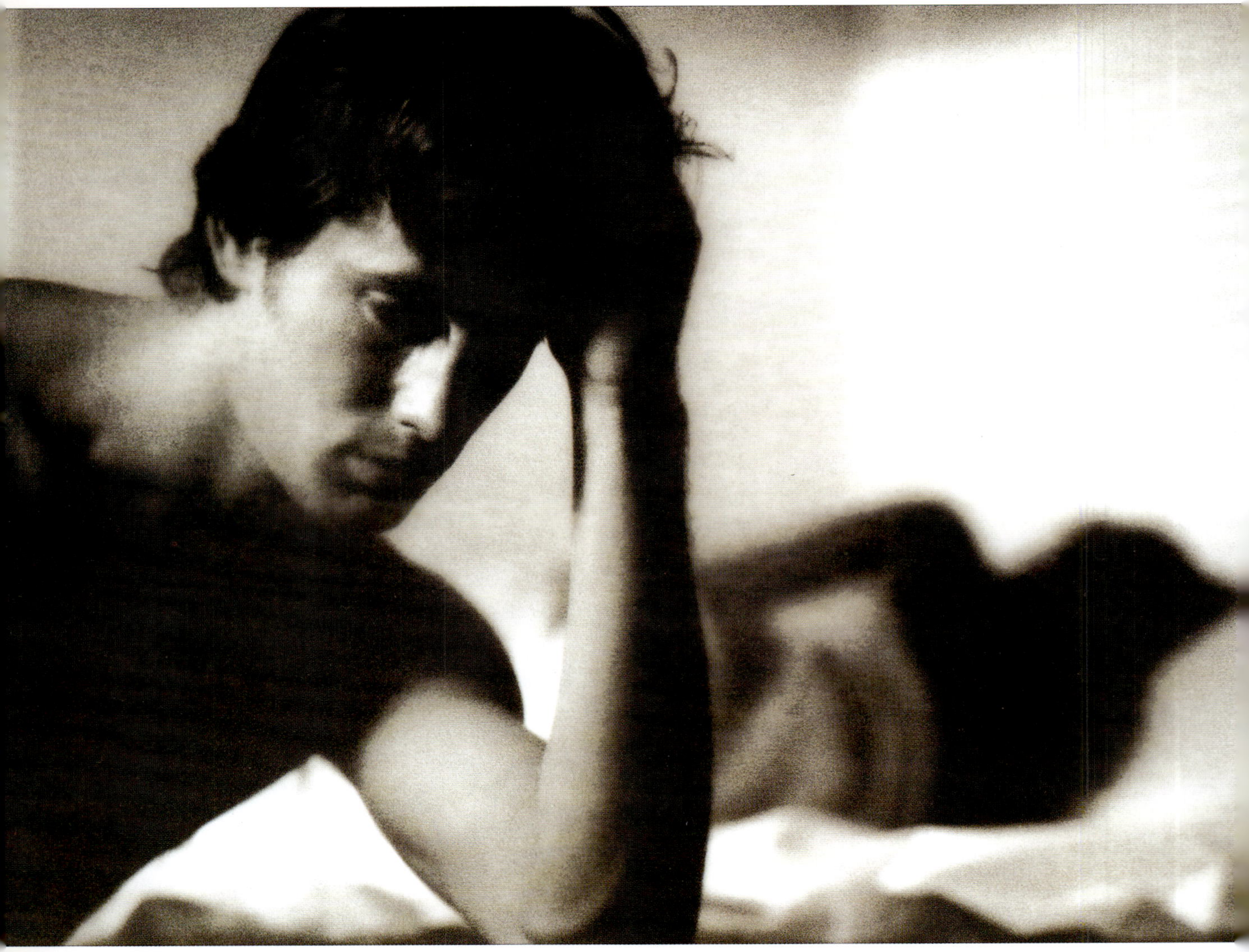

Vorstellung unseres Partners von Sex der unseren einfach nicht entspricht. Solche nicht übereinstimmenden Erwartungen werden bisweilen sofort sichtbar, es kann aber auch einige Zeit dauern, bis sie an die Oberfläche kommen. Beides ist verletzend.

Wir können Enttäuschungen vermeiden, wenn wir uns unserer eigenen sexuellen Bedürfnisse und denen unseres Partners bewußt sind, entweder, weil wir ihn bereits näher kennen, oder, weil wir vorher ehrlich zu ihm waren. Je mehr wir über uns und unsere Partner wissen, desto weniger unangenehme Überraschungen werden wir erleben, wenn wir am nächsten Morgen aufwachen.

Fallgeschichte

»Mit meinem ersten Partner hatte ich alles besprochen, bevor wir zusammen ins Bett gegangen sind. Wir waren beide jung, verliebt und dachten, daß wir für immer zusammenbleiben würden. Es gab also Champagner und feierliche Umarmungen, da wir wußten, daß noch eine lange Zeit vor uns lag. Nach der Scheidung bekam ich einen echten Schock. Ich hatte keine wahre Liebe erwartet, aber der erste Mann, mit dem ich schlief, sagte mir anschließend, daß er noch mit zwei anderen Frauen zusammen war. Er hatte sich mir nicht ›nah genug‹ gefühlt, um mir dies vorher zu sagen. Später schlief ich mit mehreren Männern und verlor gleich wieder das Interesse an ihnen; vielleicht war es eine Form von Rache, aber ich glaube, ich hatte einfach kein Interesse an einer stabilen Beziehung. Mein jetziger Partner ist ein alter Freund; er hatte eine schlechte Beziehung hinter sich und brauchte eines Abends Trost. Ich hielt es nur für eine kurzfristige Affäre, aber er hatte andere Vorstellungen. Jetzt haben wir beschlossen, es miteinander zu versuchen.«

DAGMAR

DAS PROBLEM *unterschiedlicher Erwartungen in einer neuen sexuellen Beziehung läßt sich am besten bewältigen, indem man gleich Mißverständnisse ausräumt. Wenn Ihnen dies gelingt, besteht die Möglichkeit, eine Lösung zu finden. Wenn Sie nicht aus sich herausgehen können, wird die Beziehung mit Sicherheit schiefgehen.*

ERWARTUNGEN ÜBERPRÜFEN

Es ist unwahrscheinlich, daß Sie jede Erwartung überprüfen werden, bevor Sie Sex haben. Selbst danach kann ein Gespräch, in dem man sich über seine Wünsche klarwerden will, zu selbstgefällig scheinen oder auf Unsicherheit hinweisen. Doch Sie sollten Ihre eigenen Ziele kennen, Hinweise Ihres Partners aufnehmen und Vorstellungen, die nicht übereinstimmen, überprüfen. So können Sie nicht nur in sexueller, sondern auch in emotionaler Hinsicht bessere Entscheidungen treffen.

- Wie wird sich Sex kurz- und langfristig auf unsere Beziehung auswirken?
- Werden wir uns wiedersehen?
- Wieviel Zeit werden wir miteinander verbringen?
- Wie sehen wir unsere Beziehung jetzt? Wie werden wir sie Freunden und Familie gegenüber beschreiben?
- Wird es eine Änderung in unserem Verhältnis zueinander geben? Können wir mehr oder weniger romantisch sein, mehr oder weniger zärtlich, mehr oder weniger zwanglos, mehr oder weniger kritisch?
- Werden sich unsere Gefühle ändern? Werden wir mehr oder weniger füreinander empfinden?
- Können wir Personen des anderen Geschlechts immer noch als Freunde betrachten?
- Können wir noch sexuelle Beziehungen mit anderen haben?
- Wieviel Zeit werden wir jetzt mit Freunden verbringen und mit wessen Freunden?
- Werden wir in der jeweiligen Familie des Partners vorgestellt?
- Wird es Veränderungen in unserer Loyalität zu anderen Menschen geben? Sind wir nun füreinander wichtiger als Freunde und Verwandte?
- Wird es Änderungen in finanziellen Dingen geben? Wer bezahlt das Essen im Restaurant? Auf wessen Namen läuft das Bankkonto?
- Wird es Änderungen im täglichen Leben geben? Wer übernachtet bei wem? Wessen Kleidung wird in welchem Schrank aufbewahrt? Auf welchen Namen läuft die Hypothek oder Miete?
- Was würde die obigen Erwartungen positiv oder negativ beeinflussen? Die Einstellung der sexuellen Beziehungen, ein neuer Partner, sich ineinander zu verlieben, eine Schwangerschaft?

Sexuelle Kommunikation

Eigene Wünsche und Bedürfnisse mitteilen

Einerseits unterhalten sich Frauen gerne über Sex. Sie reden mit guten Freundinnen darüber, tauschen Erfahrungen aus und sammeln Informationen. Sie sprechen auch mit dem Partner darüber, um sich gegenseitig zu erregen und Phantasievorstellungen auszutauschen. Andererseits befürchten sie, daß sich die sexuelle Kommunikation schwierig gestalten könnte. Wenn sich das Gespräch heiklen Themen zuwendet, werden sie verlegen. Wenn sie über unterschiedliche Bedürfnisse sprechen oder um etwas bitten müssen, was der Partner nicht von sich aus angeboten hat, reagieren sie unsicher. Wenn der Partner nicht redet, wenn sie es gerade wollen, empfinden sie dies als Zurückweisung.

Kurz gesagt: Wenn Frauen davon überzeugt sind, daß man sie akzeptiert, öffnen sie sich und äußern sich klar und deutlich. Doch wenn sie Ablehnung befürchten, verschließen sie sich, sind verletzbar und hilflos.

Unser Gefühl sagt uns, daß gute Kommunikation sich lohnt. Findet sie nicht statt, wird die Beziehung belastet. Gute Kommunikation ist mit gutem Sex gleichzusetzen. Unsere Beziehung scheint um so harmonischer, je besser wir miteinander reden können.

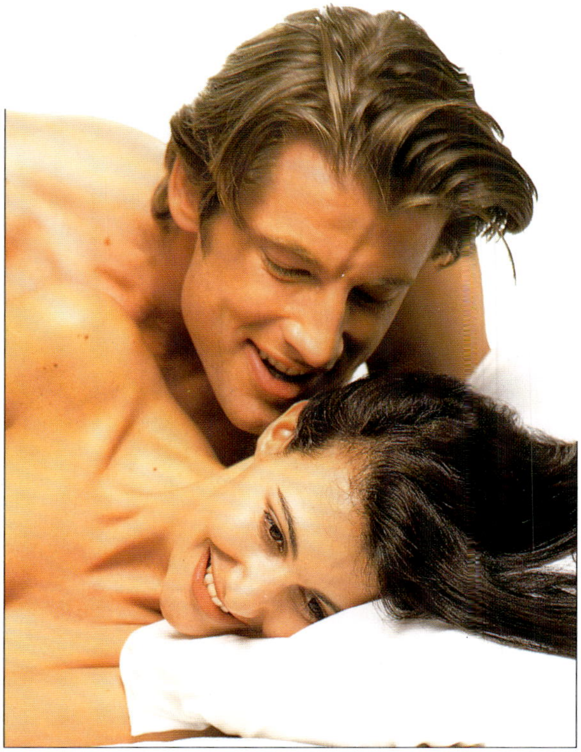

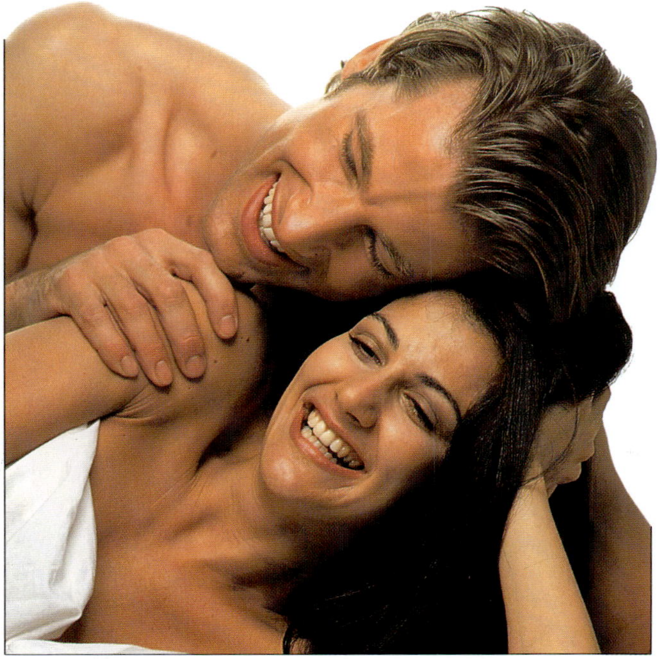

Einem Partner *zu sagen, was uns im Bett erregt, kann schwierig sein. Frauen denken häufig, daß sie keine Bedürfnisse haben dürfen, oder sie machen sich Gedanken über die Reaktion des Partners.*

- *Bitten Sie gleich zu Beginn einer sexuellen Beziehung um das, was Sie sich wünschen, sonst wird es immer schwieriger.*
- *Sagen sie Ihrem Partner, was Sie wollen, wenn Sie sich auch nur im geringsten unzufrieden fühlen, statt zu warten, bis sich negative Gefühle einstellen.*
- *Gehen Sie nicht davon aus, daß Ihr Partner Ihre Bedürfnisse nicht erfüllen will. Vielleicht ist er nur unsicher, weiß nicht, was er tun soll, oder hat Angst, etwas falsch zu machen.*

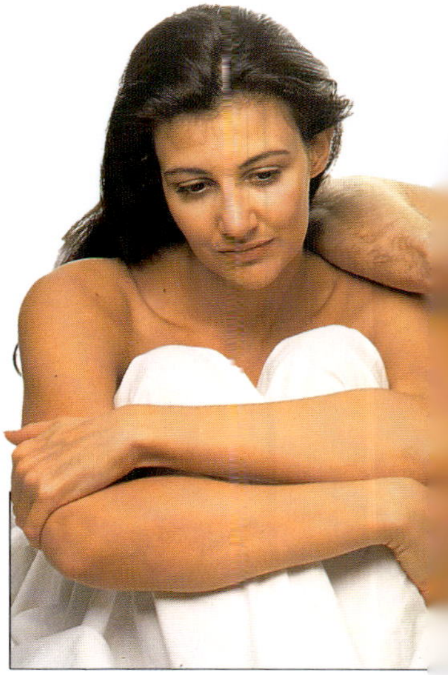

SEXUALITÄT UND GEFÜHLE 96–97

DIE RICHTIGEN WORTE FINDEN

Die sexuelle Kommunikation kann einfach aus dem Grunde schwierig sein, weil die gewählten Worte unbeholfen klingen. Manche Wörter aus dem sexuellen Vokabular hören sich zu klinisch, zu vage, zu grob oder zu vulgär an. Hier sind einige häufig gebrauchte Wörter aufgeführt. Vielleicht finden Sie und Ihr Partner lieber andere, informellere Begriffe, Kosenamen oder sogar Codewörter, die gar nichts mit Sex zu tun haben. Es ist wichtig, ein gemeinsames Vokabular zu haben, das Wörter enthält, die Sie beide problemlos benutzen können.
Penis, Hoden, Brüste, Brustwarzen, Klitoris, Scheide, Muttermund, Erektion, Ejakulation, Orgasmus. Masturbierender Mann, masturbierende Frau, Penetration, manuelle Befriedigung, Fellatio, Cunnilingus.

- *Sie sollten dem Partner keine Vorwürfe machen, nicht nörgeln, ihn beschuldigen, schimpfen oder Befehle geben. Statt dessen ermutigen Sie ihn, wenn Ihnen gefällt, was er tut.*
- *Lassen Sie Ihre Bitte positiv klingen; bitten Sie um mehr, wenn Ihnen etwas gefällt, statt sich über das Versagen Ihres Partners zu beklagen.*
- *Stellen Sie spezifische Forderungen. So weiß Ihr Partner besser, was er tun soll.*
- *Setzen Sie die Körpersprache ein, um zu zeigen, was Sie wollen. Unterstreichen Sie Ihre Gefühle mit begeisterten Geräuschen und Bewegungen.*
- *Führen Sie seine Hand dorthin, wo Sie sie haben wollen, oder nehmen Sie die eigene Hand, und lassen Sie ihn genau fühlen, was Sie tun.*

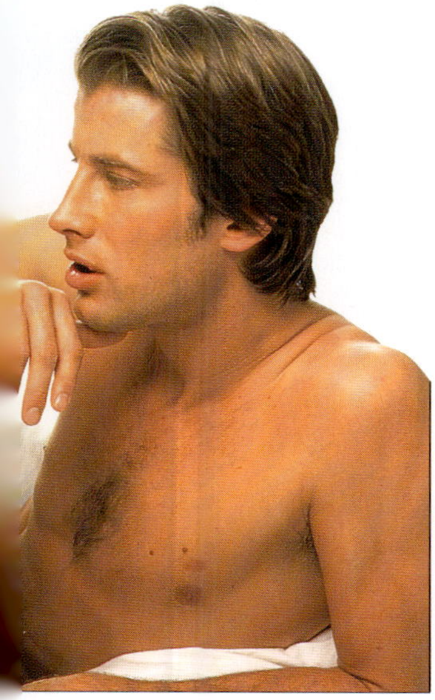

SEXUELLE ABSPRACHEN TREFFEN

Sie werden mit einem Partner nicht immer über jeden Aspekt der Sexualität einer Meinung sein. In der Diskussion geht es oft darum, wie, wann und wo man sich lieben oder welches Verhütungsmittel verwendet werden soll, aber auch um Dinge wie Treue und Monogamie.

- Unterhalten Sie sich zu einem Zeitpunkt, wenn niemand Sie stören kann. Legen Sie auch einen nächsten Gesprächstermin fest, wenn Sie einmal nicht weiterkommen.
- Erklären Sie sich gegenseitig, was Sie wollen und warum. Reden Sie so lange darüber, bis für beide klar ist, was sich jeder wünscht.
- Wenn eine bestimmte Praxis sie abstößt, stimmen Sie dieser nicht zu. Umgekehrt sollten Sie einen Partner nie bitten, bei einer Sache nachzugeben, die ihm mißfällt.
- Finden Sie heraus, wo sich Ihre Vorstellungen überschneiden, wo es Bereiche gibt, in denen die Möglichkeit besteht, Ihrer beider Bedürfnisse gleichermaßen zu befriedigen.
- Fragen Sie sich, was passieren würde, wenn Sie beide etwas Wichtiges aufgeben würden. Stellen Sie fest, was Sie beide als Ausgleich dafür anbieten könnten. Sie sollten dieses Angebot ohne Ressentiment machen und ohne Schuldgefühle annehmen können.
- Wenn Sie eine Abmachung getroffen haben, halten Sie diese schriftlich fest. Vereinbaren Sie, die Fortschritte nach ein paar Tagen oder Wochen zu überprüfen.

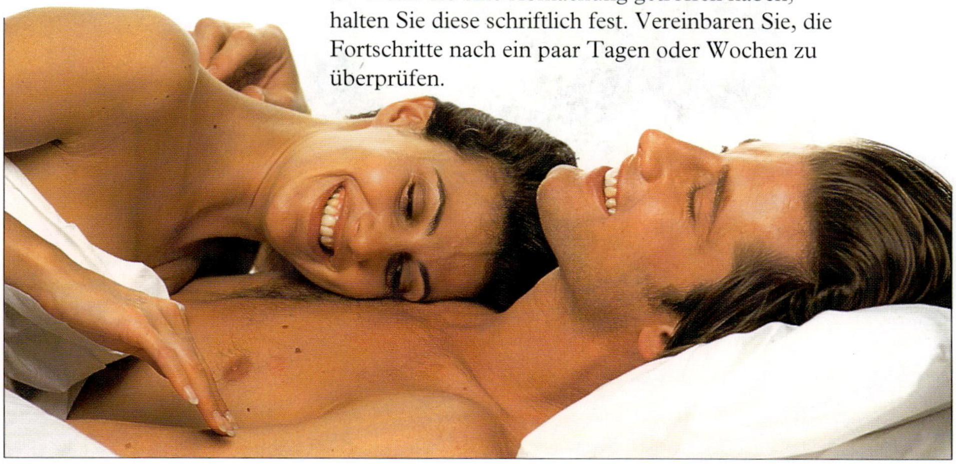

SEXUALITÄT UND GEFÜHLE

DIE WIRKUNG VON EMOTIONEN AUF DIE SEXUALITÄT

Sex hat großen Einfluß auf unsere Gefühle. Wenn es im sexuellen Bereich nicht stimmt, sind wir niedergeschlagen; doch wenn alles klappt, ist das Leben wunderbar. Außerdem ist Sex eine körperlich so überwältigende Erfahrung, daß er eine enge Verbindung zu unserem Körper und seinen Reaktionen auf emotionale Empfindungen herstellt. Wenn uns also beim Sex oder im Zusammenhang mit Sex das Gefühl von Geborgenheit – oder auch das aufwühlende Gefühl von Angst – durchströmt, werden wir diese Emotionen eher registrieren als die, die wir beim Zusammenrechnen eines Einkaufszettels haben.

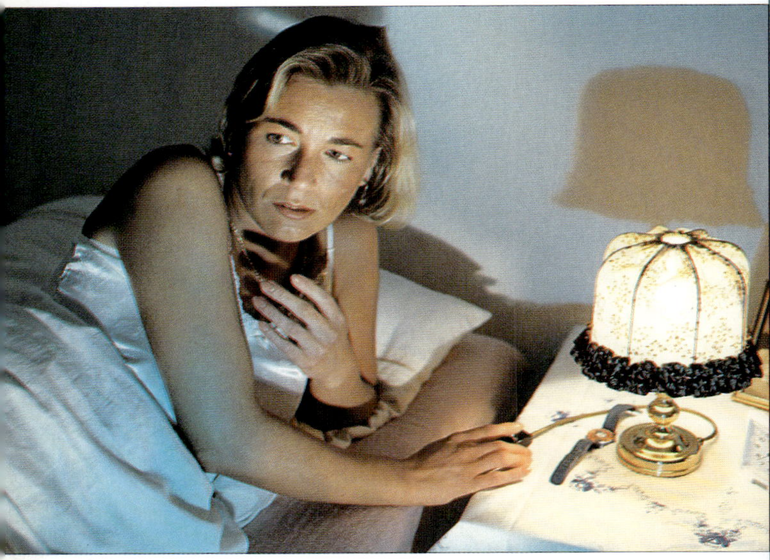

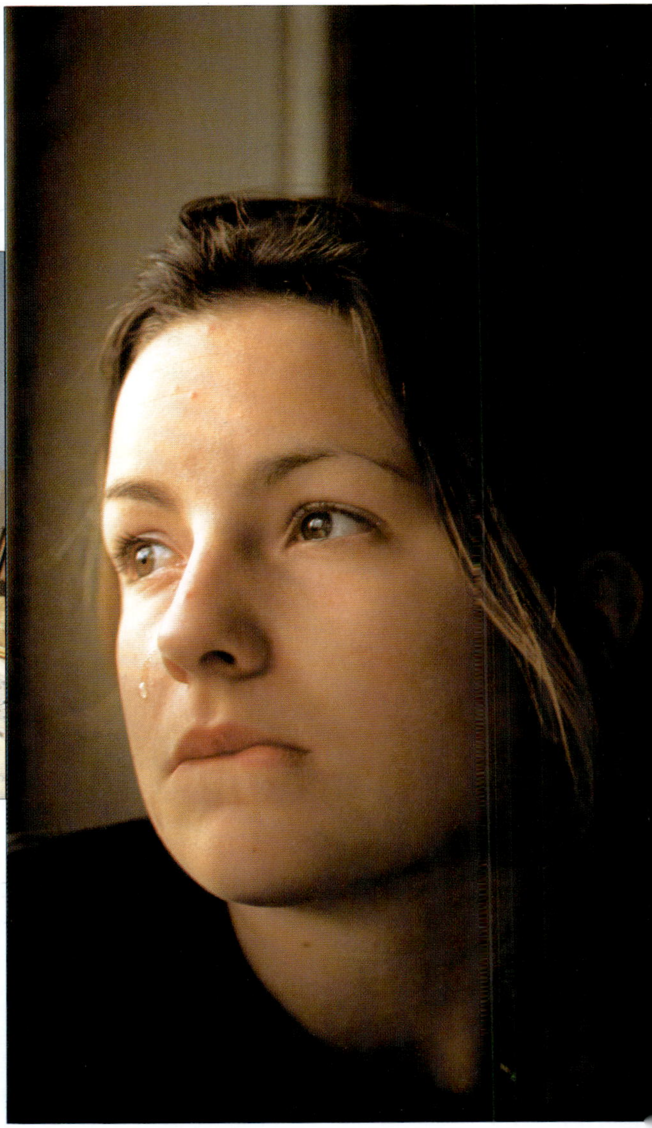

Doch Sexualität ruft nicht nur Emotionen hervor, sondern sie können umgekehrt auch zu sexuellen Gefühlen führen oder diese blockieren. Wenn wir uns geborgen fühlen, werden wir leichter erregt. Haben wir hingegen Angst, sind wir gehemmt. Wenn unsere Emotionen vollständig blockiert werden, weil eine Beziehung so schwierig ist, können wir das Verlangen nach unserem Partner verlieren.

Frauen können Sex ohne jede sichtbare Emotion erleben, aber mit Liebe hat das nichts zu tun. Obwohl das gelegentliche Erlebnis rein körperlichen Vergnügens Spaß macht, geht es uns beim Sex doch im Grunde um echte Gefühle.

IHR PARTNER *wird nicht so häufig extreme Gefühle wie Furcht, Wut oder Trauer zeigen, doch es ist wichtig, die Anzeichen schwächerer Erscheinungsformen dieser Emotionen, etwa Angst, Verärgerung oder Enttäuschung, zu erkennen, da sie bei den meisten Paaren eine Rolle spielen.*

Furcht (oben links) zeigt sich durch einen Blick zur Seite. Der Betroffene schützt sich mit bestimmten Gesten und spricht in panischem Tonfall. Angst erkennt man an einem schnellen Seitenblick und erblassender Haut. Die Hände werden ans Gesicht geführt, die Stimme ist unsicher.

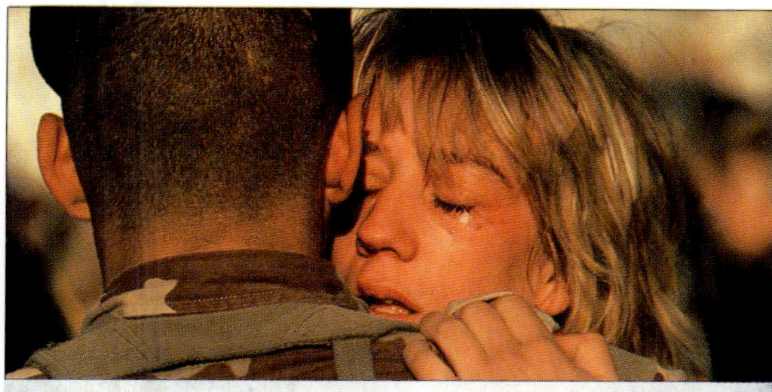

Trauer (links und Mitte links): Bei Trauer fließen Tränen, das Gesicht ist gerötet, der Betroffene spricht mit schluchzender Stimme, seine Körperhaltung drückt Niedergeschlagenheit aus. Enttäuschung zeigt sich an Feuchtwerden der Augen, geröteter Nase, hängenden Schultern und unregelmäßiger Atmung. Zorn (unten): Weit aufgerissene Augen, ein verzerrter Gesichtsausdruck, heftige Gesten und eine laute Stimme sind charakteristisch. Ärger äußert sich in direktem oder abgewendetem Blick, gerunzelter Stirn oder geschürzten Lippen, irritierten Gesten und schwankender Stimmlage.

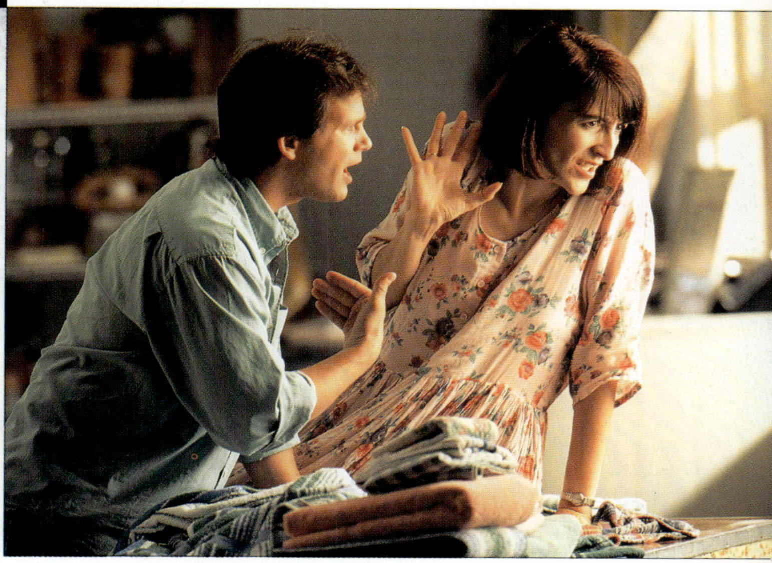

MIT EMOTIONEN FERTIG WERDEN

Als erstes müssen Sie auf die inneren Signale Ihres Körpers, mit denen er Sie auf ein Gefühl aufmerksam macht, achten.

- Wut oder Irritation führen zu einem Energieschub in Bauch oder Brust, einem schnelleren Herzschlag, Mundtrockenheit und einer höheren Stimmlage.

- Trauer oder Bedauern kann sich als lastendes Gefühl in Bauch oder oberem Rückenbereich, ein warmen Prickeln um die Augen, Würgen in der Kehle und in einer zittrigen Stimme äußern.

- Furcht oder Angst können ein Flattern im Bauch, eine Anspannung in Schultern oder Bauch und Herzrasen hervorrufen. Die Stimme wird tiefer.

Wenn Sie in der Lage sind, Ihre Gefühle auszudrücken, nachdem Sie sie erkannt haben, können Sie schneller die Kontrolle über sie erlangen. Doch während es vielleicht einem Partner leichtfällt, mit Emotionen wie Sorgen oder Traurigkeit im sexuellen Kontext umzugehen, ist dies bei solchen wie Zorn oder Wut schon schwieriger. Wenn Sie Ihre Gefühle unterdrücken müssen, sollten Sie Ihre Körperhaltung verändern, indem Sie herumlaufen und tief und langsam atmen. Lenken Sie sich ab, indem Sie sich einer einfachen geistigen Tätigkeit zuwenden, wie etwa dem Blumenzählen auf der Tapete. Versuchen Sie zu ergründen, was Ihre Gefühle zu bedeuten haben. Auf welche Probleme weisen sie beim Sex oder in einer sexuellen Beziehung hin? Was können Sie tun?

WENN IHR PARTNER EMOTIONEN ZEIGT

Wenn Ihr Partner zornig ist, sollten Sie etwa zwanzig Minuten lang nicht miteinander reden, um sich zu beruhigen. Ist er ängstlich oder traurig, suchen Sie seine körperliche Nähe. Berührungen, die Grundform menschlicher Zuwendung, spenden automatisch Trost.

Wenn Sie bereit sind, sich auszusprechen, lassen Sie Ihren Partner zuerst reden. Wenn ein anderer zuhört, reduzieren sich das eigene Streßniveau und negative Emotionen. Es ist besonders wichtig für Ihr Gegenüber zu wissen, daß jemand seine Gefühle versteht. Um mehr zu erfahren, stellen Sie Fragen, sammeln Antworten und helfen Ihrem Partner herauszufinden, was vor sich geht.

Schließlich werden Sie aktiv. Sprechen Sie verschiedene Möglichkeiten durch, und bieten Sie Lösungen an.

PARTNERSCHAFTSMUSTER

WAS ERWARTEN SIE VON EINER BEZIEHUNG?

Das Muster unserer sexuellen Beziehungen hat sich in den letzten fünfzig Jahren verändert. Unsere Großmütter hatten noch die Vorstellung von lebenslanger Treue in der Ehe, einem gemeinsamen Heim und der Hauptverantwortung in Kindererziehung und Haushaltsführung.

Heute schieben wir diese mehr konventionellen Aspekte einer Beziehung um mehrere Jahre hinaus. Bis dahin machen manche Frauen sowohl heterosexuelle als auch lesbische Erfahrungen. Häufig kommt es auch zu mehreren monogamen Beziehungen hintereinander und hin und wieder zu einem Ausflug in die Polygamie. Heute kommt es höchst selten vor, daß eine Frau nur einen Partner hatte, es sei denn, sie war für eine Beteiligung an der sexuellen Revolution bereits zu alt, um sich von ihrer ersten Liebe zu trennen.

Dennoch haben die meisten Frauen nicht Hunderte von Liebhabern, in der Regel sind es weniger als zehn. Nach einiger Zeit suchen sie sich einen Mann, mit dem sie leben wollen, ohne unbedingt zu heiraten, und gründen möglicherweise eine Familie. Doch anders als unsere Großmütter müssen wir uns vielleicht nach einigen Jahren einen neuen Partner suchen, da es immer häufiger zu Scheidungen kommt.

Wir haben nicht einfach nur mehr Partner als unsere Großmütter, sondern die Partnerschaften selbst unterscheiden sich. Mit einigen Partnern erleben wir Zärtlichkeit und erfüllten Sex und sind froh darüber, daß Bindung in dieser Beziehung keine Rolle spielt. Doch von Partnern, denen wir uns durch Ehe, Zusammenleben oder Elternschaft verpflichten, erwarten wir viel mehr als unsere Großmütter. Früher konnten Frauen auf einen großen Kreis von Verwandten und Freunden zurückgreifen und sich bei den täglichen Aufgaben oder der gelegentlichen Krise helfen lassen. Heute steht uns dafür nur der eigene Sexualpartner zur Verfügung, besonders dann, wenn wir weit von unserer Familie entfernt leben und auch unsere Freunde nicht in unmittelbarer Nähe wohnen.

Aus diesem Grund erwarten wir wahrscheinlich mehr von intimen Beziehungen als jede Frauengeneration vor uns.

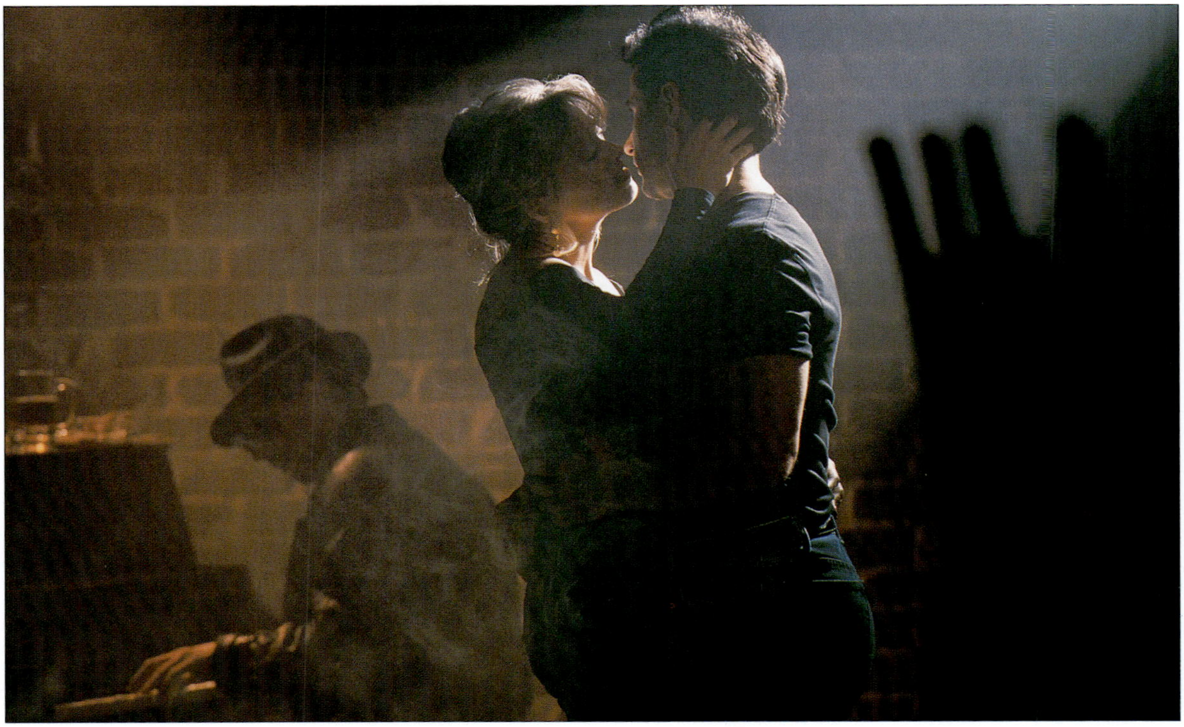

SEXUELLE ENTSCHEIDUNGEN TREFFEN **46–47**
SEX MIT EINEM NEUEN PARTNER **92–93**
SEXUELLE PAARBINDUNG **100–101**
WENN EINE BEZIEHUNG ENDET **178–179**

GELEGENHEITSSEX

Gelegenheitssex hat eine wechselvolle Geschichte. Früher war er ausschließlich Männern vorbehalten, die Sex ohne Verpflichtung suchten. Doch seit der sexuellen Revolution haben auch Frauen die Freude an der reinen Lust entdeckt. Viele von ihnen können heute auf mindestens eine spontane sexuelle Begegnung, meist einen One-Night-Stand, zurückblicken.

Gegenwärtig überlegen sich beide Geschlechter die Sache jedoch zweimal. Sex gilt seit dem Auftreten von HIV als nicht ganz ungefährlich, und alle sind vorsichtiger, was ihre Sexualpartner betrifft. Außerdem besteht eine gewisse negative Einstellung freizügigem Verhalten gegenüber: Wir wollen einem Sexualpartner wenigstens einige positive Gefühle entgegenbringen oder suchen eine feste Bindung. Doch wenn wir einen potentiellen Partner sympathisch finden, gehen wir vielleicht trotzdem mit ihm ins Bett, auch wenn es bei einer einmaligen Begegnung bleibt.

Es gibt unausgesprochene Grundregeln für zufällige Begegnungen: Praktizieren Sie Safer Sex; schlafen Sie nicht mit einem Mann, der bereits eine Partnerin hat, und tun Sie es nicht, wenn Sie selbst gebunden sind.

Fallgeschichte

»Wahrscheinlich habe ich Glück, in einem Zeitalter zu leben, in dem ich mich offen als Lesbe bekennen kann. Dennoch reagiere ich noch immer irritiert und verärgert, wenn jemand einen unfreundlichen Kommentar abgibt oder eine Weile braucht, bis er versteht, daß Laura und ich Sexualpartner sind und uns nicht nur eine Wohnung teilen.

Dann gibt es da noch die andere Seite. Manche Leute meinen, es müsse toll sein, lesbisch zu sein, weil ›ihr euch sicher richtig gut versteht‹. Doch manchmal haben wir Probleme, weil wir uns so ähnlich sind. Wir sind beispielsweise beim Sex beide nicht sehr aktiv, und hin und wieder kommt es zu Mißverständnissen darüber, ob wir miteinander schlafen wollen oder nicht. Wenn es passiert, ist es großartig; wir respektieren unsere Körper und sind im Bett sehr ehrlich zueinander. Heute komme ich leicht zum Orgasmus. Ich muß sagen, daß Sex mit Laura ganz anders ist als der, den ich mit meinem Mann hatte!« JENNIE

FRAUEN UND MÄNNER *bringen unterschiedliche Werte in eine sexuelle Beziehung ein. Eine Studie auf der Grundlage der Arbeiten des Soziologen J.A. Lee zeigte, daß reine Lust oder Leidenschaft für Frauen weniger wichtig ist als für Männer. Männer empfinden Leidenschaft und ein spielerisches Element bei Frauen als romantisch, Frauen schätzen hingegen Eigenschaften wie praktische Veranlagung, Selbstlosigkeit und Freundschaft an einem Sexualpartner.*

NOCH VOR DREISSIG JAHREN *erwartete man nicht von einer Frau, daß sie ihre sexuellen Bedürfnisse offen eingestand. Doch heute (links) zeigen Untersuchungen, daß Frauen fast genauso häufig wie Männer mit Sex in einer Beziehung beginnen – unabhängig von der Dauer dieser Beziehung – und daß dies von den Männern auch akzeptiert wird.*

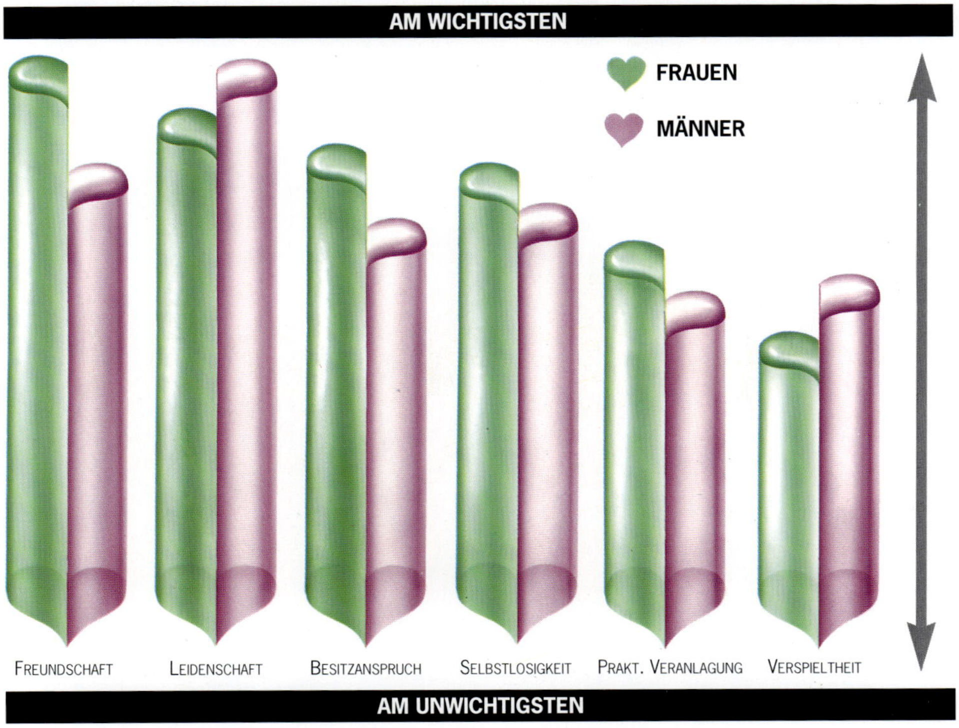

SEXUELLE PAARBINDUNG

SEX ALS BINDENDE KRAFT ZWISCHEN PARTNERN

Sex ist eine bindende Kraft. Speziell für Frauen geht es beim Sex um harmonische Übereinstimmung. Wenn wir mit jemandem schlafen, fühlen wir uns normalerweise zu diesem Menschen hingezogen und bringen ihm Sympathie entgegen. Es muß grundsätzlich Zuneigung bestehen, bevor wir mit ihm ins Bett gehen.

Wenn die sexuelle Begegnung erfolgreich ist oder wenn wir spüren, daß dies in der Zukunft so sein könnte, werden wir von Lust überwältigt und können uns nicht vorstellen, solch intensive Gefühle mit einem anderen Menschen zu erleben. Dies motiviert uns zu bleiben.

Unser Partner hat möglicherweise ähnliche Gefühle. In diesem Fall signalisiert er uns, wie sehr er uns braucht und liebt. Dabei handelt es sich um unwiderstehliche Botschaften, die uns weiter an ihn binden. Wenn wir uns stärker in die Beziehung einbringen, werden wir durch sexuelle Lust dazu ermutigt, mehr Zeit miteinander zu verbringen, um Ideen auszutauschen, eine harmonische Beziehung aufzu-

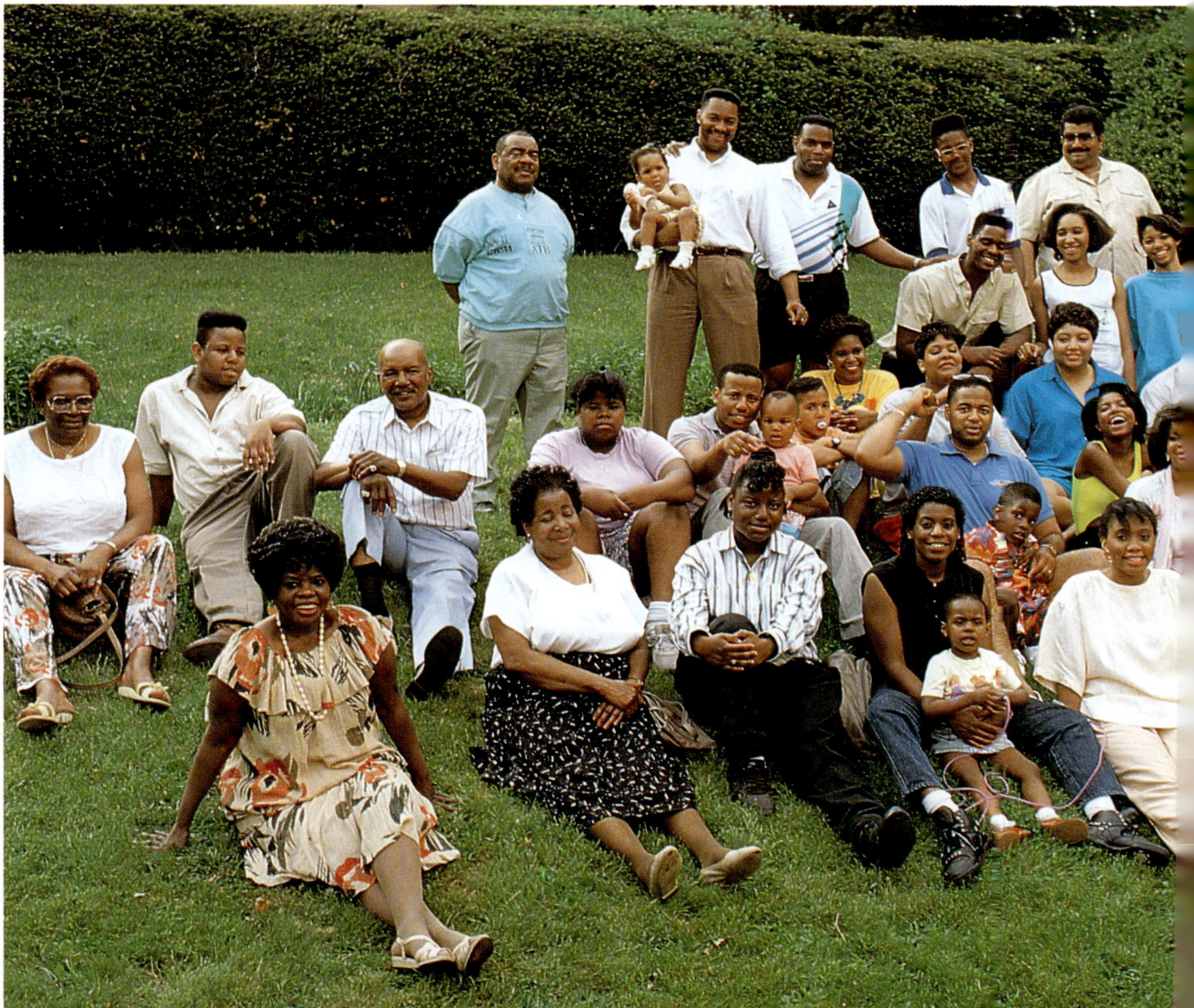

SEXUALITÄT UND MUTTERSCHAFT **124–125**
SEXUELLE STUDIEN **174–175**
SEX IM ALTER **186–187**

bauen sowie Gedanken und Gefühle auszutauschen. Diese mentale und emotionale Verknüpfung wirkt sich auch auf den körperlichen Bereich aus. Sex ist der höchste Ausdruck von Körpersprache, die »zusammenpaßt«. Paare in engen Beziehungen neigen dazu, Gesten, Ausdrucksformen und den Akzent des anderen nachzuahmen. Herzschlag und Blutdruck sind aufeinander abgestimmt, und es treten sogar ähnliche körperliche Schwächen auf. Sie empfinden sich als Einheit.

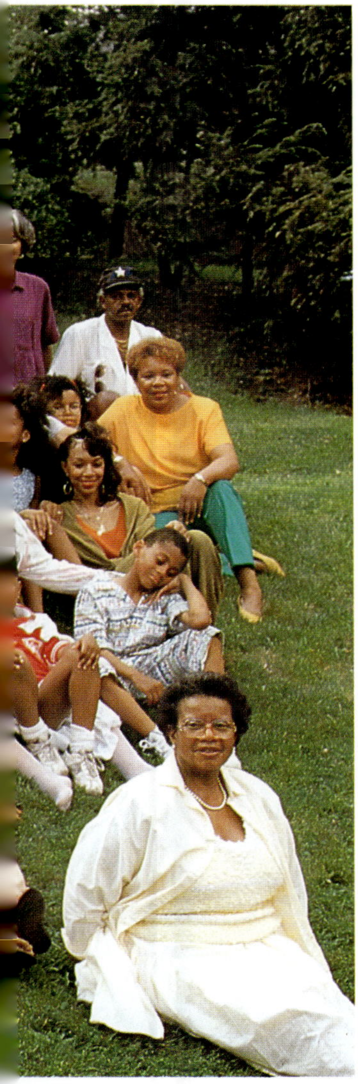

SEX KANN SIE *und Ihren Partner zusammenbringen, muß Sie aber nicht unbedingt zusammenhalten. Freundschaft, Harmonie und gemeinsame Ziele tragen ebenso dazu bei wie die Tatsache, daß sich beide Familien gut verstehen. Teil einer größeren sozialen Struktur zu sein, motiviert, eine gute Beziehung zu schaffen, da beide Familien es erwarten und enttäuscht sind, wenn dies nicht gelingt. Außerdem erhalten Sie auf diese Weise mehr Unterstützung in schwierigen Zeiten oder wenn Sie Probleme haben, sich aufeinander einzustellen. Dies kann in Übergangsphasen der Fall sein, wenn Sie etwa ein Baby erwarten oder eine Krise bewältigen müssen.*

IST LIEBE EINE DROGE?

Untersuchungen lassen darauf schließen, daß »Liebe« nicht nur einfach ein Gefühl ist. Für das Überleben der menschlichen Art ist es wichtig, bei einem Partner zu bleiben und mit ihm Kinder zu zeugen und großzuziehen. Zu diesem Zweck schüttet der Körper bestimmte Hormone aus.

Während des Verliebtseins kommt es durch die Freisetzung von Phenyläthylamin, das wie eine Droge wirkt, zu unangenehmen »Entzugserscheinungen«, wenn Sie von Ihrem Partner getrennt sind. Der Körper will also, daß Sie ein Paar werden.

Wenn sich die Partnerschaft stabilisiert hat, tragen Enkephaline (Hormone, die die Schmerzempfindung unterdrücken) dazu bei, sich Herausforderungen wie der Gründung eines Hausstandes oder der Kindererziehung zu stellen. Wenn Sie sich schließlich in der Beziehung eingerichtet haben, führen Endorphine (Hormone, die Ihnen das Gefühl von Zufriedenheit geben) dazu, daß Sie bei Ihrem Partner bleiben.

WENN DIE BINDUNG *fester wird, läßt das sexuelle Verlangen in der Regel nach. Fast könnte man meinen, die Natur wünsche, daß der Mensch sich jetzt auf die Erziehung und nicht so sehr auf das Zeugen von Kindern konzentriert. Die Kurve (unten) zeigt eine Neigung nach unten, wenn Paare eine Familie gründen, und ein Plateau, solange die Kinder zu Hause leben. Das Verlangen kann wieder steigen, fällt aber häufig auch wieder ab, wenn die Betroffenen der Meinung sind, Sex sei im Alter unangebracht.*

Die emotionale Zufriedenheit folgt diesem Muster nicht, was nahelegt, daß man in einer Partnerschaft auch dann glücklich sein kann, wenn die Sexualität nachläßt.

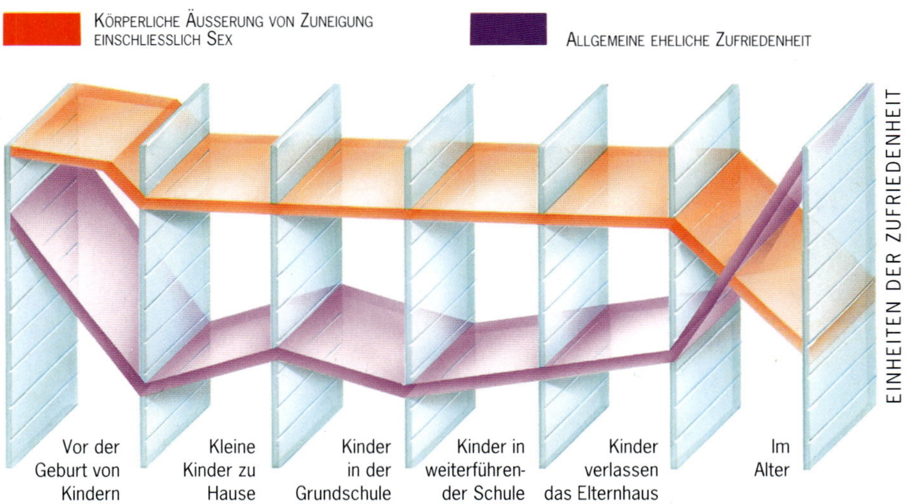

MEHR ALS ZWEI

JENSEITS VON TRADITIONELLEN BEZIEHUNGEN

Die Vorstellung, Sexualpartner mit jemandem zu teilen, kann sehr faszinierend sein. Wir stellen uns die Lust mit einem Partner verdoppelt vor und sehen uns im Zentrum der sexuellen Aufmerksamkeit. Das Verbotene eines »Dreiers« im Bett erregt uns. Doch wenn man die Sache realistisch betrachtet, sieht sie meist ganz anders aus. Natürlich erscheinen hin und wieder Geschichten in den Medien, die berichten, wieviel Spaß es macht, eine Orgie zu feiern. Doch oft kommt es zu Problemen, wenn mehr als zwei Personen beteiligt sind.

Zu der Konstellation zwei Männer und eine Frau kommt es häufig dann, wenn ein Mann mit seiner Partnerin vor einem Freund prahlen will. Doch die körperliche Seite ist häufig enttäuschend. Der zweite Mann weiß nicht, wie er die Frau erregen soll, und die Männer wetteifern miteinander, um sich zur »Leistung« anzutreiben; die Frau fühlt sich erniedrigt.

Zu der Kombination zwei Frauen und ein Mann kommt es eher zufällig, wenn beispielsweise nach einer Party zwei Freundinnen und der Partner einer dieser Frauen zusammen übernachten. Von der körperlichen Ebene her gesehen ist diesem Szenario wahrscheinlich eher Erfolg beschieden. Die Frauen können dem Mann Lust bereiten und sind vielleicht überrascht, daß dies auch gegenseitig möglich ist. Doch vom emotionalen Standpunkt aus betrachtet, kann das Ganze in einer Katastrophe enden. Die Frauen beginnen, miteinander zu konkurrieren, und eine bleibt allein und unglücklich zurück.

Beim Partnertausch vereinbaren beide Partner, sexuell verfügbar zu sein, und zwar normalerweise auf Partys mit anderen Paaren. Vielleicht wollen sie Abwechslung und suchen Anregung für ihr nachlassendes Sexualleben. Bei dieser Abmachung bleibt die emotionale Loyalität in der

MIT EIFERSUCHT UMGEHEN

Wann ist Eifersucht sexueller Art angebracht? Wenn ein Partner eindeutig die Regeln der Beziehung bricht, kann Eifersucht ein Signal sein, das die Partner zwingt, sich mit dem Thema auseinanderzusetzen und sich gegenseitig zu bestätigen, daß sie einander im sexuellen Bereich mehr bedeuten als andere Menschen. (Wenn Sie dazu nicht in der Lage sind, müssen Sie und Ihr Partner die Beziehung neu definieren.) Es ist viel schwieriger, wenn das, was passiert, unklar ist, das heißt, wenn Sie beide unterschiedliche Vorstellungen darüber haben, was regelwidriges Verhalten ist, oder wenn Sie den Verdacht haben, daß der andere sich unfair verhält. Sie müssen auch in diesem Fall offen über Ihre Gefühle sprechen. Eifersucht tritt häufig dann auf, wenn keine Regeln vereinbart wurden.

Manchmal gibt es keinen vernünftigen Grund zur Eifersucht. Es kann sich um die Erinnerung an ein Ereignis in Ihrer Kindheit handeln, als Sie verzweifelt versuchten, die Liebe eines Menschen zu erringen, der Betroffene aber seine Zuneigung einem anderen Menschen schenkte. Wenn Sie wissen, daß die Eifersucht in Ihrer eigenen Unsicherheit begründet liegt und nicht auf Handlungen Ihres Partners zurückzuführen ist, müssen Sie Ihr Selbstbewußtsein weiter aufbauen. Bitten Sie Ihren Partner, Ihnen verständlich zu machen, daß er Sie wirklich mag.

Fallgeschichte

»Wir waren drei Paare; vier von uns waren auf der gleichen Schule. Wir hatten viel getrunken und spielten Karten. Schließlich losten wir aus, wer mit wem schlafen würde. Ich schaute Christian an, und wir nickten uns zu. Im nächsten Augenblick war ich mit Peter zusammen, den ich schon immer mochte, und Christian mit Regina, und wir gingen alle nach oben. Ich muß sagen, daß der Sex unglaublich war. Ich liebe Christian, aber ich bin schon so lange mit ihm zusammen, daß es nichts Neues mehr herauszufinden gibt. Peter wollte mich so sehr. Nach etwa einer Stunde hörten wir Stimmen und gingen nach unten. Alle waren ein wenig verlegen und immer noch leicht betrunken, aber erstaunlicherweise taten wir so, als sei nichts geschehen. Hinterher sagte Christian, daß es in Ordnung gewesen sei mit Regina, aber nichts Besonderes. Ich erzählte ihm nicht, wie toll es mit Peter war. Einmal rief Peter mich in der Arbeit an, aber ich sagte nein. Ich möchte nichts mit ihm anfangen. Es war toller Sex, aber damit hat es sich auch.«

VIKTORIA

SEXUELLE KOMMUNIKATION 94–95
SEXUALITÄT UND GEFÜHLE 96–97
DAS EWIGE DREIECK 104–105
PHANTASIEVORSTELLUNGEN UND SEX 154–157

Paarbindung erhalten. Untersuchungen zeigen, daß dieses Arrangement befriedigend sein kann, wenn sich alle an die Regeln halten, doch wenn es bei Partnern aus unterschiedlichen Paarbeziehungen zu emotionalen Verstrickungen kommt, zerbrechen die Beziehungen am Ende doch.

In »offenen« Beziehungen sind sich beide Partner darüber einig, daß sie sich nicht alle Wünsch erfüllen können. Andere Beziehungen sind zur völligen Befriedigung nötig. Die Regeln schreiben Ehrlichkeit und keinerlei emotionale Verstrickung vor, doch anders als beim Partnertausch suchen sich beide Partner unabhängig voneinander einen Sexualpartner und treffen sich mit ihm privat. Eine Untersuchung aus dem Jahr 1986 ergab, daß offene Beziehungen zwar immer seltener werden, daß ihnen aber genausoviel Erfolg beschieden ist wie traditionellen, vorausgesetzt, beide Partner sind gleichermaßen ehrlich miteinander.

PARTNERTAUSCH *funktioniert, so lange sich alle Beteiligten an die gleichen Regeln halten. Wenn ein Paar sie mißachtet, könnten ihre emotionalen Partner verletzt reagieren.*

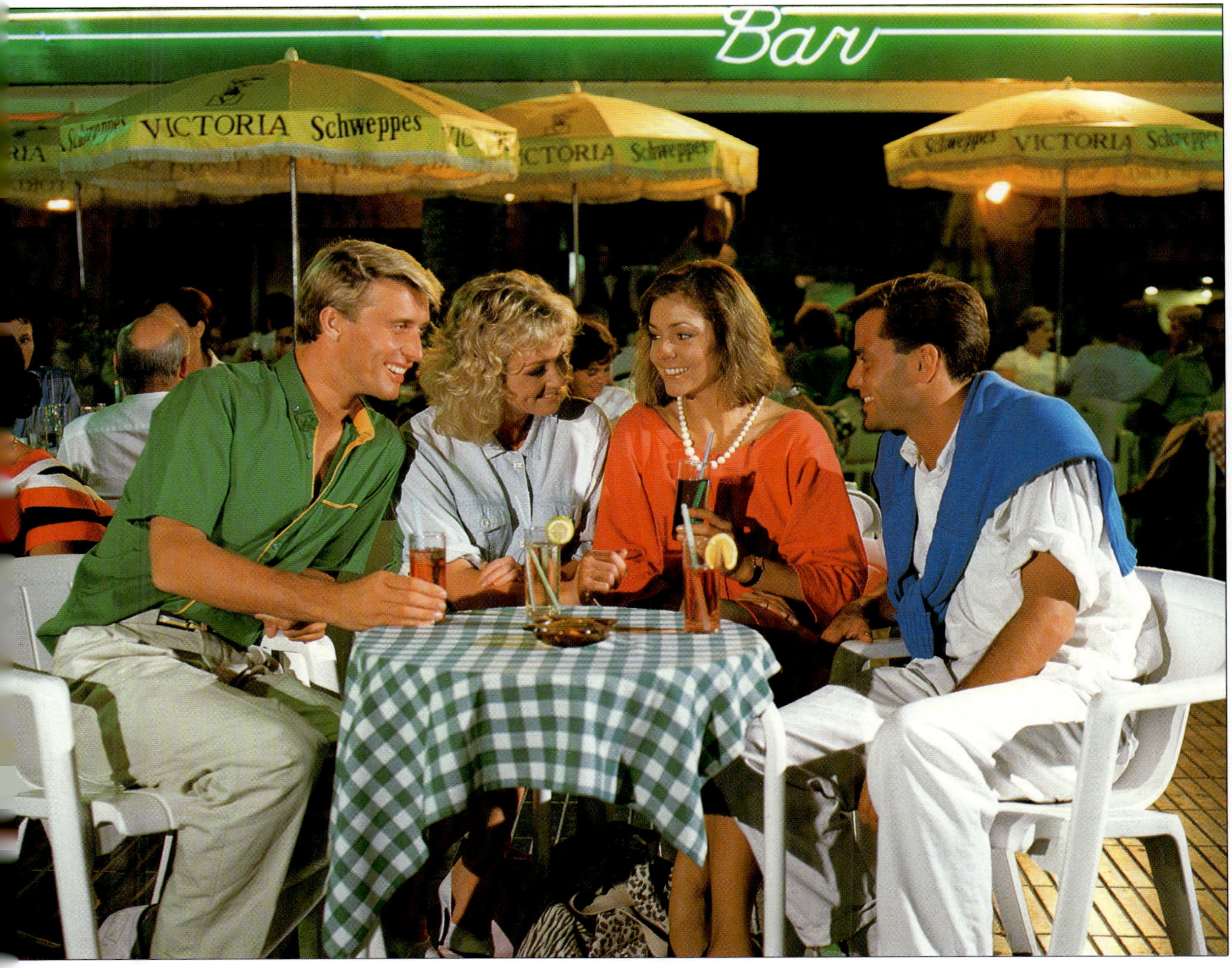

DAS EWIGE DREIECK

DAS LEBEN MIT, WÄHREND UND NACH EINER AFFÄRE

Neue Untersuchungen weisen immer wieder darauf hin, daß die Zahl außerehelicher Beziehungen zunimmt. Dies betrifft nicht nur Männer. Die Rate weiblicher Untreue steigt vielleicht noch steiler an als die der männlichen. Das bedeutet, daß wir als Frauen potentiell in dreierlei Hinsicht in eine Affäre verwickelt oder davon betroffen sein können: als in Versuchung geführte Partnerin, als die andere Frau und als betrogene Ehefrau.

Affären entstehen bisweilen ganz zufällig: Gelegenheit und Begehren schaffen, möglicherweise in Verbindung mit Alkohol, die Grundlage dafür, gefolgt von Bedauern am nächsten Morgen. Häufiger jedoch kommt es zu einer Affäre, weil sich Dinge ändern müssen. Vielleicht ist unsere primäre Beziehung dabei zu scheitern, und einer der betroffenen Partner sieht sich nach etwas Neuem um. Vielleicht haben wir das Gefühl, daß unser Leben als Single an seine Grenzen gestoßen ist, und halten nach einer Beziehung Ausschau, obwohl der Mann verheiratet ist. Den Be-

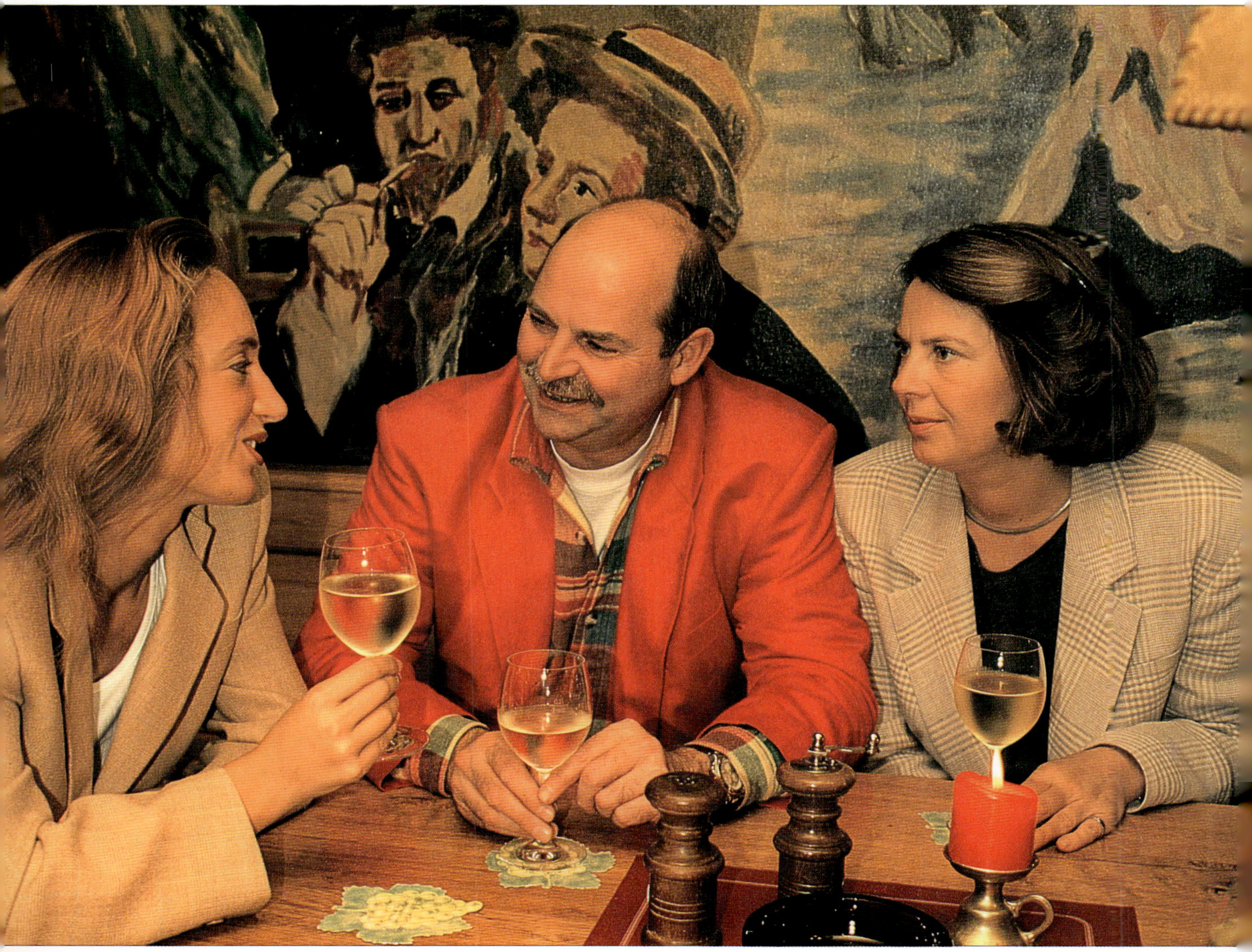

SEXUELLE ENTSCHEIDUNGEN TREFFEN	46–47
SEXUELLE KOMMUNIKATION	94–95
SEXUALITÄT UND GEFÜHLE	96–97
MEHR ALS ZWEI	102–103
WENN EINE BEZIEHUNG ENDET	178–179

troffenen scheint eine Affäre nicht nur Aufregung, sondern auch neue Möglichkeiten zu bieten und sogar die Gelegenheit zu einem Neubeginn.

Während manche Affären über Jahre hinweg andauern oder mit der Zerstörung des Lebens dreier Menschen enden, kommt es in einigen Fällen zu positiven Veränderungen. Wenn die Affäre positiv endet, verlagern sich Bindungen, und es bildet sich eine neue, stabile Partnerschaft heraus. Wenn die Affäre ein negatives Ende hat, kehrt der untreue Partner möglicherweise mit neuem Engagement zu seiner alten Beziehung zurück. Affären führen zwar zu Veränderungen, bringen aber auch Schmerz. Egal, ob wir die Betrogene, die andere Frau oder die untreue Partnerin sind, wir leiden immer, wenn sich eine Paarbindung in eine Dreiecksbeziehung verwandelt.

WENN SIE EINE AFFÄRE HABEN

Wenn Sie eine Affäre haben und bereit sind, sich mit den Problemen auseinanderzusetzen, können Sie sich folgende Fragen stellen:

- Was muß sich in meinem Leben ändern? Mangelt es mir an Selbstbewußtsein, Sex oder Zuneigung? Kann ich dies ändern, indem ich die Affäre weiterführe, aber bei meinem Partner bleibe?

- Was hat die Affäre mir in bezug auf meine Wünsche gezeigt? Habe ich eine Affäre, um meine primäre Beziehung zu kompensieren, obwohl ich diese noch immer schätze? Oder hat die Affäre mich davon überzeugt, daß ich die alte Beziehung aufgeben sollte?

Wenn ich feststelle, daß meine Loyalität nicht mehr ausschließlich meiner primären sexuellen Beziehung gilt, sollte ich sie vielleicht ganz beenden. Doch wenn ich feststelle, daß dies nicht der Fall ist, sollte ich mich darum bemühen, sie nicht aufs Spiel zu setzen. Nichts bleibt so, wie es ist: Der Geliebte gefährdet die Sache, oder der Partner findet alles heraus. Wie kann ich das, was ich in meinem Leben brauche, bekommen, ohne diese Affäre zu haben?

Die Stabilität *einer Dreiecksbeziehung beruht auf mangelnder Kommunikation. Wenn niemand über das spricht, was vor sich geht, bleibt alles beim alten. Egal, welche Rolle Sie in dem Dreieck spielen – wenn Sie Veränderung wollen, müssen Sie die Dinge beim Namen nennen. Irgend etwas wird sich ändern.*

WENN IHR PARTNER EINE AFFÄRE HAT

Wenn Sie feststellen, daß Ihr Partner untreu war, fühlen Sie sich wahrscheinlich hintergangen. Den meisten Frauen ergeht es so, und die meisten drohen damit zu gehen. Doch sind es nur sehr wenige, die diese Drohung tatsächlich wahrmachen. Sie neigen eher dazu, sich die Schuld zu geben, oder versuchen, eine Lösung zu finden. Es trifft auch zu, daß nur wenige Partner gehen, wenn eine Affäre aufgedeckt wird. Wenn Sie also wollen, daß Ihr Partner bleibt, wird er es wahrscheinlich auch tun. Sie müssen beide, vielleicht mit Hilfe einer Eheberatung, entscheiden, ob Ihre Beziehung gerettet werden kann. Können Sie vergeben und vergessen? Wenn nicht, müssen Sie die Beziehung beenden. Wenn Sie es aber erneut versuchen, sollten Sie bedenken, daß es nur deshalb zu einer Affäre gekommen ist, weil sich etwas ändern muß. Andernfalls entsteht die Situation von neuem. Die gute Nachricht ist, daß die Beziehungen vieler Paare, die eine Affäre durchgestanden haben, besser sind als vorher.

IN DER ROLLE DER »ANDEREN«

Wenn Sie eine sexuelle Beziehung zu einem Mann haben, der bereits in einer Partnerschaft lebt, ist es klug, eine gemeinsame Zukunft nicht zu optimistisch zu sehen.
Höchstwahrscheinlich schläft er mit Ihnen, weil seine primäre Beziehung unglücklich ist und weil er Sie mag. Doch die meisten Affären bringen die bestehenden Beziehungen von Männern nicht ins Wanken. Tun sie es doch, geschieht dies normalerweise in den ersten Monaten. Wenn sich innerhalb eines Jahres nichts getan hat, wird er seine Familie wahrscheinlich nicht verlassen.
Wenn Sie dies akzeptieren können, weil Sie der Meinung sind, daß er es wert ist, oder weil Sie eine solche Beziehung wollen, können Sie die Affäre fortsetzen. Wenn nicht, sollten Sie die Beziehung beenden oder ihm ein Ultimatum stellen. In beiden Fällen werden Sie ihn wohl verlieren, aber zumindest erzielen Sie so eine Lösung und können Ihr Leben planen.

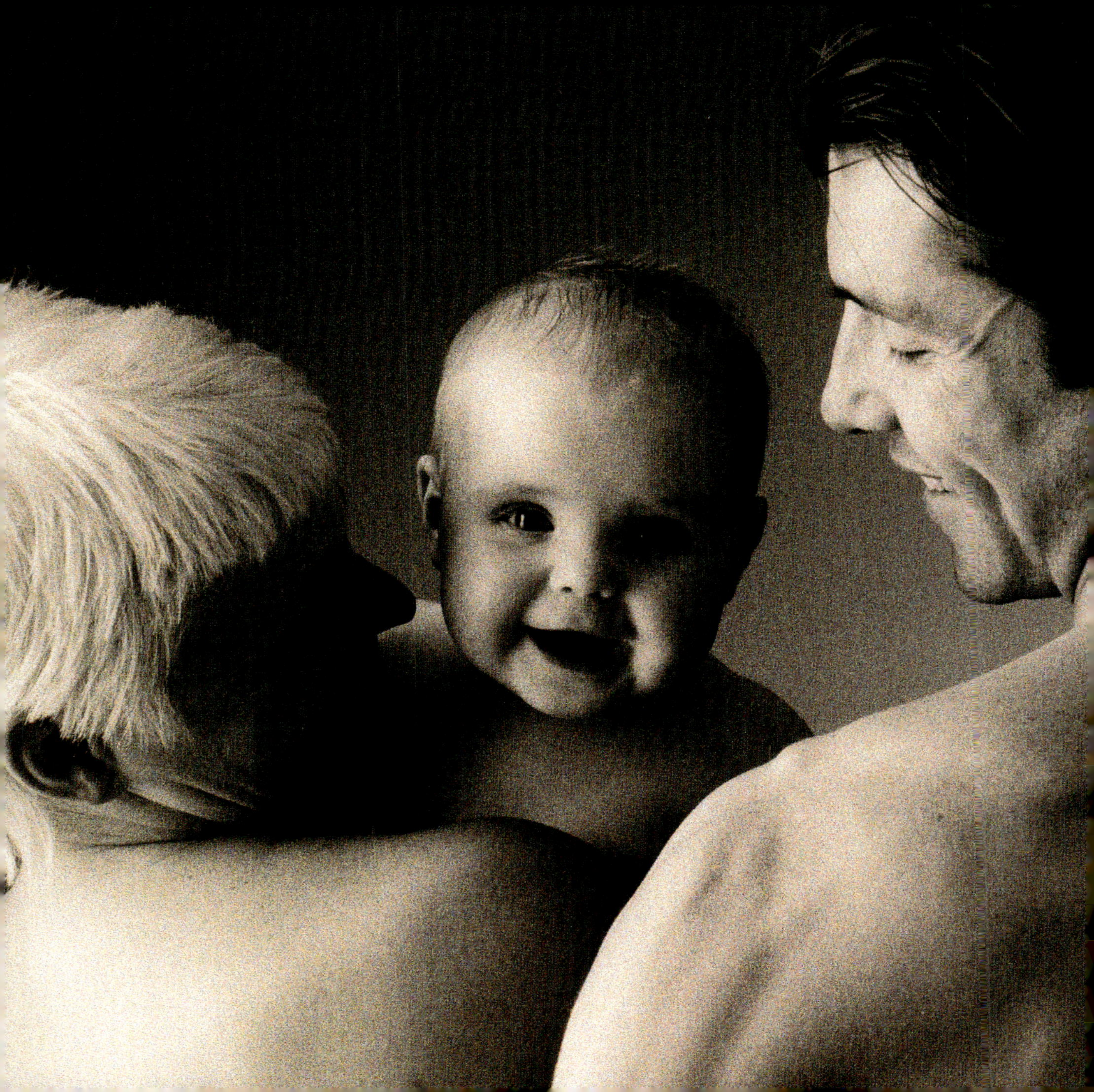

5 Sex zur Familiengründung

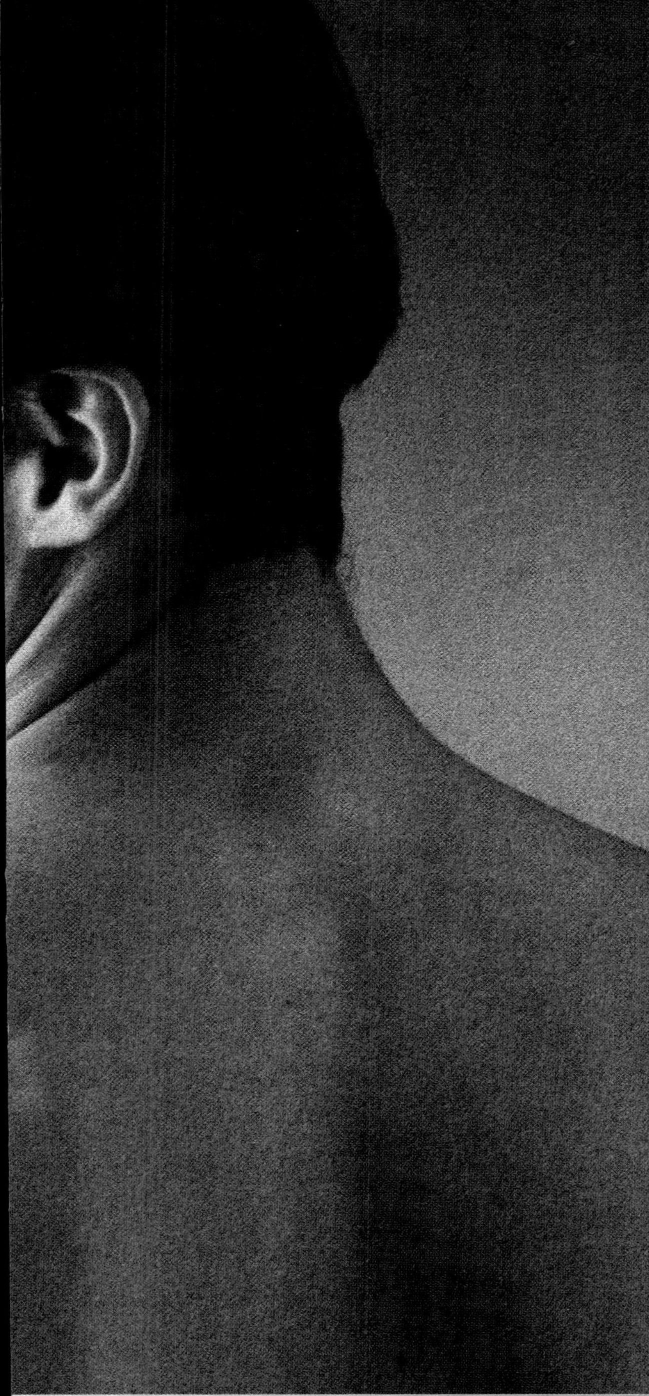

DA SEX HEUTE JEDERZEIT ZU HABEN IST UND auch genossen wird, neigen wir dazu, nur die lustvolle Seite an ihm zu sehen. Die meisten Hinweise in Büchern und Filmen über Sex konzentrieren sich allein auf diesen Aspekt, bei dem es ausschließlich um das Geben und Nehmen von Lust geht.

Sex war wahrscheinlich schon immer zwischen zwei Menschen, die sich liebten, eine wunderbare Sache, aber bis in die jüngste Zeit hatte er eine andere Zielsetzung. Das Vergnügen beim Sex war Anreiz für den Menschen, sexuell aktiv zu sein und so für die Fortpflanzung seiner Art zu sorgen. Der heterosexuelle Geschlechtsakt beim Menschen diente in der Regel dazu, Kinder zu zeugen.

Die meisten Menschen vergessen dies heute und beschränken sich darauf, Liebe zu geben und zu nehmen. Wenn wir heterosexuell veranlagt sind, treffen wir Vorkehrungen, um nicht schwanger zu werden, planen unsere Familie, und wenn wir beschlossen haben, ein Kind zu bekommen, sind wir gewissermaßen überrascht, daß wir uns dafür körperlich lieben müssen! Wenn wir geschlechtlich anders orientiert sind, lieben wir, planen unsere Lebensgemeinschaft und suchen dann nach Möglichkeiten, ohne Geschlechtsverkehr schwanger zu werden. Nach der Empfängnis kehren wir zu unserem lustvollen, aber folgenlosen Liebesspiel zurück – bis die Wechseljahre das Gebären weiterer Kinder, aber nicht die sexuelle Lust beenden.

Doch vielleicht hat die Erinnerung daran, was biologisch gesehen eigentlich der Sinn von Sexualität ist, auch einen positiven Aspekt, denn so wird uns bewußt, daß dies ein wunderbarer Prozeß ist. Das Zueinanderfinden zweier Körper, dieses beglückende Spiel zwischen Mann und Frau, bekommt damit einen höheren Sinn.

FÜR VIELE PAARE IST EIN KIND *nicht nur lebendiger Beweis für die Kraft ihrer Sexualität, sondern auch für die Gefühle, die sie sich entgegenbringen. Obwohl ein Baby selten ein Zusammengehörigkeitsgefühl zwischen zwei Menschen hervorrufen kann, wo keins vorhanden ist, kann es ein vorhandenes sicherlich verstärken, die Aufmerksamkeit auf die Familie lenken und Kraft geben, mit den Problemen des Lebens fertig zu werden.*

FAMILIENPLANUNG 1

VERHÜTUNGSMITTEL UND DIE KNAUS-OGINO-METHODE

Wir sind die erste Frauengeneration, der verläßliche Verhütungsmittel zur Verfügung stehen, so daß wir auch die ersten Frauen sind, die sich für oder gegen Kinder entscheiden können bzw. für den richtigen Zeitpunkt. Aus diesem Grund sind wir uns wahrscheinlich gar nicht mehr bewußt, wie das Leben früher aussah.

Vor der Einführung der Pille in den sechziger Jahren war jeder Geschlechtsverkehr potentiell ein Akt der Angst. Zur Verhütung wurden mechanische Methoden eingesetzt, die keine Spontaneität zuließen, oder Methoden, bei denen die Körpersignale genau beachtet und Geschlechtsverkehr an mehreren Tagen im Monat vermieden werden mußte. Die einzige Option für viele Frauen bestand darin, ständig schwanger zu sein, was häufig mit ihrem frühzeitigen Tod endete.

Da wir uns mit diesen Dingen nicht mehr auseinandersetzen müssen, nehmen wir das Ganze möglicherweise zu leicht. Wir genießen unsere sexuelle Freiheit und wenden dennoch nicht die Verhütungsmittel an, die diese Freiheit garantieren. So unglaublich es auch scheinen mag – achtzig Prozent der Frauen haben Sex ohne Verhütungsmittel.

DIE VERWENDUNG EINES DIAPHRAGMAS

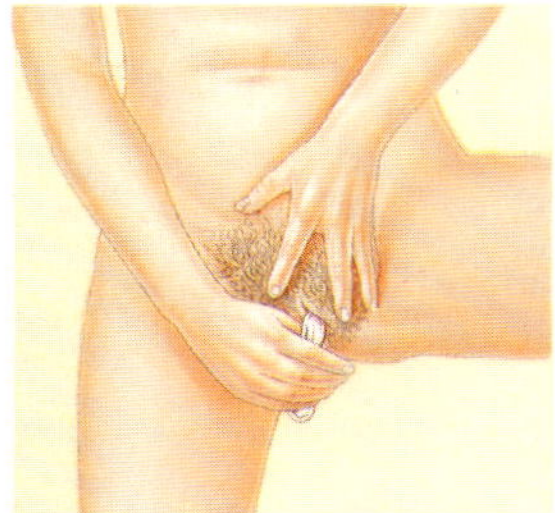

Setzen Sie das Diaphragma mit einem samenabtötenden Mittel (Spermizid) nicht mehr als zwei Stunden vor dem Geschlechtsverkehr ein. Halten Sie es zwischen den Fingern, drücken Sie die Ränder zusammen, stellen Sie ein Bein hoch, und führen Sie es genauso ein wie einen Tampon.

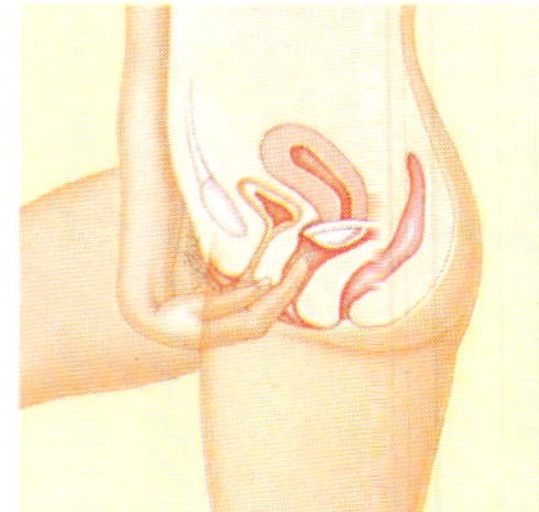

Überprüfen Sie, ob das Diaphragma hinter dem Knochen am Scheideneingang sitzt und Sie den Muttermund durch das Gummi fühlen können. Lassen Sie es bis zu sechs Stunden danach dort, falls noch aktives Sperma vorhanden sein sollte. Dann haken Sie den Zeigefinger hinter den Rand, lösen es und ziehen es nach unten.

WIE VERSCHIEDENE METHODEN ZUR GEBURTENKONTROLLE FUNKTIONIREN

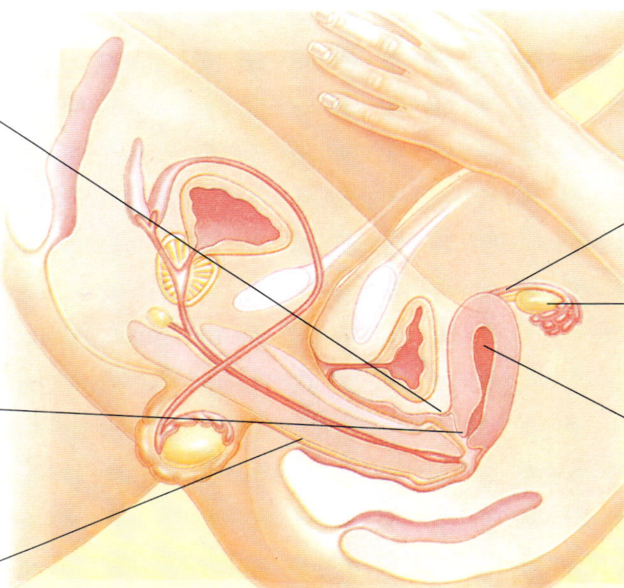

WENN SEX PROBLEME VERURSACHT 40–41
SEXUELLE ENTSCHEIDUNGEN TREFFEN 46–47
SEXUELLE KOMMUNIKATION 94–95
FAMILIENPLANUNG 2 110–111

VERHÜTUNGSMETHODEN 1

*Welche Faktoren sind für Sie wichtig? Anmerkung: Keine der hier aufgeführten Methoden schadet der Fruchtbarkeit; die mit * versehenen Methoden sind akzeptabel für Religionen, die die Verhütung verbieten.*

Verhütungsmittel	Verfügbarkeit	Bequemlichkeit und leichte Anwendung	Fehlerrate	Auswirkungen auf die Gesundheit/ Nebenwirkungen	Hilfe von außen	Schutz vor sexuell übertragbaren Krankheiten	Verantwortlicher Partner
Kondom aus Latex	In Apotheken, Supermärkten, kostenlos bei Profamilia	Muß gekauft werden; nicht spontan; leicht aufzuziehen, aber unangenehm zu entsorgen	2–10 % – kann vergessen werden; kann abrutschen, reißen und Sperma durchlassen	Keine, es sei denn, Sie reagieren auf Material oder Spermizid allergisch	Nein	Ja	Er
Kondom für die Frau aus Polyurethan	In Apotheken und Drogerien erhältlich	Muß gekauft werden; nicht spontan; schwierig einzusetzen; sichtbar; unbequem	15 % – kann vergessen werden; kann abrutschen; Reißen ist nicht so häufig	Keine, es sei denn, Sie reagieren auf Material oder Spermizid allergisch	Nein	Ja	Sie
Diaphragma aus Latex oder mechanische Sperre aus Kunststoff	Verschreibung durch den Arzt	Vorausplanung nötig; unsauber; muß mit einem Spermizid verwendet werden, das die Empfindung stören kann	2–19 % – kann sich verschieben, abrutschen, Löcher bilden	Kann eine Blasenentzündung hervorrufen, mögliche Allergie auf Spermizid	Muß angepaßt werden, Unterweisung für das Einsetzen nötig	Ein gewisser Schutz	Sie
Pessar: kleine Latex- oder Kunststoffkappe	Verschreibung durch den Arzt	Vorausplanung nötig; unsauber; muß mit einem Spermizid verwendet werden; ungeeignet für einige Frauen	2–13 % – kann sich verschieben, abrutschen, seine Paßform verlieren	Kann das Gewebe des Muttermunds irritieren	Muß angepaßt werden, Unterweisung für das Einsetzen nötig	Ein gewisser Schutz	Sie
Spermizid: Gel, Creme, Zäpfchen, Schaum oder Film	Preiswert in Apotheken und Drogerien erhältlich	Muß gekauft werden; unsauber; kann oralen Sex unangenehm machen	3–18 % – allein nicht sehr effektiv	Kann allergische Reaktionen auslösen	Nein	Ein gewisser Schutz	Sie
*Knaus-Ogino-Methode: Vermeidung der fruchtbaren Tage	Testkit aus der Apotheke und/ oder Kursus	Krankheit oder Medikamente können Auswirkungen haben; Sex kann mehrere Tage im Monat nicht stattfinden	2–24 % – Signale können falsch interpretiert werden, oder die Ovulation kann früher stattfinden	Keine	Unterweisung nötig	Nein	Beide
*Coitus interruptus: Der Penis wird vor der Ejakulation herausgezogen	Kostenlos	Der Mann kommt nicht im Körper der Frau zum Höhepunkt	16–23 % – Sperma kann bereits vor der Ejakulation austreten	Keine	Nein	Nein	Er

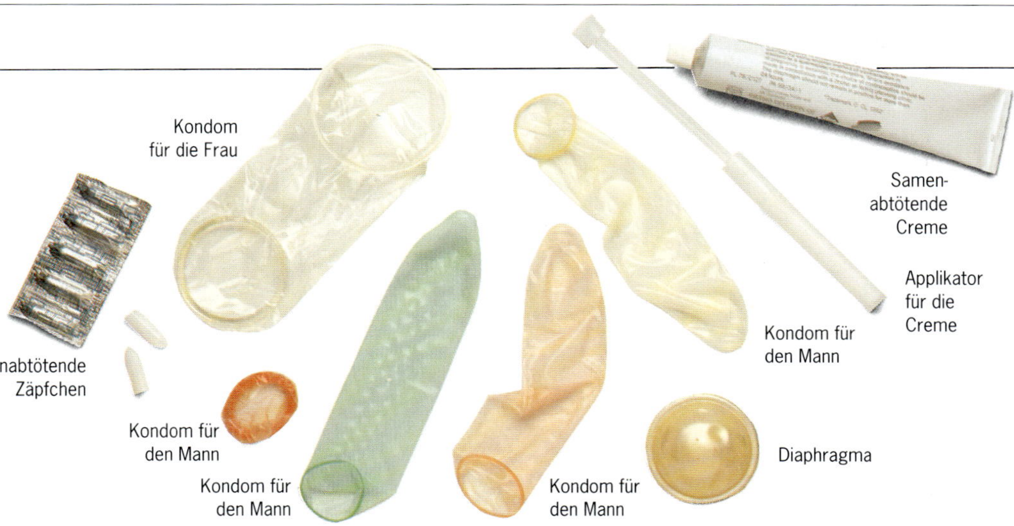

FAMILIENPLANUNG 2

CHEMISCHE VERHÜTUNGSMITTEL UND OPERATIVE EINGRIFFE

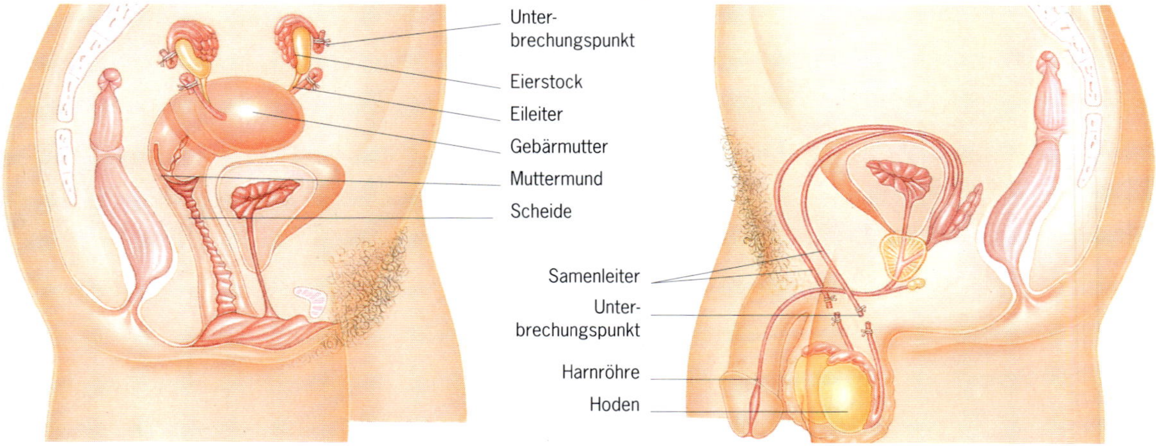

STERILISATION UND VASEKTOMIE *sind für Paare interessant, deren Familienplanung abgeschlossen ist.*

• *Die Sterilisation (oben), bei der die Eileiter durchtrennt oder blockiert werden, wirkt sofort, und die meisten Frauen erklären anschließend, daß sie mit dem Eingriff zufrieden sind. Doch es ist ein so dramatischer Schritt, daß er gut überlegt sein will. Sprechen Sie mit Ihrem Partner, Ihrem Arzt und, wenn möglich, mit anderen Frauen, die diesen Eingriff bereits hinter sich haben. Gehen Sie keinesfalls davon aus, daß sich die Operation bei einer Meinungsänderung umkehren läßt. Dies ist praktisch unmöglich.*

• *Die Vasektomie, bei der die Samenleiter durchtrennt werden, so daß Sperma nicht ejakuliert werden kann, ist sicherer und preiswerter als die Sterilisation der Frau. Sie ist nur weniger populär, da Männer sich nicht so bereitwillig einer Operation unterziehen, wie das Frauen in der Regel tun.*

NEUE VERHÜTUNGS-MÖGLICHKEITEN

• *Ein in der Scheide sitzender Ring, der zur Verhütung Hormone in den Blutkreislauf freisetzt*

• *Ein Diaphragma, das mit Hilfe eines Saugventils sicher am Muttermund haftet*

• *Die »Pille« für den Mann, die sofort, aber vorübergehend die Samenzellen immobilisiert oder unfruchtbar macht*

• *Verhütungsspritzen, die Sperma unfruchtbar machen, verhindern, daß Sperma in die Eizelle eindringt, oder stören die Einnistung einer befruchteten Eizelle in die Gebärmutter*

• *Stöpsel, mit deren Hilfe sich sowohl Sterilisation als auch Vasektomie vermeiden lassen*

WENN DAS VERHÜTUNGSMITTEL VERSAGT

Das Undenkbare geschieht. Sie hatten ungeschützten Sex, Sie haben vergessen, die Pille zu nehmen, das Kondom zerreißt, die Spirale wird von der Gebärmutter abgestoßen. Es gibt zwei Möglichkeiten zur »Rettung«, über die Sie mit Ihrem Arzt sprechen müssen.

● Mit der »Pille danach« erhalten Sie eine hohe Dosis an Hormonen, die verhindert, daß sich eine befruchtete Eizelle in der Gebärmutter einnistet. Sie besteht aus jeweils zwei Pillen, die im Abstand von zwölf Stunden eingenommen werden. Es kann zu Übelkeit kommen. Falls Sie erbrechen, müssen Sie weitere Tabletten einnehmen. Dieses Medikament kann bis zu 72 Stunden nach dem Geschlechtsverkehr eingenommen werden und wirkt mit 95prozentiger Sicherheit.

● Die Spirale für den Morgen danach veranlaßt den Körper, Sperma abzutöten und damit das Einnisten einer Eizelle zu verhindern. Sie wird mit einem kurzen medizinischen Eingriff bis zu fünf Tagen nach der Ovulation in den Muttermund eingeführt und ist zu fast hundert Prozent wirksam.

SEXUELLE ENTSCHEIDUNGEN TREFFEN 46–47
SEXUELLE KOMMUNIKATION 94–95
FAMILIENPLANUNG 1 108–109

VERHÜTUNGSMETHODEN 2

*Welche Faktoren sind für Sie wichtig? Anmerkung: Keine der hier aufgeführten Methoden wird von Religionsgemeinschaften akzeptiert, die Verhütungsmittel verbieten; mit * versehene Methoden können als frühzeitige Abtreibung betrachtet werden.*

Verhütungsmittel	Verfügbarkeit	Bequemlichkeit und leichte Anwendung	Fehlerrate	Gesundheitsrisiken/Neben-wirkungen und Umkehrbarkeit	Hilfe von außen	Schutz vor sexuell übertragbaren Krankheiten	Verantwortlicher Partner
*Spirale: kleines, normalerweise T-förmiges Objekt	Beim Arzt oder Profamilia	Nach dem Einsetzen keine weitere Vorausplanung nötig	1,5–5 % kann herausrutschen	Beckenentzündungen, Eileiterschwangerschaften, allergische Reaktionen; starke, schmerzhafte Monatsblutungen; läßt sich leicht entfernen; keine Auswirkung auf die Fruchtbarkeit	Muß angepaßt und überprüft werden	Nein	Sie
Kombinationspille: Die Hormone Östrogen und Progesteron werden täglich eingenommen	Beim Arzt oder Profamilia	Ermöglicht spontanes Liebesspiel, muß regelmäßig eingenommen werden	0,5–2 % Einnahme kann vergessen werden	Migräne, Thrombosen, Herzerkrankungen, Brustkrebs; Depressionen, Gewichtszunahme, Pilzinfektionen, Nachlassen des Verlangens; nicht während der Stillzeit einnehmen; kann vor Eierstockkrebs und Zysten, rheumatischer Arthritis und Myomen schützen; keine Auswirkung auf die Fruchtbarkeit	Medizinische Untersuchung und Rezept nötig	Nein	Sie
*Nur progesteronhaltige Pille: Wird täglich eingenommen	Beim Arzt oder Profamilia	Ermöglicht spontanes Liebesspiel, muß täglich zum selben Zeitpunkt eingenommen werden	1,0–2,5 % Einnahme kann vergessen werden	Eierstockzysten, Eileiterschwangerschaft; Wasseransammlungen im Gewebe, unregelmäßige Monatsblutungen; geeignet für Frauen, die kein Östrogen nehmen können und stillen; keine Auswirkungen auf die Fruchtbarkeit	Medizinische Untersuchung und Rezept nötig	Nein	Sie
*Dreimonatsspritze: Hormoninjektion in den Muskel	Beim Arzt oder Profamilia	Nach der Injektion keine weitere Vorausplanung nötig	0,1 %	Depressionen; kann die Monatsblutung unterbinden; kann vor Beckenentzündungen, Eileiterschwangerschaften und einigen Krebsarten schützen; keine Auswirkungen auf die Fruchtbarkeit	Medizinische Untersuchung und Injektion nötig	Nein	Sie
*Implantat: in den Oberarm implantierte Hormonkapseln	Beim Arzt oder Profamilia	Keine weitere Vorausplanung nötig; hält fünf Jahre	0,2–1,6 %	Gewichtszunahme, Akne, Eierstockzysten, Kopfschmerzen; kann während der Stillzeit implantiert werden; umkehrbar; Empfängnis wird nach dem Entfernen hinausgezögert	Medizinische Untersuchung und Implantat nötig	Nein	Sie
Sterilisation: Durchtrennung der Eileiter	Kostenpflichtige Operation; Krankenhaus	Nach dem Eingriff keine weiteren Schritte nötig	0,4 %	Keine langfristigen Gesundheitsrisiken, kann aber Infektionen, Narkosekomplikationen verursachen; nicht umkehrbar	Operation und Krankenhausaufenthalt	Nein	Sie
Vasektomie: Durchtrennung der Samenleiter	Kostenpflichtige ambulante Operation	Drei Monate später keine weiteren Schritte nötig	0,4 %	Keine langfristigen Gesundheitsrisiken, kann aber lokale Infektionen oder Schwellungen verursachen; nicht umkehrbar	Kleiner medizinischer Eingriff	Nein	Er

CHEMISCHE UND *hormonelle Verhütungsmethoden sind zur Empfängnisverhütung viel verläßlicher als mechanische Methoden, obwohl sie keinen Schutz vor sexuell übertragbaren Krankheiten bieten. Sie sind in der Anwendung nicht so unsauber und ermöglichen ein spontanes Liebesspiel.*

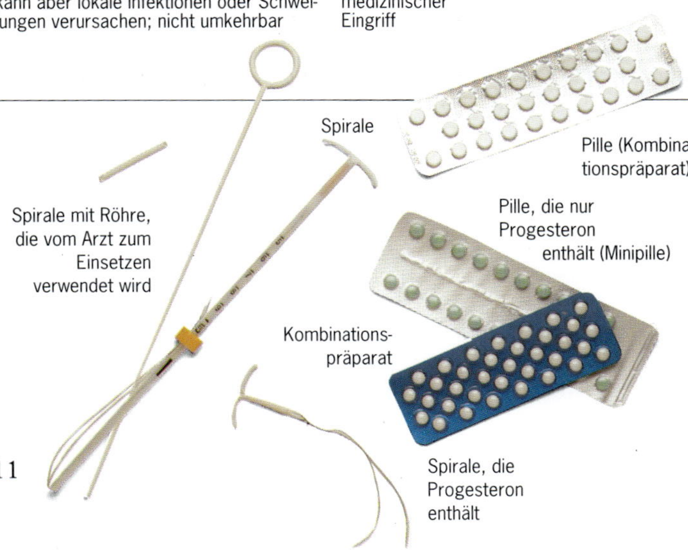

DIE EMPFÄNGNIS

DIE BIOLOGISCHEN VORGÄNGE BEI DER BEFRUCHTUNG

Die meisten Menschen haben heute in der Regel ein aktives Sexualleben von fünf bis zehn Jahren, in dem es nur um das Liebesspiel geht. Das Hauptziel beim Sex, nämlich das Kinderkriegen, spielt gewollt oder aus anderen Gründen keine Rolle. Doch dann kommt der Zeitpunkt, an dem sich unsere Prioritäten plötzlich verändern. Die Bindung an einen Menschen wird wichtiger als die reine Lust. Die Karriere spielt plötzlich eine geringere Rolle als der Wunsch nach Stabilität. Jetzt nimmt der Kinderwunsch eine wichtige Bedeutung an, egal, ob wir uns bewußt für ein Kind entscheiden oder nicht, ob wir unsere Familie planen oder dies einfach den Hormonen überlassen.

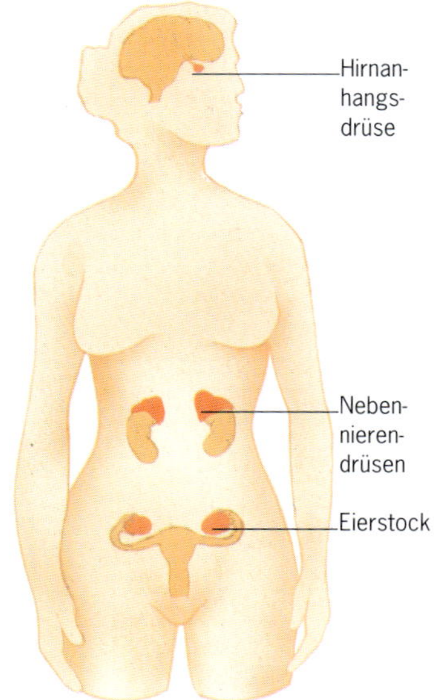

IHR KÖRPER *bereitet sich jeden Monat unter dem Einfluß von Hormonen auf eine Schwangerschaft vor. Diese Substanzen werden von den endokrinen Drüsen – hauptsächlich von der Hirnanhangsdrüse und den Nebennierendrüsen – und den Eierstöcken produziert.*

SCHWANGERSCHAFTSTEST

Wenn Sie glauben, schwanger zu sein, können Sie beim Arzt oder in der Apotheke einen Test durchführen lassen. Dazu geben Sie eine Urinprobe ab, die auf die nur bei einer Schwangerschaft ausgeschiedenen Hormone hin untersucht wird. Es gibt auch einen Schwangerschaftstest für zu Hause, bei dem ebenfalls der Urin getestet wird. Wenden Sie einen solchen Test so früh wie möglich an; die meisten liefern verläßliche Ergebnisse von dem Tag an, an dem die Periode eigentlich eintreten müßte. Die Tests enthalten eine ausführliche Gebrauchsanweisung.

- Wenn der Test negativ ausfällt, Ihre Periode dennoch ausbleibt, machen Sie einen weiteren Test. Suchen Sie Ihren Arzt auf, wenn die Periode nicht innerhalb einer Woche eintritt.

- Wenn Sie zu Hause einen Test durchführen und das Ergebnis unklar ist, wiederholen Sie ihn; manche Packungen enthalten zu diesem Zweck zwei Tests.

- Wenn der Test positiv ist, suchen Sie Ihren Arzt auf, um sich über die nächsten Schritte informieren zu lassen. Wenn diese Schwangerschaft nicht geplant war und Sie sich für einen Abbruch entscheiden, sollten Sie sich an Ihren Arzt wenden.

- Wenn der Test positiv ist, die Periode aber kurz darauf einsetzt, haben Sie wahrscheinlich einen Abgang gehabt. Dies kommt häufig vor, aber dennoch sollten Sie in diesem Fall Ihren Arzt aufsuchen.

WENN SPERMA AUF EINE EIZELLE TRIFFT

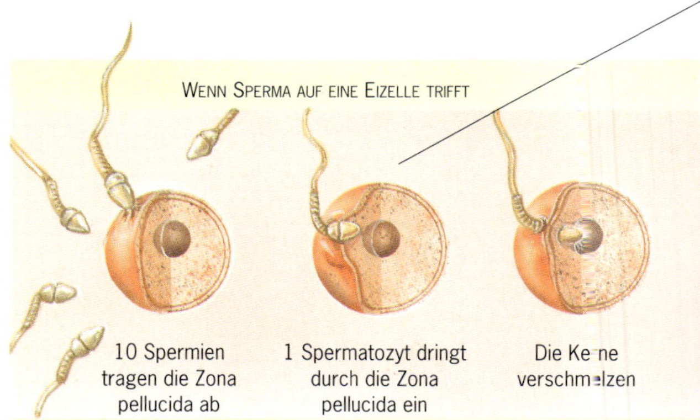

BIS ZU EINER STUNDE NACH DER EJAKULATION

Fallgeschichte

»Meine Periode war zwei Wochen überfällig. Tim wollte mich besuchen, und ich plante einen Schwangerschaftstes für diesen Tag, damit er dabeisein konnte. Wir waren ers seit drei Monaten zusammen, aber er erklärte, er würde mir beistehen, egal, wie meine Entscheidung ausfiele. Wir gingen ins Bett und liebten uns. Ich wachte auf und spürte, wie mir Blut am Bein herunterlief. Ich frage mich noch immer, ob meine Periode nur deshalb so spät kam, damit ich erfahren konnte, wie Tim zu mir stand.« CORINNA

ZUR FRAU WERDEN 14–15
DEN EIGENEN KÖRPER KENNENLERNEN 26–27
SEXUELLE ENTSCHEIDUNGEN TREFFEN 46–47
VORBEREITUNG AUF DIE SCHWANGERSCHAFT 114–115

HORMONE REGEN *die Eierstöcke zur Produktion von Follikeln an. Beim Heranwachsen produziert ein Follikel – das primäre – große Mengen Östrogen, das die Gebärmutterschleimhaut stimuliert, so daß sich in ihr eine Eizelle einnisten kann.*

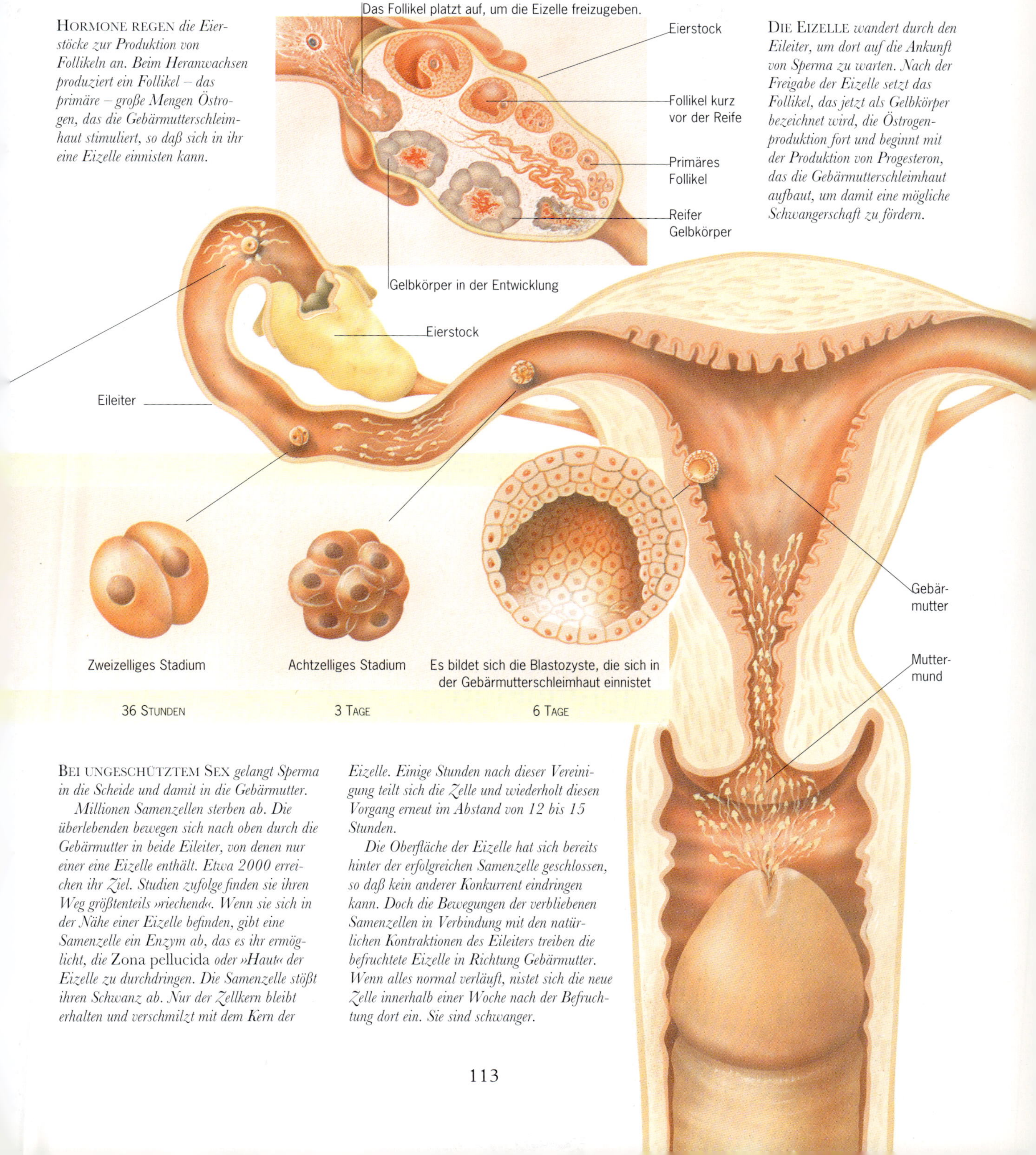

DIE EIZELLE *wandert durch den Eileiter, um dort auf die Ankunft von Sperma zu warten. Nach der Freigabe der Eizelle setzt das Follikel, das jetzt als Gelbkörper bezeichnet wird, die Östrogenproduktion fort und beginnt mit der Produktion von Progesteron, das die Gebärmutterschleimhaut aufbaut, um damit eine mögliche Schwangerschaft zu fördern.*

BEI UNGESCHÜTZTEM SEX *gelangt Sperma in die Scheide und damit in die Gebärmutter.*

Millionen Samenzellen sterben ab. Die überlebenden bewegen sich nach oben durch die Gebärmutter in beide Eileiter, von denen nur einer eine Eizelle enthält. Etwa 2000 erreichen ihr Ziel. Studien zufolge finden sie ihren Weg größtenteils »riechend«. Wenn sie sich in der Nähe einer Eizelle befinden, gibt eine Samenzelle ein Enzym ab, das es ihr ermöglicht, die Zona pellucida *oder »Haut« der Eizelle zu durchdringen. Die Samenzelle stößt ihren Schwanz ab. Nur der Zellkern bleibt erhalten und verschmilzt mit dem Kern der Eizelle. Einige Stunden nach dieser Vereinigung teilt sich die Zelle und wiederholt diesen Vorgang erneut im Abstand von 12 bis 15 Stunden.*

Die Oberfläche der Eizelle hat sich bereits hinter der erfolgreichen Samenzelle geschlossen, so daß kein anderer Konkurrent eindringen kann. Doch die Bewegungen der verbliebenen Samenzellen in Verbindung mit den natürlichen Kontraktionen des Eileiters treiben die befruchtete Eizelle in Richtung Gebärmutter. Wenn alles normal verläuft, nistet sich die neue Zelle innerhalb einer Woche nach der Befruchtung dort ein. Sie sind schwanger.

VORBEREITUNG AUF DIE SCHWANGERSCHAFT

WENN SIE EIN BABY BEKOMMEN WOLLEN

Bei heterosexuellen Frauen führt der Versuch, schwanger zu werden, zu einer dramatischen Veränderung ihrer Einstellung zum Sex. Plötzlich dreht sich alles nur noch darum. Es ist wichtiger als je zuvor, ob die Ovulation stattfindet, ob der Partner ejakuliert und ob sich die Periode einstellt oder nicht.

Da der Sexualakt nun an Bedeutung gewinnt, empfinden ihn viele Frauen auch als erregender. Es »echt« zu tun, gibt dem Ganzen mehr Reiz und baut Leidenschaft auf. Sie schlafen häufiger mit ihrem Partner. Ohne Verhütungsmittel und ohne Angst vor einer Schwangerschaft können sie die Lust genießen wie nie zuvor. Andererseits kann auch Leistungsdruck entstehen, der Druck, es »richtig« zu machen. Manche Frauen berichten, daß der Zwang, es »tun zu müssen«, sie jeglicher Spontaneität beraubt, und daß der Streß, ob es wohl diesmal geklappt hat, es ihnen erschwert, sich zu entspannen.

Die Lösung besteht darin, ein ausgewogenes Verhältnis zwischen Schwangerwerdenwollen und erfülltem Sexualleben herzustellen.

Wir sollten nicht nur an den wenigen Tagen, an denen es zu einer Empfängnis kommen kann, Sex haben und dabei nur jene Stellungen ausprobieren, die die Chancen einer Empfängnis erhöhen, sondern auch in den Stellungen lieben, die Spaß machen, und Küsse, Liebkosungen und Vorspiel genießen.

DIE ENTSCHEIDUNG, *ein Kind zu bekommen, sollte gemeinsam getroffen werden, da die Konsequenzen ungeheuer groß sind. Sie sollte zudem in einer glücklichen und stabilen Beziehung fallen, da Sie möglichst viel körperliche und emotionale Unterstützung brauchen. Doch wenn Sie nicht in einer festen Beziehung leben und wissen, daß Sie mit dem biologischen Vater Ihres Kindes wahrscheinlich nicht zusammenbleiben werden, sollten Sie sich dafür entscheiden, das Kind allein großzuziehen.*

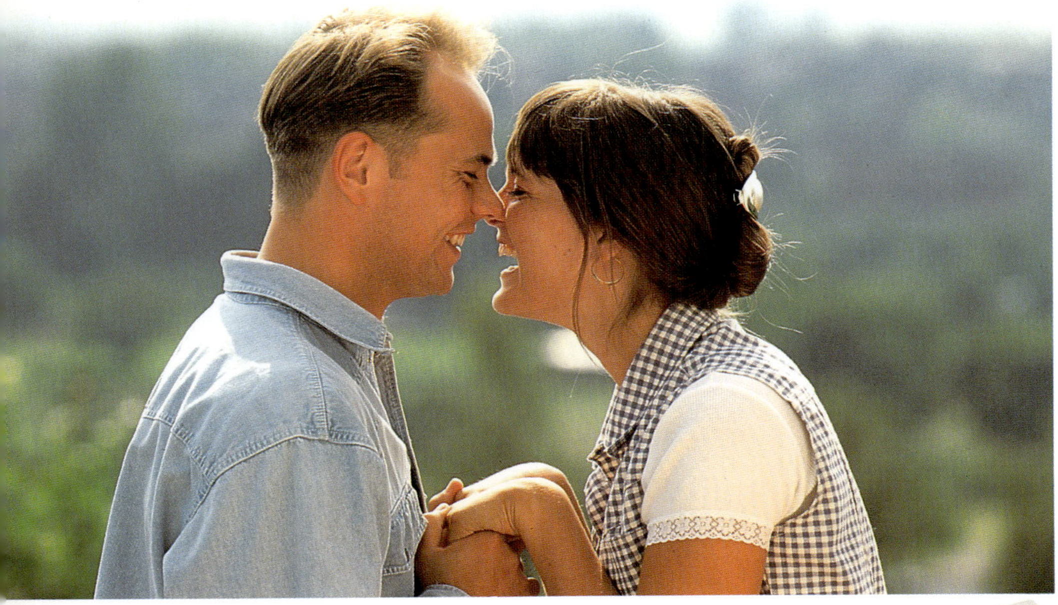

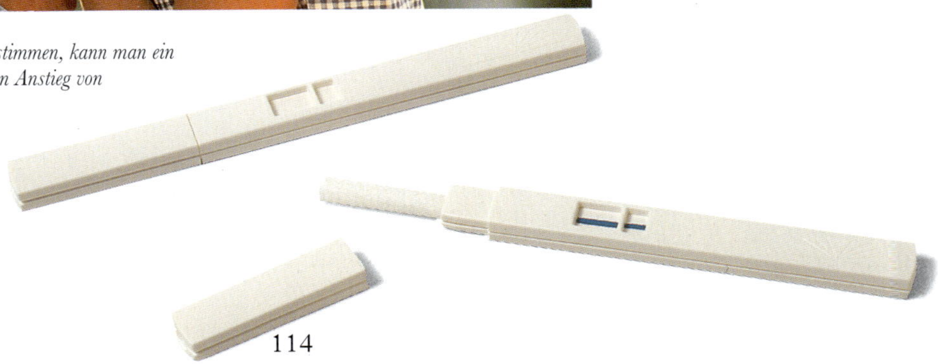

UM DIE FRUCHTBARE ZEIT *zu bestimmen, kann man ein Testkit in der Apotheke kaufen, das den Anstieg von Gelbkörperhormon im Urin feststellt, zu dem es 24 bis 36 Stunden vor der Ovulation kommt. In der Gebrauchsanleitung wird genau erklärt, wie man den Urin sammelt, ihn testet und die Ergebnisse interpretiert.*

FAMILIENPLANUNG **108–111**
DIE EMPFÄNGNIS **112–113**

DIE WAHL DER STELLUNG

- Wenn Sie schwanger werden wollen, sollten Sie die Position sorgfältig wählen. Die beste Stellung beim Geschlechtsverkehr ist die, bei der das Sperma so tief wie möglich in die Scheide eindringen kann. Die Missionarsstellung, bei der die Beine auf den Schultern des Partners ruhen, funktioniert gut, wenn sich Ihre Gebärmutter in der Normallage befindet. Wenn sie sich jedoch nach hinten neigt, versuchen Sie, sich auf Ellbogen und Knien aufzustützen, während Ihr Partner von hinten in Sie eindringt.
- Wenn möglich, sollten Sie einen Orgasmus haben, da dadurch der Muttermund in die Samenflüssigkeit getaucht wird, was die Chance einer Empfängnis erhöht. Wenn Ihr Partner zum Höhepunkt kommt, sollte er möglichst stillhalten, tief in Sie eindringen und den Penis in einer geraden Linie herausziehen, damit das Sperma an Ort und Stelle bleibt.
- Anschließend bleiben Sie eine halbe Stunde lang auf dem Rücken liegen. Ziehen Sie dabei die Knie an die Brust, und legen Sie ein Kissen unter Ihr Gesäß, damit kein Sperma herauslaufen kann.

VERHÜTUNG VOR DER EMPFÄNGNIS

- Wenn Sie mechanische Methoden anwenden, sollten Sie damit fortfahren, bis Sie schwanger werden wollen. Vielleicht klappt es, sobald Sie keine Verhütungsmittel mehr verwenden.
- Sie können sofort schwanger werden, wenn die Spirale entfernt wurde. Doch bei Gebrauch einer Spirale zieht man sich leichter Infektionen zu, die sich ausbreiten können. Am besten lassen Sie die Spirale entfernen und verwenden dann mechanische Verhütungsmittel, bis Sie auf Infektionen, etwa eine Beckenentzündung, hin untersucht wurden (siehe Seite 36–37).
- Wenn Sie hormonelle Verhütungsmittel wie die Pille, Implantate, die Dreimonatsspritze oder eine Spirale verwenden, die Progesteron freisetzt, sollten Sie etwa drei Monate, bevor Sie schwanger werden wollen, damit aufhören. In der Zwischenzeit verwenden Sie mechanische Verhütungsmittel, bis sich der Hormonspiegel wieder normalisiert.
- Wenn Sie feststellen, daß Sie schwanger sind, obwohl sie noch eine Spirale tragen, suchen Sie sofort den Arzt auf; sie muß entfernt werden, damit es nicht zu einer Fehlgeburt kommt.

IN AKTUELLEN UNTERSUCHUNGEN *wurde festgestellt, daß Frauen in den fünf Tagen vor dem Eisprung und am Tag der Ovulation selbst am fruchtbarsten sind. Es kommt nur selten danach zu einer Empfängnis.*

Ein spezielles Kit (links) hilft Ihnen festzustellen, wann es zur Ovulation kommt. Sie können auch lernen, dies anhand des Schleims in der Scheide herauszufinden, der gleitfähiger und klarer wird. Dies ist ein Zeichen dafür, daß er Sperma zur Eizelle transportieren kann. Außerdem sollten Sie täglich Ihre Temperatur aufzeichnen, denn sie fällt vor der Ovulation leicht ab. Versuchen Sie, in dieser Zeit Geschlechtsverkehr zu haben.

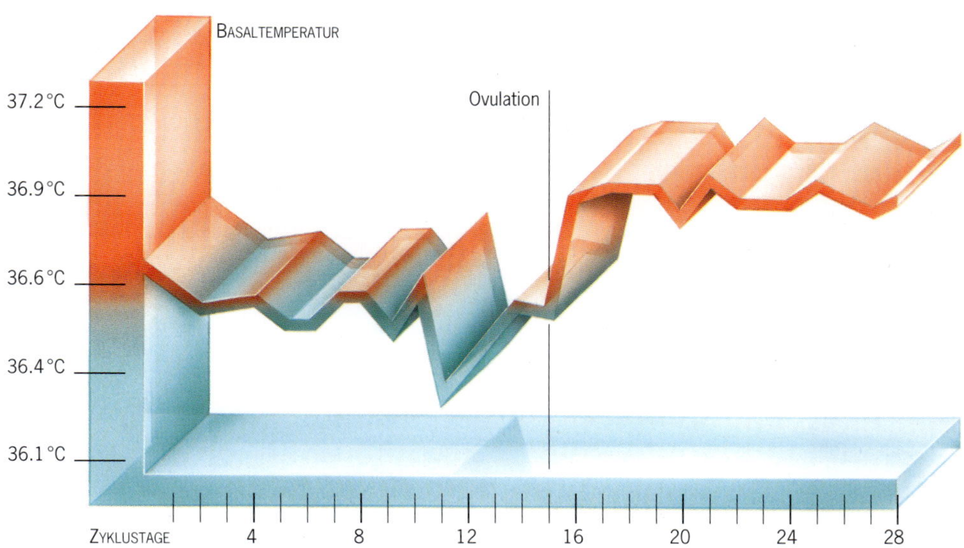

WENN SIE NICHT SCHWANGER WERDEN KÖNNEN

DAS PROBLEM UNTERSUCHEN UND MIT DEN ERGEBNISSEN LEBEN

Es gibt kaum ein Ereignis im Leben, das schwerwiegender ist als die Tatsache, unfruchtbar zu sein. Vielen Menschen macht es nichts aus, ihren Kinderwunsch jahrelang hinauszuschieben, doch wenn sie ein Kind wollen und feststellen müssen, daß es nicht so einfach ist, wie sie es sich vorgestellt haben, erschüttert dies das Selbstwertgefühl. Für die meisten Frauen ist die Geburt eines Kindes wichtig. Wir lieben Kinder um ihrer selbst willen, und sie sollen Teil unseres Lebens sein. Außerdem besiegeln wir durch sie eine wichtige Beziehung. Wenn wir erkennen, daß all diese Dinge in Zweifel stehen, müssen wir unsere Überzeugungen in Frage stellen. Vielleicht haben wir Schuldgefühle, weil es an uns liegt, oder wir reagieren voller Wut und fragen uns, ob der Fehler bei unserem Partner zu suchen ist. Es ist einiger Mut erforderlich, um diese Gefühle zu bewältigen.

FRUCHTBARKEITSPROBLEME BEI MANN UND FRAU

Prozent der Fälle	Ihre Empfängnisschwierigkeiten sind möglicherweise auf eines dieser Probleme zurückzuführen	Ursachen
50%	Eileiter: Die Eizellen wandern nicht durch den Eileiter, um befruchtet zu werden; die Eizellen erreichen nach der Befruchtung nicht die Gebärmutter.	Undurchlässigkeit des Eileiters, möglicherweise aufgrund einer Infektion oder früheren Eileiterschwangerschaft; Vernarbung aufgrund einer Endometriose; die Eileiter werden durch Myome zusammengedrückt; Operation.
33%	Ovulation: Die Eierstöcke produzieren keine Eizellen; die Eizellen reifen nicht heran; reife Eizellen werden nicht zur Befruchtung freigesetzt.	Hormonelle Probleme, beispielsweise mit der Hirnanhangsdrüse oder dem Hypothalamus; Krankheit, Operation, Streß oder Gewichtsprobleme können sich auf die Eierstöcke auswirken.
10%	Die Gebärmutter: Die Eizellen nisten sich nicht in der Gebärmutter ein; die Eizellen lösen sich nach dem Einnisten in der Gebärmutter wieder ab; die Eizellen entwickeln sich nach dem Einnisten nicht weiter.	Einige medizinische Zustände – Myome, Polypen, innere Verklebungen, Entzündungen – können Auswirkungen auf Form oder Funktion der Gebärmutter haben.
5%	Muttermundschleim: Das Sperma kann nicht durch den Muttermund in die Gebärmutter gelangen.	Zuwenig Schleim, um das Sperma nach oben zu bewegen; so dicker Schleim, daß sich das Sperma nicht fortbewegen kann; der Muttermund produziert Antikörper, die die Samenzellen zerstören.

Prozent der Fälle	Er kann möglicherweise aufgrund eines dieser Probleme Ihre Eizellen nicht befruchten	Ursachen
90%	Das Sperma selbst: nicht genug Sperma; abnorme Samenzellen.	Umweltverschmutzung; Infektionen; Krankheit; Verletzungen; zu starke Erwärmung der Hoden; Verletzung der Hoden; hormonelle Probleme; Streß oder natürlicher Rückgang der Spermaproduktion mit zunehmendem Alter.
10%	Transport des Spermas: Unbewegliche Samenzellen; Undurchlässigkeit der Samenleiter, durch die das Sperma aus den Hoden transportiert wird; Erektions- und Ejakulationsschwierigkeiten; Probleme mit den Muskeln, die das Sperma durch den Penis befördern.	Hormonelle oder Prostataprobleme; organische Probleme; Vernarbungen nach Infektionen.

GYNÄKOLOGISCHE PROBLEME 36–37
DIE EMPFÄNGNIS 112–113
KÜNSTLICHE BEFRUCHTUNG 118–119
HILFE SUCHEN 148–149

MEDIZINISCHE UNTERSUCHUNGEN

Medizinische Untersuchungen können bestimmte Lösungsmöglichkeiten aufzeigen. Doch sie haben auch einen Nachteil: Bei jeder Untersuchung verstärkt sich Ihre Hoffnung wieder, nur um dann zunichte gemacht zu werden, wenn die Ergebnisse nicht den Erwartungen entsprechen. Unterstützen Sie sich gegenseitig, und lassen Sie sich von anderen Menschen helfen, während Sie um eine Lösung kämpfen.

● FÜR SIE

Hormontests/endometrische Biopsie: Ist die Ovulation normal? Postkoitaler Test: Bestehen Probleme mit dem Muttermundschleim?
Laparoskopie: Sind die Eileiter offen?
Hysteroskopie/Ultraschalluntersuchung/Hysterosalpingographie: Verursacht die Gebärmutter irgendwelche Probleme?

● FÜR IHN

Hormontests: Produzieren seine Hoden Sperma? Reicht die Hormonfunktion aus?
Anzahl der Spermien: Enthält sein Ejakulat genug Samenzellen?
Spermafunktionstest: Kann sein Sperma den Schleim im Muttermund durchdringen? Sind Antikörper vorhanden, die das Sperma bekämpfen?

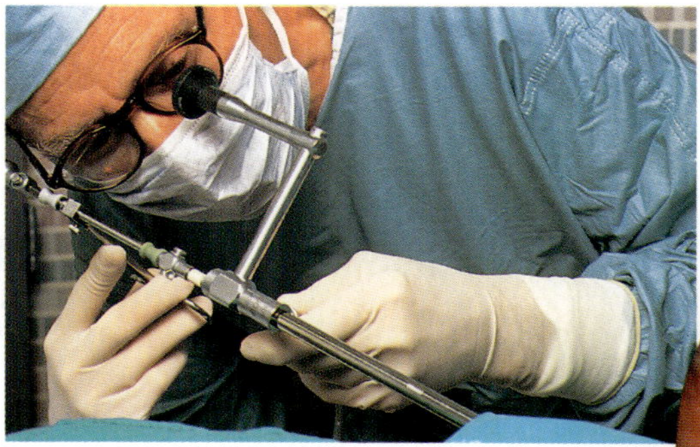

Akrosomreaktionstest: Kann das Sperma mit einer Eizelle verschmelzen?
Hamstereitest: Kann das Sperma in eine Eizelle eindringen?
Operative Untersuchung: Sind die Hoden funktionstüchtig?

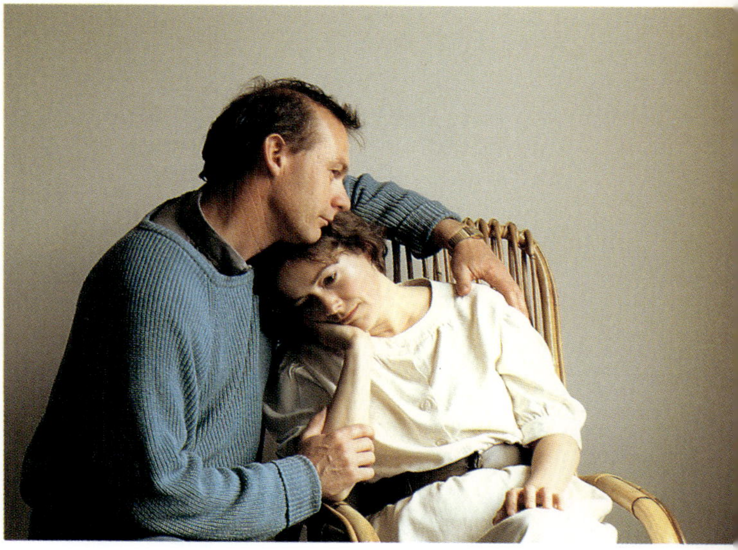

PROBLEME BEI DER *Empfängnis können starke Auswirkungen auf Ihr Sexualleben haben. Vielleicht möchten Sie ständig miteinander schlafen, so, als wollten Sie sich beweisen, nicht unfruchtbar oder sexuell leistungsfähig zu sein. Möglicherweise verlieren Sie auch jedes Verlangen, weil Sie der Gedanke, trotz Ihres Liebesspiels nicht zum Erfolg zu kommen, so schmerzt, daß Sie es nicht erneut riskieren wollen.*

Beide Reaktionen sind normal: Der Glaube an Ihre sexuelle Leistungsfähigkeit wurde erschüttert. Selbst wenn die Probleme nur vorübergehender Natur sind und Sie schließlich schwanger werden, müssen Sie sich von ihnen distanzieren. Das kann zu einer anderen Einstellung gegenüber der Sexualität führen. Egal, ob Sie leidenschaftlich sind oder nicht, sollten Sie anderen Aspekten Ihrer Sexualität Raum geben: Zärtlichkeit, Sinnlichkeit, physische Unterstützung. Allerdings kann man bei dem Versuch, nach dem höchsten Ziel einer Partnerschaft zu streben, emotional leicht auseinanderdriften. Es ist wichtig, durch körperliche Berührung seine Zuneigung zu zeigen, selbst wenn man sich dem Partner gerade nicht nah fühlt.

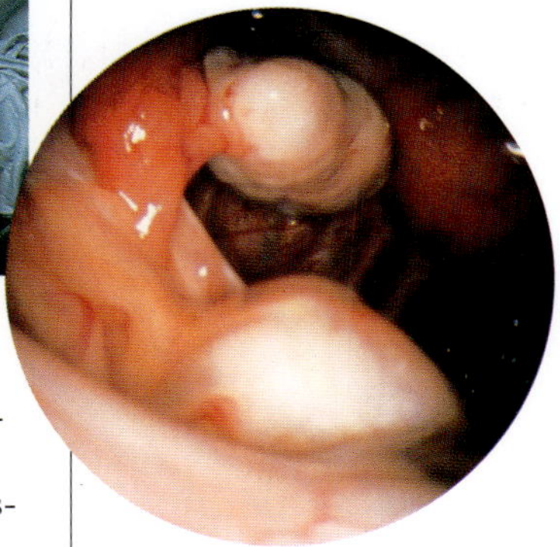

BEI EINER LAPAROSKOPIE *wird ein Gerät (Laparoskop) durch die Bauchwand eingeführt, so daß die inneren Organe betrachtet werden können. Mit diesem Verfahren läßt sich feststellen, ob die Eierstöcke (weiß), die Eileiter und die Gebärmutter selbst (orange) gesund sind.*

KÜNSTLICHE BEFRUCHTUNG

MIT DEM PROBLEM DER UNFRUCHTBARKEIT UMGEHEN

Die schlechte Nachricht lautet, daß wir uns nicht darauf verlassen können, Kinder zu bekommen. Eins von sechs Paaren ist von Unfruchtbarkeit betroffen. Die gute Nachricht lautet jedoch, daß wir in einer Welt leben, in der die medizinische Wissenschaft mehr zur Lösung solcher Probleme beitragen kann als je zuvor.

Probleme und Lösungen

• Wenn das Problem mit der Ovulation zusammenhängt, wird normalerweise eine Hormonbehandlung zur Ergänzung oder als Ersatz für fehlende Hormone angeboten. Auf diese Weise sollen die Eierstöcke angeregt, die Eizelle im Follikel zur Reife gebracht oder die Gebärmutterschleimhaut aufgebaut werden, damit der Embryo überleben kann.
• Bei einer zu geringen Spermienzahl kann medizinisch nicht viel unternommen werden, obwohl manche medikamentöse Behandlungen helfen. Statt dessen wird der betroffene Mann aufgefordert, weniger Alkohol zu trinken, das Rauchen aufzugeben, sich gesünder zu ernähren und mehr Sport zu treiben.
• Ein »organisches« Problem, das verhindert, daß Eizelle oder Sperma ihr Ziel erreichen, kann bisweilen durch Mikrochirurgie behandelt werden, indem die Blockade entfernt wird.

Wenn all diese Behandlungsmethoden nicht helfen, stellt die künstliche Befruchtung möglicherweise eine Lösung dar. Bei der Eizellenimplantation werden Eizellen aus dem Eierstock entnommen, mit dem Sperma des Partners zusammengebracht und dann in die Gebärmutter eingepflanzt (Retortenbaby). Da dabei das Risiko einer Mehrlingsgeburt besteht, wird diese Methode nur dann angewendet, wenn die Eileiter beschädigt sind oder Probleme mit dem Muttermundschleim bestehen. Man kann auch das männliche Sperma sammeln (dies geschieht oft bei mehreren Ejakulationen, damit die Spermakonzentration höher ist), es »waschen«, um ungesunde Spermazellen zu entfernen, und es dann während der Ovulation direkt in die Gebärmutter einführen.

Wenn Sie und Ihr Partner aufgrund medizinischer Probleme kein Kind bekommen können oder wenn Sie in einer lesbischen Beziehung leben, können Sie sich von einer dritten Person helfen lassen. Sie können das Ejakulat eines Bekannten oder aus einer Samenbank verwenden und in die Scheide oder Gebärmutter einführen lassen. Bei der Eizellenspende, die schwieriger ist, da die Spenderin zur Anregung der Fertilität Medikamente einnehmen und kleinere Operationen über sich ergehen lassen muß, werden die Eizellen einer anderen Frau mit dem Sperma Ihres Partners befruchtet und dann in Ihre Gebärmutter eingepflanzt. Für Frauen, die ein Baby nicht austragen können, gibt es in einigen Ländern die gesetzlich sanktionierte Lösung, das Kind von einer Leihmutter austragen zu lassen. Dazu werden Eizellen mit dem Sperma des Partners befruchtet.

Es ist wichtig, sich über folgende Fragen klarzuwerden:
• Wenn die Eizelle gespendet wird: Wer ist die Mutter des Babys?
• Wenn das Sperma gespendet wird: Wer ist der Vater des Babys?
• Was passiert, wenn aufgrund der Spende ein Kind mit körperlichen oder geistigen Behinderungen zur Welt kommt?
• Was passiert, wenn Sie aufgrund einer Fertilitätsbehandlung mehr Kinder zur Welt bringen, als Sie sich eigentlich wünschen?
• Was würde passieren, wenn die Ersatzmutter Ihres Kindes das Baby behalten möchte?

Fallgeschichte

»Ich wollte schon immer ein Kind, aber ich bin lesbisch. Ute und ich entschieden uns für die Selbstinsemination, da ich nicht mit einem Mann schlafen wollte. Statt das Sperma irgendeines Spenders aus einer Samenbank zu verwenden, lage es nahe, einen homosexuellen Mann zu fragen.
Wir nahmen Kontakt zu einigen Männern auf und trafen uns dann kurz mit ihnen. Es war fast wie ein Vorstellungsgespräch, mit dem Unterschied, daß wir sie baten, einen AIDS-Test zu machen. An einem Abend kamen zwei von ihnen in unsere Wohnung und taten das Notwendige. Falls es später Komplikationen geben sollte, wollte ich nicht wissen, wer der Vater war. Also vermischte ich das Sperma, füllte es in die Spritze und legte mich eine Stunde lang hin. Ich hatte Glück – ich wurde gleich beim erstenmal schwanger. Laura ist jetzt fünf Jahre alt und ein wunderbares Mädchen.« *KATRIN*

WENN SIE NICHT SCHWANGER WERDEN KÖNNEN **116–117**
HILFE SUCHEN **148–149**

VIELE KINDERLOSE PAARE *glauben, daß sich das Risiko einer Mehrlingsgeburt, wie es bei einer »Retorten«-Behandlung besteht, lohne. Bei blockierten Eileitern kann jedoch eine neue Methode, bei der die Eileiter durchgängig gemacht werden, helfen, diese Behandlung weniger häufig anzuwenden und die damit verbundenen Risiken zu senken. Mit Hilfe einer Röntgenaufnahme wird ein dünner Schlauch durch Scheide und Muttermund eingeführt, um die Blockade der Eileiter zu beseitigen. Die Behandlung dauert weniger als 30 Minuten, und es ist weder eine Vollnarkose noch ein Krankenhausaufenthalt notwendig. Zur Zeit wird untersucht, ob sich Eizellen direkt nach dem Eisprung einfrieren lassen. Dies würde den chronischen Mangel an weiblichen Eizellen verringern, da fruchtbare Frauen Eizellen spenden könnten, die noch Jahre später verwendbar wären. In diesem Fall könnten auch Frauen, die sich einer Chemo- oder Radiumtherapie unterziehen müssen, ihre eigenen Eizellen aufbewahren lassen und sie verwenden, wenn sie wieder gesund sind und eine Schwangerschaft in Betracht ziehen. (Wenn Ihr Partner vor einer solchen Behandlung steht, wird er vielleicht auch gefragt, ob er sein Sperma zur späteren Verwendung einfrieren lassen möchte.)*

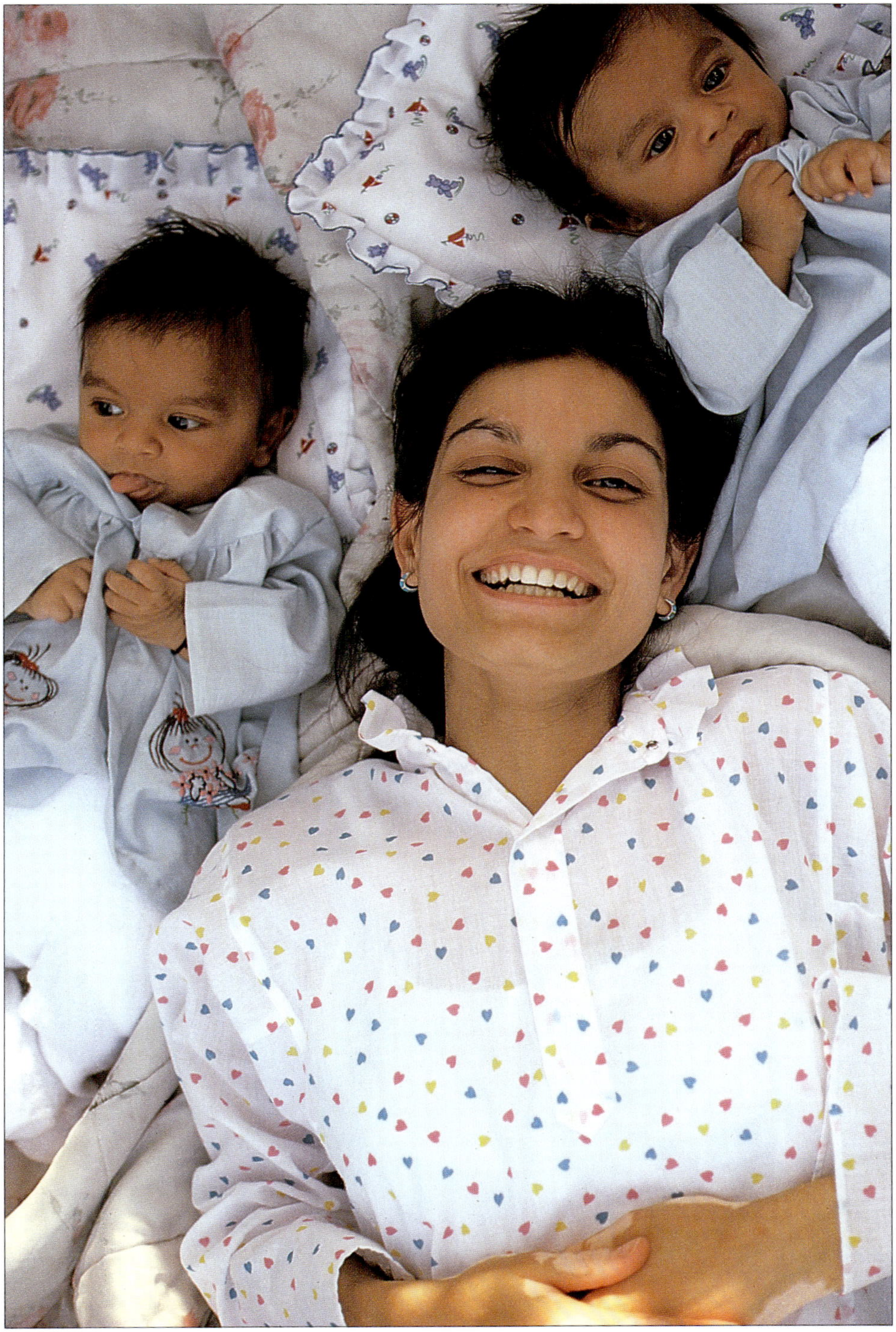

Neun Monate

Sex in der Schwangerschaft

Vielleicht haben Sie während einer Schwangerschaft keine Lust auf Sex, da Sie sehr erschöpft sind oder unter Übelkeit leiden. Vielleicht sind Ihre Brüste überempfindlich, Sie fühlen sich dick und unattraktiv und verspüren keinerlei sexuelles Verlangen. Doch häufig ist es eine gute Sache, sich dem Liebesspiel hinzugeben. Manche Frauen wünschen es sich sogar, da das Scheidengewebe sich mit Blut füllt und sie sich in einem ständigen Erregungszustand befinden. Vom emotionalen Standpunkt aus gesehen bleibt so der Kontakt zum Partner erhalten, der sich vielleicht ausgeschlossen fühlt; und trotz unserer Gefühle und unseres Aussehens wird auch unser Bedürfnis nach Liebe erfüllt.

Neue Untersuchungen belegen, daß Sex gut für Mutter und Kind ist. Beim Liebesspiel füllen sich die Blutgefäße, wenn sich die Gebärmutter zusammenzieht, so daß der Fetus zusätzliches Blut und Nahrung erhält. Wir sollten den Sex also nicht aufgeben, weil wir schwanger geworden sind, sondern ihn möglichst lange genießen.

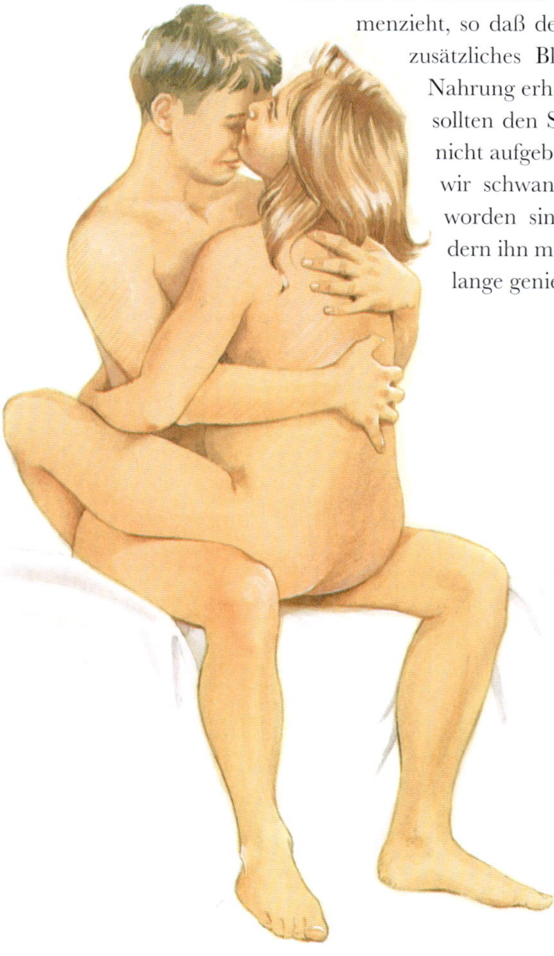

Wenn die Wehen einsetzen

Wenn die Schwangerschaft normal verlaufen ist und die Geburt bevorsteht, können Sie diesen Vorgang unterstützen, indem Sie mit Ihrem Partner schlafen. Das stimuliert den Muttermund und führt zum Einsetzen der Wehen.

- Legen Sie sich auf den Rücken, während Kopf und Schultern gut von Kissen gestützt werden. Beginnen Sie mit der Stimulation der Brustwarzen. Auf diese Weise wird Oxytocin freigesetzt, jenes Hormon, das die Wehen auslöst. Dann gehen Sie zum Geschlechtsakt über. Legen Sie Ihre Beine auf seine Schultern, damit er tiefer eindringen kann. Versuchen Sie, zum Höhepunkt zu kommen. Nachdem Ihr Partner ejakuliert hat, sollte er etwa fünf Minuten lang in Ihnen verharren, damit der Muttermund in das Prostaglandin eintaucht, das im Sperma enthalten ist und die Wehen auslösen kann.

- Wenn die Wehen einsetzen, kann Masturbation bis zum Orgasmus wie ein Schmerzmittel wirken und die Kontraktionen erträglicher machen.

Wenn Sie schwanger sind, *möchten Sie vielleicht beim Geschlechtsverkehr andere Stellungen einnehmen. Alle hier gezeigten Positionen ermöglichen es Ihnen oder Ihrem Partner, die Klitoris zu stimulieren. Dies ist besonders wichtig, da es bei den in der Schwangerschaft möglichen Stellungen häufig schwierig ist, ohne manuelle Hilfe zum Höhepunkt zu kommen.*

Denken Sie im weiteren Verlauf der Schwangerschaft daran, daß Positionen, die zu einem anderen Zeitpunkt bequem waren, jetzt vielleicht nicht mehr möglich sind. Seien Sie daher flexibel.

In den ersten drei Monaten gibt es kaum äußerliche Anzeichen für Ihre Schwangerschaft, so daß Sie sich wahrscheinlich immer noch in der Missionarsstellung lieben können, obwohl es wahrscheinlich angenehmer für Sie ist, wenn die tiefe Penetration vermieden wird. Wenn Sie sich oben befinden oder auf seinem Schoß sitzen (links), können Sie die Tiefe der Penetration besser kontrollieren. Diese Positionen sind auch gut, wenn Sie unter Verdauungsstörungen oder Sodbrennen leiden, die häufig zu Beginn einer Schwangerschaft auftreten. Sie sind jedoch nicht so gut geeignet, wenn Sie empfindliche Brüste haben und die Berührung dort vermeiden wollen.

EINEM MANN LUST BEREITEN 72–73
DIE KLITORIS EINSETZEN 78–79
UNANGENEHMER SEX 136–137

Im vierten bis sechsten Monat können Sie das Gewicht des Babys ausgleichen, indem Sie auf dem Rücken liegen, aber Ihr Partner sollte besser aus einer seitlichen Position eindringen, statt sich auf Sie zu legen. Wenn Sie in der Rückenlage schwindlig werden, versuchen Sie, sich auf die Seite zu legen, während Ihr Partner von hinten in Sie eindringt.

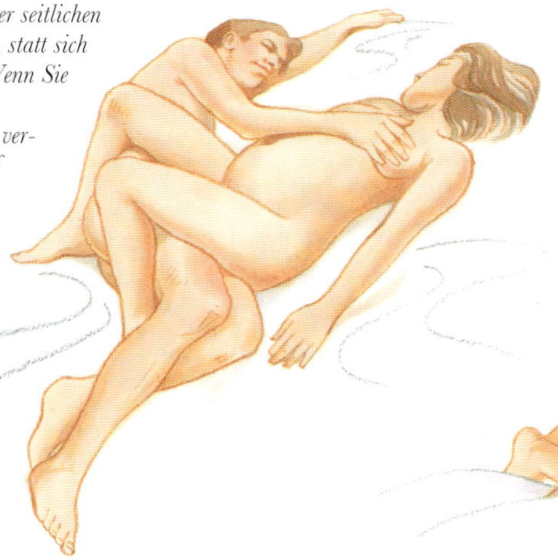

Wenn Sie im siebten bis neunten Monat das volle Gewicht Ihres Babys ausgleichen müssen und Rückenschmerzen Probleme bereiten, versuchen Sie auf allen vieren zu knien, während Ihr Partner von hinten in Sie eindringt.

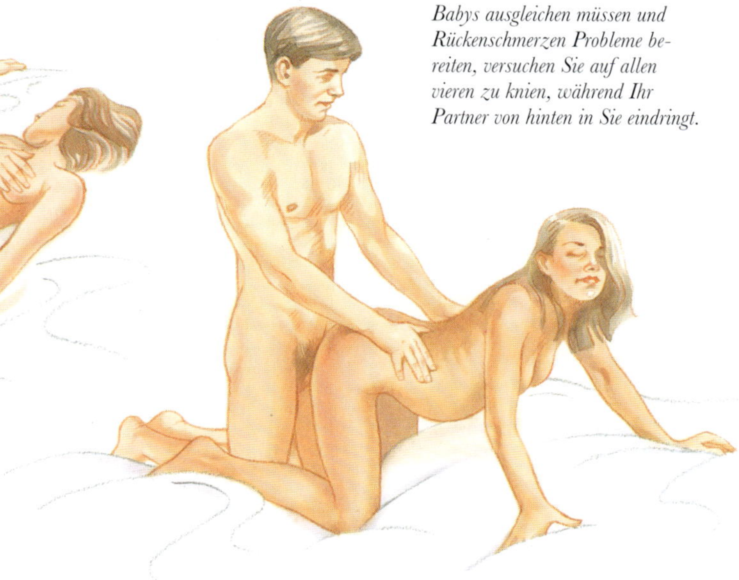

MYTHOS UND REALITÄT

Es gibt viele Mythen, die den Geschlechtsverkehr während einer Schwangerschaft betreffen.

MYTHOS	TATSACHEN
• Druck und Bewegung beim Geschlechtsverkehr drücken auf das Baby.	Der Fetus bewegt sich frei in seiner Fruchtblase, in der er von Flüssigkeit umgeben ist, die ihn vor Stößen und Prellungen schützt.
• Durch Sex können sich Infektionen in der Gebärmutter ausbreiten.	Die Gebärmutter ist durch einen Schleimpropf völlig verschlossen, so daß Geschlechtsverkehr nicht zur Ausbreitung einer Infektion führen kann.
• Durch einen Orgasmus kann sich die Plazenta lösen, oder es werden Wehen ausgelöst.	Wenn Sie eine normale Schwangerschaft haben, kann ein Orgasmus die Wehen erst dann auslösen, wenn der Geburtstermin bevorsteht, aber vielleicht möchten Sie es im letzten Monat vermeiden, zum Höhepunkt zu kommen.

Sie sollten Sex jedoch in folgenden Fällen vermeiden:

- Wenn Ihr Partner an einer sexuell übertragbaren Krankheit leidet oder offene Herpesbläschen hat; vermeiden Sie in diesem Fall auch oralen Sex.
- Wenn Sie bereits eine Fehlgeburt hatten, bis Ihr Arzt Ihnen die Erlaubnis gibt, was in der Regel nach der Hälfte der Schwangerschaft der Fall ist.
- Wenn es zu Blutungen kommt; suchen Sie Ihren Arzt auf, um feststellen zu lassen, was die Ursache ist.
- Wenn die Fruchtblase platzt, ein Zeichen, daß die Geburt einsetzt.
- Wenn Sie Schmerzen haben oder sich unwohl fühlen.

SEX NACH DER GEBURT EINES KINDES

RÜCKKEHR ZUR SEXUALITÄT NACH DER GEBURT

Bis zum Eintreten einer Schwangerschaft wird Sex oft wie ein wunderbarer Zwang betrachtet, so daß kaum nachzuvollziehen ist, daß viele Frauen an dem Tag, an dem das Ergebnis dieses Bemühens schließlich in Form eines Babys ins Leben tritt, beschließen, nie wieder mit einem Mann zu schlafen.

Die Gründe sind zum großen Teil physischer Natur: Die Wehen stellen für viele ein körperliches Trauma dar, von dem sie sich nicht so schnell erholen. Doch es geht auch um psychologische Gründe. Wir sind möglicherweise so sehr mit unserem Kind beschäftigt, daß wir unseren Partner kaum wahrnehmen. Wir sehen uns jetzt mehr als Mutter und nicht so sehr als Geliebte. Wenn einige Monate seit unserer letzten sexuellen Begegnung vergangen sind, sind wir wahrscheinlich unsicher oder verlegen und wissen nicht so recht, was wir tun sollen. Vielleicht irritiert uns auch, daß wir jetzt andere Gefühle gegenüber unserem Partner haben.

Anleitung zur Selbsthilfe

Der erste Schritt in Richtung Sexualität besteht darin, sich klarzumachen, daß man mit seinem Problem nicht allein ist. Tatsächlich verlieren viele Frauen in der westlichen Welt nach einer Geburt das Interesse an Sex. Dies ist kein Zeichen dafür, daß wir keine sexuellen Gefühle mehr hätten oder unsere Beziehung möglicherweise vor dem Scheitern steht.

Als nächstes sollten Sie an der Verbesserung der Partnerbeziehung arbeiten. Versuchen Sie, regelmäßig ein paar Stunden in der Woche mit Ihrem Partner zu verbringen. Das stärkt das Zusammengehörigkeitsgefühl und weckt vielleicht den Wunsch, miteinander zu schlafen.

Schließlich kann Sex selbst das Problem lösen. Es gib wahrscheinlich nicht allzu viele Anlässe, in denen wir mit unserem Partner schlafen sollten, obwohl uns eigentlich gar nicht danach zumute ist, aber die Zeit nach der Geburt eines Kindes zählt sicher dazu.

Wenn wir monatelang keinen Sex hatten, müssen wir uns einfach nur zu einem Neubeginn entschließen, um die Barriere aus Verlegenheit und Unsicherheit zu überwinden.

Masturbieren, Küssen, Streicheln, sexueller Höhepunkt – all diese Dinge helfen uns, wieder Vertrauen in die eigene Sexualität zu gewinnen.

VERHÜTUNG NACH DER GEBURT

Nach der Geburt sind Sie gleich wieder fruchtbar.

- Das Stillen hat nur verhütende Wirkung, wenn Sie Ihr Baby nach Bedarf stillen, das heißt, etwa alle zwei bis vier Stunden, Tag und Nacht.
- Sie sollten sich erst wieder auf die Knaus-Ogino-Methode verlassen, wenn die Periode regelmäßig eintritt, so daß Sie genaue Kontrolle über Ihren Menstruationszyklus haben.
- Spirale, Diaphragma und Pessar können nur eingesetzt bzw. angepaßt werden, wenn sich der Muttermund von der Geburt erholt hat, was etwa sechs Wochen dauert.
- Wenn Sie stillen, verwenden Sie die Minipille, die Dreimonatsspritze oder ein Implantat, damit die Milch nicht ausbleibt und das Baby kein Östrogen aufnimmt.
- Kurzfristig könnte das Kondom für den Mann zusammen mit einem samenabtötenden Schaum das beste Verhütungsmittel sein. Verwenden Sie viel Gleitmittel, damit die noch empfindliche Scheide nicht zusätzlich gereizt wird.

Wenn Sie nach der Geburt wieder Geschlechtsverkehr haben, sollten Sie die Sache langsam angehen. Experimentieren Sie, um eine Position zu finden, die bequem und angenehm ist. Speziell nach einem Kaiserschnitt sollten Sie eine Stellung wählen, bei der kein Druck auf Ihren Bauch ausgeübt wird. Ein Kissen unter den Hüften kann helfen, den richtigen Winkel zu finden. Die Scheide sollte sehr feucht sein. Während er in Sie eindringt, spannen Sie die Gesäßmuskeln an.

Überprüfen Sie den Winkel und die Tiefe der Penetration, und experimentieren Sie wieder mit unterschiedlichen Stellungen. Bewegen Sie sich langsam und vorsichtig; entspannen Sie sich so weit wie möglich, und sorgen Sie für zusätzliche klitorale Stimulation, um erregt zu werden.

EINER FRAU LUST BEREITEN **70–71**
WENN DIE PENETRATION UNANGENEHM IST **138–139**
HILFE SUCHEN **148–149**

IHR KÖRPER NACH DER GEBURT

Nach der Geburt kann eine Reihe von physischen Beschwerden dazu beitragen, daß Sex für Sie eine zweitrangige Rolle spielt.

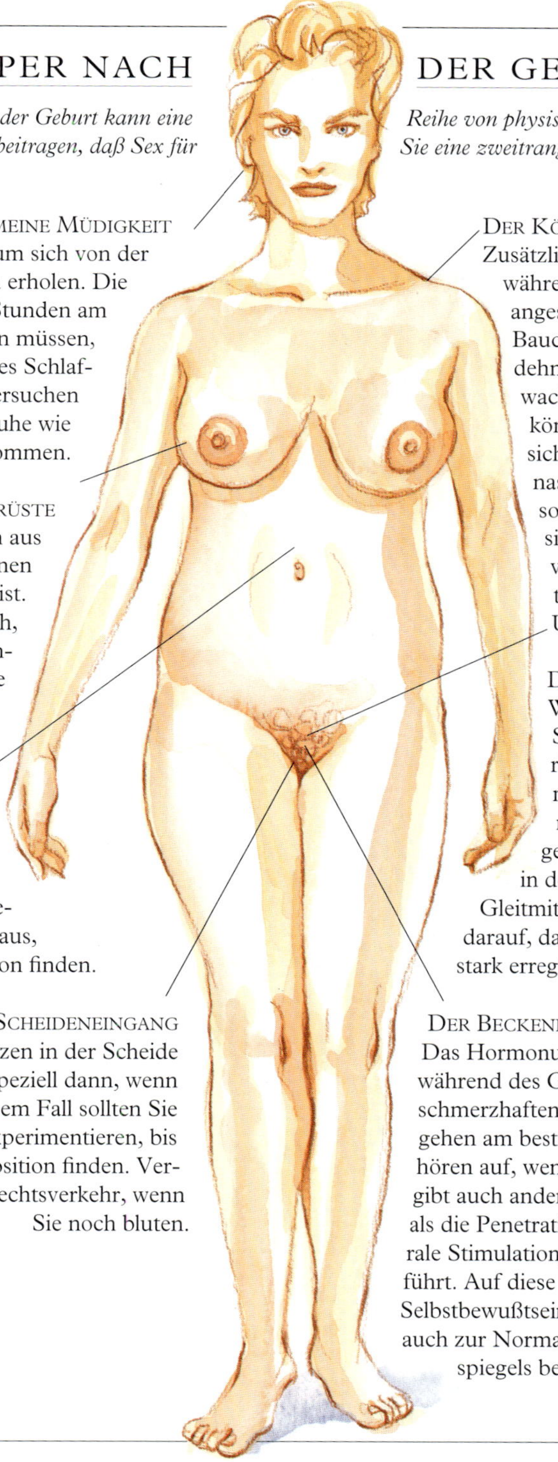

ALLGEMEINE MÜDIGKEIT

Sie brauchen Zeit, um sich von der anstrengenden Geburt zu erholen. Die Tatsache, daß Sie 24 Stunden am Tag für Ihr Kind dasein müssen, bedeutet, daß Ihr normales Schlafmuster gestört wird. Versuchen Sie, so viel Schlaf und Ruhe wie möglich zu bekommen.

DIE BRÜSTE

Bei Erregung kann Milch aus der Brust austreten, was Ihnen möglicherweise peinlich ist. Vielleicht denken Sie auch, daß Ihr Partner dies unangenehm findet. Lassen Sie sich von ihm versichern, daß dies nicht der Fall ist.

DER BAUCH

Wenn durch die Geburt Bänder im Becken gerissen sind oder Sie einen Kaiserschnitt hatten, probieren Sie andere Stellungen aus, bis Sie eine bequeme Position finden.

DER SCHEIDENEINGANG

Sie können unter Schmerzen in der Scheide oder am Damm leiden, speziell dann, wenn Sie genäht wurden. In diesem Fall sollten Sie mit den Stellungen experimentieren, bis Sie eine bequeme Position finden. Vermeiden Sie den Geschlechtsverkehr, wenn Sie noch bluten.

DER KÖRPER

Zusätzliches Gewicht, das sich während der Schwangerschaft angesetzt, und die lockere Bauchmuskulatur, die sich gedehnt hat, um Platz für das wachsende Kind zu schaffen, können dazu beitragen, daß Sie sich unattraktiv fühlen. Gymnastik hilft, aber bis alles wieder so ist wie früher, sollten Sie sich von Ihrem Partner versichern lassen, daß er Sie trotzdem mag, oder erotische Unterwäsche tragen.

DAS SCHEIDENINNERE

Wenn Sie stillen, ist die Scheide aufgrund des geringen Östrogenspiegels möglicherweise trocken. Dies normalisiert sich nach einigen Monaten von selbst, doch in der Zwischenzeit sollten Sie Gleitmittel verwenden. Achten Sie darauf, daß Sie vor der Penetration stark erregt sind.

DER BECKENKNOCHEN

Das Hormonungleichgewicht kann während des Geschlechtsverkehrs auch zu schmerzhaften Krämpfen führen. Sie gehen am besten ganz langsam vor und hören auf, wenn Sie Schmerzen haben. Es gibt auch andere Formen des Liebesspiels als die Penetration, beispielsweise die klitorale Stimulation, die bis zum Orgasmus führt. Auf diese Weise wird nicht nur Ihr Selbstbewußtsein gestärkt, sondern dies trägt auch zur Normalisierung des Hormonspiegels bei.

SEXUALITÄT UND MUTTERSCHAFT

DIE ROLLE DER GELIEBTEN UND MUTTER VERBINDEN

Wenn unsere Kinder heranwachsen, arbeiten alle möglichen Faktoren dagegen, das großartige Sexualleben zu führen, das wir uns wünschen: zuwenig Zeit, zuwenig Gelegenheit, der Wunsch, daß unsere Kinder an erster Stelle stehen, Schuldgefühle, weil wir an uns selbst denken. Allzuleicht sagt man sich dann, daß das Sexualleben warten kann, bis die Kinder uns nicht mehr brauchen. Wenn sie dann aus dem Haus sind, führen wir das Argument an, daß wir jetzt keine sexuellen Wünsche mehr haben. Das führt dazu, daß Paare mit Kindern im Durchschnitt nur halb so oft miteinander schlafen wie kinderlose.

Tatsächlich gibt es einen sehr triftigen Grund, sexuell aktiv zu bleiben: unsere Kinder nämlich. Denn wenn wir unsere Kinder wirklich lehren wollen, wie man auf positive Weise ein sexuelles Leben führen kann, müssen wir ihnen darin ein Vorbild sein.

Wenn Sex keine Rolle spielt und wir so tun, als sei er unwichtig, dann werden unsere Kinder diese Botschaft übernehmen. Wenn wir weiter miteinander schlafen und es genießen, überträgt sich diese positive Einstellung zur Sexualität auch auf sie.

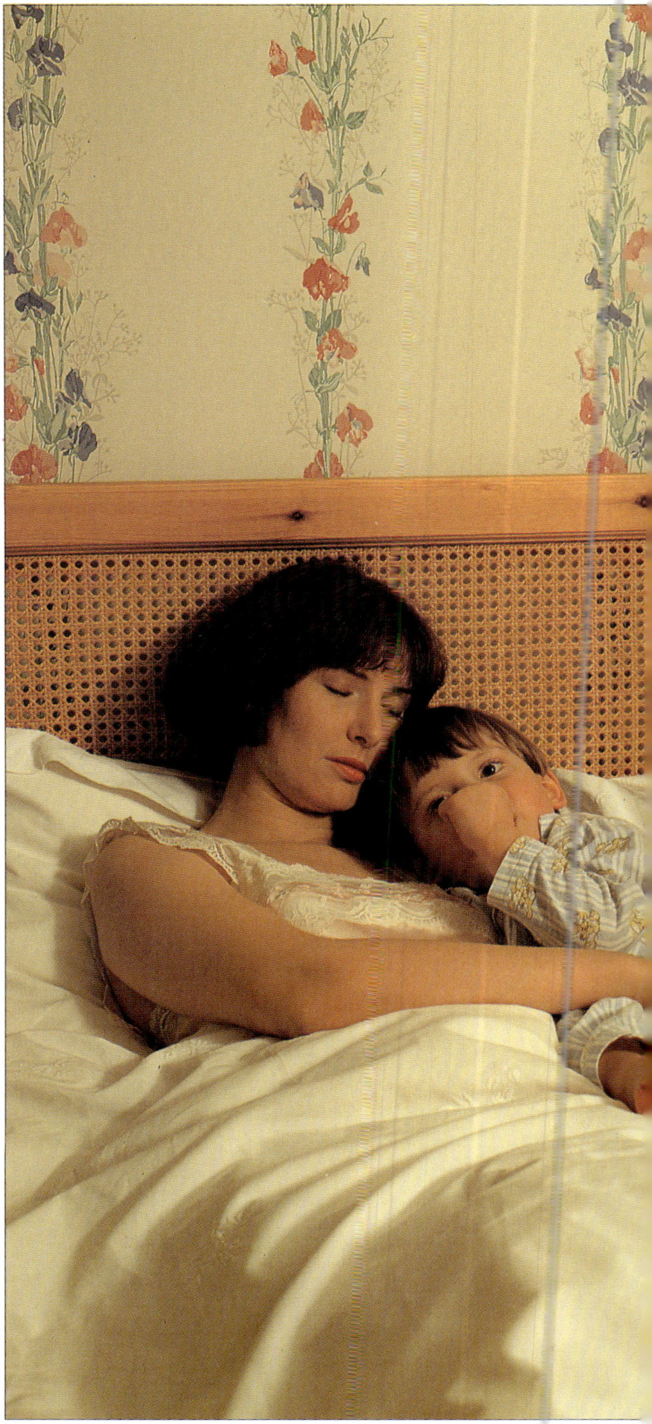

Fallgeschichte

»Es wird tatsächlich langsam besser. Bastian, unser ältester Sohn, war ein schwieriges Baby, und wir wußten beide nicht, was da auf uns zukam. Es war alles viel schöner, als wir es uns vorgestellt hatten, aber auch viel ermüdender. Im ersten Jahr dachten wir kaum an Sex. Als ich mit Lisa schwanger wurde, hatte sich unser Sexualleben gerade erst normalisiert. Aber als sie drei Monate alt war, mußte sie für einige Zeit ins Krankenhaus, und das schien uns zurückzuwerfen. Irgendein Mechanismus scheint Sex zu unterbinden, wenn die Kinder einen brauchen! Unsere Situation besserte sich, als sie in den Kindergarten kamen. Plötzlich hatte ich ein paar Stunden für mich, in denen ich nachdenken und mich um meine Bedürfnisse kümmern konnte. Es dauerte einige Zeit, aber schließlich verließ ich mein asexuelles Schneckenhaus. Wir schlafen immer noch weniger miteinander als in der Zeit vor den Kindern, aber immerhin häufiger als noch vor einem Jahr."

CHRISTINE

SEXUELLE KOMMUNIKATION	94–95
NACHLASSENDES VERLANGEN	132–133
ENTTÄUSCHENDER SEX	134–135
HILFE SUCHEN	148–149
SEXUELLE STADIEN	174–175

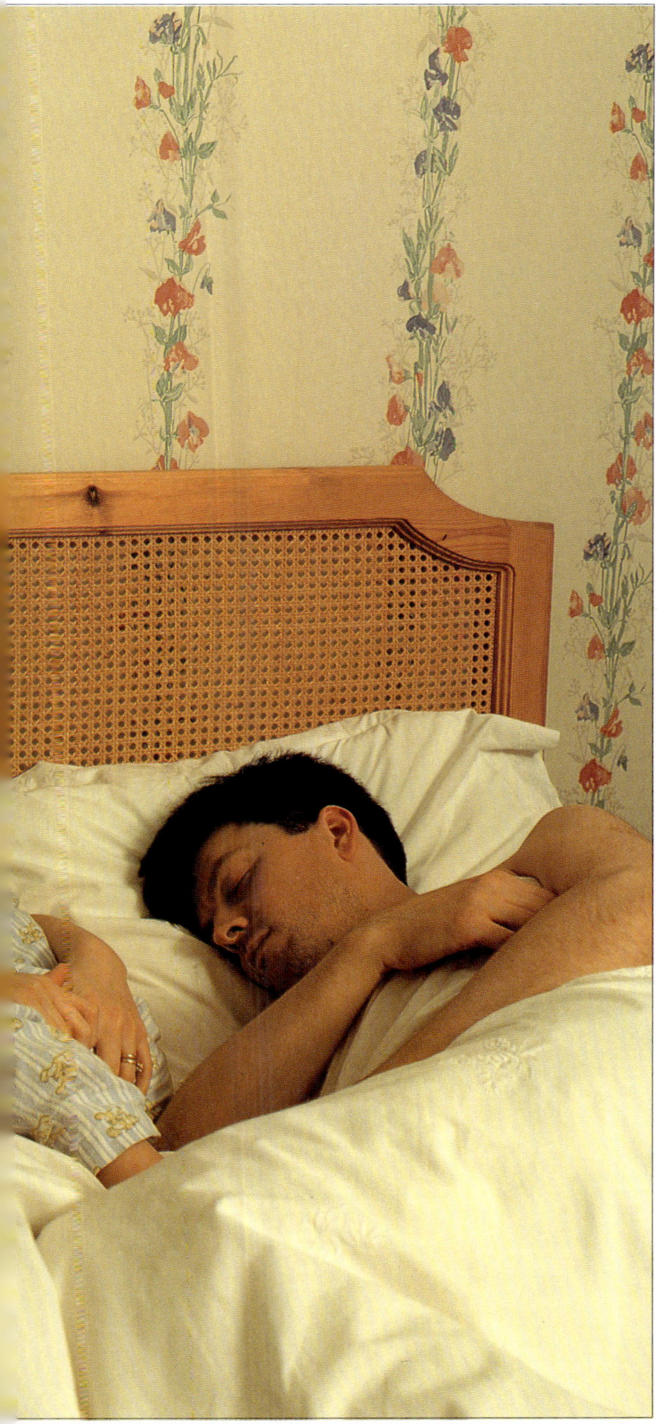

DIE SEXUALITÄT AUFRECHTERHALTEN

In den Jahren der Kindererziehung nehmen Sie sich möglicherweise nicht mehr als sexuelle Frau wahr. Viel Arbeit, Müdigkeit und wenig Geld für neue Kleidung können zu einer Vernachlässigung Ihres Äußeren führen. Die Kinder selbst betrachten ihre Eltern wahrscheinlich als nichtsexuelle Wesen und reagieren erstaunt, wenn sie sehen, wie Sie sich küssen und miteinander schmusen. Wenn Ihre Kinder erst einmal in der Pubertät sind und ihre eigene Sexualität erforschen, fühlen Sie sich vielleicht im Vergleich zu ihnen alt und ausgelaugt.

Sie können dem entgegenwirken, indem Sie die Verbindung zu Ihrem früheren, sexuellen Ich aufrechterhalten. Es ist nicht selbstsüchtig, sondern vernünftig, wenn Sie sich hin und wieder etwas gönnen: Kaufen Sie sich eine Frauenzeitschrift, die sich nicht mit Elternthemen befaßt, oder ein hübsches Kleid. Denken Sie auch daran, daß Sex nichts mit Erscheinung oder Eindruck zu tun hat. Sexualität entsteht im Innern, entwickelt sich durch Erfahrung und verbessert sich durch Praxis.

KINDER STÖREN *Ihr Sexualleben in einer Art und Weise, die Ihnen das Gefühl vermitteln, nur nachts miteinander schlafen zu können, wenn die Kinder im Bett sind. Ständig werden Sie abgelenkt, weil Sie darauf achten, ob sie vielleicht weinen. Vielleicht fühlen Sie sich auch gehemmt, vor allen Dingen dann, wenn Ihre Kinder alt genug sind, um ins Schlafzimmer zu kommen.*

- *Da Kleinkinder ihre Eltern immer brauchen, haben Sie vielleicht nur Zeit füreinander, wenn sie nicht da sind. Sorgen Sie dafür, daß Ihre Kinder regelmäßig von Verwandten oder Freunden versorgt werden, und zwar nicht, damit Sie ausgehen können, sondern um miteinander zu schlafen.*

- *Wenn Ihre Kinder alt genug sind und begreifen, daß sie nicht ständig im Mittelpunkt stehen, erklären Sie ihnen, daß Sie beide auch einmal Zeit für sich brauchen. Schließen Sie die Schlafzimmertür ab, und lassen Sie sich nicht stören.*

- *Wenn Ihre Kinder im Teenageralter sind, ist es Ihnen vielleicht peinlich, sich Zeit füreinander zu nehmen, wenn Ihre Kinder im Haus sind. Doch Kinder sollten lernen, daß Erwachsene auch ein Sexualleben haben, das eine wichtige Stellung in ihrem Leben einnimmt. Gönnen Sie sich am Sonntagnachmittag einen Mittagsschlaf, während die Kinder fernsehen, und fahren Sie ein- oder zweimal pro Jahr mit Ihrem Partner für ein Wochenende weg.*

DIE SEXUALERZIEHUNG IHRER KINDER

UNSEREN KINDERN SEXUELLES BEWUSSTSEIN VERMITTELN

Unser Ziel als Mutter sollte darin bestehen, unsere Kinder zu sexuellen Wesen zu erziehen. Natürlich wollen wir, daß sie das Thema Sex vorsichtig angehen und vernünftige sexuelle Entscheidungen treffen, aber gleichzeitig hoffen wir, daß sie in ihrem späteren Leben Sex tief und leidenschaftlich erleben können. Wenn wir unsere Kinder liebevoll berühren, bereitet ihnen dies nicht nur Vergnügen. Sie empfangen auf diese Weise auch die Botschaft, daß Körperkontakt etwas Positives ist und nichts, das Unbehagen oder Schuldgefühle verursacht. Auf dieser Grundlage können sie als erwachsene Menschen sexuelle Reife erlangen.

Gleich von Anfang an wird Ihr Baby es genießen, massiert zu werden, solange es bequem auf Ihren Beinen oder auf einem weichen, warmen Teppich liegt. Doch liebevolle Berührungen müssen nicht nur auf solche Gelegenheiten beschränkt bleiben.

So helfen Sie Ihrem Kind, seine Sexualität zu entwickeln

Ihre Offenheit und das Beispiel, das Sie in der Beziehung zu Ihrem Partner, Ihrem Kind und anderen Menschen geben, sind besonders wichtig.

- Kinder lernen mehr über Sex von Menschen, die sie lieben. Wenn Sie einerseits sagen, daß Sex etwas Wunderbares, aber Besonderes ist, oder andererseits behaupten, Sex sei schrecklich und tue weh, wird Ihr Kind Ihnen glauben und Ihre Ansicht übernehmen.
- Wenn Sie wütend und erschreckt reagieren, wenn Ihre Kinder sich

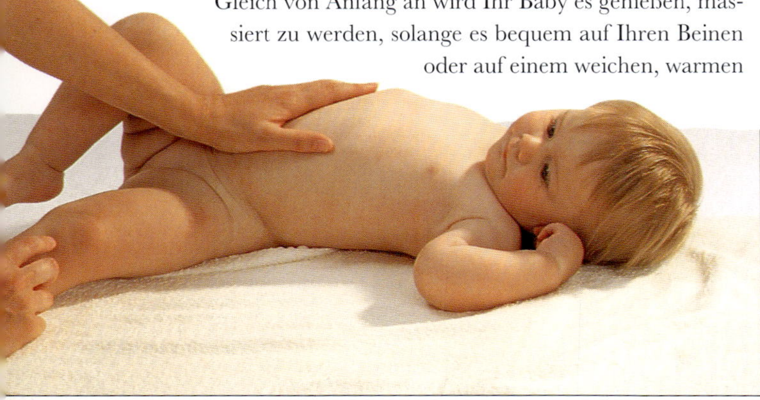

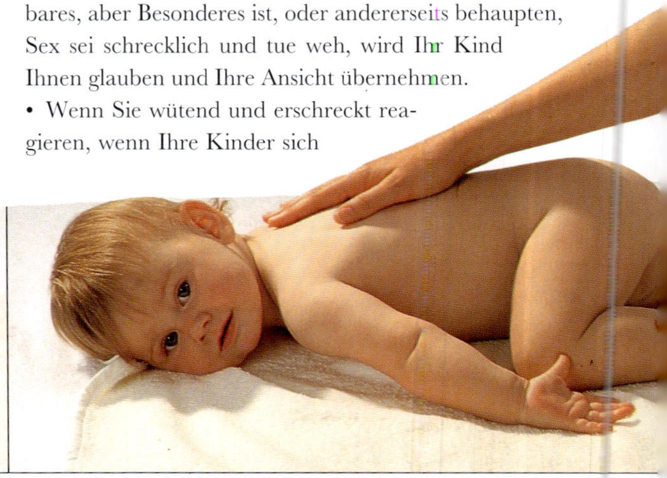

DIE MASSAGE *ist eine wunderbare Möglichkeit, Kindern etwas über liebevolle Berührungen zu vermitteln. Bringen Sie das Baby in ein warmes Zimmer. Sprechen Sie mit ihm, summen oder singen Sie, und passen Sie Ihre Bewegungen dem Rhythmus von Worten und Melodie an.*

Bei der Massage wird sich Ihr Baby entspannen und sich auf seine Empfindungen konzentrieren. Wenn Sie mit der Massage fertig sind, hören Sie nicht plötzlich auf, sondern nehmen Ihre Hände langsam vom Körper.

Wenn Ihr Kind älter wird, möchte es vielleicht nicht mehr massiert werden. Respektieren Sie seine Wünschen.

SEXUALERZIEHUNG

In allen Schulen gibt es heute Sexualkundeunterricht. Meist werden dabei die mechanischen Aspekte besprochen sowie die sozialen Kriterien in einer Beziehung. In den Unterrichtsstunden werden Bilder zum Schwangerschaftsverlauf betrachtet, man spricht über die Bedeutung der Liebe und diskutiert verschiedene Verhütungsmethoden.
Die Teilnahme an diesem Unterricht ist Pflicht. Kinder, die eine positive Sexualerziehung genossen haben, zögern den Beginn intimer Beziehungen eher hinaus. Zudem ist es unwahrscheinlicher, daß es bei Mädchen zu einer ungewollten Schwangerschaft kommt. Sie sollten diesen Unterricht daher aktiv unterstützen. Sprechen Sie mit den Lehrern Ihres Kindes über die Unterrichtsinhalte und den Zeitpunkt, und diskutieren Sie anschließend bestimmte Themen mit ihm zu Hause. Sprechen Sie über Ihre eigene Einstellung zum Sex, um das, was Ihr Kind in der Schule lernt, zu ergänzen und zu erweitern.

- *Massieren Sie die Brust Ihres Babys (oben links), indem Sie von der Körpermitte aus mit sanften Bewegungen zur Seite streichen. Kreisen Sie um den Nabel, oder gleiten Sie mit beiden Händen über die Rippen.*

- *Bei der Massage des Rückens (oben) sollten Sie darauf achten, daß kein Druck auf die Wirbelsäule ausgeübt wird. Versuchen Sie, Ihr Kind vom Kopf bis zum Steißbein zu streicheln, oder setzen Sie die Fingerspitzen ein, um den Körper von der Mitte ausgehend nach außen zu massieren.*

ALS SEXUELLE FRAU GEBOREN	10–11
SEXUELLE BOTSCHAFTEN	12–13
FRÜHE LUST	18–19
DEN EIGENEN KÖRPER KENNENLERNEN	26–27
IHRE SEXUELLEN PHANTASIEN	42–43

sexuell betätigen, werden sie in späteren Jahren Sex mit Schuld und Angst in Verbindung bringen.

• Wenn Sie glauben, daß es an der Zeit ist, Ihren Kindern die »Tatsachen des Lebens« zu erklären, ist es dafür wahrscheinlich schon zu spät. Wenn Sie die Fragen Ihrer Kinder beantworten, erhalten sie die Informationen, die sie brauchen.

• Wenn Sie frühzeitig über sexuelle Wahlmöglichkeiten sprechen, etwa darüber, wann man nein sagen sollte, werden Kinder darin unterstützt, selbstbewußt sexuelle Entscheidungen zu treffen. Es ermutigt sie auch dazu, Ihnen ihr Vertrauen zu schenken, wenn diese Entscheidungen anstehen.

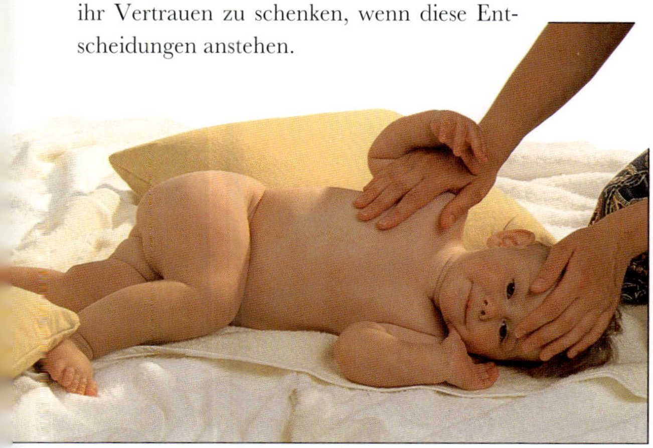

MAMA, KÖNNEN WIR MITEINANDER REDEN?

Wenn Ihre Tochter oder Ihr Sohn Ihnen mitteilt, daß sie oder er sexuell mißbraucht wird, stehen Sie vor schwierigen Entscheidungen.

- Vermeiden Sie eine Überreaktion, die wut- oder angstbeladen ist. Ihr Kind ist bereits verzweifelt und braucht eine Mutter, die ruhig mit diesem Problem umgeht.
- Unabhängig davon, ob Sie der Mitteilung Glauben schenken oder nicht, sollten Sie Ihr Kind ernst nehmen; anerkennen Sie seine Furcht; schieben Sie ihm nicht die Schuld zu.
- Versichern Sie ihm, daß das, was da geschieht, auf jeden Fall aufhören wird. Falls nötig, bleiben Sie in seiner Nähe, damit es sich sicher fühlt.
- Sehen Sie sich nach Unterstützung um, bevor Sie aktiv werden, besonders dann, wenn Ihr Kind einen Erwachsenen beschuldigt, dem Sie selbst nahestehen. Rufen Sie eine dafür zuständige Stelle an, wo Fachleute Sie beraten, was zu unternehmen ist.

• Halten Sie den Kopf Ihres Kindes (oben), und streicheln Sie von der Nasenwurzel über Stirn und Schläfen und von der Nase in Richtung Ohren. Dann gleiten Sie sanft über Schultern, Arme und Hände.

IHR KIND *mit liebevollen Berührungen vertraut zu machen, gibt ihm die Möglichkeit, nicht gewollte Berührungen im späteren Leben zu erkennen und abzuwehren. Doch speziell kleine Kinder sind sehr vertrauensselig, so daß man sie zu einer gewissen Vorsicht ermahnen muß.*

• Vermitteln Sie einem Kleinkind klare Regeln: »Geh nie mit einem Fremden … Nur Mama darf dich dort anfassen … Sag es mir, wenn ein Fremder dich anspricht.«

• Ein älteres Kind wird wahrscheinlich verstehen, daß bestimmte Körperbereiche nur ihm selbst vorbehalten sind und ein anderer sie nur mit seiner Erlaubnis berühren darf.

• Wenn sich eine Berührung unangenehm anfühlt, hat ein Kind jeden Alters das Recht, darum zu bitten (auch Sie), damit aufzuhören, und um Hilfe zu rufen, wenn diese Bitte nicht respektiert wird.

• Wichtig ist auch, ihm zu sagen, daß Berührungen nichts Heimliches sind und irgend etwas nicht in Ordnung ist, wenn jemand darum bittet, sie geheimzuhalten.

• Betonen Sie immer, daß Menschen, die ein Kind ohne Erlaubnis berühren, etwas Falsches tun; Ihr Kind trägt keine »Schuld«, wenn es so etwas zuläßt.

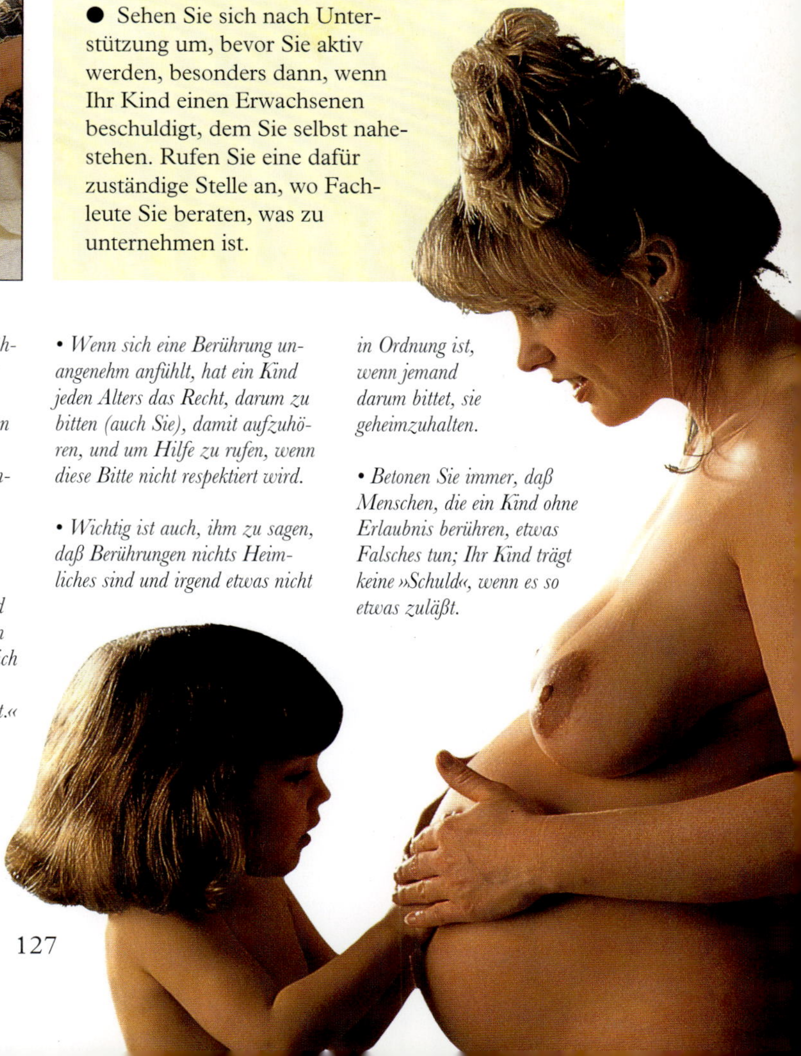

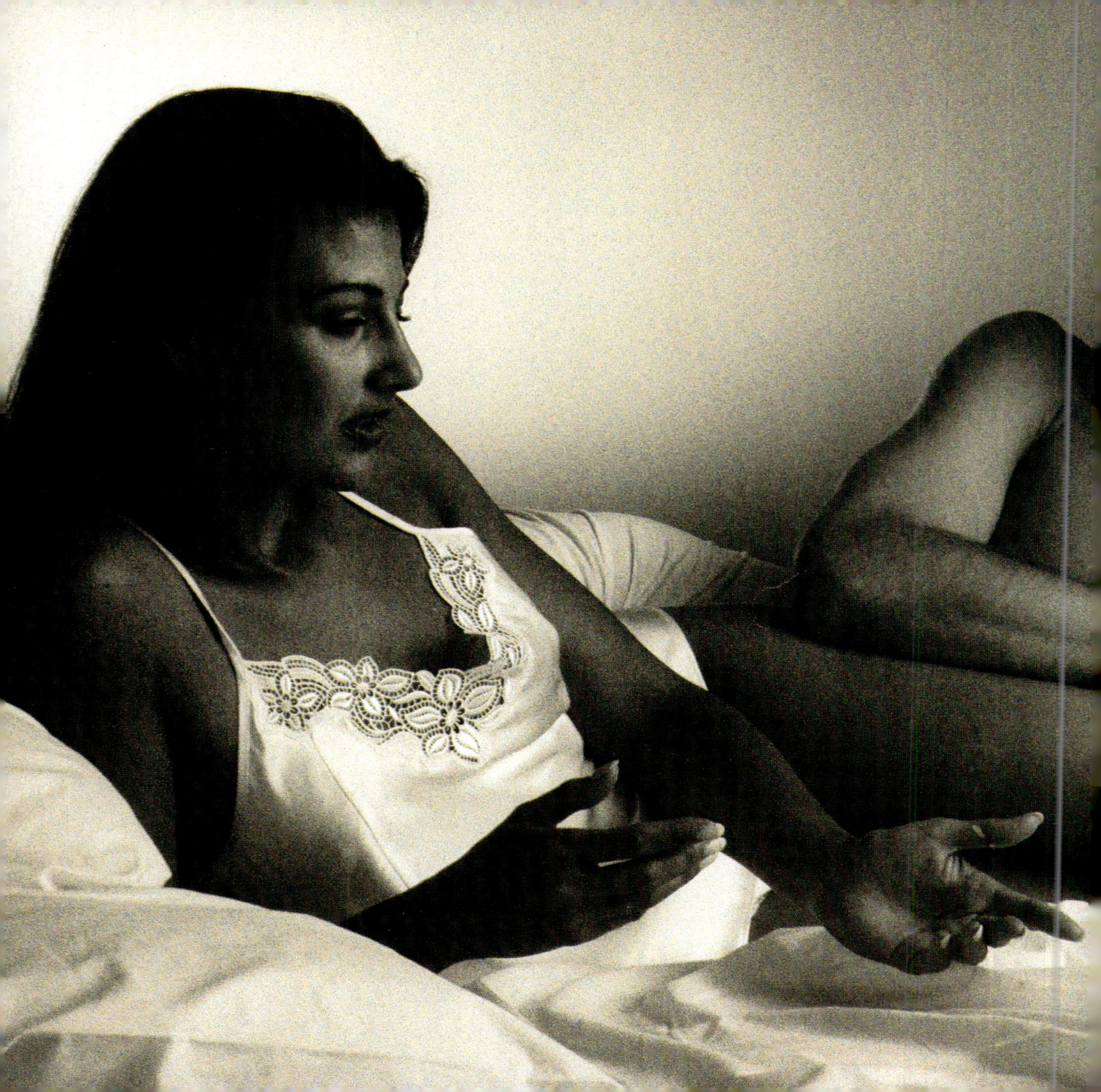

6 Sexuelle Probleme

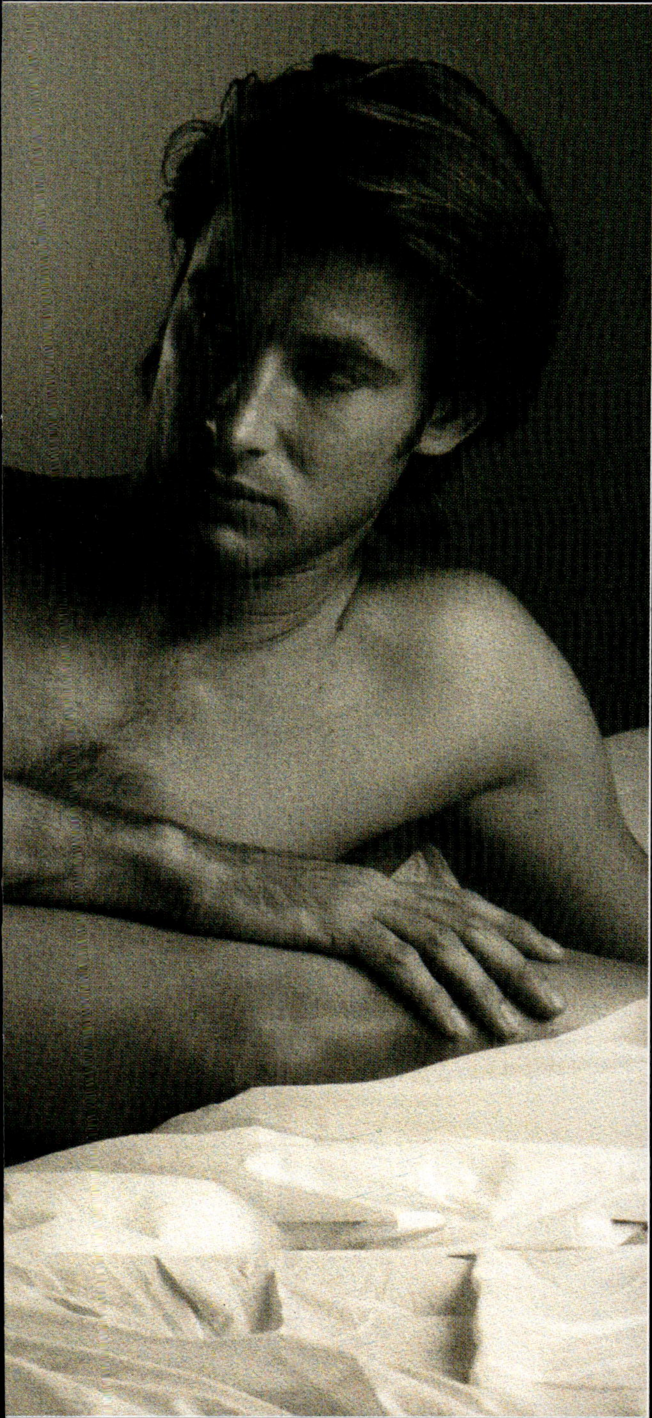

BIS VOR WENIGEN JAHREN GAB NIEMAND ZU, daß er oder sein Partner ein sexuelles Problem hatte oder in einer Beziehung lebte, in der Sex ein Problem darstellte. Dieses Verschweigen war eine persönliche Angelegenheit – wir vertrauten nicht einmal unseren Freunden an, daß unser Sexualleben nicht ideal war –, wurde aber auch von den Medien gefördert, denn sie berichteten nur über sexuellen Erfolg und ignorierten sexuelles Versagen.

Eine der positivsten Entwicklungen der letzten Zeit war sicherlich das Eingeständnis, daß dies nur eine Vorspiegelung falscher Tatsachen war. Natürlich wird in den Medien noch immer verbreitet, daß jede Frau zweimal pro Nacht Sex hat und die meisten Frauen einen multiplen Orgasmus erleben. Doch langsam tritt die Wahrheit über sexuelle Probleme zutage. Jene, die seit Jahren in Frage gestellt haben, ob sie vollwertige Menschen sind, wenn ihr Sexualleben nicht perfekt ist, sind erleichtert zu hören, daß die meisten langjährigen Beziehungen, seien sie nun heterosexueller oder lesbischer Art, Phasen erleben, in denen sexuelles Verlangen kaum eine Rolle spielt. Sie erfahren, daß Frauen nicht jedesmal zum Höhepunkt kommen und die meisten Männer irgendwann in ihrem Leben Erektionsprobleme haben.

Es gibt jedoch eine noch positivere Entwicklung für die Lösung solcher Probleme, nämlich die Sexualtherapie. Sie bietet jenen Hilfe, die nicht in der Lage sind, dem Problem zugrundeliegende mentale und körperliche Blockaden allein zu überwinden, und führt zu Ergebnissen, die von Jahr zu Jahr durch Forschung und Praxis verbessert werden.

Vielleicht gehen wir jetzt zum erstenmal ehrlich mit der Tatsache um, daß Sex nicht immer perfekt ist.

VIELLEICHT ZUM ERSTENMAL *in der Geschichte werden sexuelle Schwierigkeiten heute als ein Problem betrachtet, das es gemeinsam zu lösen gilt. Statt dem Partner die Schuld zu geben oder selbst unter Schuldgefühlen zu leiden, beginnen Paare über ihre sexuellen Probleme zu reden, versuchen sie zu bewältigen, ohne dabei verlegen zu sein, und unterstützen sich gegenseitig, wenn sie Hilfe von außen suchen.*

Kein Interesse am Sex

Wenn frühere Gefühle Probleme schaffen

Manche Frauen haben kein Interesse am Sex. Vielleicht lehnen sie nur einige Aspekte beim Sex ab oder können ihn überhaupt nicht genießen. Möglicherweise haben sie aber auch solche Angst, daß sie sexuellen Begegnungen insgesamt aus dem Weg gehen.

Dies sind keine gewollten oder bewußten Gefühle. Sie können in der Kindheit begründet sein, als die Betroffene erfahren mußte, daß man vor sexuellen Dingen Angst haben sollte, oder gehen auf einen einzelnen traumatischen Vorfall zurück, der Sex mit Angst in Verbindung bringt Doch Blockaden im sexuellen Bereich sind nicht statisch, vielmehr verschieben sie sich im Lauf des Lebens. Außerdem können sie sich durch positive Handlungen verändern. Es hilft, sich dieser Blockaden bewußt zu werden und sie ändern zu wollen. Achten Sie auf negative Gedanken, und ersetzen Sie sie durch positive. Bitten Sie Ihren Partner, Ihnen zu helfen, wie Sie im Bett neue Möglichkeiten des Selbstausdrucks finden können.

Faktoren, die Ihre Sexualität beeinflussen

- *Wenn Sie von Eltern erzogen wurden, die sich gegenseitig nicht ihre Zuneigung zeigen konnten, glauben Sie vielleicht, daß Sie es nicht verdienen, Sex zu genießen.*
- *Wenn Sie mit wenig körperlicher Zuneigung aufgewachsen sind, glauben Sie möglicherweise, es sei falsch, den eigenen Körper oder den eines anderen Menschen zu berühren.*
- *Wenn Sie von Ihrer Mutter erfahren haben, daß sie unglückliche sexuelle Erfahrungen gemacht hat, glauben Sie vielleicht, daß Sex eine schmerzvolle Erfahrung ist.*
- *Wird man in einer Kultur erzogen, die Sex vor der Ehe verbietet, kann dies zur Unterdrückung von erregenden Gefühlen führen.*
- *Die Forderung der Medien, attraktiv zu sein, kann Sie glauben machen, Sex nur genießen zu dürfen, wenn Sie perfekt aussehen.*

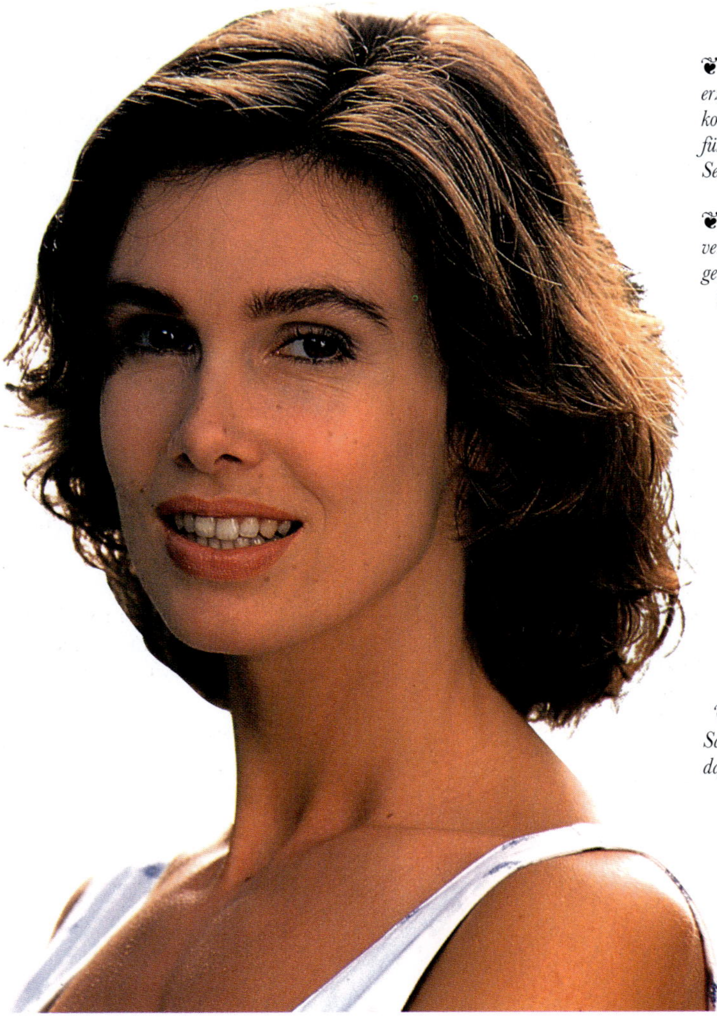

- *Wenn Sie als Kind dazu erzogen wurden, sich »zu kontrollieren«, kann dies dazu führen, daß Sie befürchten, beim Sex die Kontrolle zu verlieren.*
- *Kulturelle Botschaften, die vermitteln, daß Frauen Sex nicht genießen dürfen, können Lust blockieren.*
- *Ein Kindheitstrauma, etwa eine Bestrafung bei Selbstbefriedigung, kann im sexuellen Bereich Schuldgefühle auslösen.*
- *Ein negatives Erlebnis im Erwachsenenalter, etwa Schmerzen bei der Defloration, kann dazu führen, daß Sie sich vor sexuellen Begegnungen fürchten.*
- *Eine frühere, ungeplante Schwangerschaft kann bedeuten, daß Sie jetzt Angst vor Sex haben.*

SEUXELLE BOTSCHAFTEN **12–13**
KÖRPERBILD **32–33**
IHRE SEXUELLEN PHANTASIEN **42–43**
SEXUELLE KOMMUNIKATION **94–95**
HILFE SUCHEN **148–149**

EINSTELLUNG GEGENÜBER DEN GENITALIEN

Die Berührung der Genitalien kann starke Gefühle hervorrufen, vor allem deshalb, weil sie mit Ausscheidungen in Verbindung stehen. Doch tatsächlich sind die beiden Systeme – das Genital- und das Ausscheidungssystem – völlig voneinander getrennt. Urin wird aus der Harnröhre abgesondert, die sich zwar in der Nähe der Klitoris liegt, aber ein völlig anderes Organ ist. Kot wird aus dem After ausgeschieden, der sich in der Nähe der Scheide befindet und ein unabhängiger Körperbereich ist. Wenn Sie Angst haben, daß Sie beim Sex Urin verlieren könnten, sollten Sie vorher zur Toilette gehen und Stellungen, bei denen der Mann tief eindringt und Druck auf die Blase ausübt, vermeiden. (Es ist unmöglich für einen Mann, in Ihrem Innern zu urinieren.)

Wenn Sie Ihre Genitalien täglich waschen, wird Ihr Partner deren Geruch nicht als unangenehm empfinden. Wenn Sie der Meinung sind, Ihre Genitalien seien häßlich, sollten Sie die Übung zur »Selbstuntersuchung« auf Seite 27 ausführen oder Ihren Partner bitten, Ihnen zu sagen, wie sehr er Ihre Geschlechtsorgane mag.

BEDAUERN NACH EINER ABTREIBUNG

Eine Abtreibung kann dazu beitragen, daß eine Frau ihre Lust auf Sex verliert. Vielleicht bedauern Sie es, daß Sie Sex hatten, schwanger geworden sind und sich für eine Abtreibung entschieden haben. Vielleicht haben Sie Angst, erneut verletzt zu werden, und ziehen sich deshalb von sexuellen Kontakten zurück.

Wenn Ihnen diese Gefühle bekannt vorkommen, sollten Sie sich daran erinnern, daß es in Anbetracht der Umstände und Ihres damaligen Zustands die für Sie bestmögliche Lösung war. Sie brauchen Zeit, um die Trauer über ihr verlorenes Kind zu überwinden. Vielleicht benötigen Sie eine psychologische Beratung, damit Sie mit Ihren Gefühlen besser fertig werden können.

Das wichtigste ist jedoch, daß Sie sich selbst wieder in positivem Licht sehen. Denken Sie daran, daß die meisten Frauen fünf Jahre nach einer Abtreibung glauben, daß es die richtige Entscheidung gewesen ist, auch wenn sie sich zu dem Zeitpunkt selbst nicht so sicher waren.

SELBSTBEWUSSTSEIN AUFBAUEN

Wenn Sie in sexueller Hinsicht vorsichtig sind, weil Sie kein Vertrauen in sich selbst, in Ihre Sexualität oder in Ihre sexuelle Beziehung haben, können die folgenden Richtlinien helfen.

- Lernen Sie, Ihren Körper zu akzeptieren: Freuen Sie sich an Ihren individuellen Vorzügen: Haare, Hände, Augen, Brüste, Beine und so weiter.

- Betrachten Sie Ihre Sexualität als etwas Normales: Sie wurden als sexuelles Wesen geboren, und es handelt sich um die natürlichste Sache der Welt.

- Lernen Sie, Ihrem Partner zu vertrauen: Versuchen Sie eine Beziehung aufzubauen, in der Sie sich ihm öffnen können, speziell was jene Seiten an Ihnen betrifft, die Sie selbst nicht akzeptieren können.

- Lernen Sie, »sexuell selbstsüchtig« zu sein: Frauen sind es traditionell gewohnt, dem Vergnügen anderer Menschen Vorrang zu geben. Konzentrieren Sie sich beim Liebesspiel auf die eigenen Empfindungen.

- Drücken Sie sich aus. Wenn Sie mit Ihrem Partner schlafen, tun Sie alles, was Sie tun wollen: Bewegen Sie sich, reden Sie, und schreien Sie, wann immer Ihnen danach zumute ist.

- Vertrauen Sie Ihrem Verhütungsmittel: Wählen Sie eine Methode, auf die Sie sich verlassen können und mit der Sie gut zurechtkommen.

- Sorgen Sie für klare Kommunikation: Finden Sie mit Ihrem Partner ein sexuelles Vokabular, das für Sie beide akzeptabel ist.

- Erforschen Sie Ihre Vorlieben: Setzen Sie Phantasievorstellungen und Masturbation ein. Seien Sie experimentierfreudig. Sagen Sie nein zu den Dingen, die Sie nicht mögen, und ja zu denen, die Sie gut finden.

NACHLASSENDES VERLANGEN

WENN EINER VON IHNEN KEINEN SEX WILL

Mangelndes Verlangen ist das häufigste Problem überhaupt; sowohl bei der Frau als auch beim Mann kann das Verlangen nachlassen. Zu irgendeinem Zeitpunkt will ein Partner oder wollen vielleicht auch beide in einer Beziehung keinen Sex haben. Die Gründe dafür sind so vielfältig wie die Beziehungen selbst: Müdigkeit, Streß, Krankheit oder Medikamente, Hormone, die Beziehung an sich.

In einer Zeit, in der Sex im Grunde immer verfügbar ist, mutet es fast schon wie Ironie an, daß es uns so viel Mühe bereitet, unser Interesse in dieser Beziehung wachzuhalten. Doch gerade aufgrund dieser freien Verfügbarkeit müssen wir nicht mehr um Sex kämpfen, betrachten wir ihn nicht mehr als etwas Verbotenes und haben deshalb ganz einfach Schwierigkeiten, überhaupt noch erregt zu werden. Dennoch besteht kein Grund, sich für ein Leben ohne sexuelle Lust zu entscheiden.

Partnerschaftsprobleme

Mangelnde Lust hat ihre Ursache häufig in Problemen innerhalb einer Beziehung. Eine Partnerschaft, in der sich beide ständig kritisieren oder einander wegen verschiedener Probleme – zu denen auch Sex gehört – unter Druck setzen, geht die Lust über kurz oder lang verloren, so daß schließlich jegliche Motivation fehlt, miteinander zu schlafen.

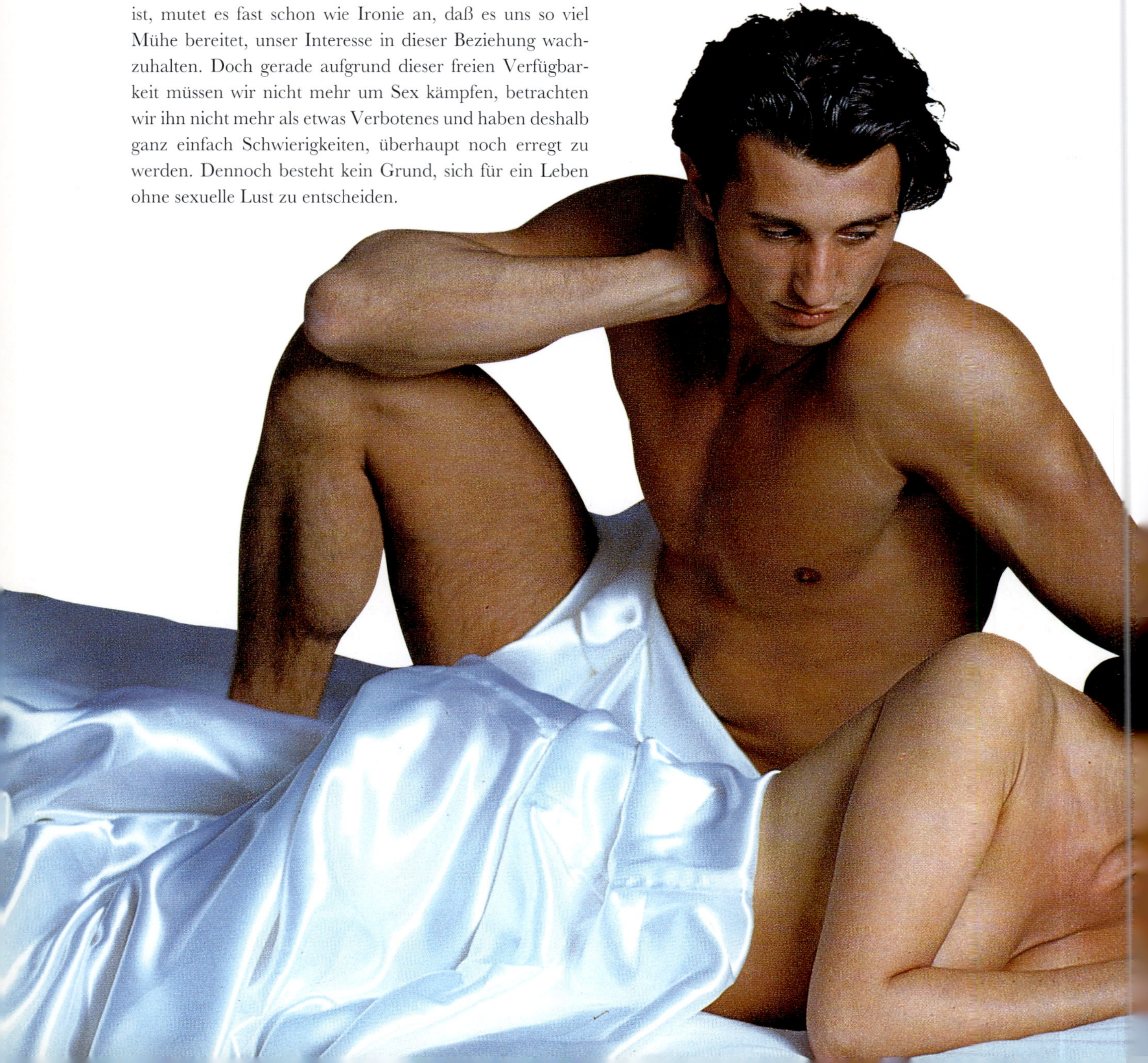

IHRE SEXUELLEN PHANTASIEN	42–43
UNERWÜNSCHTER SEX	50–51
SEXUELLE KOMMUNIKATION	94–95
SEXUALITÄT UND GEFÜHLE	96–97
HILFE SUCHEN	148–149

Sich mit solchen Problemen auseinanderzusetzen kann als bedrohlich empfunden werden; es ist viel einfacher, Müdigkeit oder Streß dafür verantwortlich zu machen, daß man keinen Sex mehr haben will. Wenn Ihnen dieses Szenario bekannt vorkommt, wenn also das Verlangen im Verlauf Ihrer Partnerschaft nachgelassen hat, ist es womöglich das, worunter Ihr Sexualleben leidet. Wenn Sie sich mit den Problemen auseinandersetzen, können Sie eine Lösung finden, entweder indem Sie feststellen, daß diese Partnerschaft für Sie zu Ende ist, oder indem Sie an ihr arbeiten und vielleicht eine Eheberatung aufsuchen.

WENN DAS VERLANGEN *bei Ihnen und Ihrem Partner grundsätzlich unterschiedlich stark ausgeprägt ist, kann es sehr schnell zu Druck, Verstimmung und Wut kommen.*

• Wenn Sie weniger Sex wollen als Ihr Partner, können Sie sich mit Phantasievorstellungen und Erotika stimulieren. Vereinbaren Sie, sich manuell oder mit dem Mund Lust zu bereiten, wenn Ihr Partner Geschlechtsverkehr haben möchte und Sie nicht. Zeigen Sie sich Ihre Zuneigung auf körperliche und mentale Art. Sagen Sie nicht grundsätzlich ja, da Sie dies später übelnehmen könnten. Sagen Sie nicht immer nein, sondern schließen Sie einen Kompromiß, um das Gefühl bei Ihrem Partner, sexuell abgewiesen zu werden, auszugleichen.

• Wenn Sie es sind, die mehr Sex will, vermeiden Sie es, ständig danach zu verlangen, da sein (oder ihr) Verlangen dadurch noch weiter reduziert wird und Unmut Platz macht. Befriedigen Sie sich durch Masturbieren. Begnügen Sie sich hin und wieder mit Umarmungen oder einer Massage anstelle von Sex. Führen Sie kein Leben ohne Sex, um dann plötzlich frustriert die Beziehung aufzugeben – finden Sie eine Lösung, die für Sie beide akzeptabel ist.

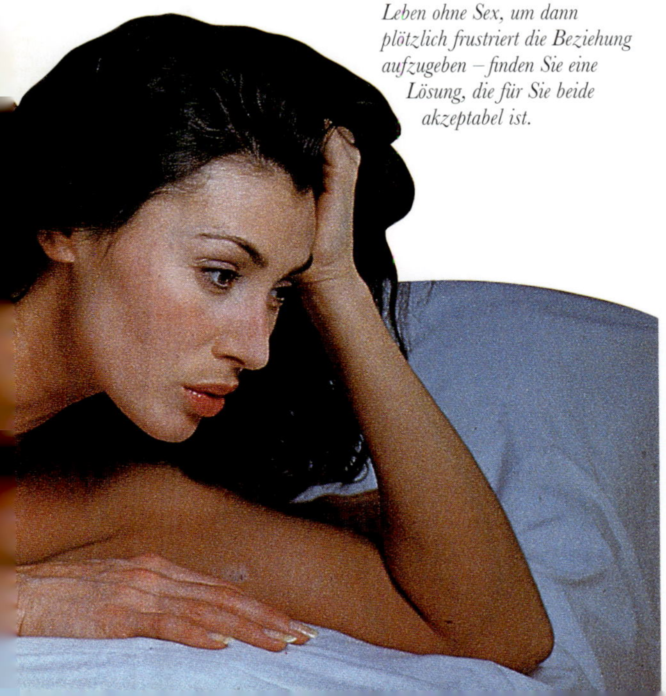

GIBT ES KÖRPERLICHE GRÜNDE?

Untersuchungen aus jüngster Zeit weisen darauf hin, daß die Abnahme des Sexualtriebs körperliche Ursachen haben kann.

● Hormonelle Ursachen: Wenn das Verlangen schwankend ist und mit Ihrem Menstruationszyklus in Zusammenhang steht, kann ein hormonelles Ungleichgewicht die Ursache sein. Auch Schwangerschaft, Geburt, eine Hysterektomie oder die Wechseljahre wirken sich auf das Verlangen aus. Lassen Sie sich von Ihrem Arzt beraten.

● Krankheit: Die meisten körperlichen Erkrankungen – selbst eine Erkältung – können dazu führen, daß der Sexualtrieb gedämpft wird. Suchen Sie Ihren Arzt auf.

● Medizinische Ursachen: Häufig wird durch die Einnahme bestimmter Medikamente, vor allem Antidepressiva und krampflösende Mittel, der Sexualtrieb verringert. Sprechen Sie mit Ihrem Arzt darüber.

● Müdigkeit und Streß: Beides kann den Sexualtrieb einschränken, speziell, wenn es sich um wichtige Ereignisse in Ihrem Leben handelt.

WENN ER NEIN SAGT

Traditionell ist es die Frau, die nein sagt, aber in jüngster Zeit nehmen auch Männer dieses Recht für sich in Anspruch. Mitte der achtziger Jahre war es schon in sechzig Prozent der Fälle der Mann, der keine Lust hatte, und die Zahl steigt weiter an. Es ist also durchaus möglich, daß Ihr Partner Sex ablehnt. Vielleicht empfinden Sie dies als Zurückweisung – nicht so sehr, wenn er müde ist oder unter Streß steht, sondern wenn Ihre Beziehung gerade eine schwierige Phase durchläuft.

Reagieren Sie mit Geduld, und setzen Sie ihn nicht unter Druck. Versuchen Sie, darüber zu sprechen: Wenn er Ihnen einen Grund für seine Weigerung nennt, können Sie besser damit umgehen. Wenn sein Verlangen über längere Zeit auf niedrigem Niveau bleibt, sollten Sie gemeinsam handeln. Unterstützen Sie ihn, damit er nicht ständig erschöpft ist.

ENTTÄUSCHENDER SEX

DIE SEXUALITÄT IN EINER PARTNERSCHAFT NEU BELEBEN

Auch wenn wir große Lust auf Sex haben, kann er bisweilen enttäuschend sein. In manchen Beziehungen besteht von Anfang an grundsätzlich keine sexuelle Übereinstimmung, in anderen verliert routinemäßiger Sex mit der Zeit an Reiz. Vielleicht wurde auch zu Anfang eine ganze Reihe an erregenden sexuellen Aktivitäten durchgeführt, während sich Sex jetzt auf das Grundlegendste beschränkt und viele wichtige Elemente vernachlässigt werden.

In dieser Situation fühlen sich die meisten Menschen hilflos. Sollte man nach all dieser Zeit um etwas anderes bitten? Sollte man sich für jemand anderen entscheiden, den Partner wechseln oder eine Affäre haben? Sollten wir nichts weiter unternehmen und uns auf die Dinge konzentrieren, die uns in der Partnerschaft sonst noch wichtig sind? Tatsächlich müssen wir uns mit keiner dieser Optionen zufriedengeben. Es bedarf einiger Zeit, Mühe und Engagement auf beiden Seiten, aber es ist möglich, die Sexualität wieder in unserer primären Beziehung zu integrieren.

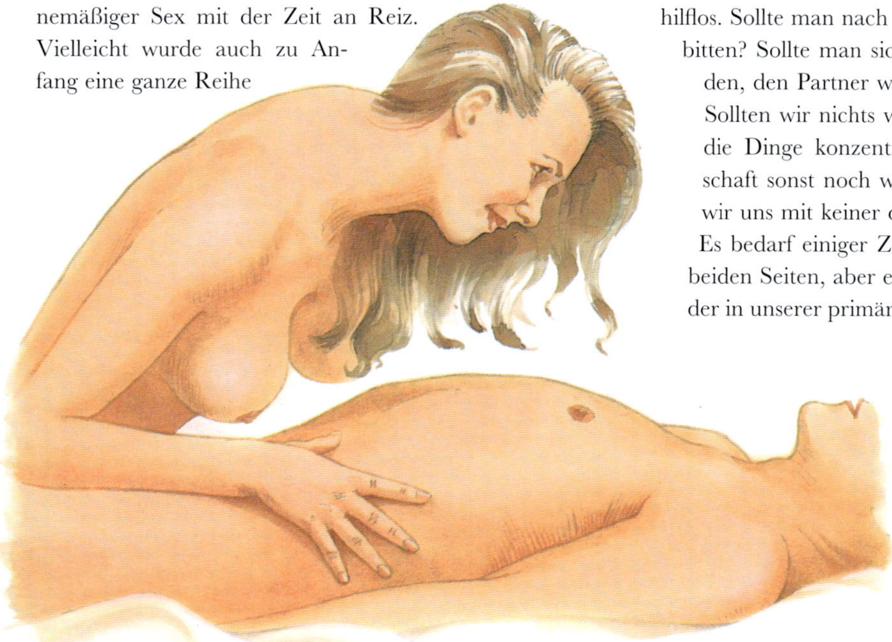

WENN SEX ENTTÄUSCHEND *ist, können diese Übungen helfen. Sie werden jedoch nicht von Erfolg gekrönt sein, wenn zwischen Ihnen negative Gefühle herrschen oder Ihre Beziehung nur noch auf dem Papier besteht. Sie nehmen den Leistungsdruck, tragen dazu bei, sich auf die eigenen Empfindungen zu konzentrieren, und zeigen Ihnen, wie Sie einander am besten Lust bereiten können.*

Vereinbaren Sie, etwa einen Monat lang keinen genitalen Sex zu haben. Führen Sie statt dessen zwei bis drei einstündige Sitzungen in der Woche in einer sinnlichen Umgebung durch, und erforschen Sie einfach gegenseitig Ihre Körper.

- *Berühren und liebkosen Sie alle Körperbereiche bis auf die Genitalien (oben). Wechseln Sie sich beide dabei ab, der gebende und der empfangende Partner zu sein. Zuerst übernimmt der gebende Partner die Initiative. Der empfangende kommentiert das Ganze nicht, es sei denn, er fühlt sich in irgendeiner Weise unwohl. Beide sollten herausfinden, wie schön es ist, Lust zu bereiten.*

- *Nach zwei oder drei Sitzungen steht das Empfangen von Lust im Mittelpunkt (rechts). Wieder wechseln Sie sich darin ab, einander zu berühren und zu liebkosen, ohne die Genitalien einzubeziehen. Der empfangende Partner gibt jetzt Kommentare dazu ab, was sich gut und weniger gut anfühlt, und bittet um bestimmte Dinge. Hier geht es vor allem darum, sich darauf zu konzentrieren, wie schön es ist zu empfangen.*

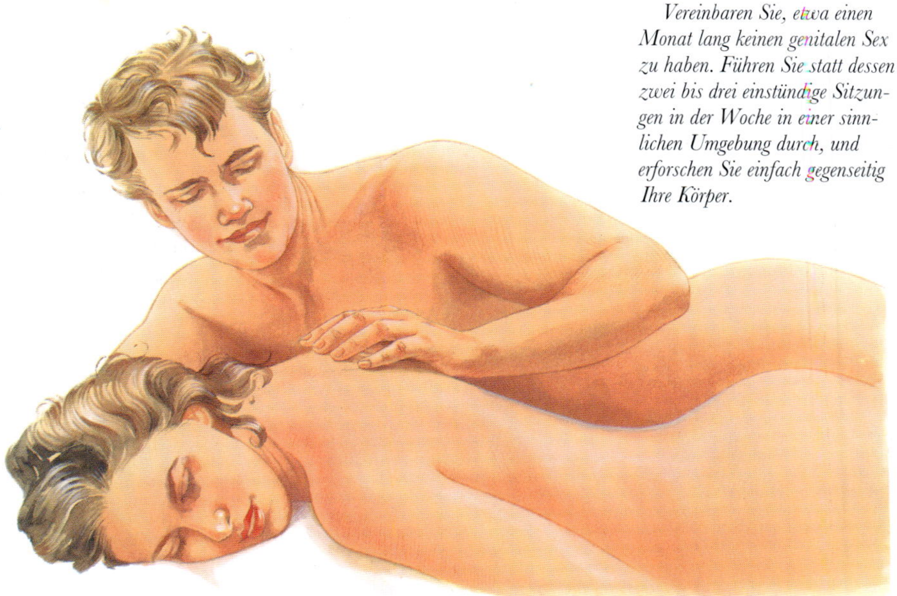

DEN EIGENEN KÖRPER KENNENLERNEN	26–27
DER MÄNNLICHE PARTNER	62–63
EROGENE ZONEN	66–67
SEXUELLE KOMMUNIKATION	94–95
HILFE SUCHEN	148–149

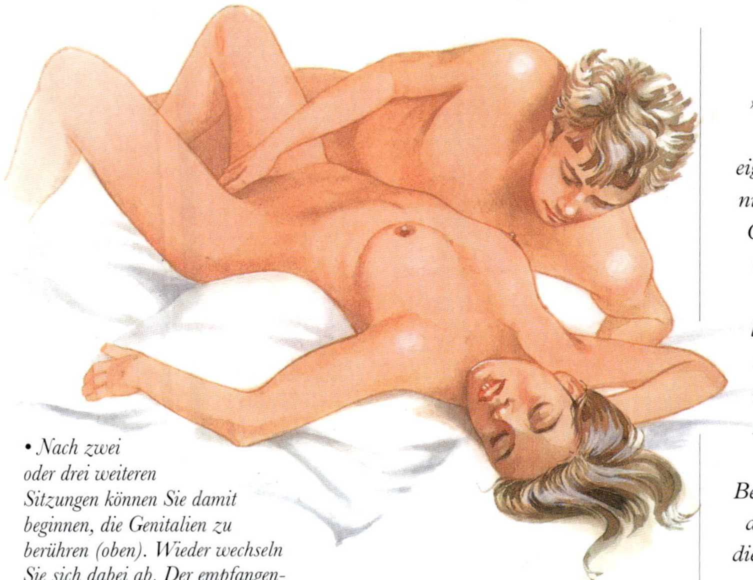

• Nach zwei oder drei weiteren Sitzungen können Sie damit beginnen, die Genitalien zu berühren (oben). Wieder wechseln Sie sich dabei ab. Der empfangende Partner übernimmt die Führung und sagt, was er gut und weniger gut findet. Besonders wichtig ist, Ihrem Partner zu zeigen, was besonders schön für Sie ist. Nach einer Weile können Sie zu gegenseitigen Berührungen übergehen.

• Nach zwei oder drei weiteren Sitzungen gehen Sie zu genitaler Masturbation über. Für heterosexuelle Partner besteht der nächste Schritt im Geschlechtsverkehr in einer Stellung, in der sich die Frau oben befindet. Übernehmen Sie abwechselnd die Führung, damit Sie Ihrem Partner zeigen können, was für Sie angenehm ist, und um festzustellen, was ihm besondere Lust bereitet. Nach einiger Zeit vereinen Sie das, was Sie beide gelernt haben, im gemeinsamen Liebesspiel.

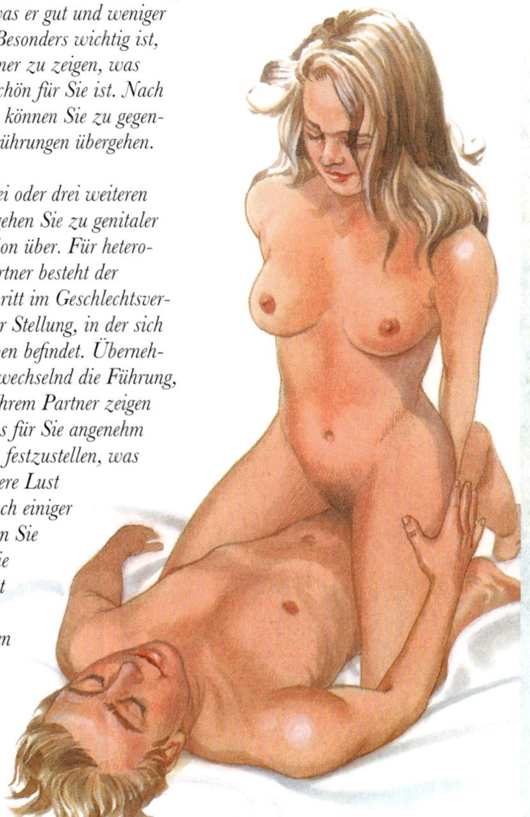

Fallgeschichte

»Wahrscheinlich bin ich irgendwie merkwürdig, weil ich mit einer Partnerin zusammen bin, mit der Sex eigentlich gar nicht besonders gut ist. Aber mir macht es nichts aus, ich liebe sie trotzdem. Am Anfang war es in Ordnung, aber es wurde nie besser, und jetzt schlafen wir nur noch sehr selten miteinander. Aber wir sind gute Freundinnen, und das Leben mit ihr ist nie langweilig. Problematisch wurde es, als ich während einer Konferenz eine Nacht mit einer anderen Frau verbrachte. Der Sex war toll. Auf der Heimfahrt im Zug verglich ich sie mit D. Dann kam mir die Idee, daß ich etwas zur Verbesserung unserer sexuellen Beziehung unternehmen sollte. Aber ich wußte, daß uns das nur unter Druck setzen würde. Ich habe mich für diese Beziehung entschieden, und ich bleibe D. treu.«

ANNE

DIE RICHTIGE EINSTELLUNG

Sie können viel zur Verbesserung Ihres Liebesspiels beitragen, indem Sie einfach Ihre Einstellung zum Sex ändern.

- Seien Sie realistisch: Kaufen Sie den Medien den dort propagierten »perfekten« Sex nicht ab, da Sie nur enttäuscht werden, wenn Sie ihn nicht verwirklichen können.
- Seien Sie geduldig: Nach der anfänglichen Lust gibt es Höhen und Tiefen. Sie müssen die Tiefen durchstehen und auf die Höhen hinarbeiten.
- Seien Sie bereit zu lernen: Finden Sie heraus, was Ihr Partner oder Ihre Partnerin braucht, um ihn (oder sie) nicht zu enttäuschen.
- Seien Sie bereit, Anweisungen zu geben: Egal, wie verliebt Sie beide auch sind, Sie können doch keine Gedanken lesen. Zeigen Sie Ihrem Partner, was Sie erregt, wenn er Sie nicht enttäuschen soll.
- Nehmen Sie sich Zeit: Geben Sie Sex Vorrang vor anderen Dingen, und lassen Sie sich genug Zeit, damit Sex nichts übereilt wird. Übergehen Sie vor allen Dingen nie das Vorspiel.
- Tun Sie unerwartete Dinge: Versuchen Sie, die Routine phantasievoll mit Überraschungen und Experimenten zu durchbrechen.

UNANGENEHMER SEX

WENN SEX UNBEHAGEN BEREITET

Über zehn Prozent der Frauen fühlen sich bei der Ausübung von Sex unbehaglich, egal, ob es sich dabei um das Vorspiel, das Masturbieren oder den Geschlechtsverkehr handelt.

Das Liebesspiel kann aus verschiedenen Gründen unangenehm sein: Krankheit, Behinderung, mangelnde Erregung und Ungeschicklichkeit können hier eine Rolle spielen. Kurzfristig wird das Liebesspiel dadurch negativ beeinflußt, doch langfristig bilden sich emotionale Blockaden, die schließlich dazu führen, daß man überhaupt nicht mehr erregt wird. Es ist daher wichtig, Unbehagen nicht einfach hinzunehmen und es zu ertragen. Vielmehr sollte man den Ursachen des Problems auf den Grund gehen und dafür sorgen, daß Sex immer Spaß macht.

Die Bedeutung der Gleitfähigkeit

Viele Fälle von schmerzhaftem Geschlechtsverkehr sind auf mangelnde Gleitfähigkeit (Lubrikation) zurückzuführen. Wenn Sie erregt und für die Penetration bereit sind, regen Hormone die Scheide dazu an, eine Flüssigkeit zu produzieren, mit deren Hilfe der Penis leichter eindringen kann. Es gibt viele Gründe dafür, warum dies nicht geschieht. So kann ein hormonelles Ungleichgewicht vorliegen, wenn Sie die Pille nehmen, stillen oder in die Wechseljahre kommen. Es ist auch möglich, daß Sie nicht lange genug die richtige Art von Stimulation erhalten.

Vielleicht ist aber auch Ihr Erregungsmechanismus nach einer schmerzhaften Erfahrung, etwa einer Geburt, mental blockiert.

Sie können solche Probleme kurzfristig lösen, indem Sie ein Gleitmittel verwenden. Langfristig sollte die Einnahme von Hormonen oder die Anwendung östrogenhaltiger Cremes in Betracht gezogen werden.

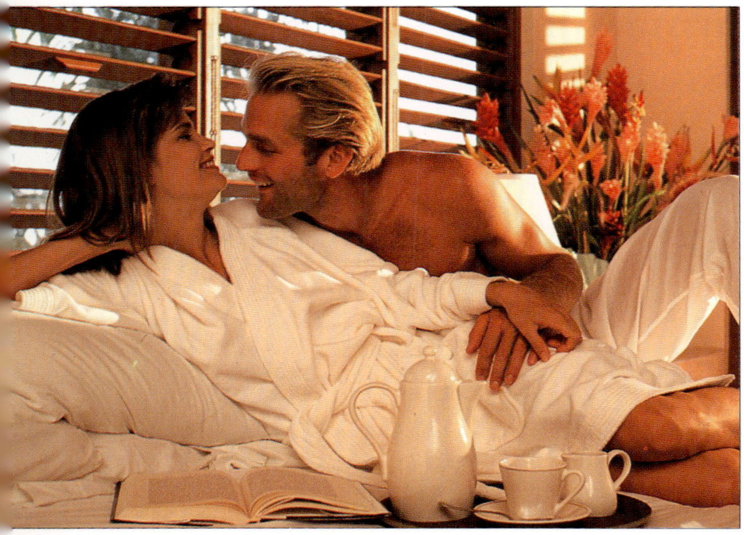

MANCHE KRANKHEITEN *führen zu Müdigkeit, während andere Schmerzen verursachen. Beobachten Sie Ihre Symptome, damit Sie sich lieben können, wenn Sie nicht müde sind und den Schmerz unter Kontrolle haben, was häufig am frühen Morgen der Fall ist. Wenn Sie sich gut mit Ihrem Partner verstehen, erklären Sie ihm, wie er richtig in Sie eindringen kann – in welchem Winkel, wie tief, wie langsam –, damit es angenehm für Sie ist.*

KÖRPERLICHE URSACHEN?

Schmerzen beim Geschlechtsverkehr können auf ein medizinisches Problem hinweisen. Wenn ein zusätzlich verwendetes Gleitmittel nicht hilft oder der Schmerz von Ausfluß oder Blutungen begleitet wird, suchen Sie den Arzt auf.

- Wenn Sie außerdem unter schmerzhaften Monatsblutungen leiden, wird der Arzt Sie auf eine Beckenentzündung, Endometriose oder Myome hin untersuchen.
- Wenn Sie starken Harndrang verspüren, leiden Sie möglicherweise unter einer Blasenentzündung. Gehen Sie vor und nach dem Sex zur Toilette; Ihr Arzt verschreibt Ihnen eventuell Antibiotika, damit die Infektion abklingt.
- Wenn Sie Schmerzen beim Geschlechtsverkehr nur in einer Stellung verspüren, wird in dieser Position vielleicht Druck auf die Eierstöcke ausgeübt. Ihr Arzt kann überprüfen, ob eine Eierstockentzündung oder -infektion vorliegt. Wenn alles in Ordnung ist, wählen Sie eine andere Position.
- Machen sich Schmerzen bemerkbar, wenn Ihr Partner tief in Sie eindringt, kann dies auf eine Infektion hinweisen.
- Wenn die Schmerzen erst nach Beginn des Geschlechtsverkehrs einsetzen, leiden Sie möglicherweise unter Soor; nach der Behandlung sollten Sie in Zukunft vorbeugende Maßnahmen (siehe Seite 36–37) ergreifen.

FRAUENKRANKHEITEN	36–37
KREBSERKRANKUNGEN	38–39
SEXUELLE KOMMUNIKATION	94–95
SEX NACH DER GEBURT	122–123
HILFE SUCHEN	148–149

WENN EINE ERKRANKUNG SEX UNANGENEHM MACHT

Ursache	Probleme	Was helfen kann
Arthritis	Die Schmerzen können bei Bewegungen Unbehagen auslösen; verringerte Mobilität erschwert einige Stellungen beim Geschlechtsverkehr.	Wählen Sie die Zeit des Tages, in der Sie weniger Schmerzen haben; lindern Sie Schmerzen und Steifheit mit einem warmen Bad; nehmen Sie vor dem Liebesspiel ein Schmerzmittel ein; stützen Sie Ihre Gliedmaßen mit Kissen ab; genießen Sie Sex, ohne daß es zum direkten Geschlechtsverkehr kommt; experimentieren Sie mit verschiedenen Stellungen.
Schüttellähmung	Muskelkrämpfe, Starre und Schwäche können das genitale Liebesspiel erschweren; möglicherweise leiden Sie auch unter Trockenheit der Scheide.	Stützen Sie Ihre Gliedmaßen mit Kissen ab; genießen Sie Sex, ohne daß es zum direkten Geschlechtsverkehr kommt; experimentieren Sie mit verschiedenen Stellungen; verwenden Sie einen Vibrator; nehmen Sie ein Gleitmittel, um die Scheide gleitfähiger zu machen.
Herzerkrankungen	Müdigkeit kann zur Abnahme des Sexualtriebs führen; Schmerzen in der Brust können vom Sex ablenken.	Wählen Sie eine Zeit des Tages, in der Sie weniger müde sind; bitten Sie Ihren Arzt um ein Schmerzmittel; wählen Sie Stellungen, die Sie nicht ermüden.
Anus praeter (künstlicher Ausgang)	Der Stomabeutel ist möglicherweise im Weg; vielleicht ist Ihnen der Gedanke peinlich, daß er beim Sex auslaufen könnte.	Essen und trinken Sie etwa eine Stunde vor dem Sex nichts mehr; leeren Sie den Beutel vor dem Sex; wählen Sie Stellungen, in denen möglichst wenig Druck auf den Beutel ausgeübt wird; sprechen Sie mit Ihrem Partner, und lassen Sie sich von ihm beruhigen, damit es nicht zu peinlichen Situationen kommt.
Atemwegserkrankungen	Atembeschwerden können Energie und Bewegungsfähigkeit einschränken.	Nehmen Sie Ihre Medikamente ein, oder benutzen Sie Ihr Inhalationsgerät vor dem Geschlechtsverkehr; vermeiden Sie es, sich in der Nähe von Allergenen zu lieben; wählen Sie Stellungen, bei denen keine energiegeladenen Bewegungen nötig sind; bitten Sie Ihren Partner, die aktive Rolle zu übernehmen.
Rückenmarksverletzungen	Vielleicht leiden Sie unter Lähmungen und dem Verlust genitaler Empfindungen.	Probieren Sie andere Stellungen aus und ein Liebesspiel, bei dem es nicht zu vaginaler Penetration kommt.
Operationen	Schmerzen an der Operationswunde können einige Stellungen unbequem machen; der Verlust eines Arms oder Beins kann negative Auswirkungen auf Ihr Selbstbild haben.	Fragen Sie Ihren Arzt, wann Sie den betroffenen Körperteil wieder einsetzen können; lassen Sie sich von Gefühlen des Mißbehagens leiten; wählen Sie Stellungen, die keinen Druck auf die Wunde ausüben.
Radiumtherapie	Wenn Ihre Genitalien mit einer Radiumtherapie behandelt wurden, können Vernarbungen die Scheide verengen, so daß sowohl Geschlechtsverkehr als auch Masturbation Schmerzen bereiten.	Verwenden Sie ein Gleitmittel, um das Eindringen zu erleichtern.

WENN DIE PENETRATION UNANGENEHM IST

SICH BEIM GESCHLECHTSVERKEHR WOHL FÜHLEN

Manchmal ruft die Penetration unangenehme Gefühle hervor. Vielleicht können wir diese Form der Sexualität nicht immer genießen. Schlimmstenfalls kommt es zum Vaginismus, bei dem die mentale und körperliche Reaktion bei dem Gedanken an die Penetration so stark wird, daß sich die Scheidenmuskulatur verkrampft, so daß kein Eindringen möglich ist. Eine solche Reaktion kann sehr beunruhigend sein, denn es werden nicht nur Untersuchungen, wichtige Abstriche und die Verwendung von Tampons unmöglich gemacht, sondern auch die Selbstachtung und Beziehungen zerstört.

Die Penetration hat häufig einen so hohen Stellenwert, daß der Begriff »mit jemandem schlafen« mit dem Geschlechtsakt gleichgesetzt wird. Die betroffene Frau fühlt sich als Versagerin und entwickelt Schuldgefühle. Der Partner ist verunsichert. Kurzfristig wird er wegen des nicht durchgeführten Geschlechtsverkehrs frustriert sein, langfristig kann er das, was er als grobe Zurückweisung empfindet, nicht bewältigen.

Natürlich müssen wir die Penetration nicht akzeptieren, wenn wir diese Praktik nicht mögen. Doch für viele Frauen ist sie ein so wichtiger Teil des Liebesspiels, daß sie in der Lage sein sollten, sie zu genießen.

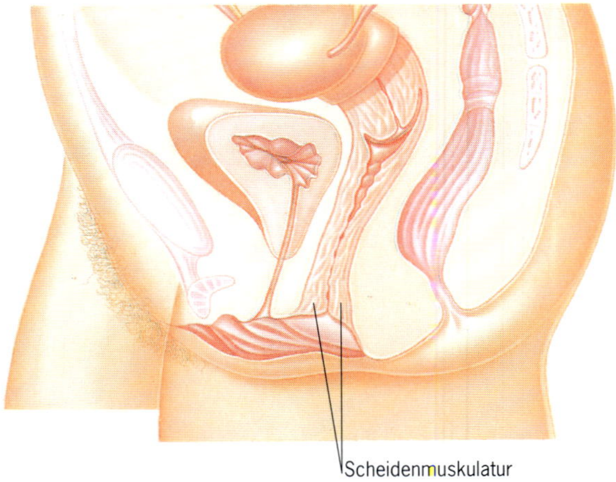

BEIM VAGINISMUS *verkrampft sich die Scheidenmuskulatur und blockiert den Scheideneingang vollständig. In diesem Fall wird es schwierig für den Penis einzudringen, und selbst ein kleiner Finger oder die kleinste Tampongröße läßt sich nicht einführen.*

MÖGLICHKEITEN OHNE PENETRATION

Die Penetration ist bisweilen unangenehm, weil sie so etwas wie einen Zwang darstellt. Die Frau glaubt, daß sie zum Liebesspiel gehört, aber ihr Körper rebelliert und läßt die Penetration einfach nicht zu. Eine mögliche Lösung des Problems besteht in einem vorübergehenden, selbstauferlegten Verbot von direktem Geschlechtsverkehr für etwa einen Monat. In dieser Zeit sollten Sie die vielen Möglichkeiten, die Sex ohne Penetration bietet, ausprobieren. (Schließlich haben Millionen lesbischer Frauen ein wunderbares Sexualleben.) Versuchen Sie es mit Küssen, Liebkosungen, Streicheln, Massieren. Lassen Sie sich von Ihrem Partner manuell oder mit der Zunge zum Orgasmus bringen, und tun Sie das gleiche für ihn. Wenn er direkten Geschlechtsverkehr braucht, umschließen Sie seinen Penis mit Händen, Mund, Brüsten, Achselhöhle, oder nehmen Sie ihn zwischen die Oberschenkel. Wenn Sie durch Ihr Liebesspiel, bei dem es nicht zur Penetration kommt, Vertrauen und Lust aufgebaut haben, sind Sie vielleicht in der Lage, zu dieser Form der Sexualität überzugehen – aber nur, wenn Sie es tatsächlich wollen.

WAS SIND DIE URSACHEN?

Ablehnung gegenüber penetrierendem Sex kann mehrere Gründe haben:

- Vielleicht hatten Sie unangenehmen Geschlechtsverkehr, haben sich aber dennoch dazu gezwungen, um Ihrem Partner entgegenzukommen. Nach einiger Zeit haben Sie sich innerlich dagegen gesperrt und sich bereits vorher verkrampft.

- Ein einzelnes Ereignis, beispielsweise eine für Sie peinliche innere Untersuchung, eine sexuelle Belästigung oder vielleicht sogar eine Geburt, hat bei Ihnen ein Trauma ausgelöst und dazu geführt, daß Ihr Körper sich verweigert.

- Vielleicht lehnen Sie die Penetration ab, weil Sie sie als emotional zu intim empfinden. Dies mag nur im Zusammenhang mit einem bestimmten Partner oder aber mit allen Partnern so sein.

DEN EIGENEN KÖRPER KENNENLERNEN	**26–27**
SELBSTBEFRIEDIGUNG	**54–55**
DIE KLITORIS STIMULIEREN	**78–79**
UNANGENEHMER SEX	**136–137**
HILFE SUCHEN	**148–149**

UM DIE ANGST *vor Penetration zu überwinden, können diese Übungen helfen. Es ist wichtig, sich bewußt zu entspannen und die Führung zu übernehmen, um das, was passiert, kontrollieren zu können. Führen Sie diese Übungen so schnell oder langsam durch, wie es für Sie angenehm ist.*

• Nehmen Sie sich Zeit, wenn Sie allein sind und niemand Sie stören kann. Entspannen Sie sich mit einem Bad, und führen Sie dann den ersten Teil der Übung zur Selbstuntersuchung auf Seite 27 durch, um Ihre Genitalien zu betrachten. Wiederholen Sie dies so lange, bis Sie es ganz natürlich finden.

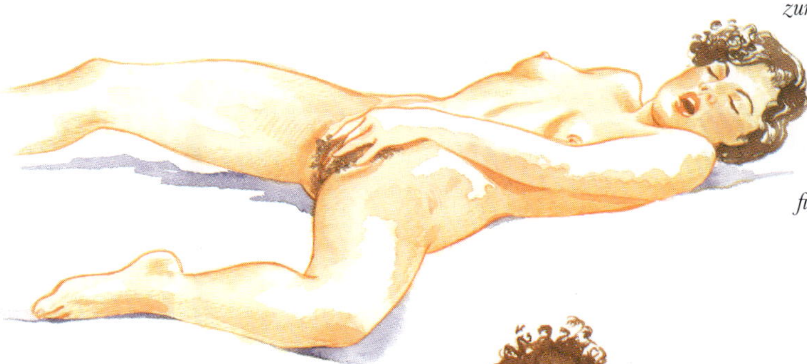

• Als nächstes feuchten Sie eine Fingerspitze mit Speichel oder Öl an und führen Sie ein wenig in die Scheide ein. Drücken Sie nach unten. Führen Sie den Finger noch ein wenig weiter ein, und drücken Sie wieder nach unten. Wenn Sie spüren, daß sich die Muskeln zusammenziehen, spannen Sie sie absichtlich an, und entspannen Sie sie dann wieder. Sie sollten das Gefühl haben, daß Sie die Kontrolle über das haben, was geschieht, daß Sie sich entspannen können, wenn Sie es wollen. Üben Sie weiter, bis Sie sich ganz wohl dabei fühlen.

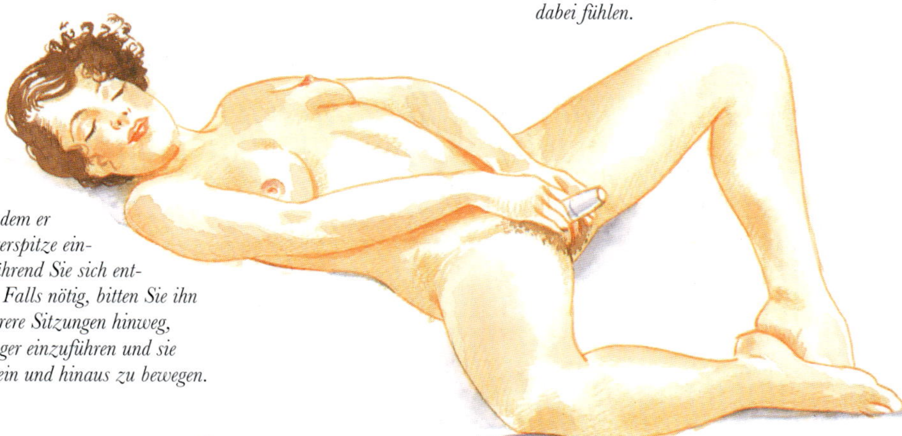

• Setzen Sie erst zwei, dann drei Finger, einen Vibrator oder Dildo ein. Feuchten Sie ihn an, führen Sie die Spitze ein, und drücken Sie nach unten. Üben Sie wieder, bis es sich angenehm anfühlt. Dann bitten Sie Ihren Partner, Ihnen zu helfen, indem er eine Fingerspitze einführt, während Sie sich entspannen. Falls nötig, bitten Sie ihn über mehrere Sitzungen hinweg, mehr Finger einzuführen und sie sanft hinein und hinaus zu bewegen.

• Wenn Sie für die Penetration mit dem Penis bereit sind, beginnen Sie mit einer Stellung, bei der Sie sich oben befinden. Feuchten Sie seinen Penis gut an, senken Sie Ihren Körper, so daß die Penisspitze Sie gerade berührt, und entspannen Sie sich. Fahren Sie damit fort, bis es Ihnen angenehm ist, den Penis in Ihren Körper aufzunehmen. Sie behalten weiter die Führung, während Ihr Partner still daliegt und Sie sich nur so stark bewegen, wie es Ihrer Meinung nach richtig ist. Wenn Sie mehr Selbstvertrauen besitzen, können Sie sich heftiger bewegen und langsam auf lustvollen, gemeinsamen Geschlechtsverkehr hinarbeiten.

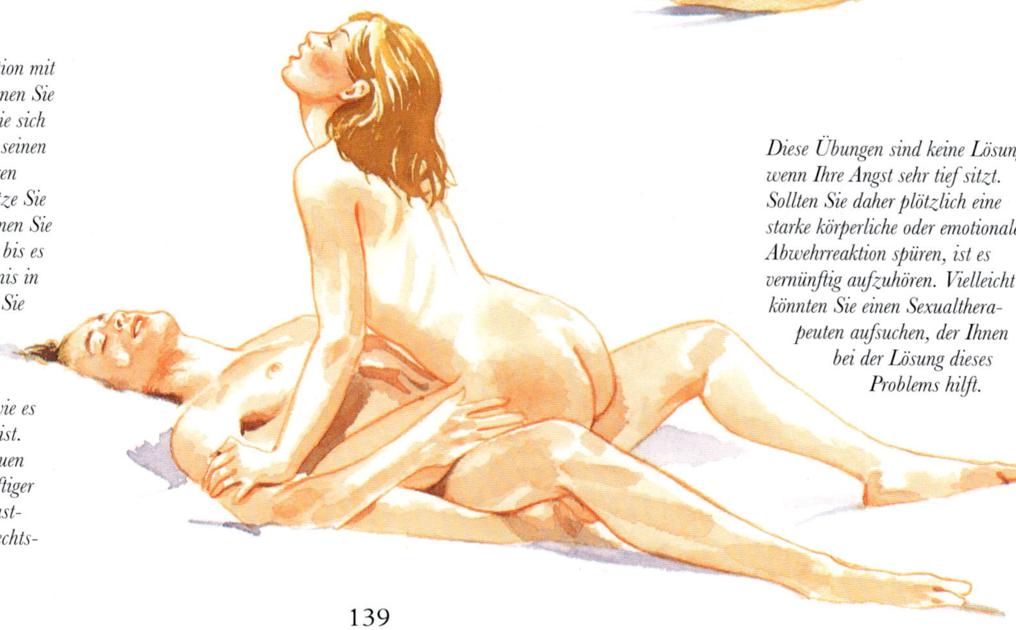

Diese Übungen sind keine Lösung, wenn Ihre Angst sehr tief sitzt. Sollten Sie daher plötzlich eine starke körperliche oder emotionale Abwehrreaktion spüren, ist es vernünftig aufzuhören. Vielleicht könnten Sie einen Sexualtherapeuten aufsuchen, der Ihnen bei der Lösung dieses Problems hilft.

IHR RECHT AUF EINEN ORGASMUS

WIE SIE ZUM ORGASMUS KOMMEN

Natürlich sollte keine Frau glauben, sie müßte einen Orgasmus haben, um sexuell akzeptiert zu werden. Doch sie sollte in der Lage sein, zum Höhepunkt zu kommen, wenn sie dies möchte. Das Problem besteht darin, daß manche Frauen noch nie einen Orgasmus hatten und manche nur gelegentlich zum Höhepunkt kommen. Es gibt keinen Grund, eine solche Situation zu akzeptieren. Jede Frau – und jeder Mann – kann eine Menge dazu beitragen, daß sie (er) den Orgasmus erlebt, den sie (er) sich wünscht.

Körperliche Probleme

Es gibt verschiedene Ursachen für die plötzliche Unfähigkeit, einen Orgasmus zu erleben. Krankheiten wie Diabetes, multiple Sklerose, Nierenerkrankungen oder rheumatische Athritis können die Orgasmusfunktion oft negativ beeinflussen. Dies trifft auch auf ein hormonelles Ungleichgewicht zu, das beispielsweise durch die Einnahme der Pille hervorgerufen wird, und auf Medikamente, mit denen Symptome wie Angst, Schlafstörungen oder Depressionen behandelt werden. Wenn Sie den Verdacht haben, daß einer dieser Faktoren Einfluß haben könnte, sollten Sie sich möglichst bald untersuchen lassen.

WENN IHRE SCHWIERIGKEITEN, *einen Orgasmus zu erreichen, auf mangelndes Wissen und zu wenig Übung oder Erfahrung zurückzuführen sind, also nicht auf körperliche oder emotionale Störungen, können diese Übungen helfen.*

Als erstes müssen Sie Ihr Körperbewußtsein stärken. Betrachten Sie sich beispielsweise nackt, führen Sie die Übung zur Selbstuntersuchung auf Seite 27 durch, oder berühren Sie einfach leicht Ihre Genitalien (rechts).

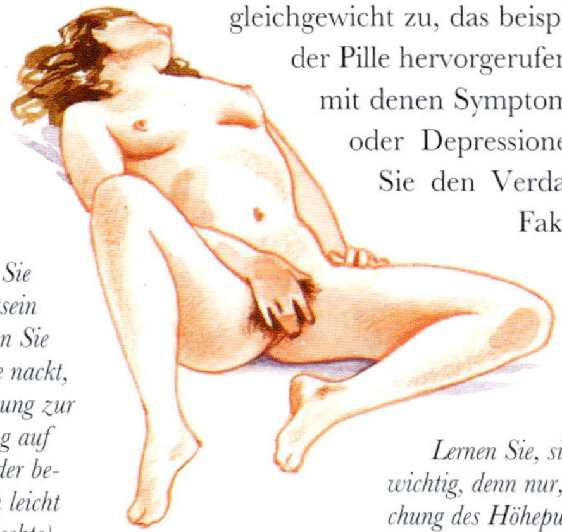

Lernen Sie, sich selbst zu befriedigen. Dies ist ganz wichtig, denn nur, wenn Sie wissen, was zur Erreichung des Höhepunkts nötig ist, können Sie dies in Ihr Liebesspiel mit dem Partner einbringen. Üben Sie es in verschiedenen Positionen (unten), um herauszufinden, wie Sie verläßlich zum Orgasmus kommen. Versuchen Sie, sich mit einem Vibrator zu stimulieren.

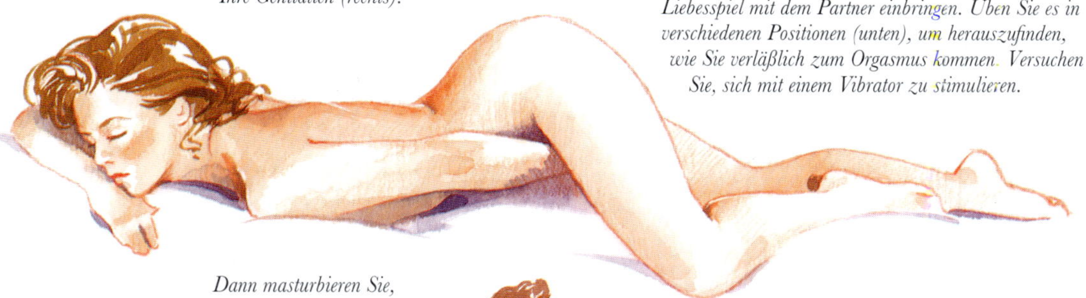

Dann masturbieren Sie, während Ihr Partner Sie liebkost (unten). Es sollte Ihnen nicht peinlich sein. Männer werden unglaublich erregt, wenn Sie eine Frau beim Masturbieren beobachten.

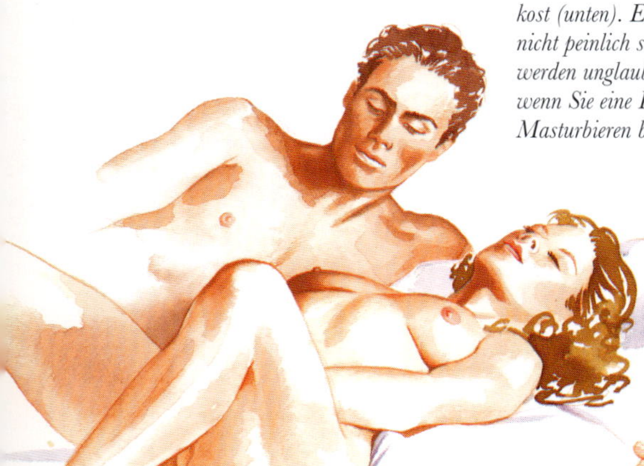

Für heterosexuelle Paare besteht der nächste Schritt in der Anpassung Ihrer Orgasmustechnik beim Geschlechtsakt. Dazu brauchen Sie einen kooperativen Partner. Legen Sie sich auf den Rücken, und lassen Sie seinen Penis ein wenig in Ihre Scheide eindringen, während Sie sich wie gewohnt selbst mit der Hand befriedigen. Dabei sollten Sie sich beide nicht bewegen.

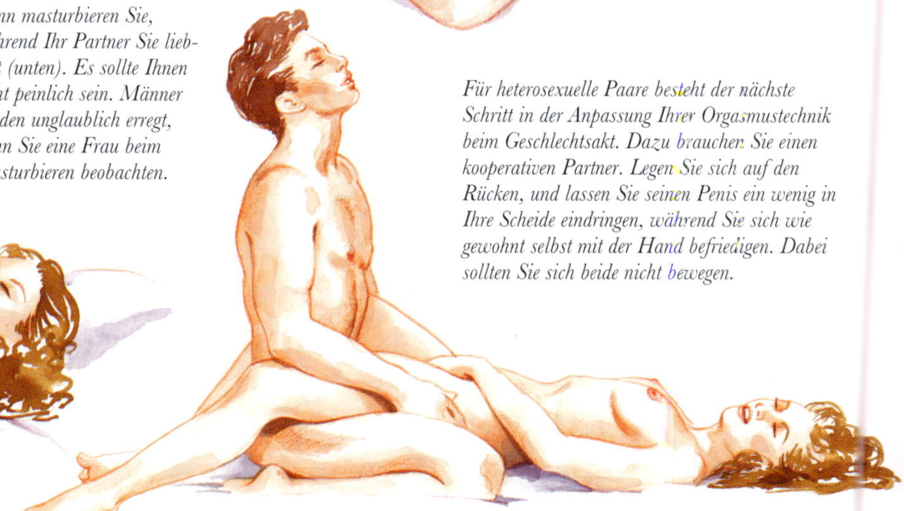

SELBSTBEFRIEDIGUNG	54–55
DIE KLITORIS STIMULIEREN	78–79
SEXUELLE KOMMUNIKATION	94–95
HILFE SUCHEN	148–149
DEN ORGASMUS OPTIMIEREN	170–171

DEN ORGASMUS VORTÄUSCHEN

Sollte man einen Orgasmus vortäuschen? Untersuchungen belegen, daß über fünfzig Prozent der Frauen dies irgendwann einmal tun. Man kann darüber streiten, ob dies richtig ist oder nicht – anschließend denken die meisten Frauen selbst, daß sie es eigentlich nicht hätten tun sollen.

Es gibt mehrere Gründe dafür, einen Orgasmus vorzutäuschen: Es verhindert eine Auseinandersetzung; Ihr »Orgasmus« erfreut den Partner (speziell dann, wenn er kritiklos übernimmt, was von den Medien propagiert wird, nämlich daß »Frauen einen Orgasmus fordern«); Sie werden vom Leistungsdruck befreit. Außerdem sind einige Sexualtherapeuten der Meinung, daß man einen Orgasmus ruhig vortäuschen sollte, bis es dann wirklich einmal klappt. Sie gehen davon aus, daß man den Körper gewissermaßen trainieren kann, Reaktionen zu zeigen, die schließlich irgendwann zu einem richtigen Orgasmus führen. Doch wenn Sie einen Orgasmus immer nur vortäuschen und die Beziehung weiter besteht, wird Ihr Partner nie wissen, wie er Sie tatsächlich befriedigen kann; vielleicht verübeln Sie es ihm auch, daß Sie nicht zum Höhepunkt kommen; Sie denken vielleicht, er sollte spüren, ob Sie zum Orgasmus kommen, und sind verärgert darüber, daß er den Betrug nicht bemerkt. Wenn Sie schließlich zugeben, daß er Sie nicht befriedigt hat, geht möglicherweise das gegenseitige Vertrauen verloren.

Einen neuen Partner sollten Sie von Anfang an darauf hinweisen, daß Sie nicht immer zum Orgasmus kommen. Versichern Sie ihm, daß das nicht sein Fehler ist, und zeigen Sie ihm, wie er Ihnen helfen kann. Arbeiten Sie gemeinsam daran, daß Sie beide zum Höhepunkt kommen.

MENTALE BLOCKADEN

Wenn Sie allein zum Orgasmus kommen können, nicht aber mit einem Partner, oder wenn Sie früher mit einem Partner zum Höhepunkt gekommen sind, jetzt aber nicht mehr, hindern Ihre Gefühle Sie möglicherweise daran. Überlegen Sie, ob die folgenden Punkte zutreffen.

- Sie empfinden es als peinlich, Ihrem Partner genau zu sagen, welche Stimulation Sie brauchen. Versuchen Sie, Ihre sexuelle Kommunikationsfähigkeit zu entwickeln.
- Sie haben eine so negative Einstellung zu Ihrem Partner, daß Sie sich nicht entspannen und einen Orgasmus erreichen können. Arbeiten Sie an der Lösung Ihres Beziehungskonflikts.
- Sie sind Ihrem Partner so verbunden, daß Sie sich nur darauf konzentrieren, ihm Lust zu bereiten. Versuchen Sie, abwechselnd zum Höhepunkt zu kommen; wenn Sie an der Reihe sind, konzentrieren Sie sich ausschließlich auf Ihr eigenes Vergnügen.
- Sie leiden unter Streß, der vielleicht durch einen Trauerfall oder den Verlust des Arbeitsplatzes ausgelöst wurde. Sie werden wieder einen Orgasmus haben, wenn die Streßsituation vorüber ist.
- Sie hatten eine Weile keinen Sex – etwa nach der Geburt eines Kindes –, so daß Sie sich jetzt dabei praktisch »selbst beobachten« und sich fragen, wie Sie aussehen oder ob Sie es »richtig« machen. Konzentrieren Sie sich stärker auf Ihre Empfindungen.

Schließlich gehen Sie zur vollständigen Penetration über, beispielsweise in der Seesternstellung (unten), in der es möglich ist zu masturbieren, ohne daß der Partner es unbedingt merkt. Achten Sie immer auf ein langes Vorspiel und ausreichende Gleitfähigkeit, und experimentieren Sie mit den Dingen, die Sie zum Höhepunkt bringen. Das können Stellungen sein, in denen Sie die Kontrolle haben, unterschiedliches Anwinkeln des Körpers und Selbstberührungen in unterschiedlichem Rhythmus. Mit der Zeit werden Sie fähig sein, mit mehr oder weniger klitoraler Stimulation zum Orgasmus zu kommen.

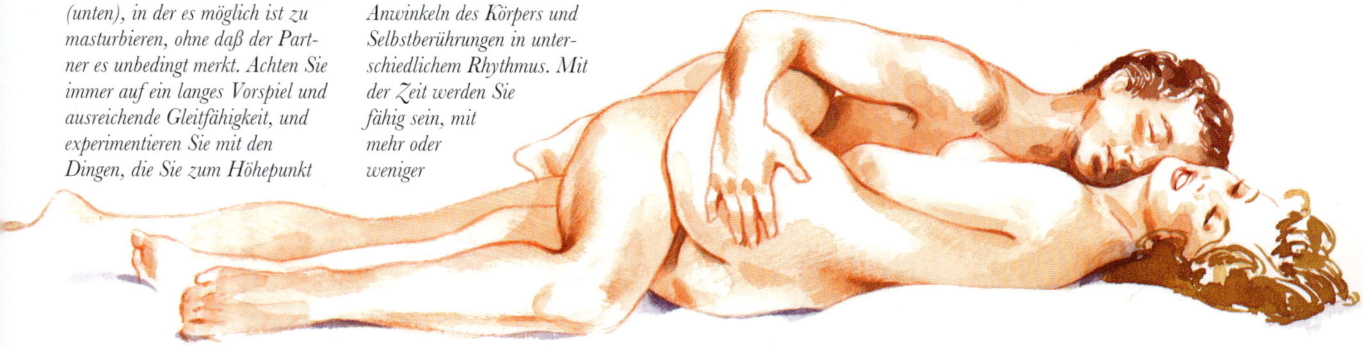

VORZEITIGE EJAKULATION

WENN ER ZU SCHNELL KOMMT

Zu schnell zum Höhepunkt zu kommen, ist eins der häufigsten Probleme beim Mann. Wenn er eine Weile keinen Sex hatte oder mit einer neuen Partnerin zusammen ist, kann alles in wenigen Minuten vorüber sein. In der Regel verschwindet dieses Problem jedoch nach einigen Wochen. Oder er dringt in seine Partnerin ein, ejakuliert und ist glücklich und zufrieden, obwohl er seine Partnerin nicht befriedigt hat. Häufig tritt der Orgasmus auch direkt nach der Erektion ein, ohne daß es überhaupt zur Penetration gekommen ist.

Im allgemeinen macht Frauen eine solche vorzeitige Ejakulation nichts aus. Wir fühlen uns dadurch nicht gekränkt, da es kein Akt der Zurückweisung ist. Wenn es bei einem neuen Partner passiert, empfinden wir es vielleicht sogar als positiv, weil es ihn so schnell überwältigt. Wir reagieren meist auch gelassen, wenn unser Partner ständig vor uns zum Höhepunkt kommt, besonders dann, wenn er unsere Bedürfnisse auf andere Weise befriedigt. Doch gehen wir damit nicht immer noch von der Annahme aus, daß der männliche Orgasmus Vorrang haben sollte?

Schwierigkeiten bereitet uns schon eher, wenn er auf der Stelle zum Höhepunkt kommt; denn dies ist ein Zeichen dafür, daß etwas nicht stimmt. In diesem Fall ist er sich seiner Körpersignale nicht bewußt, vielleicht weil er nie gelernt hat, auf sie zu achten, oder ein Gefühl so stark erlebt, daß es sich nicht kontrollieren läßt. Hier ist – meist professionelle – Hilfe nötig, damit er das Liebesspiel länger genießen und seine Partnerin befriedigen kann.

Fallgeschichte

»Normalerweise kommt er vor mir. Das ist kein Problem – über dreißig Jahre hinweg haben wir gelernt, damit zu leben. Nur hin und wieder können wir uns zeitlich richtig abstimmen – er hält ein wenig länger aus, und ich arbeite hart. Das ist in Ordnung so, aber meist ist es leichter und einfacher, nicht gegen die Natur anzukämpfen. Er kommt dann während des Geschlechtsverkehrs, und ich komme zu anderer Zeit auf andere Weise. Mir gefällt es, wenn er seinen Orgasmus hat, ohne auf mich warten oder sich meinetwegen Gedanken machen zu müssen.

SYLVIA

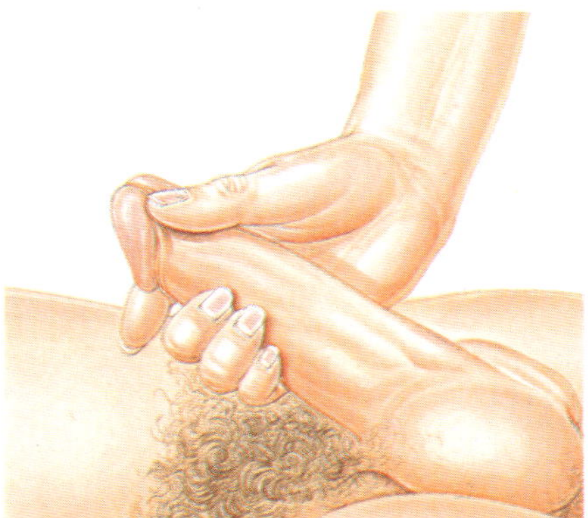

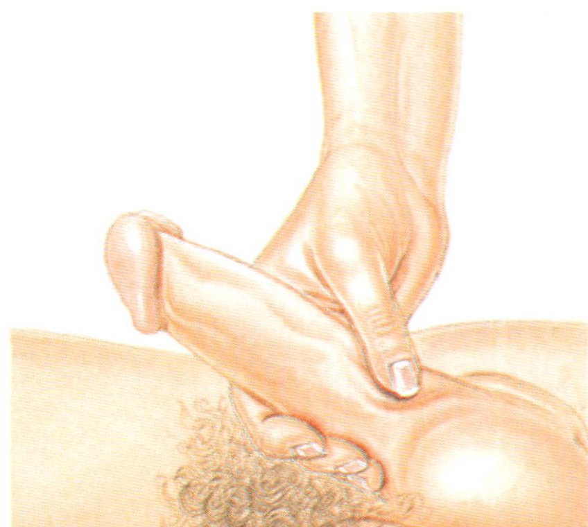

WENN ER VOR IHNEN *zum Höhepunkt kommt, können Sie helfend eingreifen (aber nicht in Situationen, in denen er keine Kontrolle über sich hat).*

- *Lieben Sie sich, wenn er müde ist, damit es länger dauert.*
- *Stimulieren Sie ihn zu Anfang nicht zu stark.*
- *Fangen Sie nicht gleich mit erregenden Aktivitäten wie oralem Sex an.*
- *Lassen Sie es bei jeder Sitzung mehrmals zum Geschlechtsverkehr kommen. Je mehr er ejakuliert, desto länger wird er das nächste Mal brauchen.*
- *Sprechen Sie Signale ab, damit Sie beide einhalten, wenn er das Gefühl hat, kurz vor dem Höhepunkt zu stehen und Zeit braucht, wieder ruhiger zu werden.*
- *Setzen Sie auch die »Druck«-technik ein. Wenn er eine Erektion hat und glaubt, gleich zum Höhepunkt zu kommen, umfassen Sie (oder er selbst, wenn ihm das lieber ist) seinen Penis fest mit Daumen und Zeigefinger direkt unterhalb der Eichel, und drücken Sie zu; nach etwa 30 Sekunden läßt die Erektion nach.*
- *Sie können diese Technik auch während des Geschlechtsverkehrs einsetzen, wenn er kurz vor dem Höhepunkt steht und Sie das Liebesspiel fortsetzen wollen. Umfassen Sie nach Eindringen des Penis sein unteres Ende, und drücken Sie leicht zu. Nach 30 Sekunden wird seine Erektion etwas nachgeben.*

DER MÄNNLICHE PARTNER	62–63
EINEM MANN LUST BEREITEN	72–73
STELLUNGEN BEIM SEX	76–77
HILFE SUCHEN	148–149

Fallgeschichte

»Wir lernten uns auf einer Party kennen, und schon nach einer Stunde lagen wir im Bett. Es schmeichelte mir, und als er kam, nachdem er gerade erst in mich eingedrungen war, schmeichelte mir das auch. Wir verabredeten, es morgens noch einmal zu versuchen. Am nächsten Morgen passierte dasselbe. Wieder und immer wieder. Die Beziehung hielt zwei Wochen. Ich hatte Angst, daß ich einfach nicht damit zurechtkommen würde. Wir haben es im Grunde nie richtig getan. Zurückblickend nehme ich an, daß irgend etwas mit ihm nicht stimmte. Vielleicht hatte er Probleme, aber ich war zu jung, um mich damit auseinanderzusetzen.« REGINA

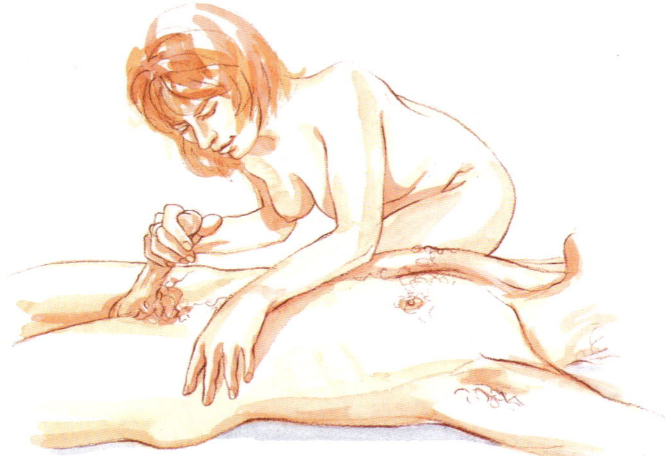

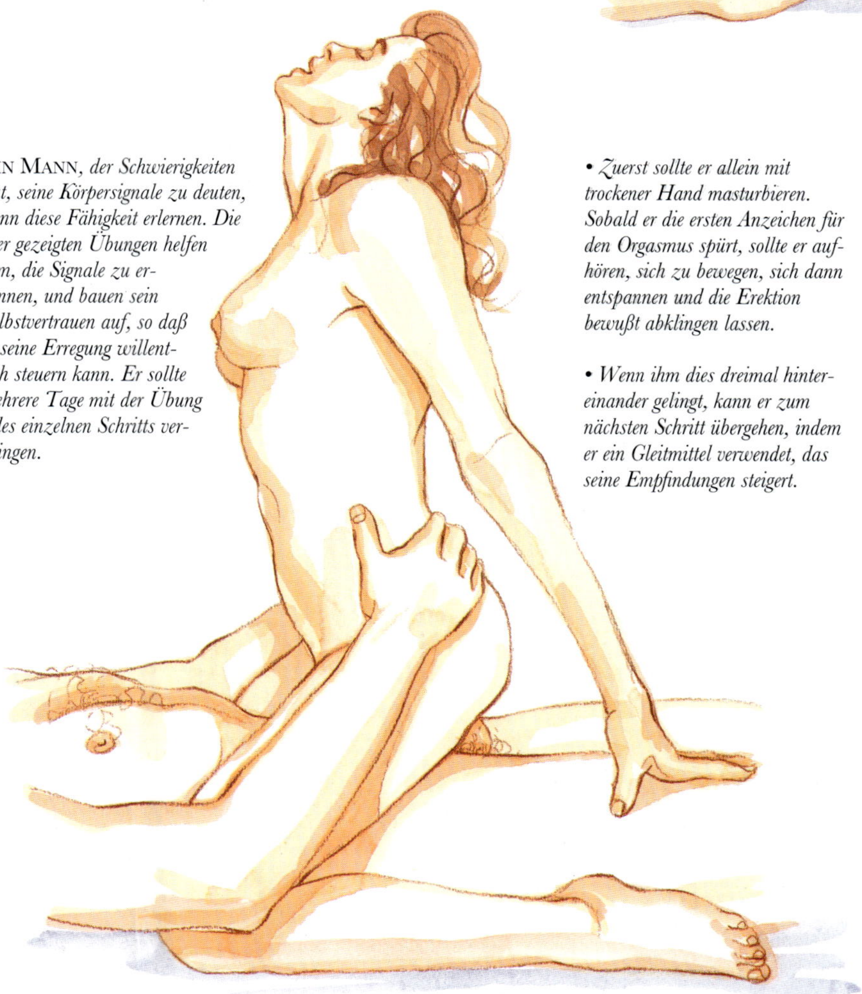

EIN MANN, *der Schwierigkeiten hat, seine Körpersignale zu deuten, kann diese Fähigkeit erlernen. Die hier gezeigten Übungen helfen ihm, die Signale zu erkennen, und bauen sein Selbstvertrauen auf, so daß er seine Erregung willentlich steuern kann. Er sollte mehrere Tage mit der Übung jedes einzelnen Schritts verbringen.*

- *Zuerst sollte er allein mit trockener Hand masturbieren. Sobald er die ersten Anzeichen für den Orgasmus spürt, sollte er aufhören, sich zu bewegen, sich dann entspannen und die Erektion bewußt abklingen lassen.*

- *Wenn ihm dies dreimal hintereinander gelingt, kann er zum nächsten Schritt übergehen, indem er ein Gleitmittel verwendet, das seine Empfindungen steigert.*

- *Wenn ihm dies dreimal hintereinander gelingt, können Sie sich beteiligen. Masturbieren Sie ihn manuell (oben), und hören Sie sofort auf, wenn er signalisiert, daß er kurz vor dem Höhepunkt steht.*

- *Als nächstes gehen Sie zu oralem Sex über. Wieder muß er die Kontrolle bewahren und Ihnen, falls nötig, signalisieren aufzuhören. Üben Sie weiter, bis er den ganzen Vorgang unter Kontrolle hat.*

- *Zuletzt versuchen Sie es mit dem Geschlechtsakt, wobei Sie sich oben befinden (links) und jedesmal einhalten, wenn er Sie darum bittet. Das Ziel ist, in jeder Stellung Geschlechtsverkehr zu haben und sich, falls nötig, zurückhalten zu können.*

ERREKTIONSSCHWIERIGKEITEN 1

EINE EREKTION HERBEIFÜHREN

Es gibt wohl kaum einen Mann, der nicht wenigstens einmal in seinem Leben Schwierigkeiten mit seiner Erektion hatte. Das ist völlig normal und oft nur ein vorübergehendes Phänomen. Doch es kann seiner Selbstachtung schaden und auch seiner Partnerin das Gefühl geben, irgendwie versagt zu haben. Wenn wir die Ursachen herausfinden, können wir viel tun, um diesem Zustand abzuhelfen.

Mit Leistungsdruck umgehen

Leistungsdruck tritt auf, wenn sich ein Mann – meist nach einmaligem Erektionsverlust – Sorgen macht, nie wieder eine Erektion zu bekommen. Diese führt natürlich sofort zum nächsten Erektionsverlust, und die Spirale setzt sich so fort.

Häufig verschlimmert seine Partnerin die Situation noch, wenn sie glaubt, das Versagen sei ihr Fehler, und darauf defensiv reagiert. Sie interpretiert es als ein Zeichen von Interesselosigkeit ihr gegenüber und zieht sich emotional zurück. Er hingegen nimmt an, seine Partnerin sei wütend, oder das Ganze sei ihr egal, so daß beide völlig falsche Schlüsse ziehen. Sie sollten möglichst ruhig und liebevoll reagieren und akzeptieren, daß Ihr Partner hin und wieder einmal einen schlechten Tag hat. Außerdem können Sie gleich ein wenig »Erste Hilfe« leisten. Umfassen Sie mit Zeigefinger und Daumen die Penisspitze, und üben Sie leichten Druck aus. Bieten Sie oralen Sex an. Versuchen Sie, seinen noch weichen Penis in Ihre Scheide einzuführen. Wenn diese Dinge beim erstenmal nicht helfen, hören Sie damit auf. Kuscheln Sie sich an ihn, und vergessen Sie den Sex für diesen Abend. Beim nächstenmal überlassen Sie es Ihrem Partner, die Geschwindigkeit zu bestimmen, damit er das Gefühl hat, die Situation unter Kontrolle zu haben.

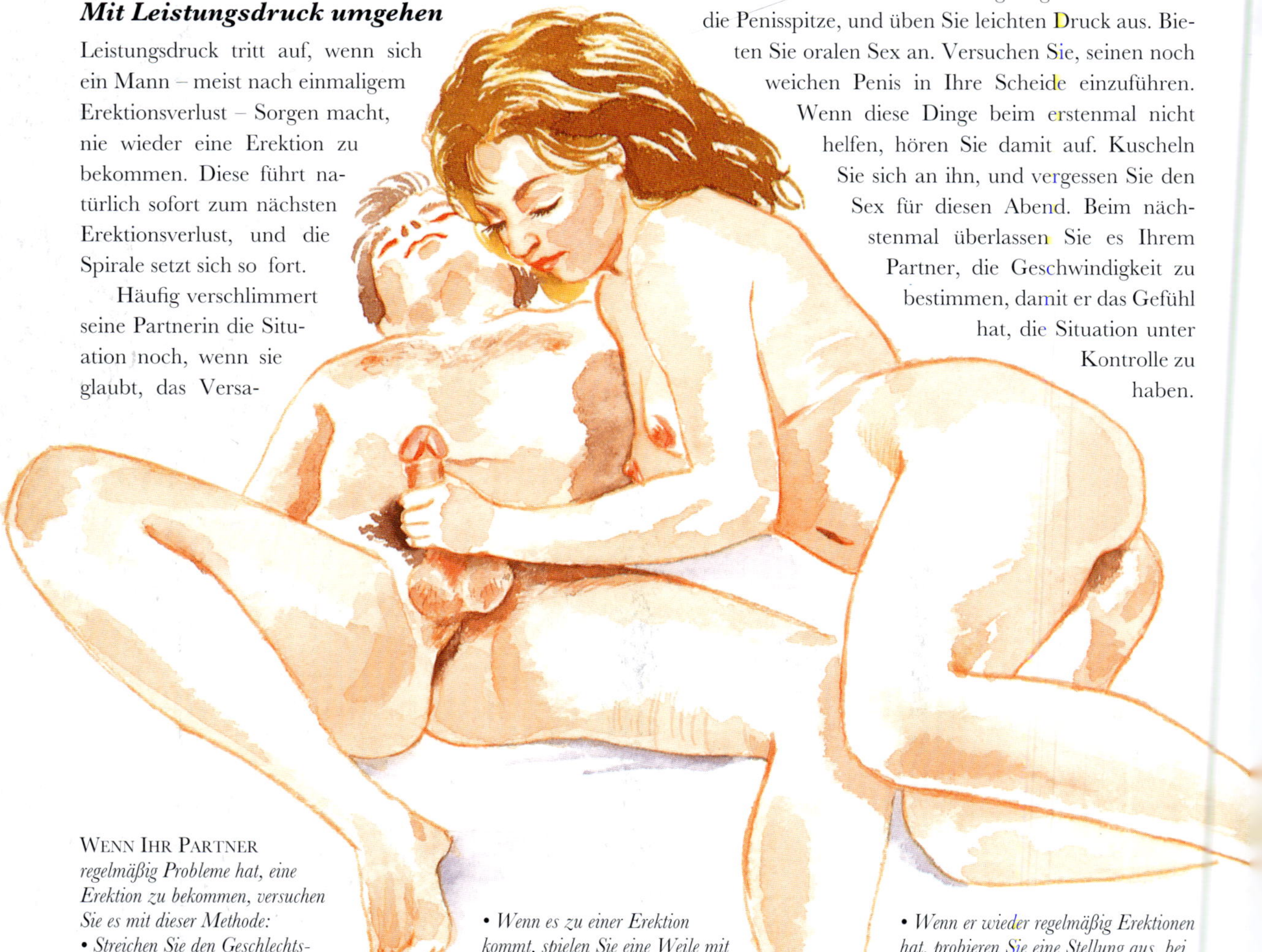

WENN IHR PARTNER *regelmäßig Probleme hat, eine Erektion zu bekommen, versuchen Sie es mit dieser Methode:*

- *Streichen Sie den Geschlechtsverkehr für ein paar Wochen aus Ihrem Programm, um den Druck von ihm zu nehmen. Umarmungen, Küsse, Streicheln und Massagen sind erlaubt.*
- *Wenn es zu einer Erektion kommt, spielen Sie eine Weile mit dem Penis, bis er wieder schlaffer wird. Er muß wissen, daß die Erektion kommen und gehen kann, ohne an ihr verzweifelt festhalten zu müssen.*
- *Wenn er wieder regelmäßig Erektionen hat, probieren Sie eine Stellung aus, bei der Sie sich oben befinden, führen seinen Penis ein und bewegen sich ein wenig. Lassen Sie die Erektion wieder abklingen; Ihr Partner soll sich auf seine Empfindungen konzentrieren.*

DER MÄNNLICHE PARTNER	62–63
EINEM MANN LUST BEREITEN	72–73
SEXUELLE KOMMUNIKATION	94–95
HILFE SUCHEN	148–149
SEX IM ALTER	186–187

Fallgeschichte

»Es begann nach der Geburt unserer Tochter Sarah. Ich hatte eine sehr schwere Geburt, mit einem starken Dammriß. Noch Monate danach konnte ich es einfach nicht ertragen, mit meinem Mann zu schlafen, und wir hatten gar keinen Sex mehr. Als alles wieder verheilt war, konnte er, wenn wir es versuchten, keine Erektion bekommen.

Unser Arzt riet uns zu einer Sexualtherapie. Wir überlegten uns die Sache und waren uns nicht ganz sicher, aber wir wollten es auf jeden Fall versuchen. Wir mußten drei Monate lang – immer noch ohne Sex – auf einen Termin warten und suchten dann den Therapeuten auf. Es war eine Frau, was Michael mißfiel. Aber wir sprachen über unser Problem und fanden heraus, daß Michael sich, als wir versuchten, das erste Mal nach der Geburt miteinander zu schlafen und ich geschrien hatte, Sorgen machte. Er wollte mir nicht weh tun.

Das Merkwürdige an der Therapie waren die Übungen zu Hause. Es war seltsam, sich speziell Zeit für Sex zu nehmen, und noch merkwürdiger, daß wir Erektionen dabei ignorieren sollten! Aber es war wunderbar, miteinander zu schmusen und sich zu streicheln, und fast sofort bekam Michael wieder Erektionen, obwohl wir wochenlang warten mußten, bis uns die Therapeutin gestattete, Geschlechtsverkehr zu haben. TINA

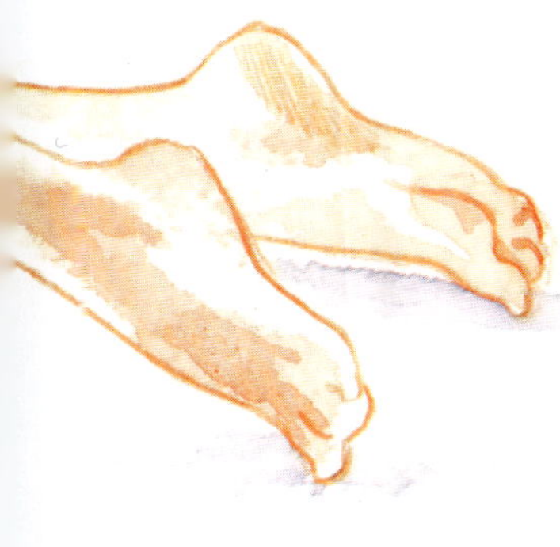

• *Erst wenn er wieder genug Selbstvertrauen gewonnen hat, sollte er »oben« liegen, denn in dieser Stellung könnte er sich unter Leistungsdruck gesetzt fühlen. Wann immer er sein Selbstbewußtsein verliert, sollten Sie ein paar Schritte zurückgehen und von neuem beginnen.*

MENTALE PROBLEME

Männer stehen heute wie noch nie zuvor unter starkem psychologischen Druck, so daß Erektionsschwierigkeiten häufig auf mentale wie körperliche Blockaden zurückzuführen sind.

- Er kann durch Überarbeitung, familiäre Probleme, eine schwierige Entscheidung oder eine plötzliche Krise wie Arbeitslosigkeit oder ein Todesfall unter physischen wie psychischen Druck geraten. Unterstützen Sie ihn, indem Sie im Bett die Führung übernehmen, viel Zeit fürs Vorspiel aufwenden und keine Leistung fordern.

- Vielleicht hat er aus dem Grund kein Interesse an Sex, weil er vielleicht Angst hat, Sie könnten schwanger werden. Treffen Sie Vorkehrungen, daß es nicht dazu kommt.

- Vielleicht wird er einfach nicht von Frauen angezogen oder hat Zweifel hinsichtlich seiner sexuellen Orientierung. Wenn Sie den Verdacht haben, daß das Problem darauf zurückzuführen ist, können Sie es nicht einfach ignorieren. Sie müssen darüber reden oder die Beziehung beenden.

- Vielleicht ist er aufgrund von Schuldgefühlen oder durch Traumata sexuell gehemmt. Er braucht Verständnis, Unterstützung oder auch eine Therapie, um das Problem lösen zu können.

- Vielleicht empfindet er nichts mehr für Sie, weil die Partnerschaft schwierig ist. Lösen Sie die zwischen Ihnen bestehenden Konflikte, indem Sie über sie sprechen und Ihre Gefühle ausdrücken (siehe Seite 132–133). Falls nötig, gehen Sie zur Eheberatung.

- Vielleicht hat er das Interesse an Ihnen verloren, weil Sex langweilig geworden ist. Versuchen Sie, Zeitpunkt und Ort des Liebesspiels zu ändern, setzen Sie Ihre Phantasie ein, oder verwenden Sie Sexspielzeug.

- Vielleicht mangelt es ihm an Selbstvertrauen, speziell dann, wenn er unerfahren ist oder eine neue Beziehung eingeht, die er sich seit langem gewünscht hat. In diesem Fall braucht er ein Gefühl der Sicherheit und etwas Zeit.

Erektionsschwierigkeiten 2

Physische und chirurgische Lösungsmöglichkeiten

Sind die Ursachen körperlicher Natur?

- Es kann körperliche Ursachen haben, wenn Ihr Partner plötzlich nicht mehr in der Lage ist, eine Erektion zu bekommen: ein niedriger Testosteronspiegel, Funktionsstörungen der Nerven, die die Erektion steuern, oder eine nicht ausreichende Durchblutung des Penis. Solche Störungen, die durch Alkohol und Zigaretten noch verstärkt werden, können durch mangelnde körperliche Fitneß hervorgerufen werden, aber auch durch Operationen oder Diabetes, Nierenversagen oder multiple Sklerose, durch Medikamente gegen Depressionen, Bluthochdruck, Herzerkrankungen, Krebs und Epilepsie.
- Es gibt verschiedene Behandlungsmethoden: die operative Wiederherstellung von geschädigten Arterien und Venen, damit die Durchblutung funktioniert, Papaverininjektionen (ein Opiumderivat, das nicht süchtig macht), um eine Erektion hervorzurufen, oder eine Umstellung der Medikamente. Manche Ärzte vertreten die Ansicht, daß Hormongaben helfen, andere sind gegenteiliger Meinung.

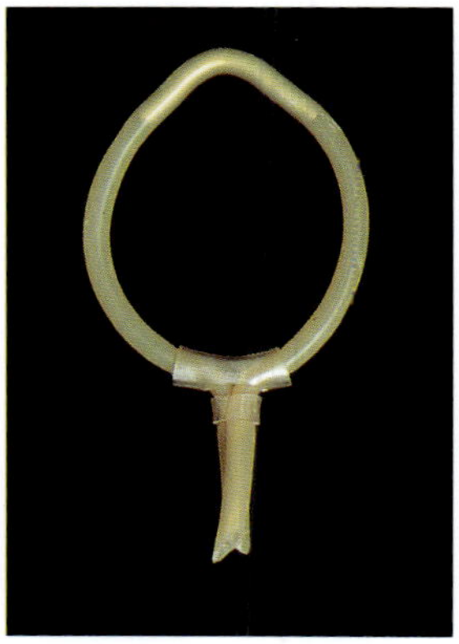

Um vorübergehend *eine Erektion zu erreichen, kann Ihr Partner einen der vielen verschiedenen Penisringe kaufen. Sie halten entweder das Blut im Penis (oben) oder führen durch einen Saugmechanismus und Pumpen zu einer Erektion (links). Diese Hilfsmittel funktionieren gut, nur sollte der Ring nicht zu eng anliegen, da sonst die Blutzirkulation unterbunden wird und es zu dauerhaften Schäden kommt.*

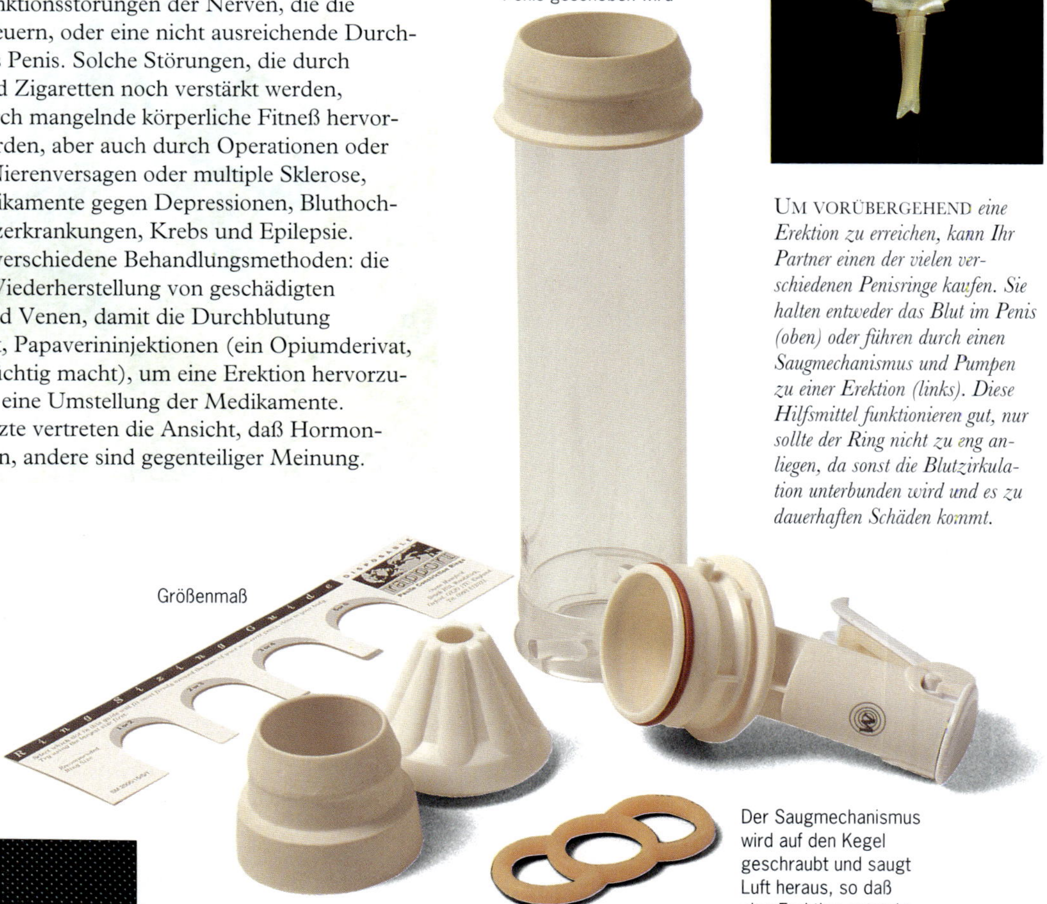

»Röhre«, die über den Penis geschoben wird

Größenmaß

Der Saugmechanismus wird auf den Kegel geschraubt und saugt Luft heraus, so daß eine Erektion entsteht.

Kegel, der auf das Ende der Röhre paßt

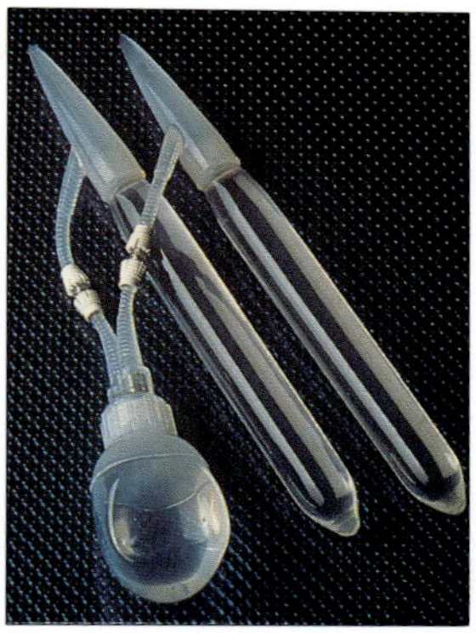

Wenn der Erektionsverlust *bei Ihrem Partner nicht behoben werden kann, weil er möglicherweise auf körperlichen Ursachen beruht, kann man ein Penisimplantat in Betracht ziehen (links). Es besteht aus ein oder zwei Stäben, die manchmal mit einer aufblasbaren Röhre versehen sind und in den Penis eingesetzt werden, um eine permanente Erektion hervorzurufen. Diese Operation verändert unumkehrbar die männliche Physiologie und bedeutet, daß er nie wieder auf natürlichem Weg eine Erektion erlangen kann. Diese Entscheidung sollte also nicht unüberlegt getroffen werden. Ein Mann tut diesen Schritt vielleicht auch deshalb, weil er glaubt, eine Erektion sei für seine Partnerin wichtig; wenn das nicht stimmt, sollte sie ihm dies klar sagen.*

UNANGENEHMER SEX 136–137
VORZEITIGE EJAKULATION 142–143
HILFE SUCHEN 148–149

VERZÖGERTE EJAKULATION

Bei manchen Männer unterliegt die Ejakulation einer zu starken Kontrolle. Die Betroffenen brauchen Ewigkeiten, um zum Höhepunkt zu kommen. Eigentlich könnte man annehmen, daß dies der Partnerin gefallen würde, da der Geschlechtsverkehr dann länger dauert. Tatsächlich jedoch führt eine verzögerte Ejakulation beim Mann zu Frustrationen und Irritationen und bei seiner Partnerin zu Mißmut, Langeweile und Ungeduld. Doch auch dieses Problem läßt sich lösen.

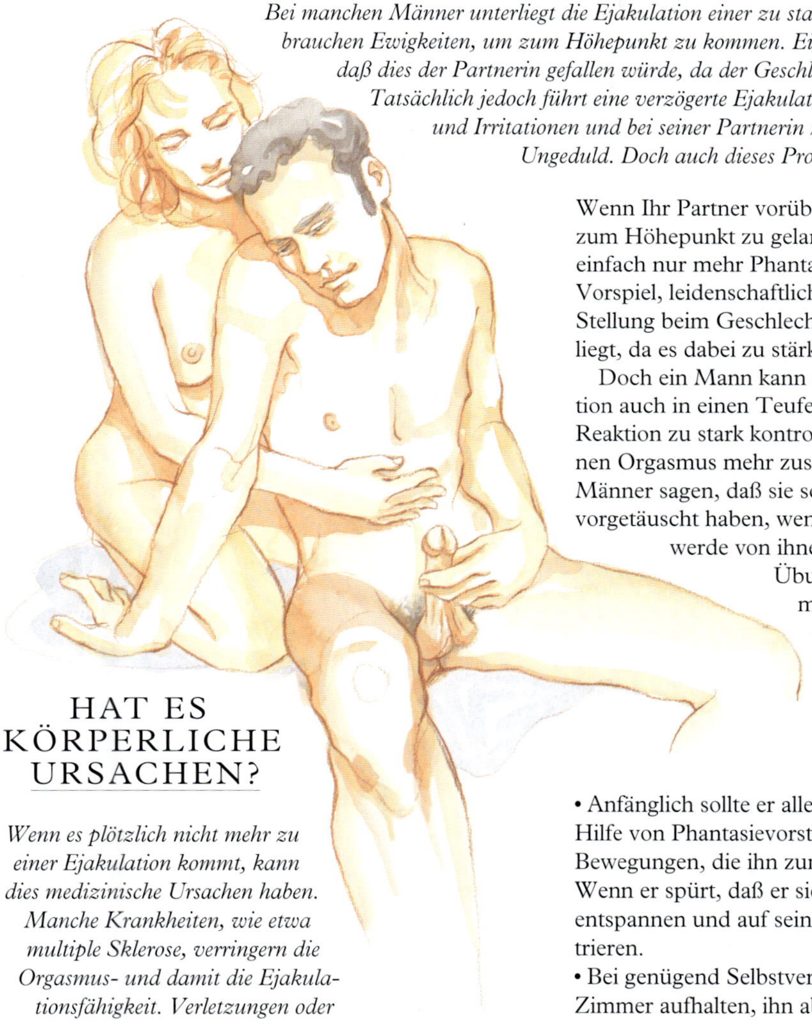

Wenn Ihr Partner vorübergehend Schwierigkeiten hat, zum Höhepunkt zu gelangen, braucht er vielleicht einfach nur mehr Phantasievorstellungen, ein längeres Vorspiel, leidenschaftlichen oralen Sex und eine Stellung beim Geschlechtsverkehr, bei der er oben liegt, da es dabei zu stärkerer Reibung kommt.

Doch ein Mann kann durch eine verzögerte Ejakulation auch in einen Teufelskreis geraten, indem er seine Reaktion zu stark kontrolliert und schließlich gar keinen Orgasmus mehr zustande bringt. (43 Prozent der Männer sagen, daß sie schon einmal einen Orgasmus vorgetäuscht haben, wenn sie das Gefühl hatten, dies werde von ihnen erwartet.) Die folgenden Übungen zielen darauf ab, daß er mit der Vorstellung, einen Orgasmus zu haben oder auch nicht, leben kann; er sollte sich für jeden einzelnen Schritt mehrere Tage Zeit nehmen.

- Anfänglich sollte er allein masturbieren – mit Hilfe von Phantasievorstellungen, Gleitmitteln und Bewegungen, die ihn zum Höhepunkt bringen. Wenn er spürt, daß er sich verkrampft, sollte er sich entspannen und auf seine Empfindungen konzentrieren.
- Bei genügend Selbstvertrauen dürfen Sie sich im Zimmer aufhalten, ihn aber nicht beobachten.
- Wenn er auf diese Weise zum Orgasmus kommt, können Sie zusehen, mit ihm schmusen, während er masturbiert, und Ihre Hand über die seine legen.
- Als nächstes kann er in immer größerer Nähe zu Ihrer Scheide masturbieren.
- Wenn er genug Selbstvertrauen besitzt, kann er im allerletzten Moment in Sie eindringen, so daß er in Ihnen ejakuliert.
- Setzen Sie die Übung fort, bis er immer früher in Sie eindringt und dann in Ihnen ejakuliert.

HAT ES KÖRPERLICHE URSACHEN?

Wenn es plötzlich nicht mehr zu einer Ejakulation kommt, kann dies medizinische Ursachen haben. Manche Krankheiten, wie etwa multiple Sklerose, verringern die Orgasmus- und damit die Ejakulationsfähigkeit. Verletzungen oder Operationen in Genitalnähe, beispielsweise eine Kolostomie oder Entfernung der Prostata, können für dieses Problem verantwortlich sein. Doch da er möglicherweise immer noch einen Orgasmus erleben kann, ist die nicht stattfindende Ejakulation nicht so beunruhigend für ihn. Bei der Einnahme von Bluthochdruckmedikamenten kann das Mittel oder die Dosis häufig erfolgreich geändert werden. Schlagen Sie ihm vor, zum Arzt zu gehen, wenn dies Ihrer Meinung nach Ursache seines Problems ist.

Hilfe suchen

Die Wahl eines Therapeuten oder Psychologen

Immer mehr Menschen nutzen die Möglichkeiten, die ihnen eine Sexualtherapie bietet. Sie gibt uns Hilfestellung in schwierigen Situationen und ermöglicht es uns, Problemen auf den Grund zu gehen und sie zu bewältigen. Wenn wir uns also für eine Therapie entscheiden, nehmen wir die Angelegenheit selbst in die Hand, gehen effektiv unsere Schwierigkeiten an und verbessern damit auch unsere Lebensqualität.

Wenn Sie Single sind oder ein individuelles Problem in den Griff bekommen wollen, können Sie allein zur Therapie gehen. Leben Sie in einer Beziehung, dann ist es vom Standpunkt des Therapeuten aus gesehen von Vorteil, wenn Sie beide erscheinen, auch wenn Sie vielleicht einige Sitzungen getrennt besuchen werden, um sich mit speziellen Fragen näher zu befassen.

Der Therapeut läßt sich Ihr Problem ausführlich schildern und zieht Faktoren wie mögliche Erkrankungen, sexuelle Botschaften aus Ihrer Kindheit und den aktuellen Zu-

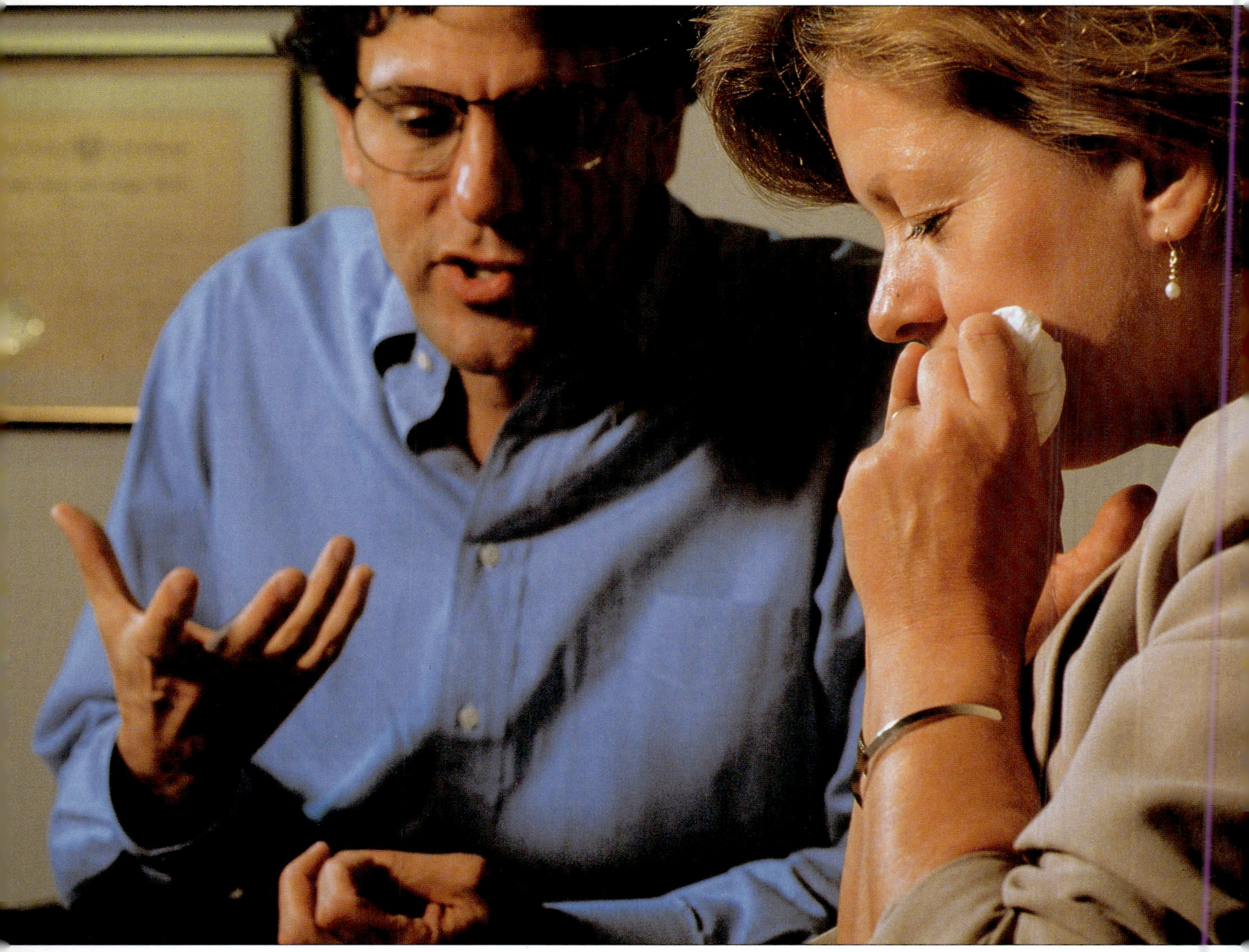

SEXUELLE KOMMUNIKATION 94–95
SEXUALITÄT UND GEFÜHLE 96–97

stand Ihrer Beziehung in Betracht. Gemeinsam befassen Sie sich mit diesen Problemen, wobei der Therapeut Fragen stellt und Vorschläge macht. Vielleicht rät er Ihnen, die Dinge einmal anders zu betrachten und auf Erfahrungen in der Vergangenheit zurückzublicken, ein gemeinsames sexuelles Vokabular zu entwickeln oder sich im sexuellen Bereich Ziele für die Zukunft zu setzen.

In der Sexualtherapie wird man Sie möglicherweise auch um praktische »Hausaufgaben« bitten, wie das Üben der Masturbation oder bestimmter Stellungen. Viele der in diesem Kapitel gezeigten Übungen basieren auf sexualtherapeutischen Vorschlägen.

Für die meisten Menschen ist die Sexualtherapie unbekanntes Terrain, und es kann schwierig sein, Fortschritte zu erkennen. Speziell die Herausarbeitung von Problembereichen kann Ihnen zu Anfang wie eine »Testfahrt« durch Ihre Beziehung erscheinen. Lassen Sie sich nicht verunsichern, wenn Sie manche Sitzungen als Herausforderung empfinden oder Rückschritte statt Fortschritte zu machen scheinen. Bleiben Sie dabei. Mit der Zeit wird die Therapie für eine Verbesserung Ihrer Beziehung sorgen, und Ihr Sexualleben wird sich langsam zum Positiven hin verändern. Tritt dies nicht ein, müssen Sie sich vielleicht für einen anderen Therapeuten oder ein anderes therapeutisches Verfahren entscheiden.

WENN IHR PARTNER KEINE THERAPIE WILL

Eine Sexualtherapie ist meist nur dann erfolgreich, wenn beide Partner daran teilnehmen. Wenn Ihr Partner sich dem widersetzt, läßt er sich vielleicht durch folgende Argumente überzeugen.

- Eine Weigerung beruht meist auf der Angst, beurteilt oder kritisiert zu werden oder über unangenehme Dinge sprechen zu müssen. Ein guter Therapeut spricht keine Schuldzuweisungen aus, tadelt oder insistiert nicht. Bearbeiten Sie gemeinsam Ihre Ängste, und finden Sie eine Lösung.
- Vertrauen Sie andererseits auch keinen sanften Beruhigungsformeln. Es ist nicht leicht, ein sexuelles Problem anzusprechen, aber kurzfristiger Schmerz führt mit Sicherheit zu langfristigem Gewinn. Wenn es gar nicht anders geht, können Sie die Therapie immer noch abbrechen.
- Erzwingen Sie nichts. Wenn Ihr Partner tatsächlich kein Interesse zeigt und nur durch Erpressung oder Bestechung dazu gebracht werden kann, mit zum Therapeuten zu gehen, wird nicht die nötige kooperative Situation hergestellt. Gehen Sie lieber allein. Wenn die Therapie funktioniert, schließt sich Ihr Partner Ihnen vielleicht später an.

VIELE PAARE BEGINNEN *eine Therapie in der Hoffnung, daß sich die praktischen Aspekte ihres Sexuallebens ändern werden. Eine verbesserte Technik oder das Berücksichtigen der Bedürfnisse des Partners können tatsächlich viel verändern, doch während der Therapie stellen Sie zu Ihrer Überraschung vielleicht fest, daß Dinge, die überhaupt nicht mit Sex in Verbindung zu stehen scheinen, Ursache der Probleme sind: nie ausgelebte Wut, Trauer über den Verlust eines geliebten Menschen oder sogar negative Kindheitserlebnisse.*

PSYCHOLOGISCHE BERATUNG ODER SEXUALTHERAPIE?

Eine individuelle oder auf ein Paar ausgerichtete psychologische Beratung beschäftigt sich mit allgemeinen emotionalen Problemen, die Auswirkungen auf das Sexualleben haben. Sie können folgende Probleme mit Hilfe einer Beratung bearbeiten:

- *Ein Trauma, das aktuelle Ursachen hat oder das Sie in der Vergangenheit erlebt haben: eine Abtreibung oder Fehlgeburt, eine sexuelle Belästigung, sexuelle Ablehnung.*
- *Ein persönliches, emotionales Problem, wie Unsicherheit bezüglich Ihres Äußeren oder die Tatsache, daß Sie keinen Partner haben.*
- *Beziehungsprobleme, etwa ständige Streitereien oder eine Affäre.*

Bei Auftreten solcher Probleme raten die meisten Therapeuten, erst eine Beratung in Anspruch zu nehmen, bevor Sie eine Sexualtherapie beginnen.
Wenn Sie die in diesem Kapitel aufgeführten Übungen ausprobieren und feststellen, daß Sie (oder Ihrer Partner) sie aufgrund einer Blockade nicht ausführen können, sollten Sie einen Therapeuten aufsuchen.

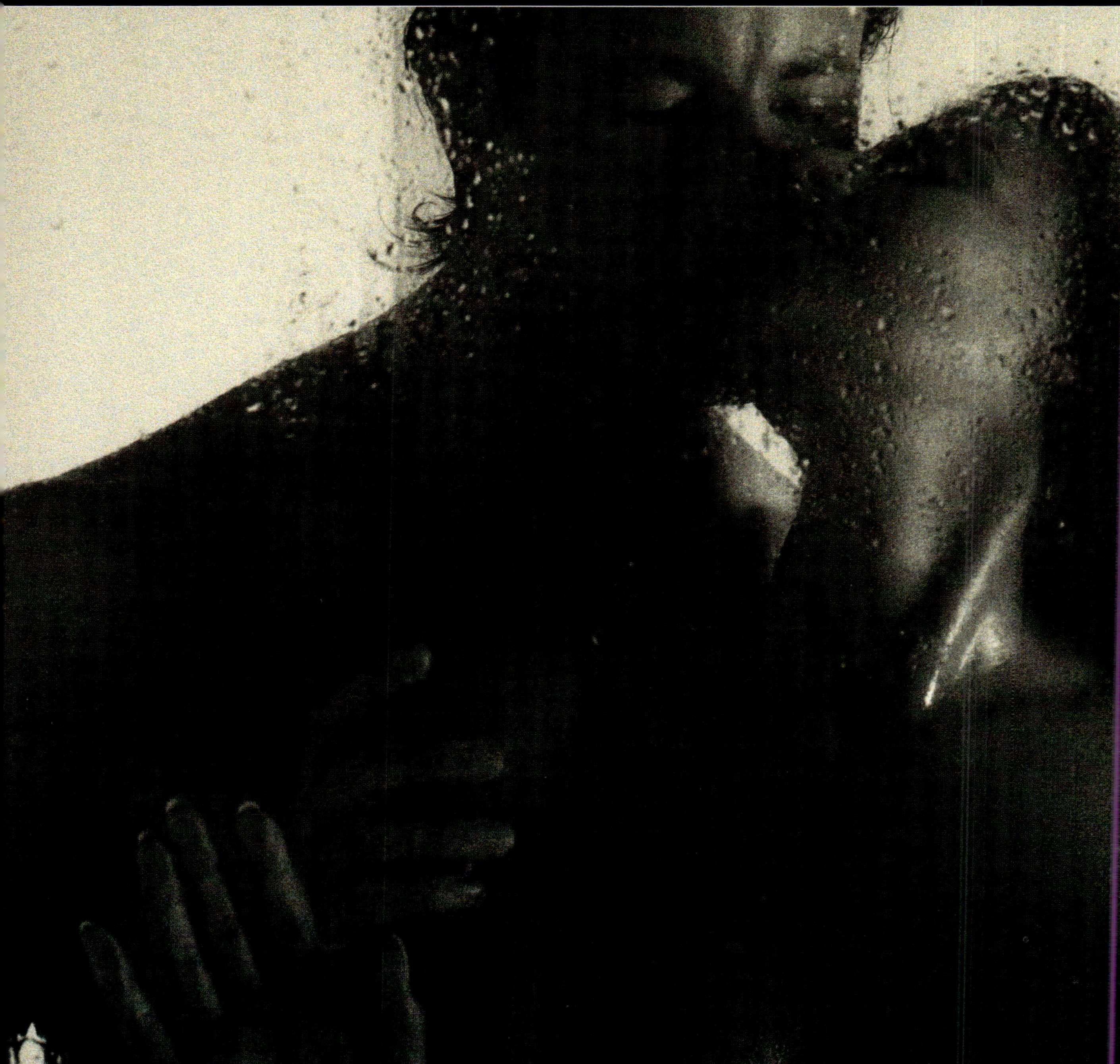

7 Ihr sexuelles Potential

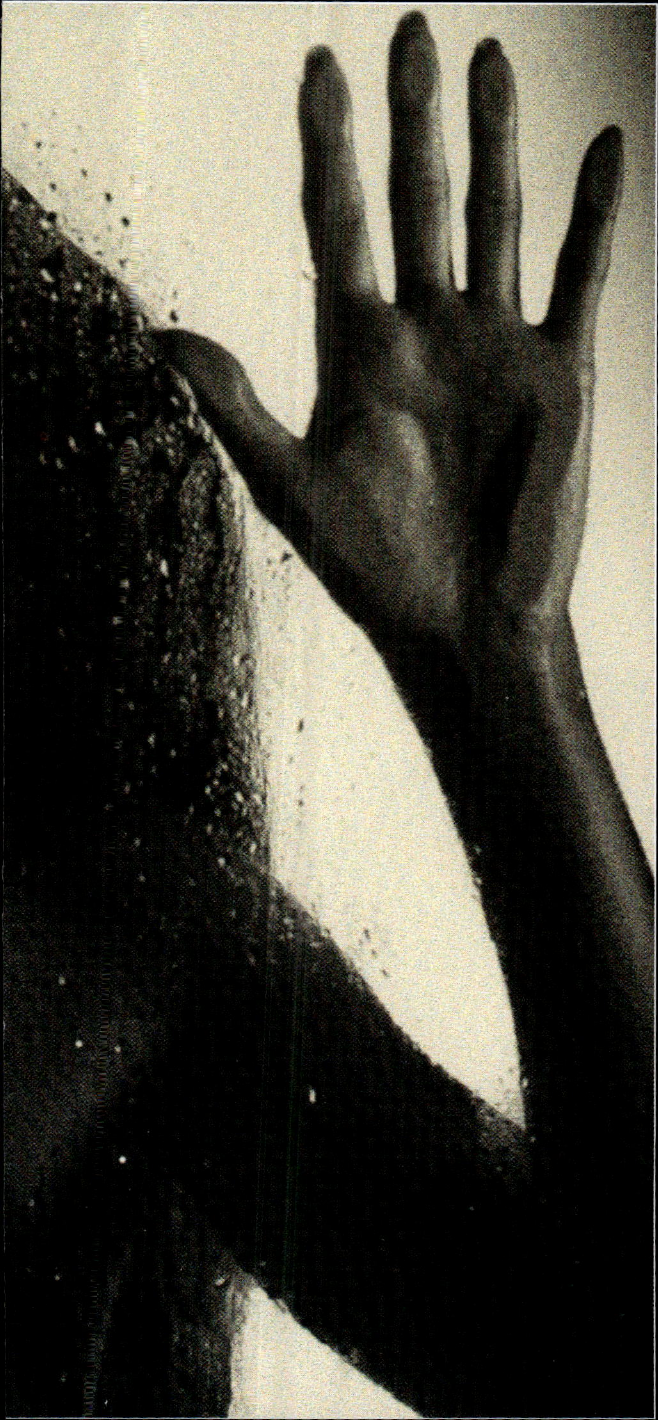

IN BEFRIEDIGENDEM SEX KANN AUCH EINE Gefahr liegen. Wenn in einer sexuellen Beziehung die anfängliche Lust nachgelassen hat und wir in einer emotional stabilen Beziehung leben, neigen wir dazu, dies so zu akzeptieren. Wir lieben unseren Partner, wir haben regelmäßig Sex, wir bereiten und empfangen Lust. Da Sex jetzt etwas so Selbstverständliches ist, glauben wir vielleicht, daß wir ihn nicht weiterentwickeln müssen. Karriere, Kinder und der normale Alltag sind in der Regel so wichtig, daß die Sexualität leicht an den Rand unseres Lebens gedrängt wird.

In der Folge wird sie häufig sogar ganz ignoriert. Vielleicht bleibt sie aber auch einfach statisch und existiert ohne Änderung oder Entwicklung weiter, bis ein Problem im sexuellen Bereich oder in unserer Beziehung uns dazu drängt, unser Liebesleben zu überdenken und ihm mehr Aufmerksamkeit zu schenken.

Doch wirklich guter Sex ist nicht statisch; er verändert und entwickelt sich in uns selbst und in unserer Partnerschaft, wenn wir das, was wir bevorzugen oder ablehnen, ständig überprüfen und damit experimentieren, um herauszufinden, was uns befriedigt und was nicht. Nur wenn wir die Grenzen des Liebesspiels ständig erweitern, können wir unserem sexuellen Potential voll und ganz gerecht werden.

SEXUELLE ENTWICKLUNG KANN BEDEUTEN, *andere Dinge auszuprobieren – erotische Literatur zu lesen, Sexspielzeug zu verwenden oder bis an die Grenzen der Phantasie vorzustoßen. Doch es geht auch anders. Eine einfache alltägliche Erfahrung, etwa ein gemeinsames Duschbad, kann sexuelle Entwicklung fördern. Geist und Körper allein reichen aus, unser sexuelles Leistungsvermögen zu vergrößern, wenn sie mit Phantasie, Experimentierfreudigkeit und Leidenschaft eingesetzt werden.*

DEN RAHMEN VERÄNDERN

DAS LIEBESSPIEL OPTIMIEREN

Wenn sich eine Beziehung entwickelt, neigen wir am Anfang dazu, uns hinsichtlich Zeit und Ort an traditionelle Szenarien zu halten und Sex auf den Abend und das Schlafzimmer zu beschränken. Doch so entsteht eine Situation, in der wir uns anderen Zeitpunkten und Schauplätzen immer stärker verschließen.

Wenn wir uns der Einschränkung des Liebesspiels, was Zeit und Ort betrifft, bewußt werden und dann versuchen, diesen Rahmen zu durchbrechen, kann dies ein äußerst effektiver Weg sein, unser Sexualleben lebendig und interessant zu gestalten.

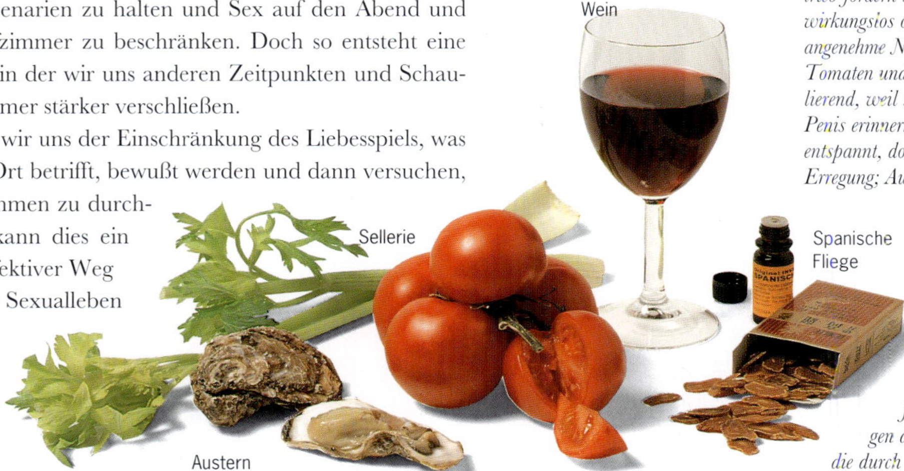

UNTER APHRODISIAKA *versteht man Substanzen, die den Sexualtrieb fördern sollen, aber viele sind wirkungslos oder zeigen sogar unangenehme Nebenwirkungen. Tomaten und Sellerie sind stimulierend, weil sie an Hoden und Penis erinnern; ein wenig Alkohol entspannt, doch zu viel dämpft die Erregung; Austern haben einen fischigen, »sexuellen« Geruch; Ginseng soll Berichten zufolge wirksam sein, aber es gibt keinen Beweis dafür; Spanische Fliege führt zu Entzündungen der Harnröhre, was die durch dieses Mittel hervorgerufene Stimulierung von Klitoris und Penis gefährlich macht.*

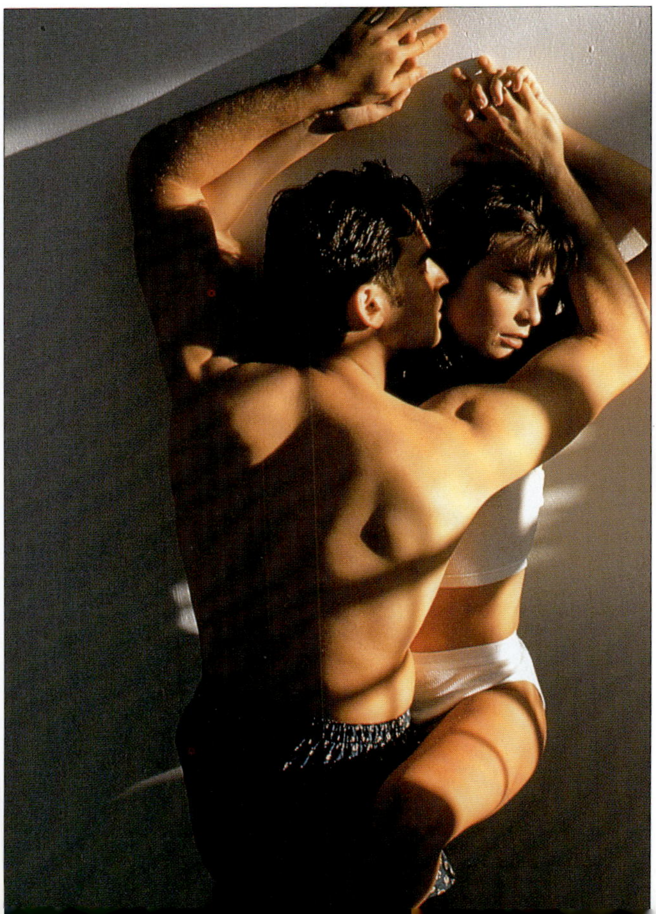

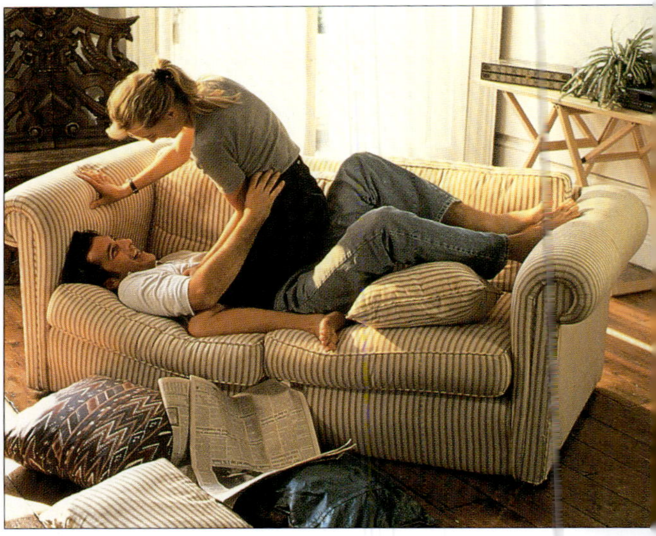

WENN SIE SICH *sonst langsam und mit viel Zeitaufwand lieben, versuchen Sie es einmal »auf die Schnelle« (links), wobei Sie sich nur teilweise entkleiden und es an einem Ort tun, an dem Sie sonst keinen Sex haben würden.*

OBWOHL ZÄRTLICHER SEX *gute Grundnahrung ist, kann ein freundschaftlicher Ringkampf (oben) beide erregen. Wenn er zu oft gewinnt, bitten Sie ihn, seine Augen zu schließen oder Sie nicht über der Taille zu berühren.*

DIE BÜHNE BEREITEN 60–61
PHANTASIEVORSTELLUNGEN UND SEX 154–157

EIN INTIMES REFUGIUM

Wenn Sie mit anderen Menschen zusammenleben, sollte, wenn möglich, ein Raum ausschließlich für sexuelle Begegnungen vorhanden sein.

- Einrichtung und Dekoration sollten so gewählt werden, daß sie optisch und taktil Behaglichkeit verbreiten. Erinnerungen an die Welt draußen, speziell an Beruf und Arbeit, sollten vermieden werden.
- Achten Sie darauf, daß der Raum schalldicht ist, indem Sie die Wände mit Stoff beziehen und den Boden mit dicken Teppichen auslegen.
- Das Zimmer sollte sich in der Nähe des Bads befinden, damit Sie nach dem Duschen direkt zum Liebesspiel übergehen können und umgekehrt.
- Setzen Sie mehrere kleine gedimmte Lampen oder Kerzen für eine sinnliche Atmosphäre ein.
- Stellen Sie ein elektrisches Heizgerät auf, damit der Raum schnell warm wird.
- Wählen Sie ein möglichst großes Bett. Die Matratze sollte so hoch sein, daß Ihr Partner, wenn er kniet, bequem in Sie eindringen kann, und so fest, daß Sie mit Ihrem Becken nicht einsinken. Eine einzelne, dünne Bettdecke läßt sich beim Liebesspiel leichter manövrieren als zwei Federbetten; legen Sie zusätzliche Kissen bereit, die Sie unter Ihr Gesäß schieben können, um höher zu liegen.
- Wenn Sie sich auf dem Boden lieben wollen, sollte Platz für weiche Teppiche vorhanden sein. Auch ein stabiler Sessel ohne Lehnen darf nicht fehlen.
- Stellen Sie ein Fernseh- und Videogerät für erotische Filme auf, einen großen Spiegel und eine (verschließbare) Kommode für Sexspielzeug, Erotika, Massageöl und Verhütungsmittel, falls Kinder Zugang zu diesem Raum haben.

Fallgeschichte

»Als wir uns kennenlernten, lebten wir nicht am selben Ort, sondern sehr weit voneinander entfernt, so daß wir Telefonsex hatten. Wir tauschten Phantasievorstellungen aus, die sich oft über mehrere Tage hinweg entwickelten. Wir erzählten uns genau, was wir gerne miteinander tun würden. Wir masturbierten – getrennt oder gemeinsam. Normalerweise lagen wir dabei schon im Bett, spät nachts, bevor wir einschliefen, oder wenn wir aufwachten.
Manchmal nahm ich das Mobiltelefon mit in die Badewanne. Wir spielten Spielchen, indem ich zu masturbieren begann, und dann vorgab, müde zu sein, damit er bettelte, ich solle weitermachen. Oder er übernahm die ›Kontrolle‹, indem er mir befahl aufzuhören oder wieder zu beginnen, so daß ich kurz vor dem Orgasmus stand, bis ich mich schließlich nicht mehr beherrschen konnte.« SABINE

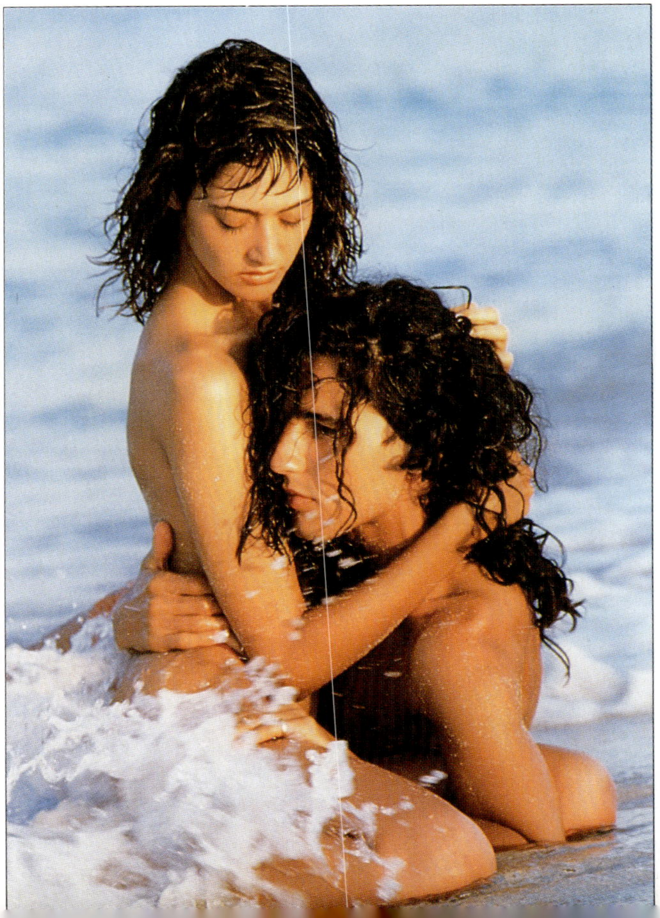

SEX IN DER FREIEN NATUR *läßt sich am besten in einem warmen Klima genießen, obwohl auch Wälder in gemäßigten Zonen keinen klimatischen Extremen ausgesetzt sind und genug Privatsphäre bieten. Sich im Wasser zu lieben (rechts), speziell in der Abenddämmerung oder im Mondschein, ist ein klassisches romantisches Szenario, und im Meer oder Swimmingpool können Sie Stellungen ausprobieren, die an Land nicht möglich sind.*

Phantasievorstellungen und Sex 1

Das Sexualleben durch Phantasievorstellungen anregen

Frauen scheuen sich oft, sich sexuellen Phantasien hinzugeben. Sie glauben dann, dem Partner untreu zu sein, obwohl ihre Vorstellungen oft weit von der Realität entfernt sind. Wir empfinden manche Phantasien als riskant, aggressiv oder sogar unterwürfig, was uns Sorgen bereitet.

Doch bei Befragungen gestehen die meisten Frauen ein, daß sie Phantasievorstellungen einsetzen. Wir träumen von sexuellen Erlebnissen, die sich völlig außerhalb der Realität abspielen, erregen uns beim Masturbieren durch sexuelle Bilder und optimieren das Liebesspiel, indem wir uns vorstellen, daß ein unbekannter Liebhaber uns Lust bereitet.

Unsere Phantasie hat ungeheure Macht: Mentale Stimulation allein kann physiologische Reaktionen auslösen. So haben wir die Möglichkeit, ein Bedürfnis zu befriedigen, wenn vielleicht der Partner gerade nicht erreichbar ist oder generell niemand zur Verfügung steht. Wir können experimentieren, Szenarien durchspielen, die niemals in die Realität umzusetzen sind, weil dies entweder nicht möglich ist, oder wir sie nicht zulassen würden, weil sie uns Angst machen. In unserer Phantasie haben wir immer alles unter Kontrolle.

Die Einstellung ändert sich. Neueste Untersuchungen zeigen, daß die meisten Frauen, die sich Phantasievorstellungen hingeben, ihrem Partner nicht untreu sind und ein erfüllteres Sexualleben führen als jene, die keine Phantasien einsetzen. Langsam werden wir uns bewußt, daß auch unser Geist – nicht nur unser Körper – in der Lage ist, sexuelle Lust anzuregen.

Lernen, sich Phantasievorstellungen hinzugeben

- Wählen Sie einen Zeitpunkt und Ort, an dem Sie ungestört sind. Beginnen Sie mit Entspannungsübungen; atmen Sie tief, und werden Sie sich Ihres Körpers bewußt. Stellen Sie sich vor, wie sich eine warme Flüssigkeit von Kopf bis Fuß und besonders in Ihren Genitalien ausbreitet.
- Erinnern Sie sich an ein schönes sexuelles Erlebnis. Lassen Sie es wie einen Film in Ihrem Kopf ablaufen; achten Sie dabei auf die Klänge, erleben Sie die Gefühle, betrachten Sie die Bilder vor Ihrem inneren Auge, selbst wenn es nur für einen kurzen Augenblick ist. Jetzt wiederholen Sie den Film, indem Sie die Szene verändern, die Empfindungen verstärken und den Handlungsablauf phantasievoller gestalten.
- Mit einiger Übung können Sie experimentierfreudiger werden. Entwickeln Sie ein Alltagsgeschehen zu einer sexuellen Begegnung weiter, oder stellen Sie sich als Hauptperson in einem erotischen Buch vor.
- Um das Liebesspiel in einer Partnerschaft zu optimieren, ohne daß die Realität durch die »perfekte« Phantasievorstellung an Reiz verliert, integrieren Sie die beiden Elemente. Stellen Sie sich und Ihren Partner beispielsweise in einer Szene vor, und verschmelzen Sie Realität und Phantasie.

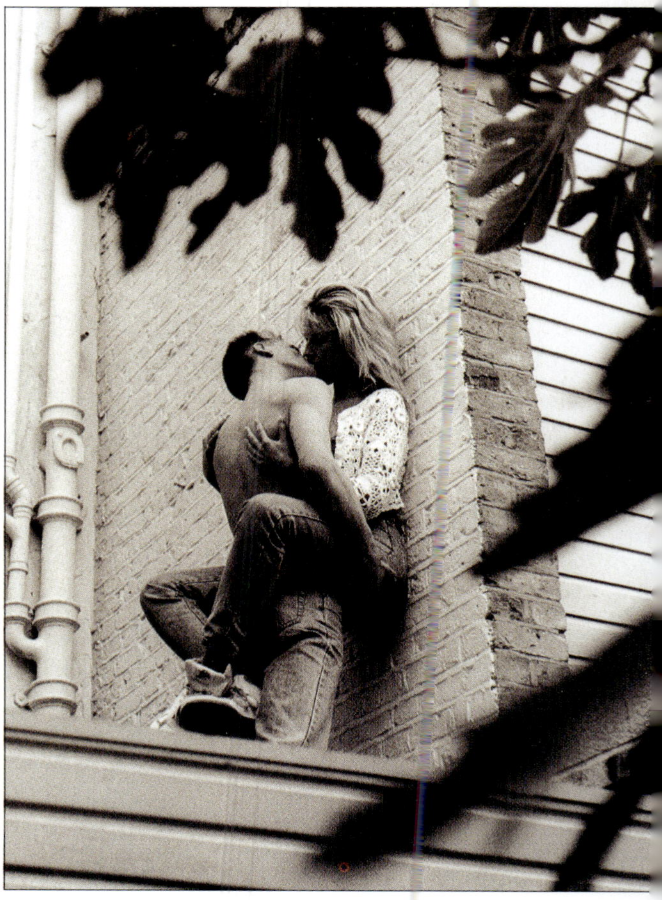

EROTISCHE TRÄUME

Phantasievorstellungen unterliegen Ihrer Kontrolle, nächtliche Träume jedoch entspringen Ihrem Unterbewußtsein, scheinen nicht kontrollierbar und können daher viel beunruhigender sein.

- *Seien Sie versichert, daß Träume, die Ihnen Sorgen bereiten, Teil eines unbewußten Prozesses sind, der Sie eher auf Gefahren hinweist, als Sie zu solchen Handlungen antreibt.*
- *Machen Sie sich wegen erotischer Träume, die Sie erregen, keine Sorge. Was offenbaren sie über Ihre Wünsche oder sexuellen Vorstellungen?*
- *Wenn ein sexueller Alptraum Sie weckt, stehen Sie auf, laufen Sie herum, schalten Sie das Licht und das Radio oder Fernsehen ein. Konzentrieren Sie sich nicht auf Ihr Inneres, sondern auf die Welt draußen.*

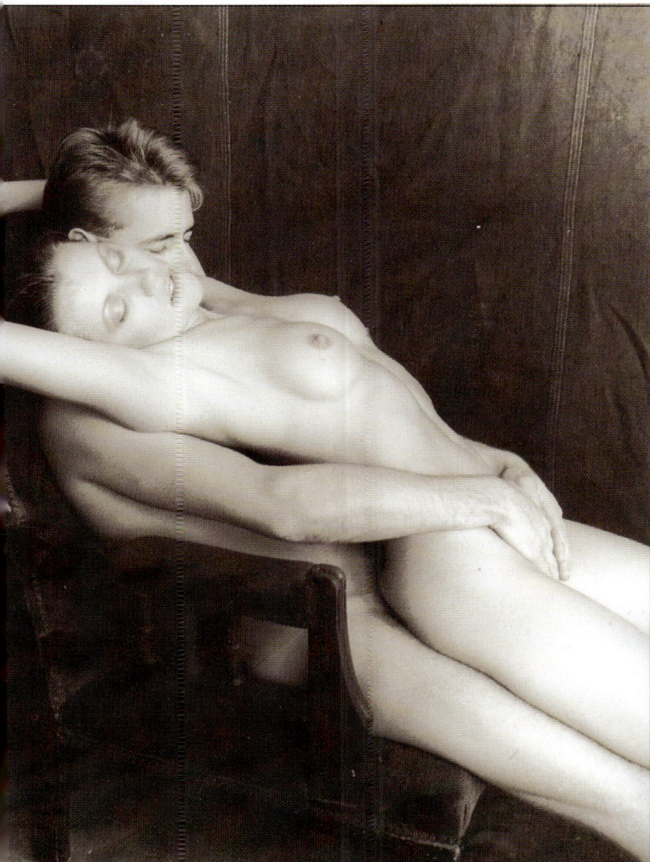

SEX IN EINER *Alltagssituation mit einem Menschen, dem Sie an einem ganz normalen Tag begegnen könnten, etwa dem Klempner oder Postboten (links), ist eine nicht seltene Phantasievorstellung. Sie beinhaltet häufig einen Partner als eine Art »Regisseur«, der eine Handlungsweise erlaubt, die wir in der Regel als falsch empfinden und uns in der Realität nicht gestatten würden.*

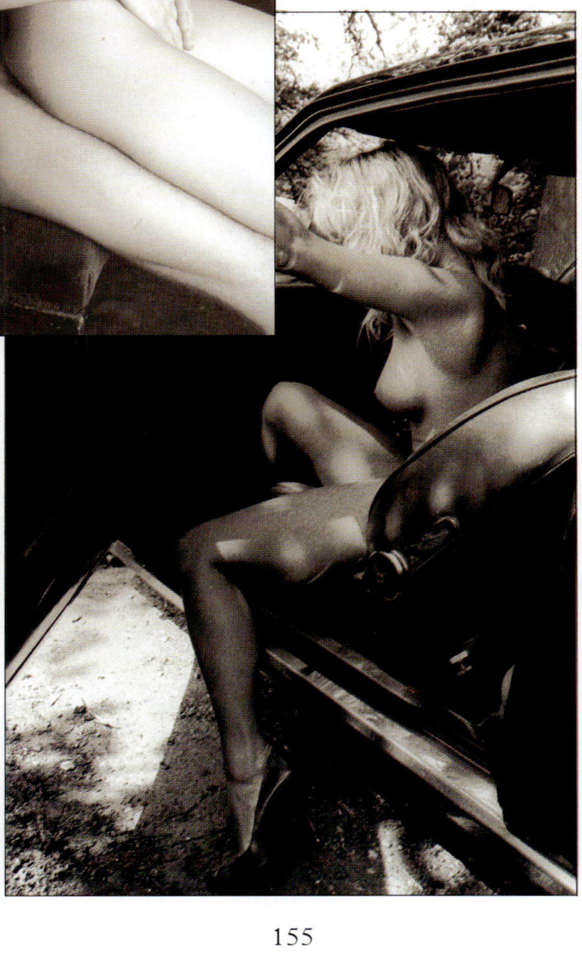

SEX MIT EINEM ANDEREN *Partner ist ohne Komplikationen möglich. In der Phantasie geht es um sexuelle Begegnungen mit einem Menschen, mit dem es nicht klug wäre, Sex zu haben – beispielsweise mit dem Mann der besten Freundin (ganz links) –, oder mit dem man normalerweise keinen Sex haben könnte, etwa mit einem Filmstar. Dies ist die einzige Möglichkeit zu einer sexuellen Begegnung mit dieser Person, und es gibt kein emotionales Nachspiel.*

SEX AN EINEM *ungewöhnlichen Ort, vielleicht im Auto (links) oder Flugzeug, auf einem Teppich vor dem lodernden Kaminfeuer, in einem mittelalterlichen Schloß, auf der Spitze eines hohen Berges, ist eine Phantasievorstellung, in die meist ein aktueller Partner mit einbezogen wird, so daß die Beziehung eine neue Dimension erhält. Die zusätzliche Attraktion kann darin liegen, daß Sex an öffentlichen Orten riskant, verboten und daher aufregender ist.*

PHANTASIEVORSTELLUNGEN UND SEX 2

SEX DURCH NICHTREALE PARTNER UND SITUATIONEN OPTIMIEREN

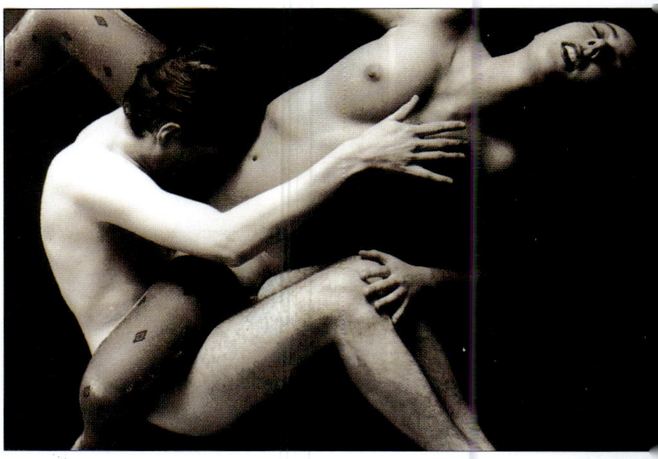

PHANTASIEN AUSTAUSCHEN

Manche Männer fühlen sich unsicher, wenn sie die Phantasievorstellungen ihrer Partnerin kennen. Sie glauben, daß ihr etwas fehlt und sie Schuld daran haben. Andere verstehen vielleicht nicht, was an solchen Phantasien reizvoll ist. Und was geschieht, wenn das, was Sie erregt, Ihr Partner ablehnt? Denken Sie daran, daß Sie die Sache nicht wieder rückgängig machen können, wenn Sie Ihrem Partner erst einmal von Ihrer Phantasievorstellung berichtet haben.

- Gehen Sie langsam vor. Seien Sie besonders behutsam bei Phantasien, die Eifersucht oder Angst auslösen könnten (etwa der Wunsch, mit einem gemeinsamen Freund zu schlafen, oder Phantasien, bei denen es um Dominanz geht). Spielen Sie auf ein Szenario zuerst auf humorvolle Art an, während Sie eine erotische Zeitschrift durchblättern, um die Reaktion Ihres Partners zu testen.
- Wenn Sie gemeinsame Phantasievorstellungen haben, können Sie sich wichtige Inhalte beim Sex zuflüstern. Einer kann eine Geschichte erzählen, während der andere ihm Lust bereitet. Setzen Sie kurz vor dem Orgasmus freie Assoziationen ein. Denken Sie sich schon einige Tage vor einem besonderen Abend Szenarien aus, und bringen Sie diese dann als Vorspiel mit ein.
- Denken Sie immer daran, daß das wirkliche Leben anders ist als die Phantasie, und versuchen Sie nicht, ein ganzes Szenario neu zu kreieren. Wählen Sie nur die Hauptelemente – Kissen und Federn aus der Haremsszene, die Schlüsselworte des Drehbuchs »Sex im Flugzeug« –, und beziehen Sie sie in Ihr Liebesspiel mit ein.

EIN WORT ZUR SICHERHEIT:

- Zwingen Sie Ihren Partner nie dazu, Ihre Phantasievorstellungen zu erfüllen, und umgekehrt. Das Ausleben von Phantasien muß mit echter Begeisterung geschehen, da es sonst nicht funktioniert.
- Sprechen Sie später nie im Ärger über Phantasievorstellungen; da sie nur einen Teil der Persönlichkeit eines Menschen ausmachen, sollten sie in einem Partnerschaftskonflikt nie dem anderen vorgeworfen werden.

SEX MIT MEHR *als einem Partner (rechts) oder einer anonymen und unbekannten Gruppe bei einer Party bietet den Reiz des Unbekannten. Der Gedanke, von Lustgefühlen übermannt zu werden, und die Ungewißheit, wer der nächste sein und was er oder sie tun wird, ist sehr reizvoll. Diese Vorstellung bietet auch die Art von Reiz, die dem Liebesspiel im Alltag häufig fehlt.*

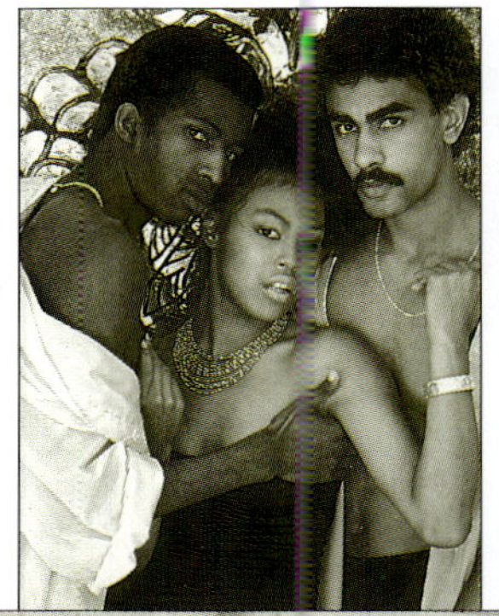

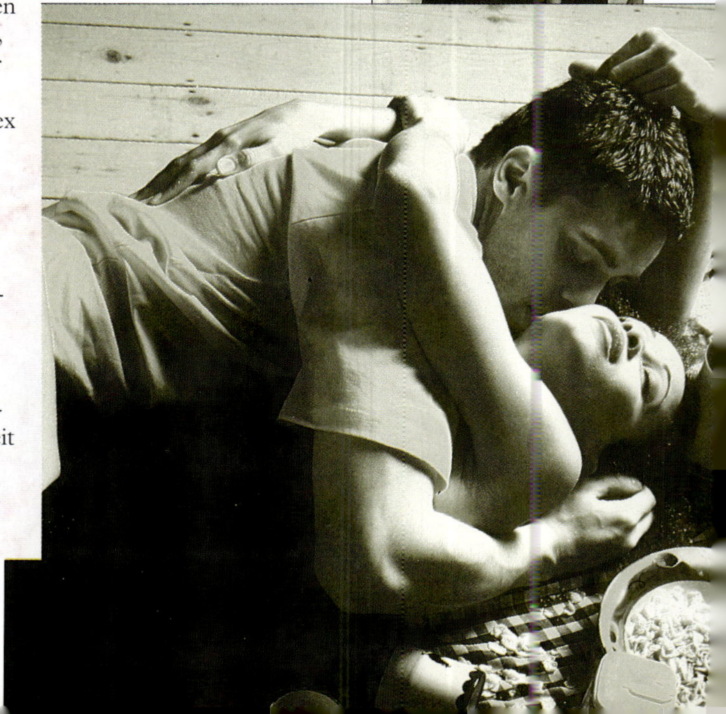

UNERWÜNSCHTER SEX	**50–51**
PERSÖNLICHE MUSTER	**64–65**
SEXUELLE KOMMUNIKATION	**94–95**
PHANTASIEVORSTELLUNGEN UND SEX 1	**154–155**

ORALER SEX *ist eine beliebte Phantasievorstellung (links), speziell bei heterosexuellen Frauen. Dies gilt besonders dann, wenn Sie mehr oralen Sex wollen, als Ihr Partner bereit ist zu praktizieren, oder eine andere Variante wünschen. In dieser Phantasievorstellung können Sie sich zurücklehnen und ganz Ihren Lustgefühlen hingeben, die Ihnen Ihr Phantasiepartner über Stunden hinweg ohne Gegenleistung verschafft.*

PHANTASIEN, *die sich um das Liebesspiel mit einer Frau drehen, obwohl Sie sich sonst nicht zum eigenen Geschlecht hingezogen fühlen (unten), sind vielleicht wegen der Überschreitung der Tabuzone reizvoll. Auch der Gedanke, jemanden körperlich zu lieben, der ihre sexuellen Bedürfnisse versteht und mit dem sie keine Kompromisse eingehen müssen, kann heterosexuelle Frauen erregen.*

MÄNNLICHE PHANTASIEN

Männer erleben Phantasievorstellungen anders als Frauen. Sie konzentrieren sich stärker auf Bilder als auf Worte, auf einzelne Ereignisse und nicht auf eine ganze Geschichte, auf sexuelle Episoden und nicht auf Beziehungen. Vielleicht hat der Betroffene in jungen Jahren Schwierigkeiten gehabt, eine Partnerin zu finden, so daß sich seine Phantasien jetzt mit leicht zu habendem Sex oder mit Partnerinnen beschäftigen, die ihn unwiderstehlich finden. Da sich seine Sexualität stärker auf seine Genitalien konzentriert, geht es in seinen Vorstellungen um direkten Sex, der schnell zum Orgasmus führt.

Diese Unterschiede sind natürlich sehr verallgemeinernd, und viele Partner in einer heterosexuellen Beziehung passen von ihren Phantasien her sehr gut zusammen. Es kann jedoch auch Verständigungsschwierigkeiten geben. Vielleicht brauchen Sie Worte und Szenen, während ihm Bilder und Aktion reichen. Möglicherweise finden Sie seine Phantasien zu grob und zu direkt, während er die Ihren als unnötig lang und vage empfindet. Gehen Sie nicht ein auf Phantasien, die Sie ablehnen.

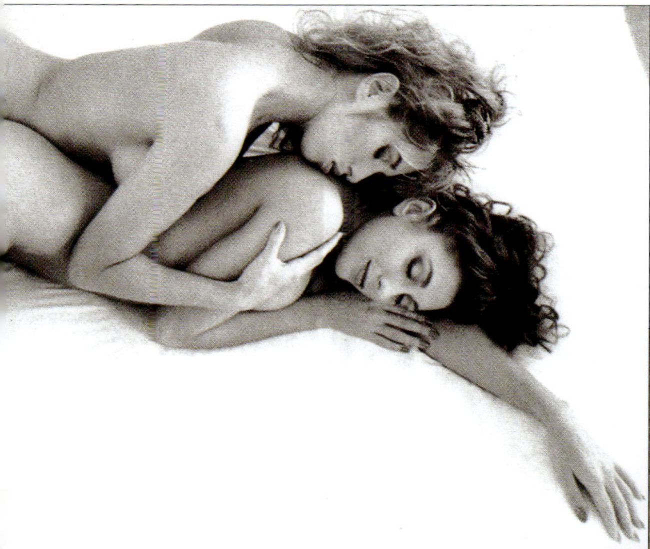

ZUM SEX GEZWUNGEN *zu werden (links), vielleicht als Gefangene in einem Kerker, auf dem Küchentisch, ans Bett gekettet oder von Gangstern entführt, ist ein Szenario mit bestimmten Vorgaben: Der Kerker ist sauber, die Gangster sind attraktiv. Es gibt verschiedene Interpretationsmöglichkeiten für diese Phantasievorstellung, unter anderem, daß sie Sex ohne Verantwortung ermöglicht und die betroffene Frau davon befreit, Vergnügen bereiten oder lieben zu müssen.*

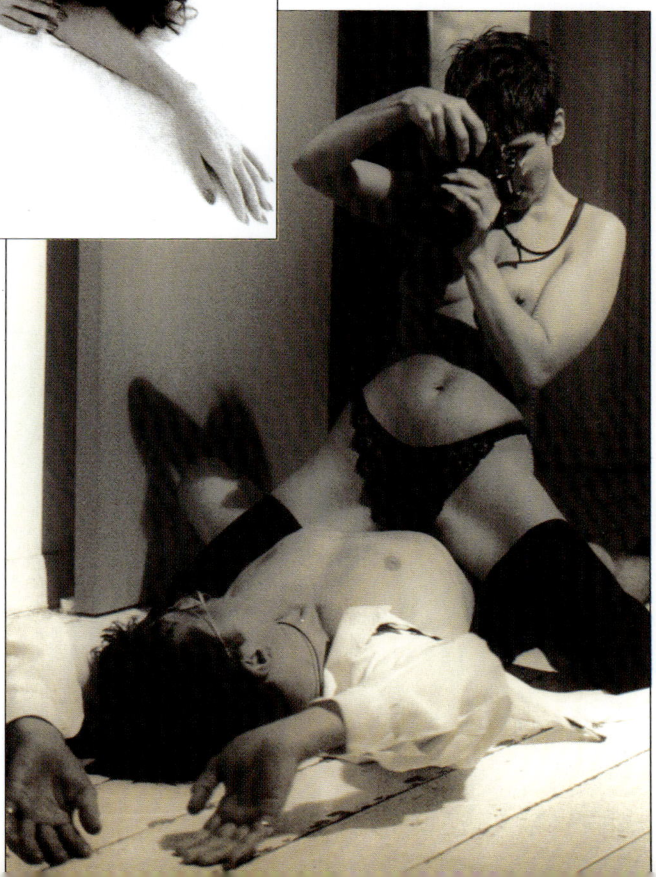

EINEN PARTNER *mit Leidenschaft zu überwältigen (links) ist eine andere Phantasievorstellung vieler Frauen und spiegelt vielleicht die Tatsache wider, daß wir beim Sex heute stärker das Gefühl haben, die Führung übernehmen zu können. In dieser Vorstellung ist es möglich, all das zu sein, was ein Partner braucht: Geliebte oder sogar tröstende, aber gleichzeitig sexuelle Mutterfigur. Gelegentlich geht es auch darum, einen Partner zum Sex zu zwingen, speziell dann, wenn Sie das Gefühl von Kontrolle brauchen, um erregt zu werden.*

Erotika

Sexuell erregendes Material auswählen und einsetzen

Als das Kinsey-Institut in den Nachkriegsjahren die ersten Untersuchungen zu diesem Thema anstellte, wurde behauptet, daß Frauen keine Erotika mögen: Sie seien unnötig, riefen keine physiologische Reaktion hervor – Frauen lehnten sie einfach ab.

Damit hatte Kinsey unrecht, und das Institut hat seitdem seine Ansichten revidiert. Frauen lieben Erotika, aber nur dann, wenn sie für sie erregend sind. Heute ist es leichter für uns, das zu bekommen, was wir uns wünschen, statt der Dinge, die bei Männern beliebt sind oder die wir uns ihrer Meinung nach wünschen. Dabei zeigt sich, daß wir genausoviel Appetit auf sexuelles Material haben wie Männer.

Was mögen wir? Da wir physisch stärker von Klängen als von anderen Sinneswahrnehmungen erregt werden, sagen uns Worte besser zu als Bilder, so daß uns ein erotischer Roman viel stärker erregt als ein Pin-up-Poster. Es muß nicht

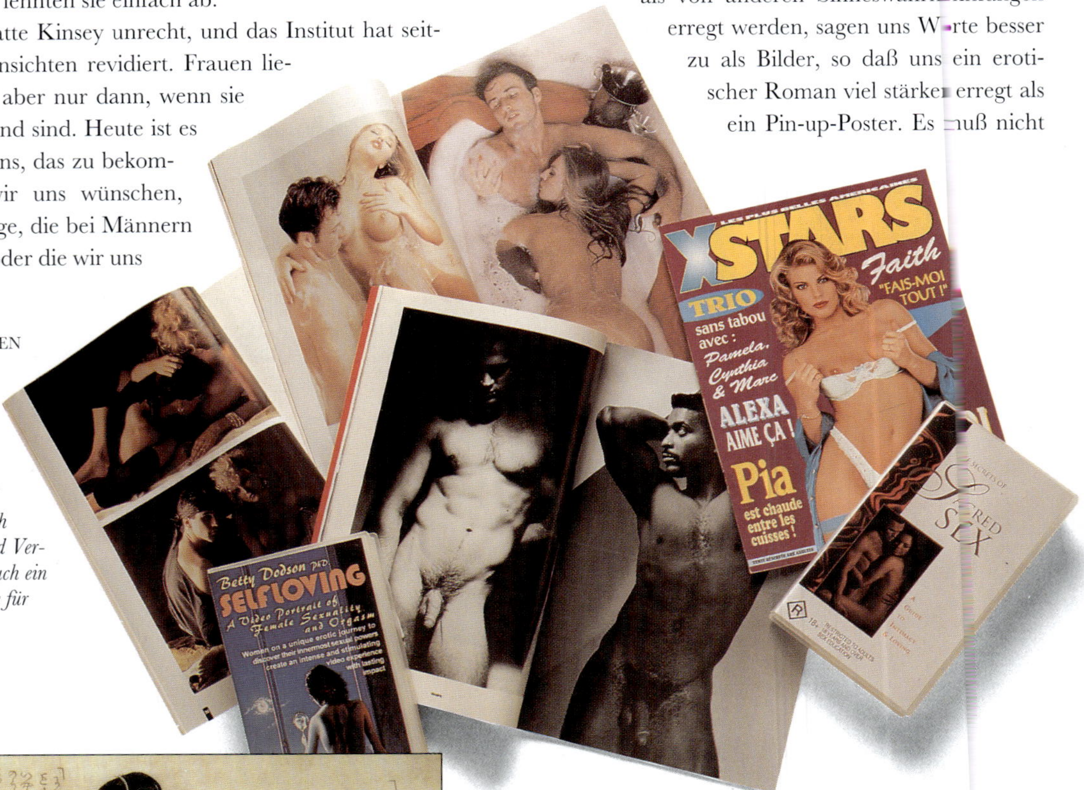

In den letzten Jahren *gelangten Erotika in Form von Büchern, Zeitschriften oder Videos auch für Frauen auf den Markt. Ein großer Teil ist jedoch immer noch auf Männer ausgerichtet. Doch immer mehr Hersteller und Vertreiber erkennen, daß es auch ein großes weibliches Interesse für derartige Literatur gibt.*

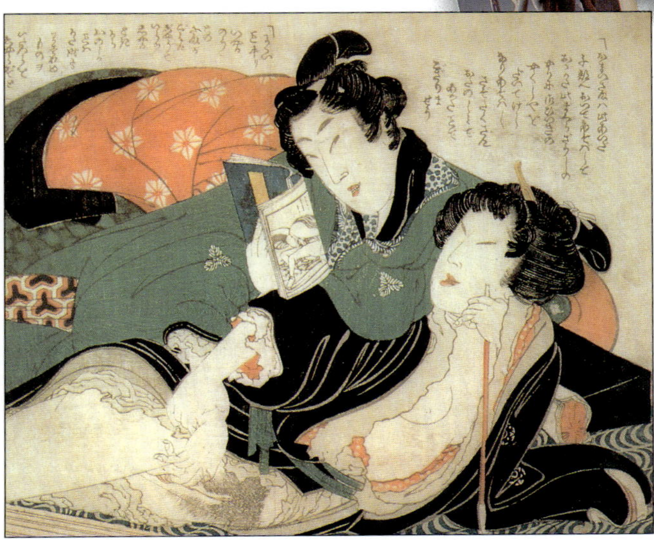

Japanische »Kissenbücher« *(links) waren Handbücher für Sex, die als Inspirationsquellen neben dem Bett lagen. Solche Bücher zeigen in der Regel den Penis – immer in Übergröße und ständig erigiert – sowie die Schambehaarung, die in der japanischen Kultur als sehr erotisch gilt. Oft beschreibt der Begleittext die Gedanken und sexuellen Phantasien der Liebenden in der Absicht, den Leser zu erregen.*

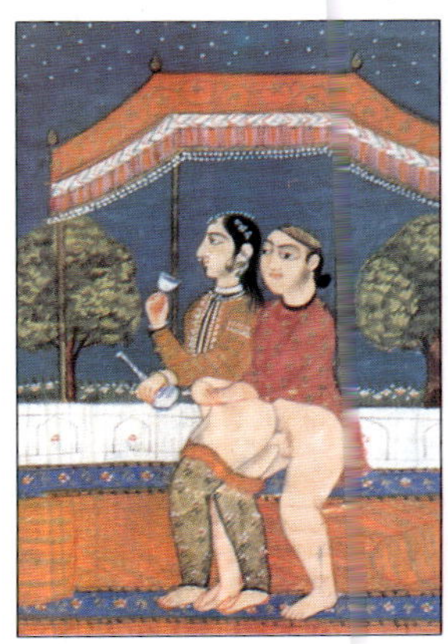

UNERWÜNSCHTER SEX 50–51
PHANTASIEVORSTELLUNGEN UND SEX 154–157

unbedingt eine Romanze sein, aber eine gewisse dramatische Steigerung bis hin zum Sexualakt und der Auflösung danach sollte er schon aufweisen – ein mentales Vor- und Nachspiel also. Wir brauchen Erotika, die die Frau respektieren. Selbst in erotischer Literatur, die beschreibt, wie eine Frau von Leidenschaft überwältigt wird, möchten wir wissen, daß sie es so wollte.

Aus diesem Grund sind immer mehr Erotika für Frauen in Form von Büchern, Zeitschriften und Videos erhältlich. Da wir in der Sexualität mehr Selbstbewußtsein entwickelt haben, können wir unser Bedürfnis in dieser Richtung leichter zugeben und dann auch befriedigen.

IST ES NACHTEILIG?

Sollten Sie als Frau Erotika ablehnen? Wann werden sie zur Pornographie? Untersuchungen haben gezeigt, daß Material, das Frauen erniedrigt oder Gewalt gegenüber Frauen verherrlicht, zu sexueller Aggression beim einzelnen, aber auch in der Gesellschaft insgesamt führt. Doch sexuelle Offenheit, speziell im Kontext einer liebevollen Beziehung, scheint derartige negative Auswirkungen nicht zu haben. Männer und Frauen, die eine Vorliebe für Erotika dieser Art haben, sehen das andere Geschlecht nicht klischeehaft, nutzen es nicht aus und betrachten es nicht als Sexualobjekt.
Als Richtlinie sollte gelten, daß Erotika, die eine sexuelle Offenheit vermitteln, nicht schaden. Doch wenn sie Frauen (oder Männer) zeigen, die als Objekte von Gewalt oder unerwünschter sexueller Aufmerksamkeit mißbraucht und erniedrigt werden, sollte man sie meiden und dagegen Einspruch erheben, daß der Partner sie verwendet. Selbst wenn Sie solches Material erregt, fördert es doch die positive Sichtweise negativer Handlungen und arbeitet damit gegen uns alle.

DAS VIELLEICHT BERÜHMTESTE *Werk der erotischen Weltliteratur, das* Kamasutra, *war nicht einfach nur eine Sammlung außergewöhnlicher Stellungen beim Geschlechtsakt – sein Ziel war es, durch sexuelle Erfüllung gute menschliche Beziehungen zu schaffen. Das* Kamasutra *unterstreicht besonders die Bedeutung der Frau: Es betrachtet sie nicht als Verführerin (wie es in vielen anderen Kulturen der Fall war und immer noch ist), sondern als Quelle erotischer Lust. Es kritisiert die Männer dafür, daß sie nicht wissen, was ihre Partnerin erregt, und beurteilt den Erfolg eines Mannes als Liebhaber zum größten Teil danach, wieviel Lust er seiner Bettgenossin bereiten kann.*

EROTIKA AUSWÄHLEN UND EINSETZEN

Heterosexuelle Sexbücher sind häufig im Buchhandel erhältlich, und in den meisten Videotheken gibt es Filme für Erwachsene. »Sex«-Zeitschriften für Frauen enthalten oft erotische Bilder und Geschichten und häufig auch einen Anzeigenteil mit Postversandanschriften von Unternehmen, die speziell auf den weiblichen Geschmack ausgerichtet sind. Sie können sich auch in Sexshops umsehen, müssen sich aber möglicherweise durch eine große Menge an männlich orientiertem Material hindurcharbeiten, um etwas zu finden, das Sie anspricht. Lesbische Erotika finden Sie wahrscheinlich nur in einem Fachgeschäft.

Wenn Sie keine Erotika beschaffen können oder keine finden, die Ihre Phantasie anregen, legen Sie sich eigenes Material zu. Photographieren oder filmen Sie sich nackt, und setzen Sie diese Aufnahmen als erregendes Material ein. Schreiben Sie Geschichten, die auf Ihren Phantasien beruhen, und lesen Sie sie leise oder laut als Vorspiel beim Sex mit dem Partner oder beim Masturbieren vor. Oder Sie gestatten es Ihrem Partner, Sie zu photographieren oder Sie beide zu filmen, während Sie sich lieben – ein großer Vertrauensbeweis, der sehr erregend sein kann. Doch seien Sie vorsichtig: Wenn die emotionale Beziehung zu Ende ist, kann Ihr Vertrauen negative Folgen haben. Bewahren Sie die Negative oder Originalfilme immer selbst auf, und zerstören Sie alle persönlichen Dinge, wenn Sie sich trennen.

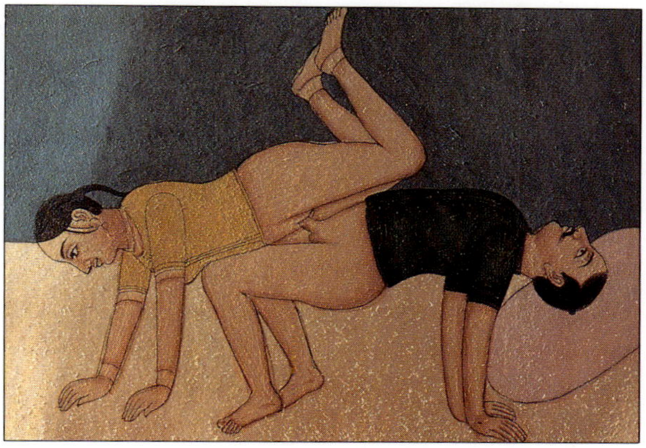

SEXSPIELZEUG VERWENDEN

DAS SEXUALLEBEN BEREICHERN

Die Betonung des Wortes Sexspielzeug liegt auf der zweiten Silbe: Spielzeug. Wir gehen oft zu ernst damit um und denken, daß wir es nicht bräuchten, wenn unser Sexualleben perfekt wäre. In der Tat sollten wir es uns gestatten, derartiges Spielzeug vorurteilsfrei einzusetzen und ohne Schuldgefühle damit zu experimentieren.

Wir können Sexspielzeug verwenden, um uns physisches Vergnügen zu bereiten und für Stimulation zu sorgen, zu der unser Körper sonst nicht fähig ist. Aber wir können mit seiner Hilfe auch etwas lernen – vielleicht gelingt es uns, mit einem Vibrator zum Orgasmus zu kommen, wo der Versuch mit einem Partner nicht den gewünschten Erfolg hatte. Häufig legen wir das Sexspielzeug beiseite, weil wir den direkten Hautkontakt vorziehen.

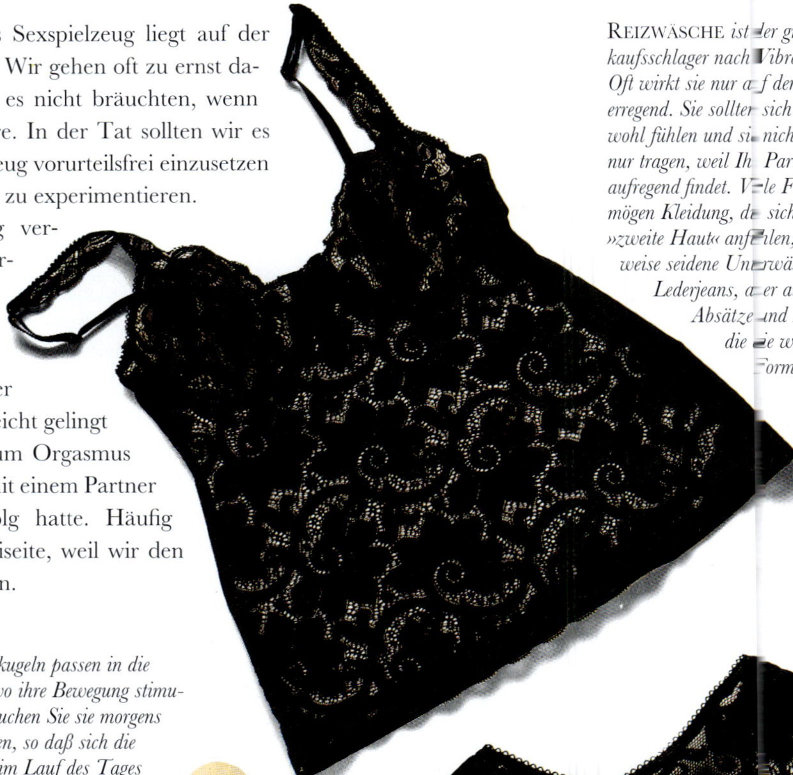

REIZWÄSCHE *ist der größte Verkaufsschlager nach Vibratoren. Oft wirkt sie nur auf den Mann erregend. Sie sollten sich in ihr wohl fühlen und sie nicht einfach nur tragen, weil Ihr Partner sie aufregend findet. Viele Frauen mögen Kleidung, die sich wie eine »zweite Haut« anfühlen, beispielsweise seidene Unterwäsche oder Lederjeans, aber auch hohe Absätze und BHs, die die weiblichen Formen betonen.*

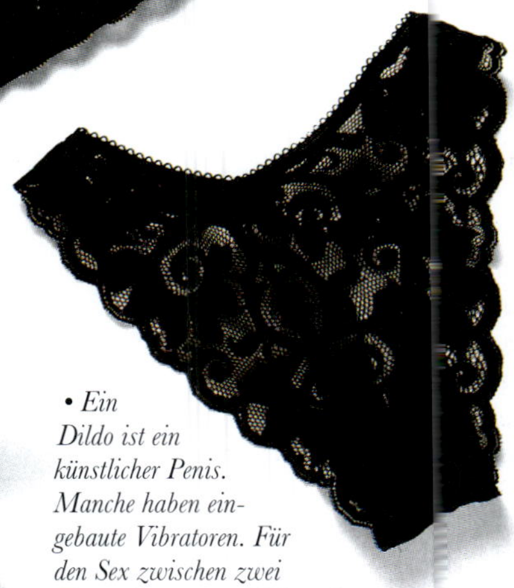

SEXSHOPS *und Postversandfirmen bieten eine große Auswahl an Sexspielzeug an.*

- *Stimulatoren für die Klitoris werden auf den Penis geschoben. Wenn sie »richtig passen«, kann die Erregung der Klitoris funktionieren, aber oft versprechen sie mehr, als sie vermögen, und sind weniger effektiv als eine geschickt eingesetzte Hand oder Zunge.*
- *Vaginalkugeln passen in die Scheide, wo ihre Bewegung stimuliert. Versuchen Sie sie morgens einzuführen, so daß sich die Erregung im Lauf des Tages steigert, oder verwenden Sie sie zur zusätzlichen Stimulation beim Masturbieren.*

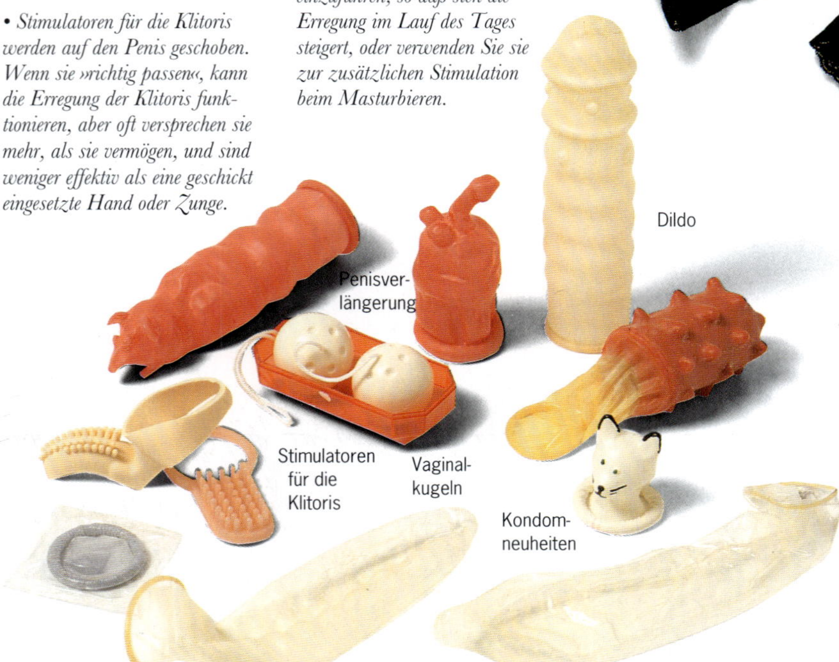

- *Ein Dildo ist ein künstlicher Penis. Manche haben eingebaute Vibratoren. Für den Sex zwischen zwei Frauen kann man Dildos mit zwei Enden kaufen oder Dildos, die umgeschnallt werden.*
- *Kondome in verschiedenen Farben, Geschmacksrichtungen und Formen können Lust bereiten. Lesen Sie genau die Beschreibungen auf den Packungen – viele dieser Neuheiten wirken nicht als mechanische Sperre gegen Sperma oder sexuell übertragbare Krankheiten.*
- *Penisverlängerungen in den vielfältigen Formen bieten zusätzliche Stimulation.*

SELBSTBEFRIEDIGUNG 54–55
DIE MASTURBATION OPTIMIEREN 166–167

VIBRATOREN

In Sexshops und per Postversand wird eine Vielzahl an Vibratoren angeboten. Auch in ganz normalen Elektrofachgeschäften werden »Massagestäbe« angeboten, die jedoch meist zu groß für eine Klitorisstimulation sind. Sie müssen sich nicht unbedingt für einen Vibrator in Form eines Penis entscheiden: Ein eiförmiger Vibrator paßt in die Scheide, während ein winklig geformter empfindliche Bereiche wie den G-Punkt stimuliert, obwohl viele Frauen Vibratoren nur im Bereich der Klitoris anwenden. Wählen Sie ein batteriebetriebenes Modell, wenn Sie das Geräusch nicht stört, oder ein elektrisches, das Sie immer wieder aufladen können. Achten Sie darauf, daß der Vibrator nicht unangenehm warm wird und über mehr als nur eine Geschwindigkeit verfügt.

Setzen Sie einen Vibrator genau wie Ihre Finger zum Stimulieren ein, aber gehen Sie dabei vorsichtiger vor. Feuchten Sie die Klitoris an, üben Sie leichten Druck aus und bauen Sie die Stimulation dann ganz nach Wunsch auf. Wenn die Empfindung Sie überwältigt und Sie kurz vor dem Orgasmus stehen, gehen Sie zur Stimulation per Hand über. (Der Vibrator kann auch auf der angefeuchteten Penisspitze des Mannes eingesetzt werden.)

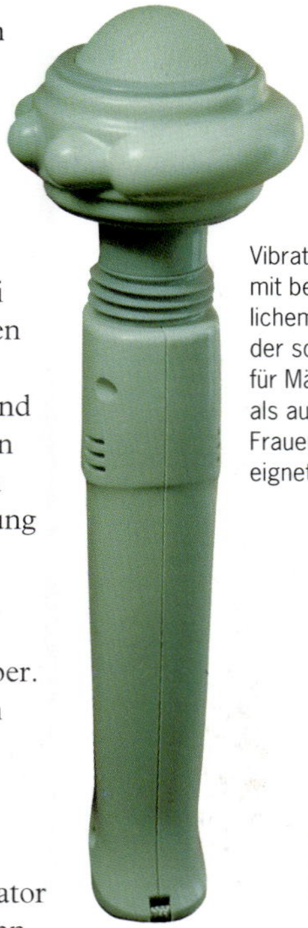

Vibrator mit beweglichem Kopf, der sowohl für Männer als auch Frauen geeignet ist

- Bringen Sie den Vibrator nicht in Vaginanähe, wenn er zuvor in der Gegend des Afters (oder dem Ihres Partners) eingesetzt wurde.
- Verwenden Sie ihn nie mit jemandem zusammen, ohne ihn nach Gebrauch mit einem Desinfektionsmittel oder verdünntem Spülmittel gereinigt zu haben, um sich vor sexuell übertragbaren Krankheiten und AIDS zu schützen.

Fallgeschichte

»Ich liebe Sexspielzeug. Es ist gewagt und macht das Liebesspiel interessant. Ich brauche es nicht, um leidenschaftlich zu sein, denn ich werde sehr leicht erregt, aber es macht einfach Spaß. Als ich mit H. zusammen war, brachten wir es uns gegenseitig als Geschenk mit anstelle von Blumen oder Wein. Am besten waren die Vaginalkugeln. Den ganzen Tag über war ich erregt, bis H. nach Hause kam. Das zweitbeste war der Vibrator; bis dahin hatten wir meine elektrische Zahnbürste benutzt, natürlich nicht mit der Borstenseite! Ich bin mit Sexspielzeug bei einem neuen Partner sehr vorsichtig, aber wenn er sie nicht mag, hält die Beziehung meist nicht lange.« EMMA

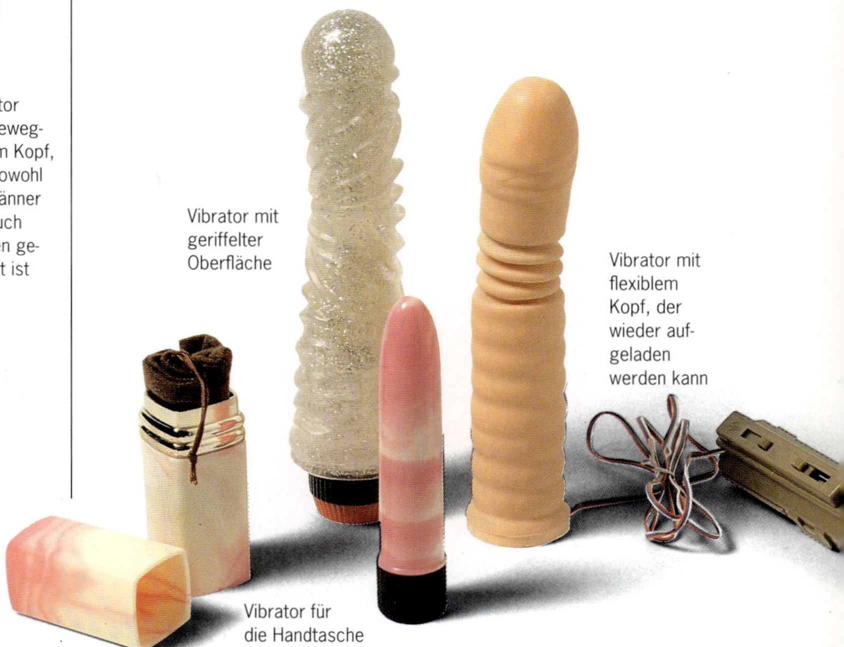

Vibrator mit geriffelter Oberfläche

Vibrator mit flexiblem Kopf, der wieder aufgeladen werden kann

Vibrator für die Handtasche mit Etui

VIBRATOREN SIND DAS *meistverkaufte Sexspielzeug und in verschiedenen Größen erhältlich. Obwohl viele noch in Penisform und Hautton produziert werden, erkennen die Hersteller langsam, daß viele Frauen zum Masturbieren keinen Penisersatz wollen, so daß Vibratoren heute in immer mehr Formen und Farben erhältlich sind.*

SINNLICHE MASSAGE 1

EIN SINNLICHES ERLEBNIS FÜR DEN GANZEN KÖRPER

Allzuoft hat Sex nur mit den Geschlechtsorganen zu tun. Bei dem Wort Sex denken wir in der Regel an Geschlechtsakt und klitoralen Orgasmus. Wir gehen rasch zu sexueller Stimulierung über und widmen uns ohne Übergang den besonders erogenen Zonen. Der Rest des Körpers wird dabei vergessen oder ignoriert, bis er förmlich nach Berührung schreit oder – im Gegenteil – überhaupt nicht mehr in der Lage ist, empfindsam zu reagieren.

Eine Massage schenkt dem ganzen Körper Aufmerksamkeit und stellt eine Verbindung zu allen seinen Zonen her. Es ist eine wunderbare Erfahrung, die vielleicht zu Sex führt, aber auch dazu beitragen kann, unsere Sinnlichkeit zu steigern, um damit das Liebesspiel zu optimieren.

VORBEREITUNG

- Schaffen Sie für eine Massage dasselbe Ambiente wie für eine Liebesbegegnung in einem gut geheizten, schwach beleuchteten, sinnlichen Raum. Wenn Ihr Bett keine feste Matratze hat, legen Sie sich auf einen Teppich mit hohem Flor, damit derjenige, der massiert wird, nicht »einsinkt«.

- Wählen Sie ein Öl, das von der Haut nur langsam aufgenommen wird, beispielsweise Mandel-, Sonnenblumen- oder Kokosnußöl. Wärmen Sie es an, indem Sie es vorher in warmes Wasser legen.

- Nehmen Sie sich Zeit, und entspannen Sie sich vorher ein wenig. Wenn Sie nicht angespannt oder gestreßt sind, können Sie eine Massage besser geben oder empfangen. Setzen Sie sich mit Ihrem Partner einige Minuten lang ruhig auf einen Stuhl, und lauschen Sie leiser Musik oder Klängen aus der Natur, bevor Sie Ihre Positionen einnehmen und beginnen.

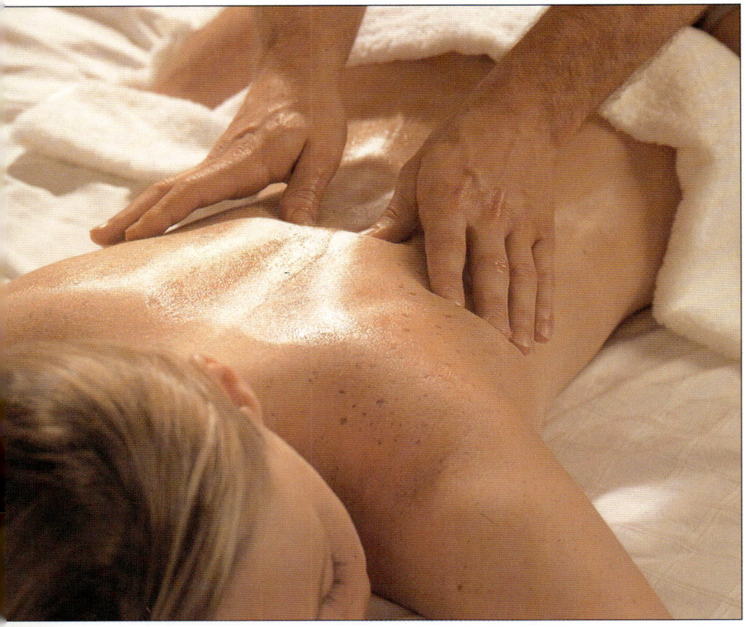

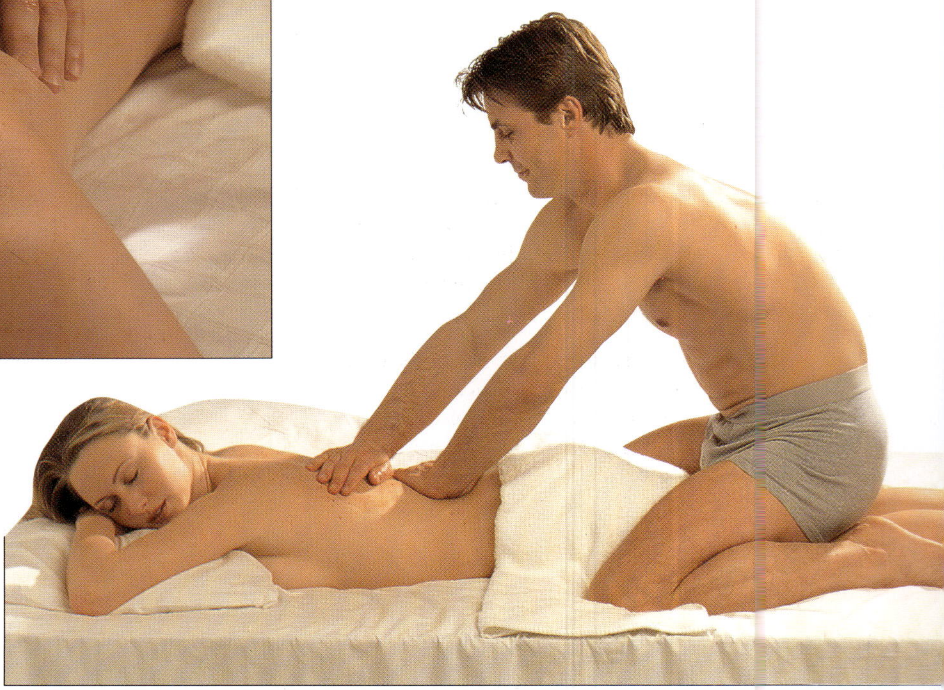

DER RÜCKEN *ist ein guter Ausgangspunkt für eine Massage, da sich dort häufig Spannungen aufbauen. Bitten Sie Ihren Partner, sich rittlings auf Sie zu setzen, ohne Sie dabei mit seinem Gewicht zu belasten. Er kann zu beiden Seiten der Wirbelsäule mit den Daumen kneten (oben) oder die Hände flach aufsetzen und nach außen arbeiten.*

GEBOTE UND VERBOTE

Je empfänglicher Sie für die Signale Ihres Partners sind, desto besser wird die Massage sein. Doch es gibt einige Grundregeln.

- Lassen Sie empfindliche Körperzonen aus: Hautbereiche, die Entzündungen oder Prellungen aufweisen, Narben, Krampfadern, Hoden oder bei Schwangerschaft den Bauch. Massieren Sie niemanden, der akut oder chronisch krank ist, ohne erst den Arzt zu fragen.
- Üben Sie nie festen Druck auf Bereiche aus, an denen sich wie bei der Wirbelsäule die Haut über Knochen spannt, oder im Bereich von Organen, die sich nahe der Hautoberfläche befinden, wie etwa die Augen.
- Wenn Sie mit der Massage begonnen haben, ist es wichtig, die Bewegung ohne Unterbrechung durchzuführen. Selbst wenn Sie mehr Öl brauchen,

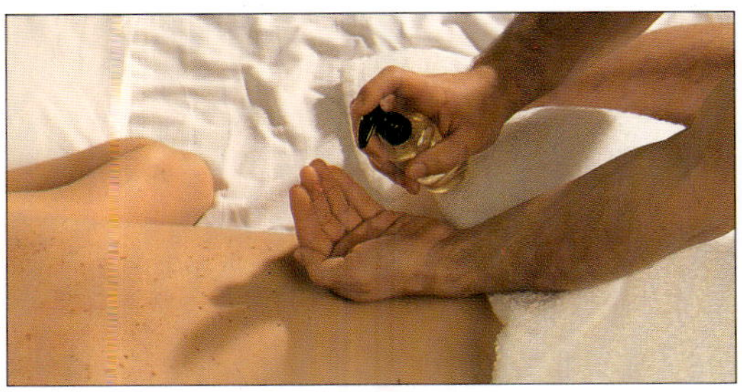

lassen Sie eine Hand auf Ihrem Partner ruhen. Drehen Sie die Handfläche nach oben, und gießen Sie das Öl mit der anderen Hand hinein. Als Alternative können Sie eine Ölflasche mit Spender verwenden.

- Achten Sie auf Ausgewogenheit. Wenn Sie eine Körperseite bearbeiten, wenden Sie sich der anderen Seite genauso lange und auf dieselbe Weise zu. Achten Sie darauf, daß Sie sich mit der Massage immer abwechseln, damit nicht ständig nur der eine Partner gibt, während der andere empfängt.
- Es ist entspannender, wenn Sie die Genitalien auslassen, obwohl Sie gegen Ende einer Sitzung mit der Berührung der Geschlechtsorgane als Vorspiel zu einer Liebesbegegnung beginnen können.

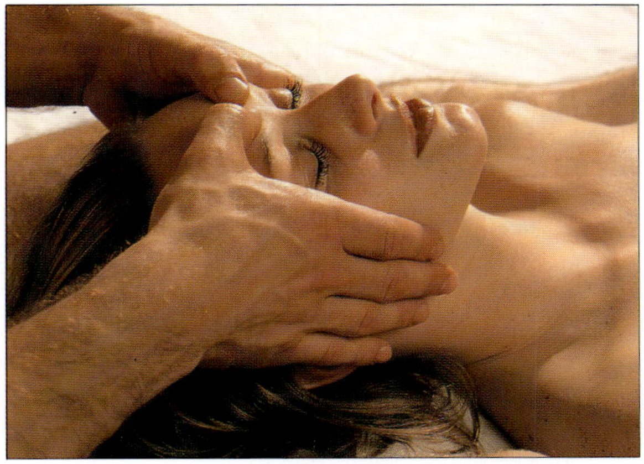

EINE KOPFMASSAGE *(oben) kann sehr intim sein. Setzen Sie Finger und Daumen zur Massage von Stirn und Wangen ein, wobei Sie lange Streichbewegungen nach außen durchführen. Dann bearbeiten Sie mit kleinen Kreisbewegungen die Kinnlinie, dann mit sanften Griffen die Halsmuskulatur bis zu den Schultern.*

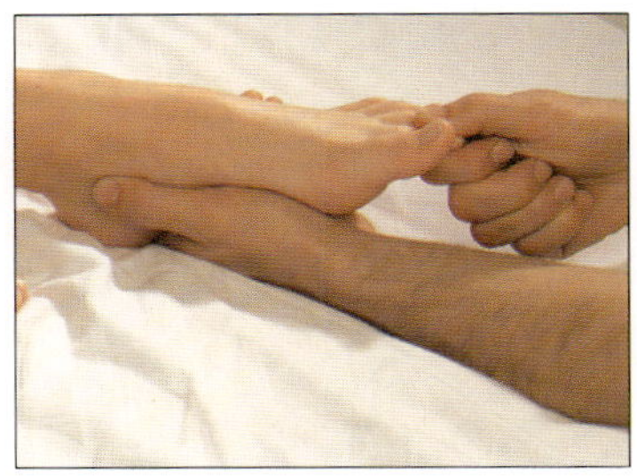

BERÜHREN SIE DIE FÜSSE *mit festem Griff. Streichen Sie über den Rist, und kneten Sie die Sohle mit den Daumen. Ziehen Sie leicht an jedem Zeh, bevor Sie den ganzen Fuß ein paar Sekunden lang mit beiden Händen halten, um den Kontakt aufrechtzuerhalten.*

WENN DIE KÖRPERVORDERSEITE *massiert wird (unten), beginnen Sie an Hals und Schultern und arbeiten sich langsam nach unten vor – besonders die Brüste müssen vorsichtig behandelt werden. Führen Sie mit beiden Händen sanfte Kreisbewegungen aus, oder setzen Sie lange, feste, langsame Streichgriffe auf dem Bauch ein, um ein Kitzeln zu vermeiden.*

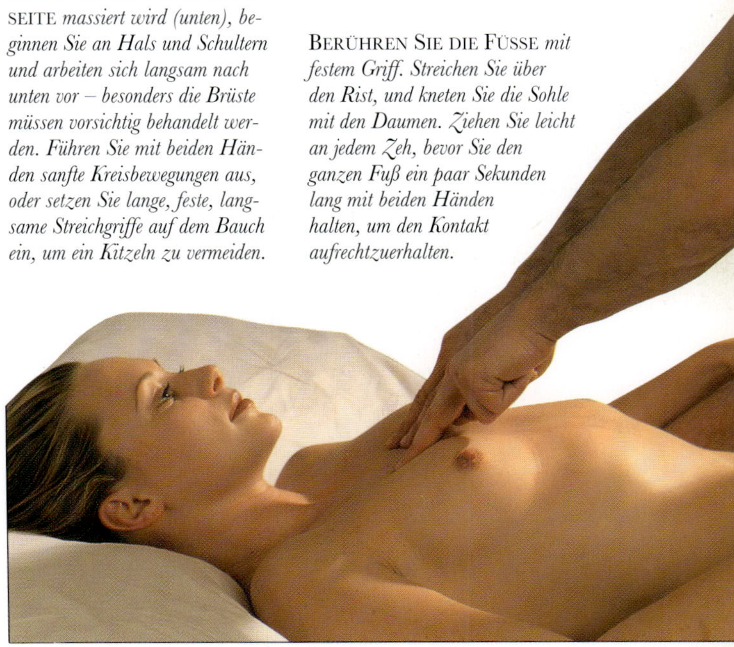

SINNLICHE MASSAGE 2

SO MASSIEREN SIE IHREN PARTNER

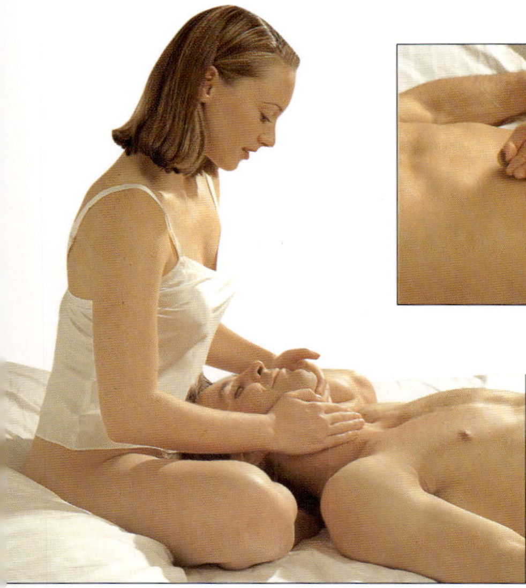

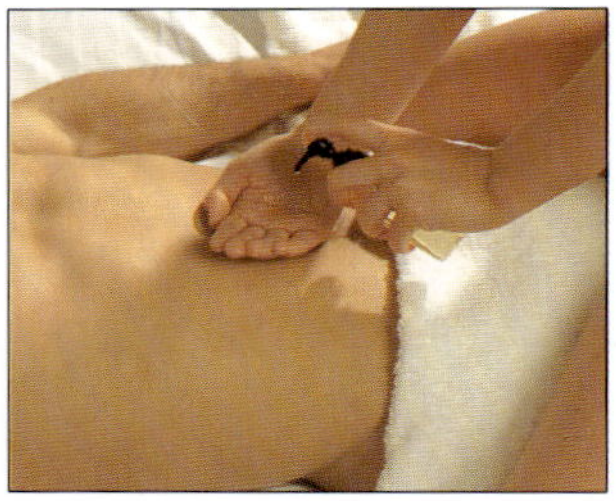

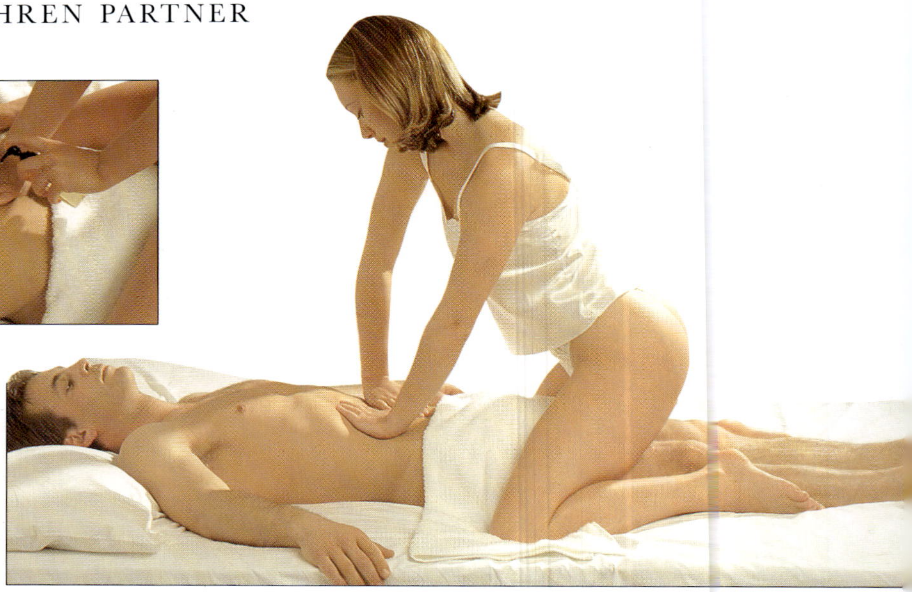

FEEDBACK GEBEN

Die Massagevorschläge auf diesen Seiten müssen nicht sklavisch befolgt werden. Achten Sie vielmehr auf das, was Ihr Partner mag, und lassen Sie sich von seinen Reaktionen leiten.

- Er kann Ihnen sagen, was sich gut und weniger gut anfühlt. Ermutigen Sie ihn, einen Code ohne Worte einzusetzen, indem er beispielsweise nur etwas murmelt. Wörter können verhindern, daß er sich vollständig entspannt.
- Er kann Ihnen signalisieren, wenn etwas unangenehm ist, indem er zusammenzuckt, sich plötzlich bewegt, hörbar Luft holt oder die Muskeln anspannt.
- Er kann sich sichtbar entspannen und die Muskeln weich werden lassen. Je ruhiger er wird und je schwerer seine Gliedmaßen werden, desto stärker genießt er die Massage.
- Seine unbewußten körperlichen Signale können Zufriedenheit ausdrücken: Seine Atmung verlangsamt sich, die Haut wird warm. Vielleicht stellen Sie sogar fest, daß sein Herz langsamer schlägt.
- Er kann signalisieren, daß etwas besonders angenehm ist, indem er leicht den Mund öffnet, langsam ausatmet, mit den Augenlidern zuckt und mit einer plötzlichen Schwere der Gliedmaßen reagiert.

EINE MASSAGE *zu empfangen, bedeutet nicht, einfach nur passiv dazuliegen. Sie können dazu beitragen, die Massage in ein beiderseitiges Erlebnis zu verwandeln, indem Sie selbst aktiv sind: Entspannen Sie sich bewußt, befreien Sie Ihren Kopf von Alltagsgedanken, und konzentrieren Sie sich ganz auf Ihre Empfindungen und Gefühle. Gelingt Ihnen dies, wird es sich in Ihrer Körpersprache ausdrücken, und Ihre Partnerin kann sehen, daß ihre Bemühungen von Erfolg gekrönt sind.*

DIE MASSAGE *von der Brust bis zum Gesicht ist besonders angenehm, wenn Sie den Kopf des Partners in Ihren Schoß legen (oben links). Lehnen Sie sich über seinen Körper nach vorn, um Ihre Hände von seinem Bauch in langen, langsamen Bewegungen nach oben zu führen. Kreisen Sie um die Brustwarzen, und streichen Sie dann mit übergreifenden Bewegungen der Handflächen über den Hals bis zum Gesicht. Achten Sie darauf, daß Sie immer Hautkontakt halten, selbst wenn Sie mehr Öl auftragen (ganz oben).*

DER BAUCH *(oben) kann empfindlich sein, deshalb sollten Sie vorsichtig mit beiden Händen, die fest, aber nicht schwer aufliegen, seinen Bauch bearbeiten, indem Sie kreisförmige Bewegungen ausführen, die sich eventuell überschneiden.*

EROGENE ZONEN	66–67
SEXUELLE KOMMUNIKATION	94–95
SINNLICHE MASSAGE 1	162–163

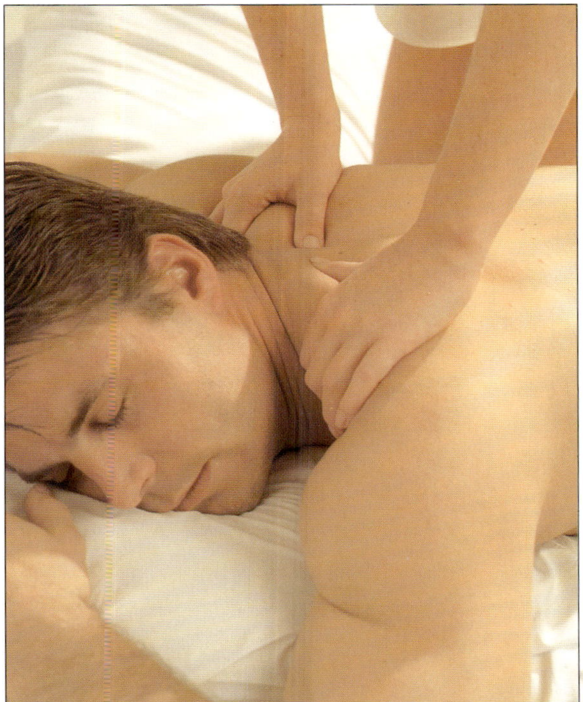

MASSAGEVARIATIONEN

Die hier vorgeschlagene Grundmassage können Sie folgendermaßen abwandeln:
Variieren Sie die Art der Massage, indem Sie lecken, küssen, sanft zubeißen, leichte Fingerbewegungen einsetzen (sogenannte »Spinnenbeine«) und mit den Fingern gründlich die Muskeln massieren.
Variieren Sie den Einsatz von Fingern und Daumen, setzen Sie nur die Daumen ein. Kneten Sie große Muskeln wie die Pobacken mit den Fäusten, setzen Sie Ihre Wimpern, Federn, Samthandschuhe, Blumen ein, verwenden Sie einen Vibrator, benutzen Sie einen Fön (aber nie in Körperöffnungen hinein), verwenden Sie Eis (kein tiefgekühltes oder Trockeneis; testen Sie es zuerst mit Ihrer Zunge. Es darf nicht so kalt sein, daß es brennen könnte).

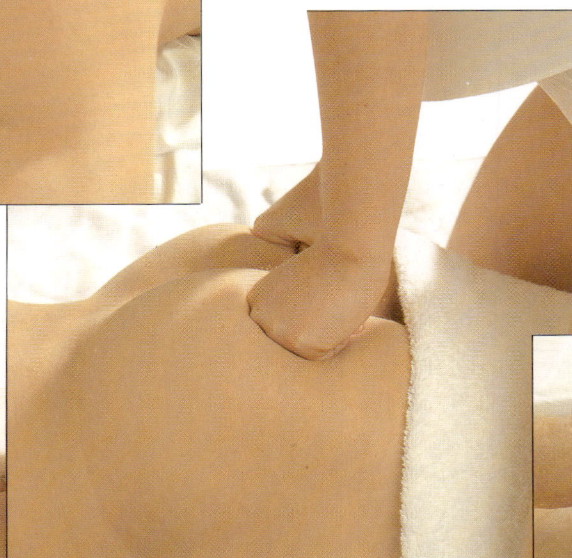

DER OBERE *Rückenbereich ist besonders häufig verspannt (ganz links). Versuchen Sie, die Muskeln im Schulterbereich und über den Schulterblättern mit tiefen, festen Bewegungen zu massieren.*

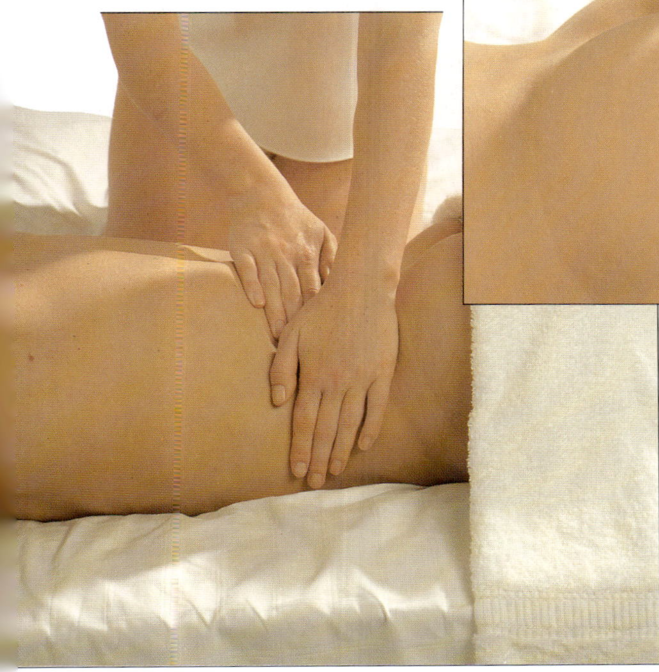

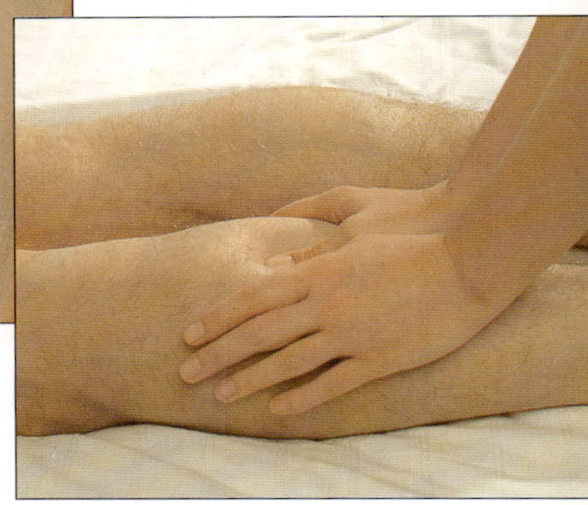

BEI DER MASSAGE *der Gesäßmuskulatur können Sie so viel Druck ausüben, wie Sie wollen (oben). Setzen Sie zur Abwechslung jedoch einmal leichte, lockende Bewegungen ein. Versuchen Sie, über Ihrem Partner zu knien und beim Kneten beide Fäuste auf seinem Gesäß aufzusetzen. Zur Massage der Taille (links) knien Sie neben ihm und führen die Handflächen in übergreifenden, sanften Streichbewegungen nach oben.*

LEGEN SIE DIE HÄNDE *um die Oberschenkel- und Wadenmuskeln (oben). Drücken Sie fest mit den Daumen hinein, wobei Sie sich mit langsamen Bewegungen nach unten arbeiten.*

DIE MASTURBATION OPTIMIEREN

SICH GEGENSEITIG MIT HAND UND MUND ZUM ORGASMUS BRINGEN

Auch wenn wir gern Lust geben und empfangen, kann das Masturbieren in einer Beziehung zum Stiefkind des Sexuallebens werden. Wenn wir allein masturbieren, empfinden wir dies dem Partner gegenüber vielleicht als unloyal, während wir es in seiner Gegenwart möglicherweise nicht wagen. Sich gegenseitig zu masturbieren, kann Teil des Vorspiels sein, doch wenn Zeit und Energie begrenzt sind, gewöhnen es sich besonders heterosexuelle Paare an, diese Praktik anstelle des »echten« Geschlechtsverkehrs zu vernachlässigen.

Doch das, was wir beim Masturbieren über uns und unseren Partner erfahren, ist die Grundlage für geschickte Sexualpraktiken.

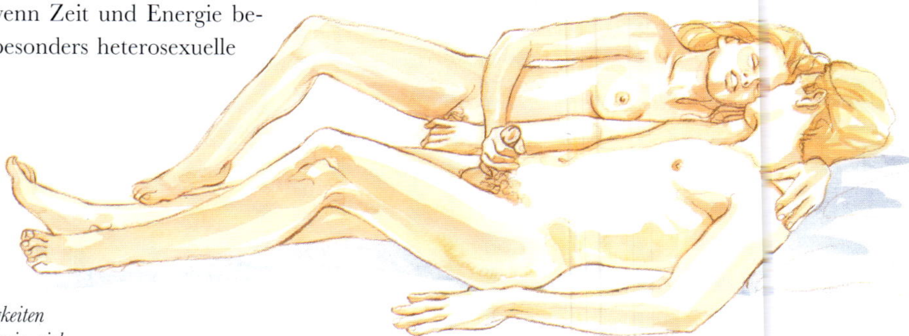

DIE STELLUNG *beim gegenseitigen Masturbieren wird oft als »Neunundsechzig« bezeichnet, da die Form der Zahlen die der Körper widerspiegelt. Es gibt bestimmte Nachteile: unterschiedliche Geschwindigkeiten können ablenken; es ist schwierig, sich auf die orale Stimulierung des Partners zu konzentrieren, wenn man selbst auf diese Weise erregt wird; vielleicht haben Sie Angst vor Verletzungen, wenn einer von Ihnen zum Höhepunkt kommt, während er den anderen mit der Zunge stimuliert. Doch als erweitertes Vorspiel ist es eine wunderbare Sache; vielleicht wechseln Sie sich ab, wenn Sie kurz vor dem Orgasmus stehen.*

ZUM MANUELLEN *Masturbieren legen Sie sich nebeneinander auf den Rücken (oben) oder so hin, daß der Kopf jeweils in Richtung Füße des Partners weist und von seinen Knien gestützt wird. Wenn Sie gleichzeitig eine vaginale Dehnung wünschen, kann Ihr Partner seinen Arm durch Ihr nächstgelegenes Knie führen und es nach außen beugen.*

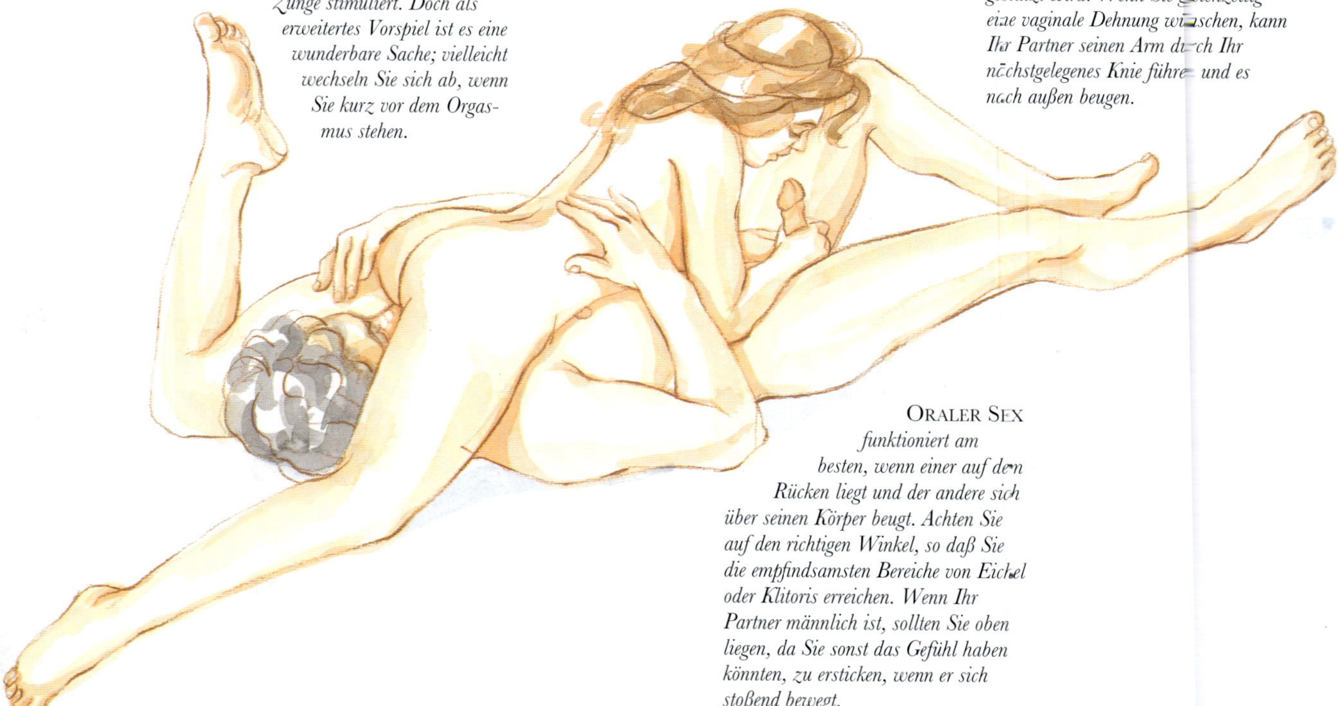

ORALER SEX *funktioniert am besten, wenn einer auf den Rücken liegt und der andere sich über seinen Körper beugt. Achten Sie auf den richtigen Winkel, so daß Sie die empfindsamsten Bereiche von Eichel oder Klitoris erreichen. Wenn Ihr Partner männlich ist, sollten Sie oben liegen, da Sie sonst das Gefühl haben könnten, zu ersticken, wenn er sich stoßend bewegt.*

SELBSTBEFRIEDIGUNG 54–55
EINER FRAU LUST BEREITEN 70–71
EINEM MANN LUST BEREITEN 72–73

POLARER SEX

Für heterosexuelle Paare kann die zeitliche Abstimmung ein Problem sein. Ein neuer Vorschlag des amerikanischen Autors John Gray ist polarer Sex: Sie wechseln sich beim gegenseitigen Masturbieren ab, bis Sie beide ungefähr dasselbe Erregungsniveau erreicht haben, bevor Sie zu den stimulierenden Bewegungen übergehen, wie sie beim Geschlechtsverkehr üblich sind.

- Beginnen Sie bei Ihrem Partner mit einer etwa fünfminütigen, konzentrierten Hand- und Mundstimulation. Machen Sie sich keine Sorgen, wenn Sie selbst nicht erregt sind; konzentrieren Sie sich für den Augenblick ganz auf den Partner. Knapp vor dem Höhepunkt, sollte er dies signalisieren und sich nun Ihnen zuwenden.

- Jetzt entspannen Sie sich. Um Sie zu stimulieren braucht Ihr Partner vielleicht zwanzig Minuten oder auch länger. Er sollte alle Mühe aufwenden, Ihnen Lust zu bereiten. Kurz vor dem Orgasmus können Sie wieder die Rollen tauschen und dazu übergehen, ihn zu stimulieren.

- Wechseln Sie sich so oft ab, wie Sie wollen, wobei Sie immer kurz vor dem Höhepunkt abbrechen. Diese Methode steigert Ihre Orgasmusfähigkeit.

- Die Masturbation kann mit dem Geschlechtsverkehr enden. Beim klassischen polaren Sex bringt er Sie jedoch zuerst mit Hand oder Mund zum Orgasmus. Dann tun Sie entweder dasselbe für ihn, oder er dringt in Sie ein und kommt auf diese Weise zum Höhepunkt. Da Sie von Ihrem Höhepunkt noch erregt sind, können Sie durch seine Penetration erneut zum Orgasmus kommen.

ZUSCHAUEN

Wenn für Sie Selbstbefriedigung durch Masturbieren etwas ganz Natürliches ist und Sie es als angenehm empfinden, wenn Ihr Partner Sie mit der Hand befriedigt, können Sie beides miteinander verbinden, indem Sie »solo« vor Ihrem Partner masturbieren. Frauen reagieren häufig verlegen bei diesem Gedanken, doch diejenigen, die problemlos damit umgehen können, haben die Erfahrungen gemacht, daß der Partner dadurch nicht nur ihre Vorlieben kennenlernt, sondern gleichzeitig auch erregt wird. Alles konzentriert sich auf Sie, da Ihnen Ihr Partner seine ungeteilte Aufmerksamkeit schenkt. Sie müssen sich um seine Befriedigung keine Sorgen machen und werden vielleicht noch stärker erregt, weil man Sie beobachtet.

Umgekehrt können auch Sie Ihren Partner beim Masturbieren beobachten. Fragen Sie ihn, wie Sie dazu beitragen können, daß er sich wohl fühlt. Vielleicht möchte er auf eine bestimmte Weise gehalten werden. Zeigen oder sagen Sie es ihm, wenn seine Leidenschaft Sie erregt. Viele Menschen glauben, sie sehen beim Sex häßlich aus, besonders dann, wenn sie zum Höhepunkt kommen. Wenn Sie ihm sagen, daß Sie ihn begehrenswert finden, ist dies vielleicht genau das Feedback, das er braucht.

BEI GEMEINSAMER *Masturbation müssen Sie sich nicht unbedingt gegenseitig stimulieren. Wenn es Ihnen lieber ist, legen Sie sich ineinander verschlungen aufs Bett, und jeder masturbiert für sich entweder bis zum Orgasmus oder bis Sie zu einer anderen Stellung oder Variation übergehen wollen.*

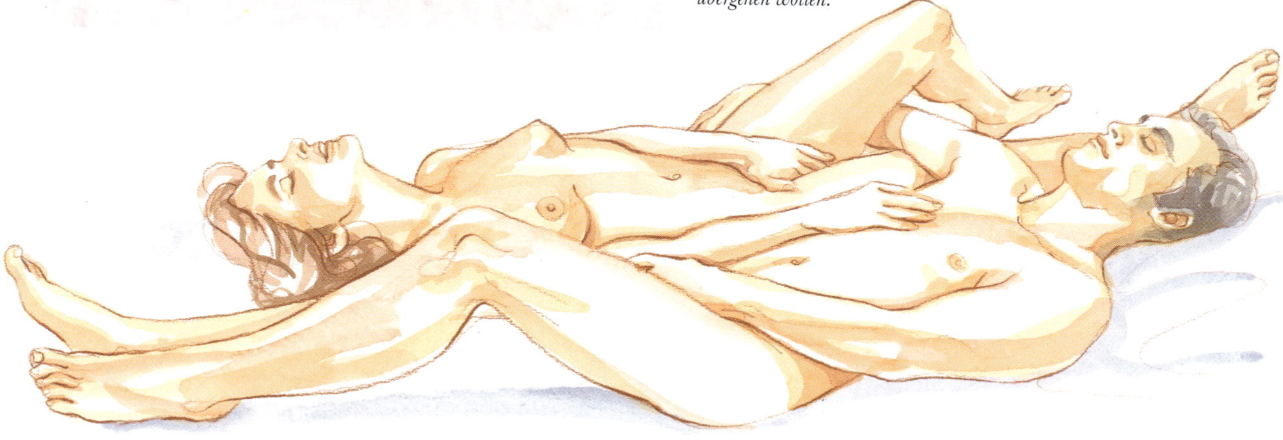

DEN GESCHLECHTSVERKEHR OPTIMIEREN

UNTERSCHIEDLICHE STELLUNGEN

Frauen können den Geschlechtsverkehr vielleicht am besten dadurch optimieren, indem Sie sich stärker beteiligen. Allzuoft spielt hier der Mann die Hauptrolle: Er dringt in seine Partnerin ein, bewegt sich, kommt zum Höhepunkt und zieht den Penis wieder heraus. Um uns aktiv zu beteiligen, müssen wir erst unsere Wünsche kennen. Untersuchungen haben gezeigt, daß Frauen, die aktiv am Sex teilnehmen, größere körperliche und emotionale Lust empfinden. Wenn Sex also aufgrund mangelnder Stimulation enttäuschend ist, können wir dem abhelfen, indem wir entsprechende Bewegungen, Stellungen und Rhythmen einsetzen. Halten Sie das für Frauen beim Geschlechtsverkehr so wichtige Beziehungsgefühl durch Blickkontakt, Küssen und Reden aufrecht.

Natürlich muß die Beteiligung von beiden Seiten ausgewogen sein. Doch ist dies nur möglich, wenn wir genauso aktiv wie unser Partner sind.

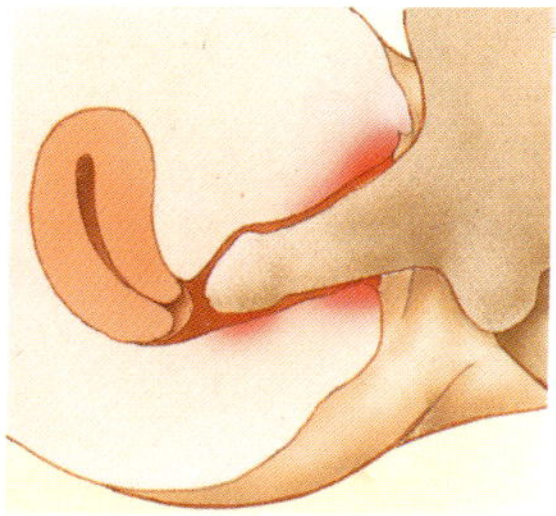

DIE MEISTEN MÄNNER *nehmen ganz natürlich Positionen ein, die sie erregen, etwa indem der Mann oben liegt (links). Werden auf diese Weise aber bei Ihnen nicht die richtigen Bereiche stimuliert, sollten Sie herausfinden, in welcher Stellung Sie die Art Peniskontakt erhalten, die Sie brauchen.*

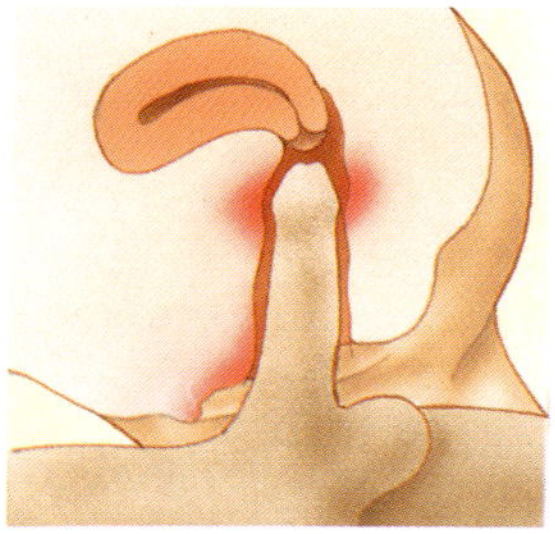

• *Wenn Sie oben liegen (links), kann sein Penis den Scheideneingang sowie kleine, tiefliegende Bereiche an der Vorder- und Rückwand stimulieren, und er kann – wenn Sie die tiefe Penetration mögen – auch den Muttermund berühren.*

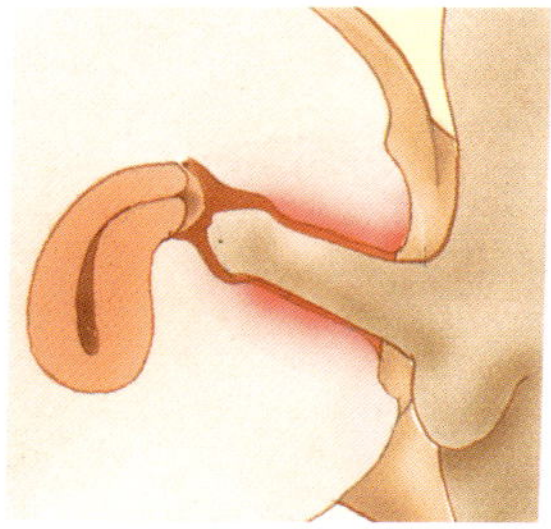

• *Wenn er von hinten eindringt (links), stimuliert der Penis fast die gesamte Vorder- und Rückwand der Scheide und erreicht möglicherweise sogar den G-Punkt.*

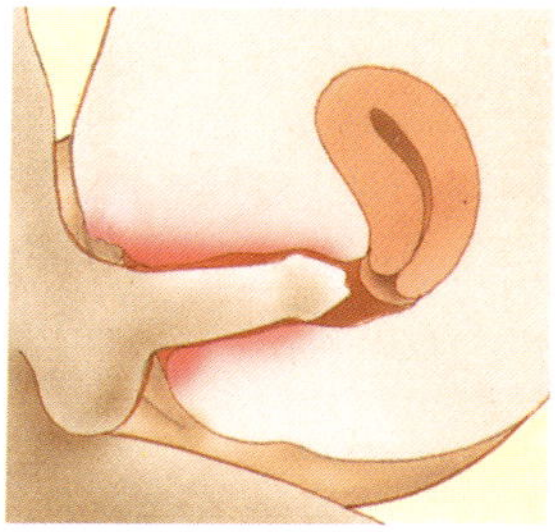

• *Wenn Sie auf dem Schoß Ihres Partners sitzen (links), stimuliert sein Penis den gesamten Eingangsbereich der Scheide und erreicht vielleicht auch die Klitoris.*

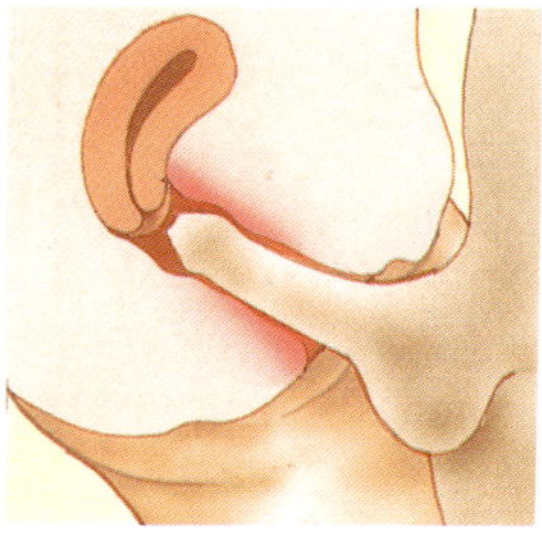

• *Wenn Sie beide stehen (links), erhalten die äußeren beiden Drittel der Scheidenrückwand und die inneren beiden Drittel der Vorderwand die stärkste Stimulation durch den Penis des Partners.*

EINE BEZIEHUNG SCHAFFEN

Wenn Sie der Meinung sind, beim Geschlechtsverkehr mit Ihrem Partner mangle es am richtigen Kontakt, können Sie folgendes tun:

- Blickkontakt halten: Wählen Sie Stellungen, in denen Sie sich anschauen können. Blickkontakt verstärkt die Erregung und gibt ein Gefühl von Nähe.
- Synchronisieren: Beim Geschlechtsverkehr entsprechen sich die Bewegungen oft ganz natürlich; wenn dies bei Ihnen nicht der Fall ist, versuchen Sie, Ihre Atmung aufeinander abzustimmen, so daß Sie langsam zu einer Koordination Ihrer Körpersprache kommen.
- Küssen: Küssen ist eine der persönlichsten Gesten beim Sexualakt, da Mund und Zunge ihn noch intimer und erregender machen und Sie sich dabei auch schmecken und riechen können.
- Reden: Verwandeln Sie Seufzer in Worte, und ermutigen Sie Ihren Partner zum Reden. Reden beim Sex kann ablenken, aber auch genau das Gegenteil bewirken.

WENN SICH DIE FRAU *oben befindet und ihren Partner ansieht, übernimmt sie eine aktive Rolle, da sie Bewegungen und Empfindungen kontrollieren kann. Klitoris und Brüste können berührt werden. Setzen Sie die Scheidenmuskulatur ein, um sich mit jedem Stoß nach oben zu ziehen – das verstärkt die Empfindungen. Probieren Sie diese Stellung auf dem Boden oder rittlings auf einem Stuhl aus; ein Schaukelstuhl vermittelt ein desorientierendes, aber erregendes Gefühl. Für diese Position bedarf es einer steifen Erektion, und es ist eine der wenigen Stellungen, bei denen Sie ihn verletzen können, wenn Sie sich ungeschickt bewegen.*

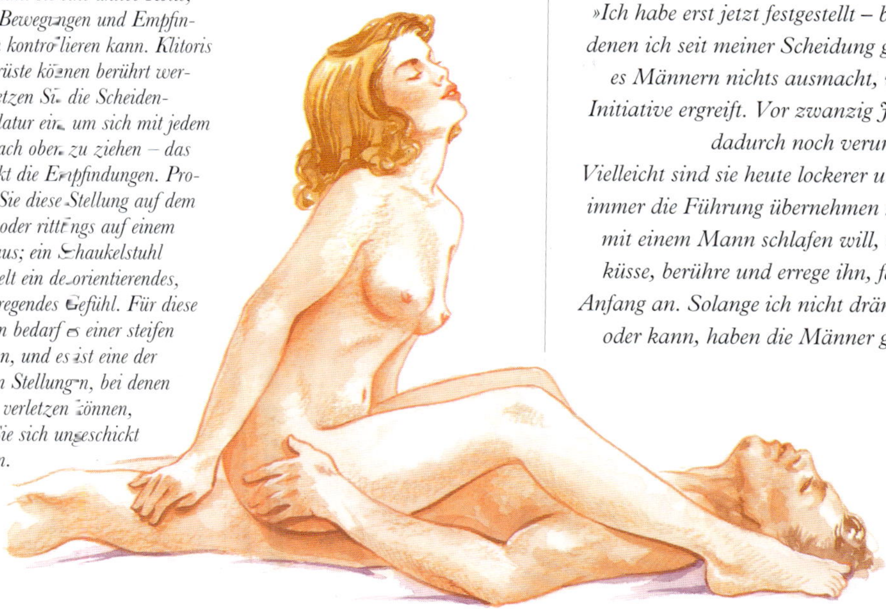

Fallgeschichte

»Ich habe erst jetzt festgestellt – bei den Männern, mit denen ich seit meiner Scheidung geschlafen habe –, daß es Männern nichts ausmacht, wenn eine Frau die Initiative ergreift. Vor zwanzig Jahren fühlten sie sich dadurch noch verunsichert.

Vielleicht sind sie heute lockerer und finden es gut, nicht immer die Führung übernehmen zu müssen. Wenn ich mit einem Mann schlafen will, werde ich aktiv. Ich küsse, berühre und errege ihn, falls nötig, ganz von Anfang an. Solange ich nicht dränge, wenn er nicht will oder kann, haben die Männer gar nichts dagegen.«

PETRA

MANCHE FRAUEN *mögen es nicht, wenn der Mann von hinten in sie eindringt (unten). Lehnen Sie die Position ab, wenn Sie dabei das Gefühl haben, kontrolliert zu werden. Diese Stellung ruft jedoch völlig andere Empfindungen hervor und ist äußerst erotisch für einen Partner, der das weibliche Gesäß erregend findet. Bei dieser Variation knien Sie auf dem Bettrand und stützen sich fest mit den Unterarmen ab, die Sie nah an den Körper heranziehen, während die Beine gerade nach hinten ausgestreckt werden. Er hebt Ihre Beine an und dringt von hinten in Sie ein. Bedenken Sie bei dieser Position folgendes: Der Penis kann leicht herausrutschen und in der Scheide eingeschlossene Luft laut entweichen, während er sich bewegt; außerdem besteht die Möglichkeit, daß das Glied bei heftigen Bewegungen gegen einen Eierstock stößt.*

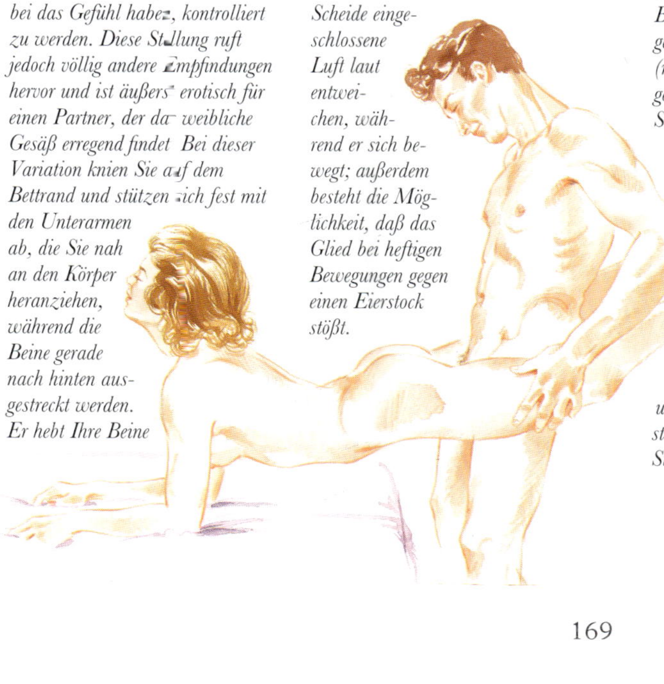

MIT VARIATIONEN *im Stehen zu experimentieren, macht Spaß, vor allem dann, wenn Sie leicht und gelenkig genug sind, Ihre Beine um seine Taille zu schlingen und sich »tragen« zu lassen (rechts). Sie sind besonders gut geeignet für ein Liebesspiel auf die Schnelle, bei dem die Partner zum Teil bekleidet sind, oder am Anfang einer längeren Liebesbegegnung, bevor Sie sich für konventionellere Stellungen ins Bett oder auf den Boden legen.*

Damit er eindringen kann, strecken Sie ein angewinkeltes Bein zur Seite und schlingen es dann um ihn. Ist ein Partner sehr groß, steht er auf einer Treppe ein paar Stufen tiefer.

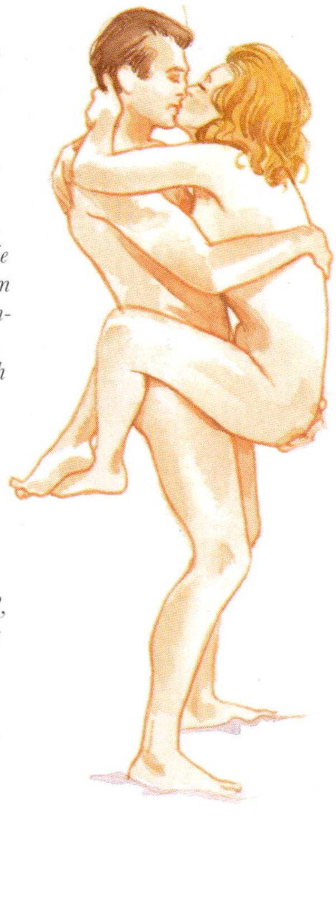

DEN ORGASMUS STEIGERN

BEIM ORGASMUS GRÖSSTMÖGLICHE LUST ERZIELEN

Anders als der Höhepunkt beim Mann, der normalerweise von der Spermaproduktion abhängig ist, können Frauen ohne Erholungsphase mehrere Orgasmen hintereinander erleben. Es gibt auch Höhepunkte, bei denen jedoch zwischen den einzelnen Muskelkontraktionen eine Pause entsteht. Andere Frauen berichten von multiplen Orgasmen, bei denen eine Kontraktion in die nächste übergeht, oder von verlängerten Höhepunkten, bei denen die Intensität der Empfindungen lange anhält, auch wenn die Kontraktionen nur kurz sind.

Manche Frauen sind in der Lage, ohne direkte genitale Berührung zum Orgasmus zu kommen, beispielsweise durch die Stimulation der Brüste, des Gesäßes, der Füße und sogar der Ohrläppchen. Anderen gelingt es, allein durch Phantasievorstellungen den Höhepunkt zu erreichen, wobei vielleicht nur ein, zwei leichte Berührungen nötig sind.

Frauen erleben unterschiedliche Arten von Orgasmen: Höhepunkte, die sich ganz auf die Klitoris konzentrieren und dort erlebt werden, Höhepunkte, die sich stärker auf die Scheide konzentrieren, sowie »Körperorgasmen«, bei denen die Empfindung bei den Füßen beginnt und sich bis zum Kopf fortsetzt.

Der Orgasmus der Frau scheint zwar hin und wieder weniger verläßlich zu sein als der des Mannes, aber dafür ist er vielfältiger und ungewöhnlicher.

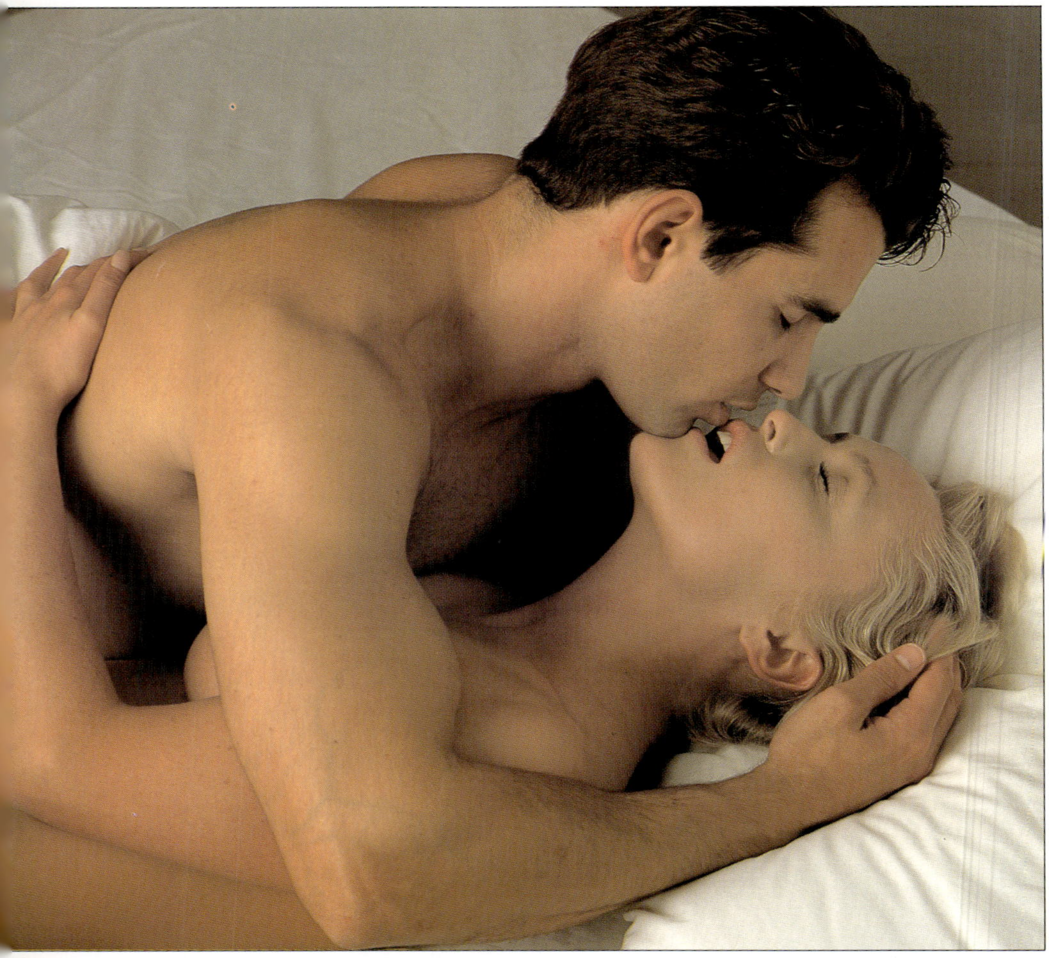

EIN GLEICHZEITIGER ORGASMUS *bei Mann und Frau galt früher als Zeichen der Liebe oder zumindest der Harmonie. Heute ist solch »zielorientierter« Sex nicht mehr so wichtig, da er von der Lust ablenken kann, wenn die zeitliche Abstimmung zu sehr in den Vordergrund rückt.*

Bei heterosexuellen Paaren können auch im Gefühlsbereich Unterschiede bestehen. Nach dem Orgasmus geht beim Mann die Erregung schnell zurück, während die Frau viel länger in diesem Gefühl verweilt. Viele Fachleute sind heute der Ansicht, daß es besser ist, getrennt zum Orgasmus zu kommen, vorzugsweise die Frau zuerst.

BEWERTUNG DES SEXUELLEN ICH 52–53
DER ORGASMUS 80–81
IHR RECHT AUF EINEN ORGASMUS 140–141

BECKENBODEN-MUSKULATUR

Die Beckenbodenmuskeln, die Scheide, Harnröhre und After umgeben, ziehen sich zusammen, wenn die Frau zum Höhepunkt kommt. (Unterbrechen Sie das nächstemal beim Wasserlassen den Harnfluß; dabei setzen Sie die Beckenbodenmuskulatur ein.) Diese Muskeln können gestärkt werden, um sie aktiv einzusetzen und einen stärkeren Orgasmus zu erzielen. Das nun folgende Training basiert auf den Übungen des Gynäkologen Arnold Kegel, der sie vor fast fünfzig Jahren entwickelt hat. Sie wurden von der Psychologin Sheila Kitzinger modifiziert.

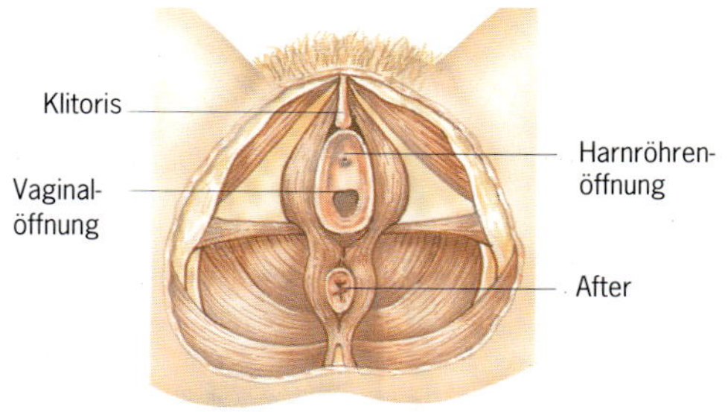

Beckenbodenmuskulatur

- Führen Sie einen Finger in die Scheide ein, und ziehen Sie die Muskeln zusammen, bis Sie spüren, daß Sie auf den Finger drücken. Führen Sie diese Übung mehrmals aus.
- Stellen Sie sich vor, daß sich ein kleines Stück Obst in der Scheide befindet. Drücken, kauen, schlucken Sie es.
- Stellen Sie sich jetzt vor, daß Sie dieses Stück Obst langsam durch Ihren Körper nach oben befördern. Ziehen Sie die Muskulatur von Ihrer Scheide aus nach oben, aber drücken Sie mit den Schultern nach unten.
- Führen Sie diese Übungen (alle oder nur einige) mehrmals täglich aus: an der Bushaltestelle, am Schreibtisch, beim Zähneputzen – jeweils zwanzigmal und so schnell, wie Sie können.
- Versuchen Sie dann, sie zuerst für zusätzliche Erregung beim Masturbieren und schließlich beim Geschlechtsverkehr einzusetzen, um den Penis des Partners noch mehr zu stimulieren.

G-PUNKT, U-PUNKT, A-PUNKT?

In den letzten fünfzehn Jahren haben Forscher bestimmte hochsensible Punkte in der Scheide entdeckt. Manche Frauen können diese Punkte bei sich nicht finden, andere erklären, daß sie mit Sicherheit zum Orgasmus führen. Leeren Sie zuerst die Blase, und erforschen Sie dann mit zwei Fingern den oberen Bereich im Scheideninnern. Vielleicht fällt es Ihnen leichter, wenn Sie mit der anderen Hand auf den Bauch drücken. All diese Punkte können mit dem Finger des Partners, einem Dildo oder Vibrator stimuliert werden.

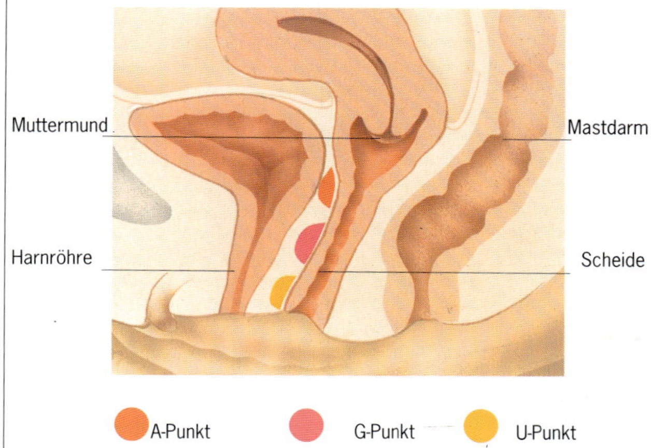

A-Punkt: Dabei handelt es sich um eine ziemlich neue Entdeckung. Der Punkt befindet sich in der Mitte zwischen G-Punkt und Muttermund. Er kann direkt oder durch beidseitiges Reiben der Scheidenwand stimuliert werden. Versuchen Sie beim Geschlechtsverkehr am Ende des Betts zu sitzen, während Ihr Partner von vorn in Sie eindringt.

G-Punkt: Dieser zuerst von Ernst Grafenberg 1944 entdeckte Punkt wurde in einem Bestseller des Jahres 1982 »neu entdeckt«. Es handelt sich um einen bohnenförmigen Bereich etwa fünf Zentimeter vom Scheideneingang entfernt. Er wird in Stellungen stimuliert, bei denen sich die Frau oben befindet oder der Partner bei festem Peniskontakt von hinten eindringt.

U-Punkt: Er befindet sich etwa 2,5 Zentimeter vom Scheideneingang entfernt und wird oft mit dem G-Punkt verwechselt. Bei Berührung wird Harndrang ausgelöst. Berührungen scheinen besonders erregend zu sein, wenn sie zusammen mit klitoraler Stimulation erfolgen.

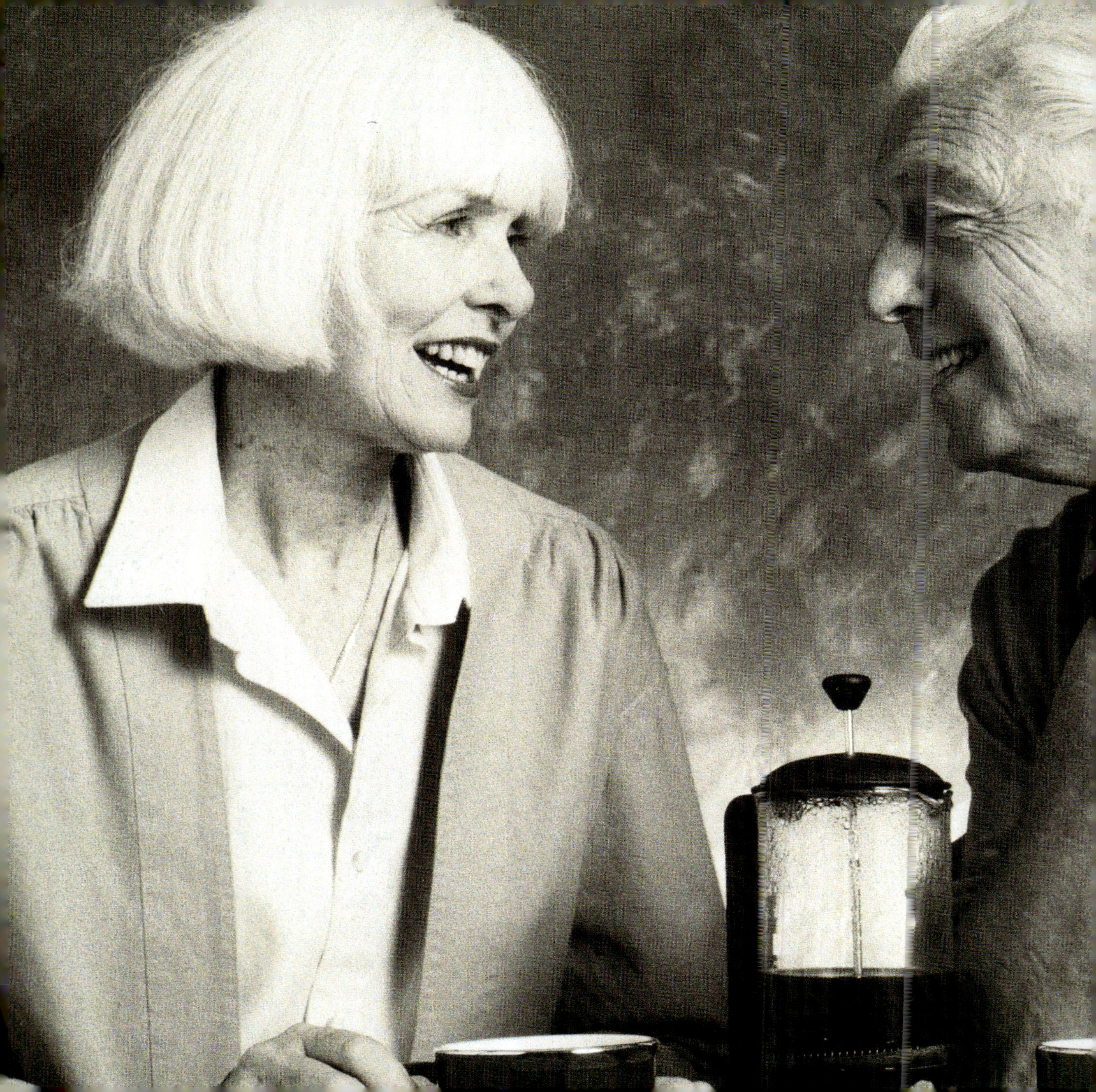

8 Sexualität ein Leben lang

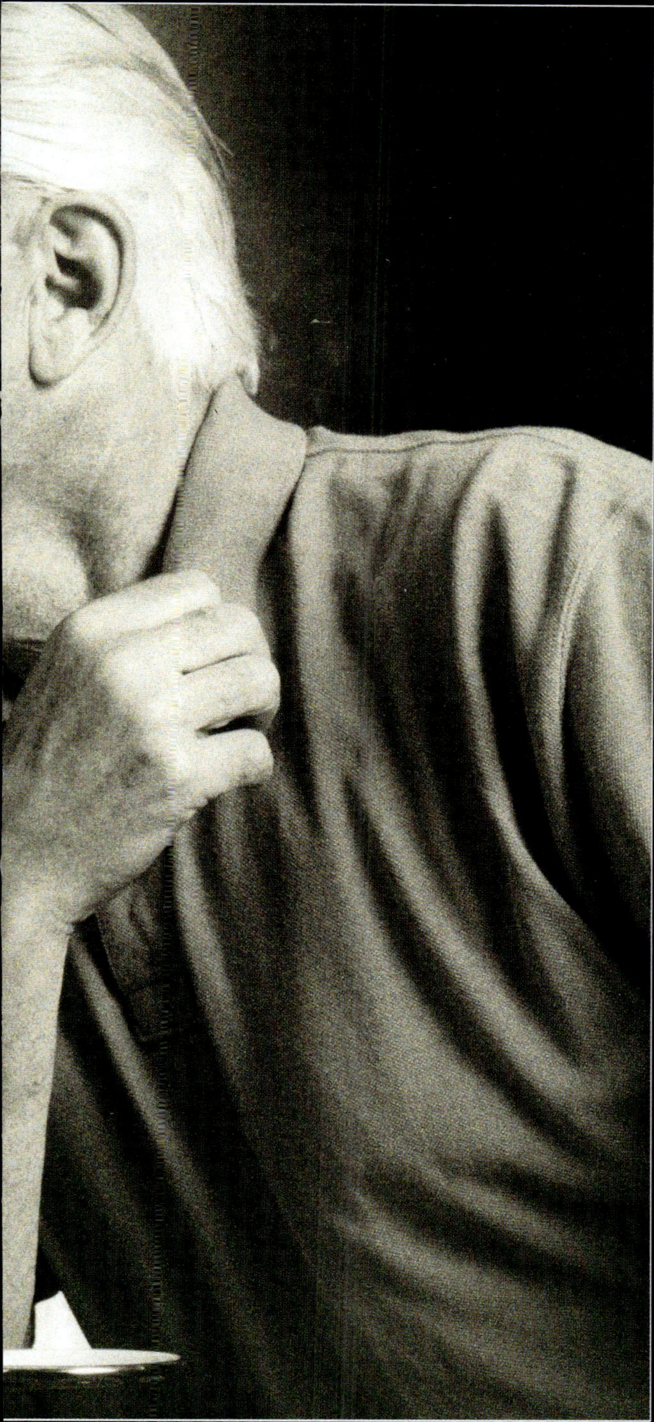

*Langsam wird uns bewußt, daß die weib*liche Sexualität ein Leben lang anhält, ein wesentlicher Bestandteil unseres Lebens ist und ein Fundament für alles, was wir tun. In der Vergangenheit haben Frauen vielleicht geglaubt, Sex sei für sie nicht so wichtig wie für Männer, daß er nur im Zusammenhang mit dem Kinderkriegen eine Rolle spiele und sie sich ab einem gewissen Alter nicht mehr sexuell betätigen oder sexuelle Gefühle haben sollten. Doch diese Auffassung war rein kulturell oder religiös geprägt und entsprach nicht der Realität. Tatsächlich liegt es in unserer Natur, ein ganzes Leben lang lustvolle Sexualität erleben zu können, außer sie wird uns durch Verletzungen oder Krankheit unmöglich gemacht.

Der Unterschied zu früher besteht darin, daß wir es heute wissen. Frauen reden miteinander, und es gibt weibliche Vorbilder; wir können uns informieren, und durch Film und Fernsehen, Bücher und Zeitschriften lernen wir die Wahrheit kennen.

Natürlich geht es in vielfacher Hinsicht um eine sich selbst erfüllende Prophezeiung. Je stärker wir uns bewußt machen, daß Frauen von der Wiege bis zum Grab sexuelle Wesen sind, desto besser können wir unabhängig vom Alter zu unserer Sexualität stehen. Je mehr wir anerkennen, daß es natürlich – und wunderbar – ist, in jeder Phase unseres Lebens zu lieben, um so größere Bedeutung gewinnt das Liebesspiel für unser Frausein.

Eine liebevolle Beziehung, *die sich über viele Jahre hinweg entwickelt hat oder im späteren Leben wieder neu entdeckt wurde, ist Motivation und Grundlage, sexuell lebendig zu bleiben. Wie könnte man als Mensch die eigene Fähigkeit, Lust zu geben und zu empfangen, nicht schätzen, wenn der Partner dies ebenfalls tut?*

SEXUELLE STADIEN

LEBENSERFAHRUNG UND SEXUALITÄT

Im Verlauf unseres Sexuallebens durchlaufen wir eine Reihe von Lebensstadien. Sie führen uns von den unbeholfenen ersten Schritten in der Kindheit zur selbstbewußten Sexualität des Erwachsenen. Auf dem Höhepunkt unserer Fruchtbarkeit bringen wir unsere Kinder zur Welt, um dann in das Stadium des Klimakteriums einzutreten, in dem die Fruchtbarkeit endet. Wir machen andere Lebenserfahrungen, die an sich zwar nicht sexueller Natur sind, aber unsere Einstellung zur Sexualität beeinflussen.

Es ist wichtig, sich dieser Veränderungen bewußt zu werden: Ohne dieses Wissen sind wir nicht in der Lage, uns anzupassen, uns vorzubereiten auf die Schwankungen unseres Trieblebens, eine andere Einstellung zu finden oder unsere Ansichten zu ändern. Eine neue Wahrnehmung unserer Sexualität führt dazu, daß wir umdenken, uns neu orientieren oder zu der Erkenntnis gelangen, daß ein bestimmter Partner sexuell nicht mehr unseren Vorstellungen entspricht. Tatsächlich definieren wir uns sexuell im Lauf der Jahre immer neu, wenn wir in eine andere Lebensphase eintreten. Erst wenn wir uns dieses ständigen Wandels bewußt sind, können wir hoffen, all unsere sexuellen Möglichkeiten auszuschöpfen.

LEBENSSTADIEN

DIE WEIBLICHEN LEBENSSTADIEN *sind individuell verschieden: Nicht jede Frau erlebt all diese Phasen in der hier beschriebenen Reihenfolge oder Zeit, doch fast alle Frauen durchlaufen diese Stadien irgendwann einmal in ihrem Leben.*

2 KÖRPERLICHE REIFE
Mit der Menarche und dem Eintreten der Fruchtbarkeit lernen wir das Verlangen nach sexueller Erregung, Phantasievorstellungen, Masturbation und aktivem Experimentieren kennen.

4 SEXUELLE UNABHÄNGIGKEIT
Wir treffen eigene sexuelle Entscheidungen, etwa darüber, mit wem wir schlafen wollen. Sexuelle Handlungs- und Entscheidungsfreiheit zu haben, stärkt unsere Fähigkeit, Lust zu erleben.

6 SEXUELLE BINDUNG
In der Regel entscheiden wir uns nicht nur aus Gründen der Sexualität für einen Partner, aber Übereinstimmung auf diesem Gebiet ist sehr wichtig.

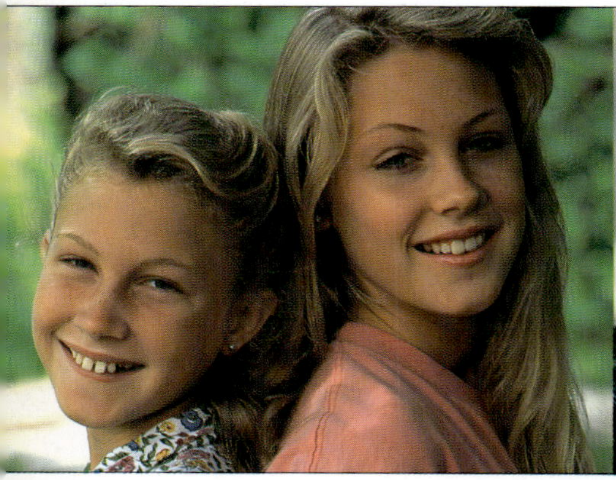

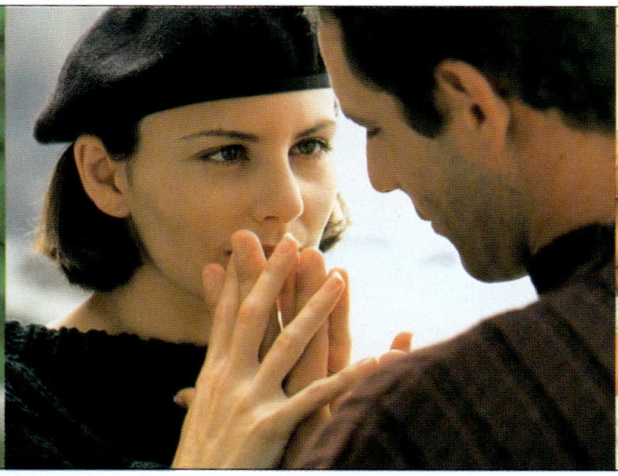

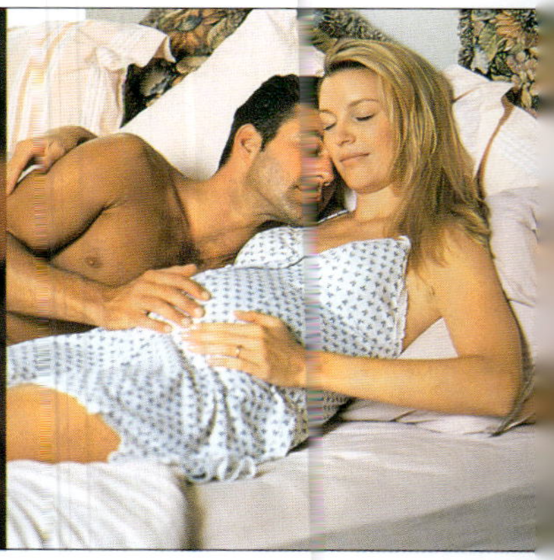

1 SEXUELLE ANFÄNGE
In der Kindheit sind wir uns ein paar Jahre lang unserer Sexualität meist nicht bewußt. Das ändert sich jedoch mit der Zeit.

3 SEXUELLE PARTNERSCHAFT
Unsere ersten wichtigen sexuellen Erfahrungen zeigen uns, wie stark Sexualität sein kann.

5 SICH KEINE CHANCE ENTGEHEN LASSEN
Durch Beziehungen zu mehreren Partnern lernen wir, was für uns sexuell und emotional gut ist.

7 SEXUELLE ENTWICKLUNG
Wir erreichen den Punkt sexuellen Selbstbewußtseins, wenn wir unsere Vorlieben kennen und kontrollierbar und verläßlich zum Höhepunkt kommen können.

SEXUELLE ENTSCHEIDUNGEN TREFFEN **46–47**
NACHLASSENDES VERLANGEN **132–133**
HILFE SUCHEN **148–149**

SEX UND SCHLÜSSELERLEBNISSE IM LEBEN

Einzelne wichtige Ereignisse – Krisen oder Feste, Beförderung oder Schwangerschaft, Krankheit oder Feindschaft – können unsere Einstellung auch zur Sexualität verändern.

● IHRE SEXUELLE TRIEBKRAFT IST NEU ERWACHT
Dies ist besonders häufig nach einer Eheschließung der Fall. Doch wenn es beispielsweise nach einem Unglück wie einer Fehlgeburt geschieht, sollten Sie keine Schuldgefühle haben. Wenn Ihr Partner anders reagiert und keinen Sex möchte, setzen Sie ihn nicht unter Druck. Finden Sie für sich eine Lösung.

● VIELLEICHT HABEN SIE DAS INTERESSE AN SEX VERLOREN
Dies ist besonders dann der Fall, wenn Sie sich von einer Krise oder Enttäuschung erholen, etwa nach einem Arbeitsplatzverlust oder einer Scheidung. Denken Sie an sich, ernähren Sie sich ausgewogen, und sorgen Sie für ausreichend Bewegung, Schlaf und Entspannung. Emotional sollten Sie sich von Ihrer Familie, von Freunden oder einem Psychologen helfen lassen. Versichern Sie Ihrem Partner, daß er noch immer wichtig für Sie ist. Mit der Zeit wird diese Phase vorübergehen und die Sexualität zurückkommen.

8 SEXUELLES VERLANGEN
Nach fünf bis neun Jahren in einer festen Beziehung kommen wir möglicherweise in eine Identitätskrise, in der wir uns ruhelos fühlen und dazu neigen, eine Affäre zu beginnen oder den Partner zu wechseln.

10 KINDERERZIEHUNG
Sex verliert an Bedeutung, wenn wir unsere ganze Energie auf unsere Kinder konzentrieren; doch mit ihrem Heranwachsen und ihrer zunehmenden Unabhängigkeit kehrt auch unsere Sexualität zurück.

12 WECHSELJAHRE
Wenn die Fertilität aufhört und wir in die Wechseljahre kommen, denken wir vielleicht, daß unser Sexualleben vorüber ist, oder – im Gegenteil – wir fühlen uns freier und reifer, um ungehemmten Sex zu genießen.

14 PENSIONIERUNG
Wenn wir aufhören zu arbeiten oder der Partner nicht mehr berufstätig ist, kann es zu einer Neuordnung unseres Lebens kommen, da beide erkennen, daß dies wohl die letzte sexuelle Beziehung in ihrem Leben ist.

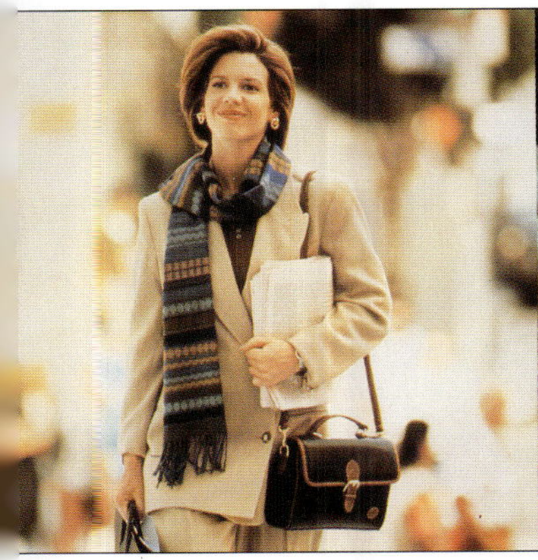

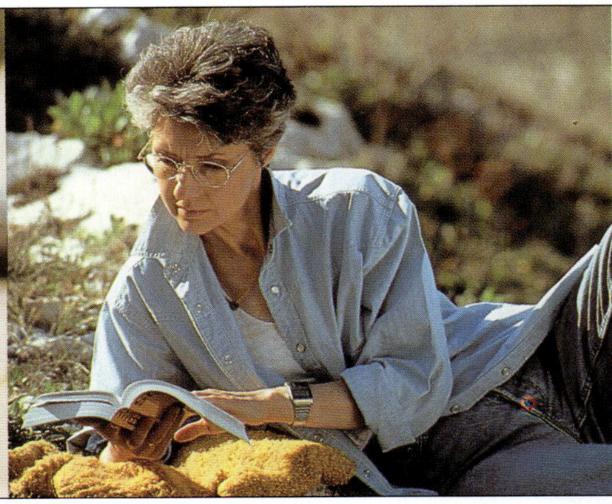

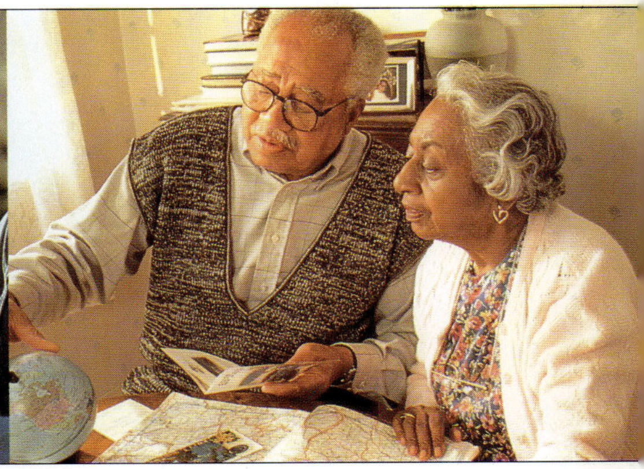

9 SEX ZUR FAMILIENGRÜNDUNG
Oft verändert sich unsere Einstellung zum Sex durch Schwangerschaft, die Unfähigkeit, schwanger zu werden, oder die Entscheidung, keine Familie zu gründen.

11 EIN PLATEAU ERREICHEN
Die Überzeugung, daß das Leben seinen Gipfel erreicht hat, kann die Sexualität negativ beeinflussen oder dazu führen, daß wir in unserer primären Beziehung oder außerhalb von ihr nach erfüllterem sexuellen Erleben suchen.

13 BEFREIUNG VON DER KINDERERZIEHUNG
Wenn das letzte Kind das Haus verläßt, überdenken wir unsere primäre Partnerschaft; zweite Flitterwochen oder Trennung und vielleicht die Bindung an einen neuen Partner können die Folge sein.

15 ALTER
Krankheit, Attraktivitätsverlust, der Tod eines Partners und kulturelle Vorurteile können zur Aufgabe der Sexualität führen. Doch wenn wir diese Hürden überwinden, sind wir in der Lage, bis zum Ende unseres Lebens sexuell aktiv zu bleiben.

SEX UND BERUFSLEBEN

SEXUALITÄT AM ARBEITSPLATZ

Eine der großen gesellschaftlichen Veränderungen der letzten fünfzig Jahre ist die, daß Frauen heute meist berufstätig sind. Es gibt kaum eine Frau, die nicht irgendwann einmal einem Beruf nachgegangen ist. Es überrascht daher nicht, daß der Arbeitsplatz für Frauen heute zur wichtigsten Stelle für sexuelle Kontakte geworden ist: Sechzig Prozent aller Frauen haben Sex mit einem Kollegen, und dreißig Prozent heiraten einen Arbeitskollegen. Die große Partnerauswahl und die enge Zusammenarbeit machen den Arbeitsplatz zu einer besonders attraktiven Arena für sexuelle Begegnungen.

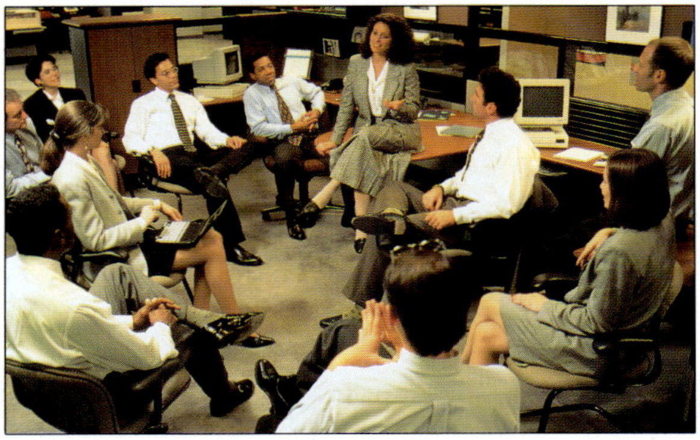

Fallgeschichte

»Wir sind nicht gleich ins Bett gegangen. Das Ganze entwickelte sich langsam, zumal ich wußte, daß Bruno verheiratet war. Dann arbeiteten wir gemeinsam an einigen Prüfungsplänen, und ich bewunderte, wie er diese Aufgabe handhabte. Ich hatte Probleme mit meinem Freund, und Bruno half mir, ihn loszuwerden; kurz darauf schliefen wir miteinander.

Danach wurde es kompliziert. Es fiel mir schwer, ihn im Büro nie berühren zu können. Doch es gelang uns, die Affäre geheimzuhalten, bis wir bereit waren, den nächsten Schritt zu tun. Wir warteten bis zum letzten Schultag. Er fuhr nach Hause, packte und kam zu mir.

Die nächsten sechs Wochen waren schrecklich, als er versuchte, mit seiner Familie eine praktikable Lösung zu finden. Doch auf diese Weise konnten wir das nächste Schuljahr in einigermaßen geregelten Verhältnissen beginnen. Die Kollegen waren ein wenig beleidigt. Ich glaube, es paßte ihnen nicht, daß ich ihn ›gestohlen‹ hatte. Doch schließlich akzeptierten sie es.« HEIKE

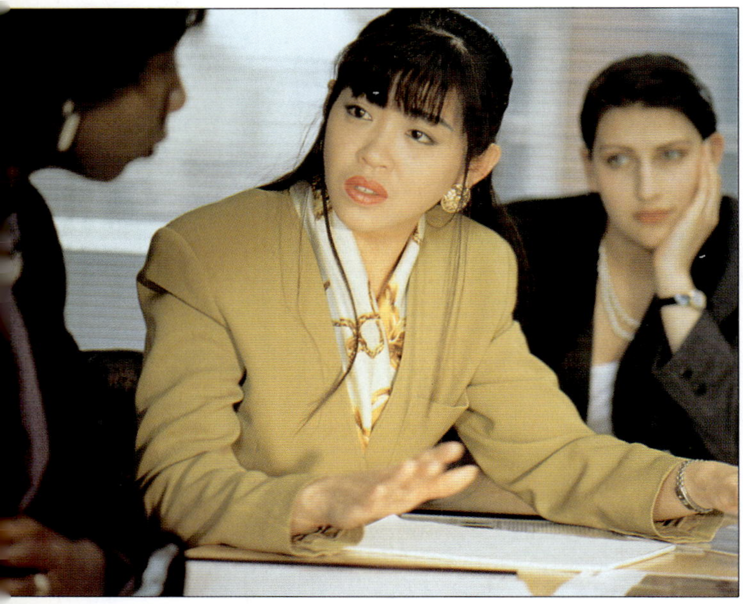

WENN FRAUEN IM BERUF *an Einfluß gewinnen, werden sie häufig nach Faktoren beurteilt, die für die Karriere eines Mannes unwichtig sind. Kleiden sich Frauen attraktiv, werden sie entweder als überspannt betrachtet oder nicht ernstgenommen, während androgyn gekleidete Frauen als Konkurrenz oder leistungsschwaches Neutrum gelten. Genauso werden Frauen mit einem hübschen Lächeln bisweilen als »Freiwild« angesehen, während man Frauen mit neutraler Körpersprache oft als »unweiblich« einstuft. Frauen, die selbstbewußt oder aggressiv auftreten, gelten als Gefahr für männliche Kollegen. Für diese Probleme gibt es keine einfache Lösung. Die Einhaltung von Unternehmensvorschriften hinsichtlich Kleidung, Verhalten und Körpersprache erleichtert das Leben. Widersetzt man sich, gibt es Schwierigkeiten. Doch langfristig gesehen signalisiert man damit: Frauen sind im Beruf genauso kompetent wie Männer, und ihre Sexualität spielt dabei keine Rolle.*

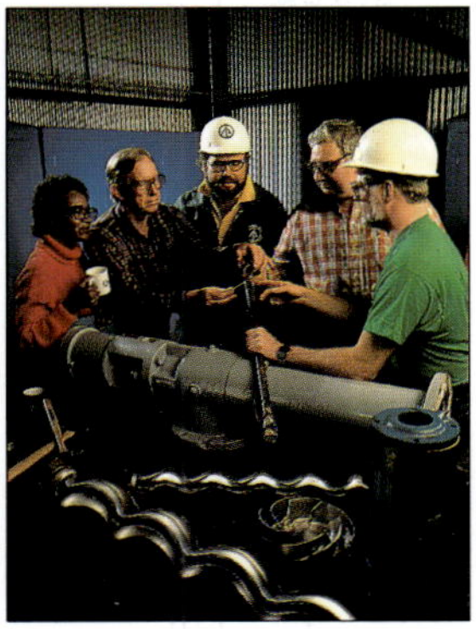

UNERWÜNSCHTER SEX 50–51
ERSTE SIGNALE 88–89
SEXUELLE KOMMUNIKATION 94–95

UMGANG MIT SEXUALITÄT AM ARBEITSPLATZ

Eine intime Beziehung, die sich am Arbeitsplatz entwickelt, hat gut Chancen auf Erfolg. Wahrscheinlich machen Sie sich weniger Illusionen vom anderen, so daß Ihre Liebe auf wirklichem Verständnis aufbauen kann. Doch es gibt Nachteile, die Sie in Betracht ziehen sollten.

- *Sorgen Sie dafür, daß Sie nach der Arbeit erst einmal eine halbe Stunde allein sind, um zu verhindern, daß berufliche Probleme ihr Liebesleben stören. Verbringen Sie nicht jede Minute miteinander, damit sich Ihre Interessen nicht nur auf Beruf und Sex beschränken.*
- *Achten Sie darauf, daß sich keine Intimität am Arbeitsplatz einschleicht. Ihre Effizienz könnte leiden, und Kollegen könnten sich gestört fühlen. Das wäre der Ausgangspunkt für Probleme. Eine Faustregel lautet, daß Sie beide nicht über persönliche Dinge sprechen oder sich berühren, solange Sie am Arbeitsplatz sind.*
- *Seien Sie darauf vorbereitet, daß man einen von Ihnen »versetzt« oder eine Kündigung ausspricht, sobald die Beziehung bekannt wird, auch wenn Sie sich völlig unauffällig verhalten. In vielen Unternehmen ist man der Meinung, daß eine sexuelle Beziehung eine Bedrohung für die Loyalität gegenüber der Firma darstellt. Planen Sie voraus: Was werden Sie tun, wenn Ihr Vorgesetzter Ihnen ein Ultimatum stellt?*
- *Wenn die Affäre endet, sollten Sie sich auf Schwierigkeiten gefaßt machen. Hinterher noch miteinander zu arbeiten, dürfte nicht leicht sein; vielleicht können Sie sich einen anderen Job suchen oder es zumindest eine Zeitlang vermeiden, sich zu begegnen.*

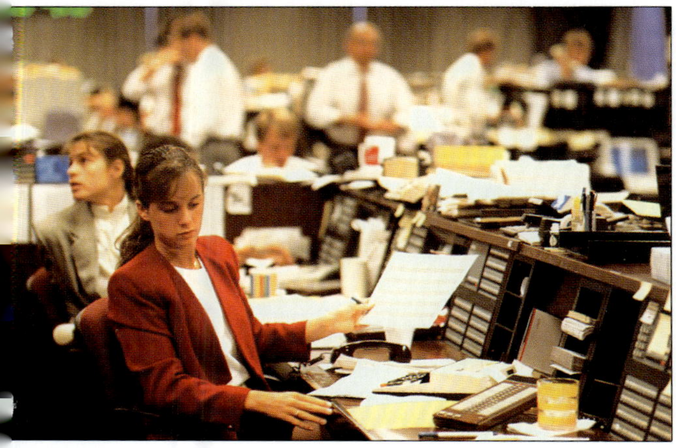

BELÄSTIGUNG AM ARBEITSPLATZ

Bis zu neunzig Prozent der Frauen werden am Arbeitsplatz in unterschiedlicher Weise sexuell belästigt: Sie werden unter Druck gesetzt, sexuell aktiv zu werden, es werden zweideutige Bemerkungen gemacht, oder eine Beförderung wird gegen gewisse Dienste angeboten. Hier geht es im Grunde weniger um Sex als um Machtspiele. Derjenige, der belästigt, möchte das Gefühl haben, daß er (oder sie) Macht über das Opfer hat. Eine Untersuchung aus dem Jahr 1992 zeigt, daß die meisten Vorfälle dieser Art nicht gemeldet werden. Doch selbst wenn sie ans Licht kommen, gehen über fünfzig Prozent der Täter ohne Bestrafung aus, und oft wird sogar die betroffene Frau selbst beschuldigt. Die folgenden Ratschläge sollten Sie beherzigen.

- Vermitteln Sie am Arbeitsplatz durch Kleidung, Körpersprache oder Worte nie den Eindruck, leicht eroberbar zu sein.

- Flirten Sie nicht; entmutigen Sie diejenigen, die versuchen, mit Ihnen zu flirten.

- Wenn Sie von jemandem belästigt werden, sollten Sie dafür sorgen, daß Sie mit dieser Person nie mehr allein sind.

- Halten Sie schriftlich fest, was passiert ist, wann und wo es geschehen ist und wer dabei war.

- Konfrontieren Sie den Täter mit einem Zeugen. Erklären Sie ihm ruhig, aber ohne sich zu rechtfertigen, was Sie stört, welches Verhalten Sie in der Zukunft erwarten und was Sie unternehmen werden, wenn man Sie wieder belästigt. Legen Sie dies schriftlich nieder.

- Wenn die Belästigungen weitergehen, beschweren Sie sich bei Ihrem Vorgesetzten.

- Wenn Sie mit seiner Reaktion nicht zufrieden sind, wenden Sie sich an den Betriebsrat.

- Wenn Sie im Management tätig sind, sollten Sie Belästigungen bei Ihren Mitarbeitern, gleich von welcher Seite, unterbinden.

WENN EINE BEZIEHUNG ENDET

NACH EINER TRENNUNG IN DIE ZUKUNFT SEHEN

Unsere Großmütter erwarteten, daß ihre sexuelle Beziehung zu einem Mann ein Leben lang andauerte, während unsere Mütter davon ausgingen, daß ihre Ehe fürs Leben halten würde, auch wenn ihr Partner nicht immer die einzige sexuelle Beziehung war. Wir hingegen sind davon überzeugt, daß die meisten unserer sexuellen Beziehungen irgendwann zu Ende gehen. Symbolisch kann eine Trennung oft als Zurückweisung oder Versagen empfunden werden, egal, welche Ursachen sie hat. Praktisch gesehen bedeutet sie auch den Verlust von Werten wie Geborgenheit, Trost, Bindung, finanzielle Unterstützung oder gemeinsame Elternschaft.

Doch auch wenn wir unter Trennungen leiden, können wir uns bewußt für sie entscheiden und das Beste daraus machen. Wir wissen, daß eine schlechte Beziehung belastender ist, als gar keine zu haben. In vielen westlichen Ländern reichen Frauen viel häufiger die Scheidung ein als Männer, und nach einer Trennung sind sie von der Richtigkeit ihres Handelns eher überzeugt als ihre Partner. Anschließend scheint es Frauen auch besser als Männern zu gelingen, eine neue, erfolgreiche Partnerschaft einzugehen.

DIE SEXUELLE ARENA WIEDER BETRETEN

- Wenn Sie nervös oder pessimistisch sind und sich unattraktiv oder unsicher fühlen, sollten Sie daran denken, daß es anderen in einer solchen Situation genauso ergeht. Konzentrieren Sie sich darauf, anderen zu helfen, sich zu entspannen.
- Wenn Sie sich hinsichtlich der »Grundregeln« nicht sicher sind – speziell, wenn diese sich in den vergangenen Jahren geändert zu haben scheinen –, sprechen Sie mit Freunden und möglichen Partnern darüber. Es ist keine Schande, wenn man zugibt, nicht auf dem laufenden zu sein. Ein Erfahrungsaustausch kann das Problem lösen.
- Lassen Sie sich nie zu etwas überreden, das Sie nicht wollen. Wir leben zwar in einer sexuell freieren Zeit als früher, aber der Druck, sofort Sex zu haben, ist geringer geworden. Heute lernt man einen Menschen erst näher kennen, bevor man mit ihm schläft.
- Andererseits sollten Sie nicht gleich von einer Beziehung ausgehen, nur weil Sie mit jemandem geschlafen haben, wie dies früher vielleicht der Fall war. Warten Sie, bis Sie sich besser kennengelernt und über Ihre Vorstellungen gesprochen haben, sonst könnte es zu Enttäuschungen kommen.
- Wenn Sie Familie haben, sollten Sie nicht zu viele kurze Partnerschaften eingehen. Kinder fühlen sich doppelt betrogen, wenn erst der Vater ausgezogen ist und dann gleich mehrere »Onkel« auf der Bildfläche erscheinen und wieder von ihr verschwinden. Doch wenn Sie eine neue Bindung eingehen, sollten Sie Ihren Kindern klarmachen, daß Ihr Sexualleben nur Sie etwas angeht und Ihre Kinder Ihnen in dieser Hinsicht nichts vorschreiben können, ähnlich wie auch Sie keine sexuellen Entscheidungen für Ihre Kinder treffen können, wenn die Zeit dafür reif ist.

TRAUER

Häufig verlieren heterosexuelle Frauen einen Partner durch Tod. Eine von zwei Frauen ist verwitwet, während es nur einer von fünf Männern ist.

Vom sexuellen Standpunkt aus betrachtet, ist die Wirkung eines solchen Todesfalls traumatisch. Während Sie die normalen Stadien der Trauer – wie Unfaßbarkeit, Kummer, Wut und Depression – durchlaufen, reagiert Ihr Körper vielleicht mit dem Verlust des hormonellen Rhythmus, so daß die Monatsblutung ausbleibt und das sexuelle Verlangen nachläßt. Auch die Fähigkeit, zum Höhepunkt zu kommen, kann für eine Weile eingeschränkt sein. Es ist ganz normal, sich nach Trost und einer sexuellen Beziehung zu sehnen, gleichzeitig aber das Gefühl zu haben, daß dieses Verlangen Betrug am toten Partner ist.

Das Geheimnis, schwere Zeiten zu überstehen, besteht darin, Trauer zuzulassen. Je mehr Sie sich emotional zurückziehen, desto unwahrscheinlicher ist es, sich ganz von dem Verlust zu erholen. Weinen und schreien Sie, wenn Ihnen danach zumute ist. Reden Sie mit Ihrem verstorbenen Partner. Führen Sie Tagebuch über den Trauerprozeß.

Wenn Sie in einer »wilden« Ehe oder einer lesbischen Beziehung gelebt haben, wird Ihre Rolle als Trauernde von der Gesellschaft möglicherweise nicht akzeptiert. Sprechen Sie mit anderen Menschen über die positiven Erinnerungen an Ihren Partner – das ist ein wichtiger Schritt, ihre Trauer zu überwinden.

SEXUELLE ENTSCHEIDUNGEN TREFFEN	46–47
EIN LEBEN OHNE SEX	48–49
SEXUELLE BENIMMREGELN	58–59
ZUM SEX ÜBERGEHEN	90–91
SEX MIT EINEM NEUEN PARTNER	92–93

DIE ELTERNSCHAFT *ist selbst für ein Paar eine schwere Aufgabe. Wenn Sie nach einer Trennung allein für die Kindererziehung zuständig sind, mag es neben den emotionalen durchaus auch sehr reale praktische Gründe dafür geben, eine neue sexuelle Beziehung hinauszuschieben. Sie brauchen Ihre ganze Kraft, um Ihren Kindern die nötige Stabilität zu geben.*

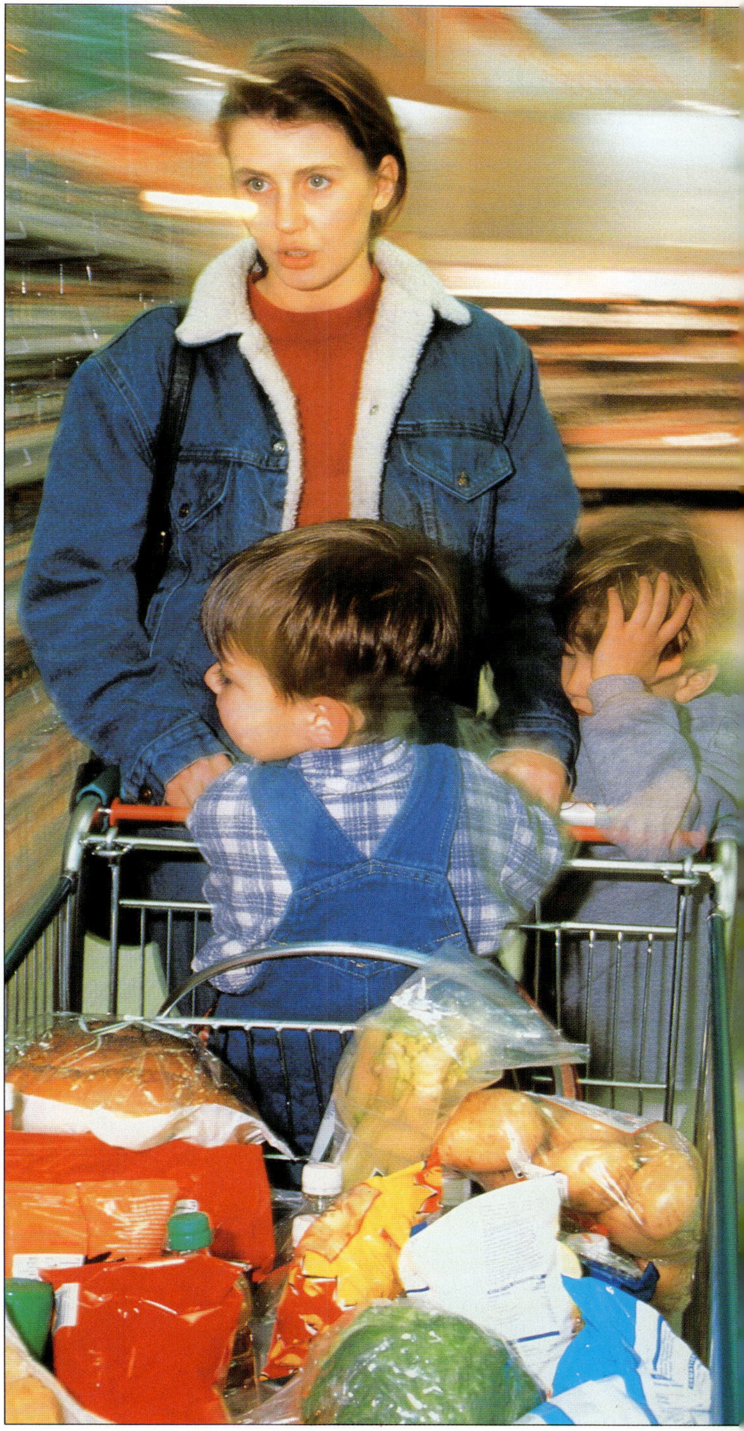

ERHOLUNG VON EINER TRENNUNG

Am Ende einer sexuellen Beziehung berichten Frauen häufig, daß sie durch eine Reihe von »Erholungsphasen« gehen. Vielleicht müssen Sie nicht alle durchlaufen, und einige mögen mehr Wirkung haben als andere, doch die hier aufgeführten Phasen treten am häufigsten auf.

- Sie gewähren sich eine »Auszeit« oder ziehen sich von der Welt zurück, um Geist und Körper die nötige Ruhe zu gönnen. Während das sexuelle Verlangen anfänglich gering sein mag, nimmt es nach einiger Zeit jedoch wieder zu.

- Wenn Sie wieder Kontakt zu anderen Menschen aufnehmen, handelt es sich meist um Personen, die in sexueller Hinsicht nich relevant sind. Auf diese Weise vermeiden Sie Komplikationen in Ihrem Gefühlsleben. Sie gehen Menschen aus dem Weg, die sexuelle Forderungen stellen oder Trost anbieten, für den Sie später vielleicht »bezahlen« müssen.

- Sie widersetzen sich allen Versuchen von Freunden und Familienmitgliedern, sich eine neue sexuelle Beziehung aufzwingen zu lassen. Eine Erholungszeit von einem Jahr bis zu zwei Jahren ist normal, obwohl dies natürlich individuell variiert.

- Sie spüren, daß Sie wieder zur Sexualität bereit sind, sei es nun im Zusammenhang mit einer lockeren oder festen Beziehung. Die Anzeichen dafür sind folgende: Sie fühlen sich Ihrem alten Partner emotional nicht mehr verbunden; Sie haben das Gefühl, als alleinstehende Frau etwas wert zu sein; Sie haben die Fehler in der alten Beziehung erkannt und sind fest entschlossen, sie nicht mehr zu machen.

DIE WECHSELJAHRE 1

DAS KLIMAKTERIUM VERSTEHEN

Wenn wir älter werden, produzieren unsere Eierstöcke kein Östrogen und Progesteron mehr und verlieren ihre Fähigkeit, Eizellen heranreifen zu lassen. Wir haben keinen Monatszyklus mehr, und während sich unser Körper auf diese neue Situation einstellt, reagiert er mit verschiedenen Symptomen. Diese Phase, in der die gebärfähige Zeit endet, wird als Klimakterium bezeichnet. Früher betrachtete man es als die letzte Phase im Leben einer Frau. Danach war sie nicht mehr fruchtbar, daher auch nicht mehr sexuell aktiv und häufig krank. Auf jeden Fall war die Lebenserwartung früher geringer, so daß sie wahrscheinlich nicht mehr lange zu leben hatte. Heute steht beim Sex nicht mehr die Empfängnis im Vordergrund, und oft bekommen Frauen schon zwanzig Jahre, bevor die Wechseljahre einsetzen, keine Kinder mehr. Sex ist eher eine Quelle der Lust und wird weniger im Zusammenhang mit der Fortpflanzung gesehen. Kinder sind für unser Überleben im Alter nicht mehr so wichtig, so daß die Fruchtbarkeit weniger Bedeutung hat. Durch die Fortschritte in der traditionellen und alternativen Medizin werden die Veränderungen um die Lebensmitte erträglicher und ermöglichen ein aktives Leben. Doch man sollte das Klimakterium sowohl in körperlicher als auch emotionaler Hinsicht verstehen und entsprechend mit dieser Lebensphase umgehen. Das Klimakterium ist keine Endphase, sondern der Übergang in die zweite Lebenshälfte.

ÜBERSICHT ÜBER AUFTRETENDE VERÄNDERUNGEN

Das Klimakterium hat in etwa eine Dauer von 15 Jahren und tritt zwischen dem 40. und 60. Lebensjahr auf. Die erste Phase, die Perimenopause, setzt ein, wenn der Hormonspiegel im Alter von 35 bis 45 Jahren zu schwanken beginnt und die Monatsblutungen unregelmäßiger werden. Die letzte Phase, die Menopause, wird durch die letzte Periode charakterisiert, so daß man sich dieses Stadiums erst hinterher bewußt wird. Dies kann irgendwann zwischen dem 45. und 58. Lebensjahr der Fall sein. (Tritt die Menopause vor dem 35. Lebensjahr ein, gilt sie als vorzeitig. Dies kann auf Eierstockprobleme zurückzuführen oder durch eine Hysterektomie verursacht sein, hauptsächlich dann, wenn die Eierstöcke dabei entfernt wurden.) In der Postmenopause, die zwischen dem 55. und 65. Lebensjahr einsetzt, paßt sich der Körper langsam an den veränderten Hormonspiegel an, obwohl sich langfristig eine gewisse Anfälligkeit für Krankheiten entwickelt.

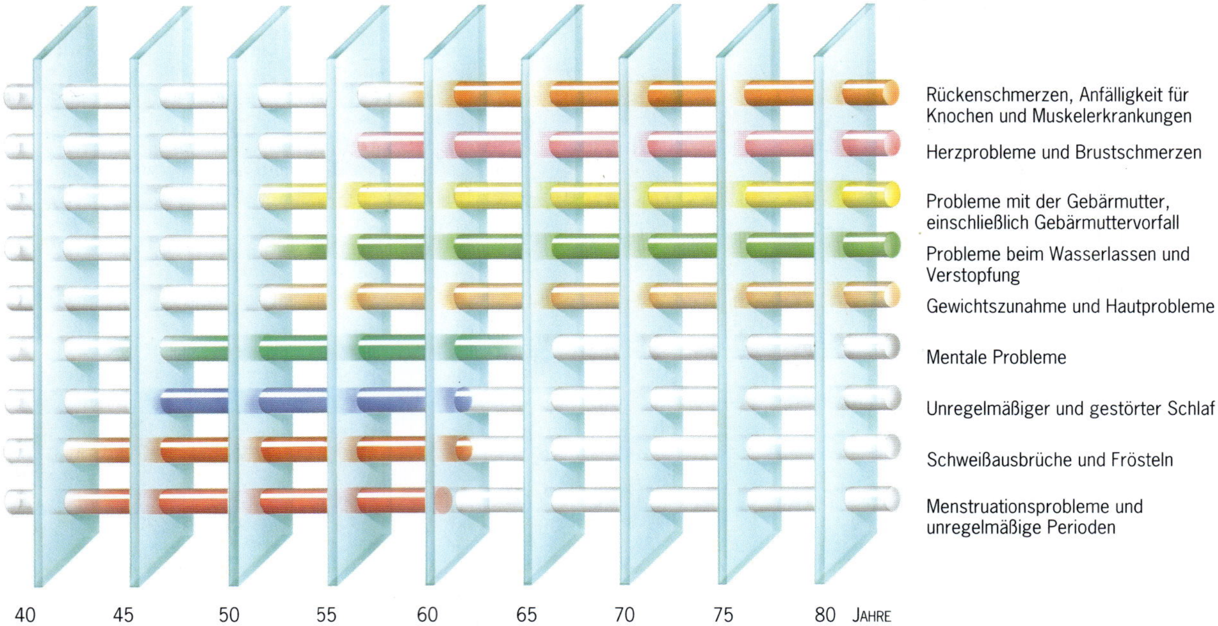

WECHSELJAHRSSYMPTOME

Jede Frau reagiert ganz individuell auf die Wechseljahre. Nicht alle Frauen leiden unter wahrnehmbaren Symptomen, obwohl dies bei 85 Prozent der Frauen in der westlichen Welt der Fall ist.

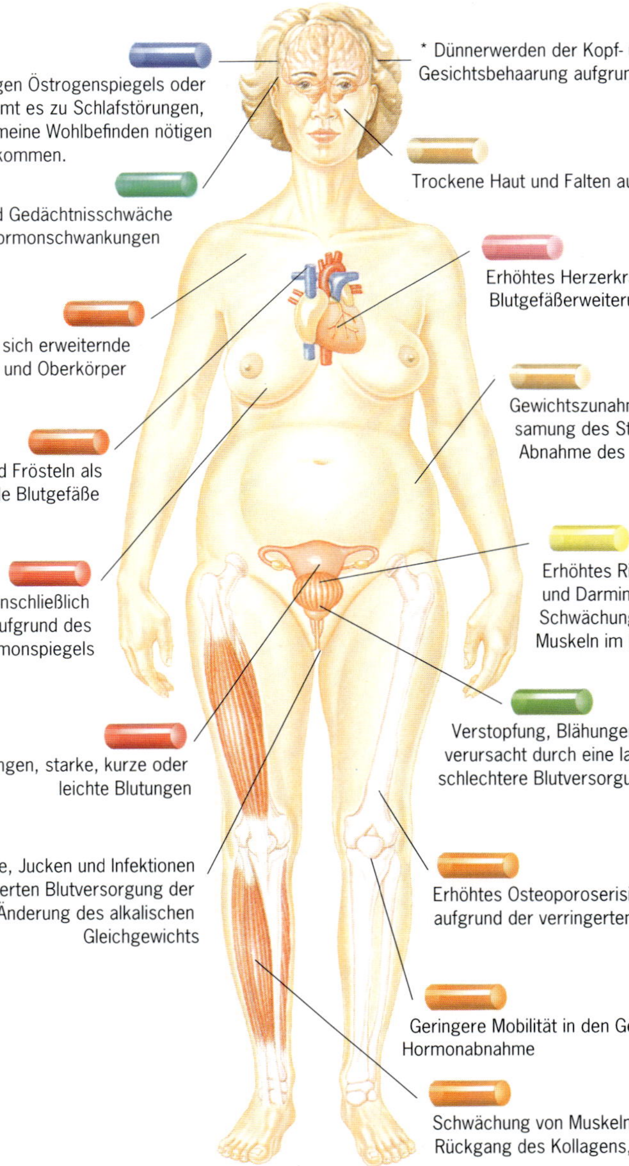

** Diese Symptome können bereits in der Perimenopause auftreten und sich während des Klimakteriums fortsetzen.*

DIE WECHSELJAHRE 2

LÖSUNG DER WECHSELJAHRSPROBLEME

Das Klimakterium macht sich bei den meisten Frauen durch mehr oder minder unangenehme Symptome bemerkbar, wobei es Frauen gibt, deren Leben in dieser Phase durch keinerlei negative Auswirkungen beeinträchtigt ist. Eine gute Nachricht ist, daß es Lösungen sowohl für die kurzfristig auftretenden als auch für die langfristig anhaltenden Symptome gibt. Frauen haben heute die Möglichkeit künstliche Hormone zu nehmen oder es mit »natürlicheren« Methoden zu versuchen. Man streitet noch darüber, was die bessere und weniger schädigende Alternative zur Linderung der Symptomatik ist.

Langfristige Maßnahmen

Es gibt verschiedene Selbsthilfemaßnahmen, um den langfristigen Auswirkungen der Wechseljahre zu begegnen.

Unterstützen Sie die Funktion der Nebennierendrüsen – die Hauptproduzenten von Östrogen –, indem Sie Nikotin, Koffein, Alkohol, Zucker und veredelte Nahrungsmittel meiden; ernähren Sie sich biologisch-organisch, und meiden Sie fetthaltige Speisen. Beugen Sie Herzerkrankungen vor, indem Sie auf eine cholesterinarme Ernährung achten; kalziumhaltige Nahrungsmittel senken das Osteoporoserisiko. Zusätzliche Gaben von Vitamin B, C, D und E und mindestens 1500 mg Kalzium täglich fördern die Funktion der Nebennierendrüsen und schützen vor Osteoporose und Herzerkrankungen.

Sorgen Sie täglich für mindestens zwanzig Minuten aktive Bewegung. Regelmäßige Spaziergänge oder Fahrten mit dem Rad sorgen für die Knochengesundheit, Yogaübungen oder Stretching wirken Gewichtszunahme und Verlust der Mobilität und Muskelkraft entgegen.

Streß beeinflußt den Hormonspiegel. Wenn Sie also aktiv versuchen, Streß abzubauen, lindern Sie auf diese Weise die Wechseljahrssymptome. Auch Gymnastik, Entspannungs- und mentale Übungen, etwa Meditation und autogenes Training, tragen zur Besserung klimakteriumbedingter Störungen bei. Ergänzende Methoden wie Aromatherapie, Homöopathie, Naturheilkunde und Akupunktur sind ebenfalls in der Lage, gesundheitliche Selbsthilfemaßnahmen zu unterstützen.

Schließlich kann eine Selbsthilfegruppe für Frauen im Klimakterium Sie über aktuelle Entwicklungen informieren und Sie daran erinnern, daß Sie mit Ihren Problemen nicht alleinstehen.

SELBSTHILFEMASSNAHMEN

- *Unregelmäßige Monatsblutungen: Nehmen Sie Eisen, um Blutarmut vorzubeugen; wenn die Blutungen sowohl unregelmäßig als auch stark sind, sollten Sie sich vom Arzt untersuchen lassen, um einen organischen Schaden auszuschließen.*
- *PMS: Befolgen Sie die auf Seite 29 gegebenen Ratschläge.*
- *Schlaflosigkeit: Vermeiden Sie geistige Aktivität vor dem Zubettgehen; sorgen Sie für körperliche Bewegung; nehmen Sie ein lauwarmes Bad; trinken Sie heiße Milch; versuchen Sie es mit Entspannungsübungen oder Naturheilmitteln.*
- *Symptome der Scheide: Verwenden Sie Feuchtigkeitsmittel für die Scheide; Masturbation und Geschlechtsverkehr kräftigen das Gewebe und sorgen für gute Gleitfähigkeit; sorgen Sie für vaginale Gesundheit.*
- *Hitzewellen: Führen Sie Tagebuch, um bestimmte Muster zu erkennen; versuchen Sie Alkohol, Koffein, Zucker, Schokolade und scharf gewürzte Nahrungsmittel zu meiden; geben Sie das Rauchen auf; sorgen Sie für ausreichende Bewegung; nehmen Sie zusätzlich Vitamin E; tragen Sie Baumwollkleidung; führen Sie zu Beginn einer Hitzewelle tiefe, langsame, entspannende Atemzüge durch.*
- *Nächtliches Schwitzen: Legen Sie ein großes Handtuch unter das Laken; tragen Sie Nachtwäsche, die Sie, falls nötig, leicht wechseln können; bewahren Sie Ersatzbettwäsche, Eiswasser, ein Eau-de-Toilette-Spray und einen Ventilator in Bettnähe auf.*

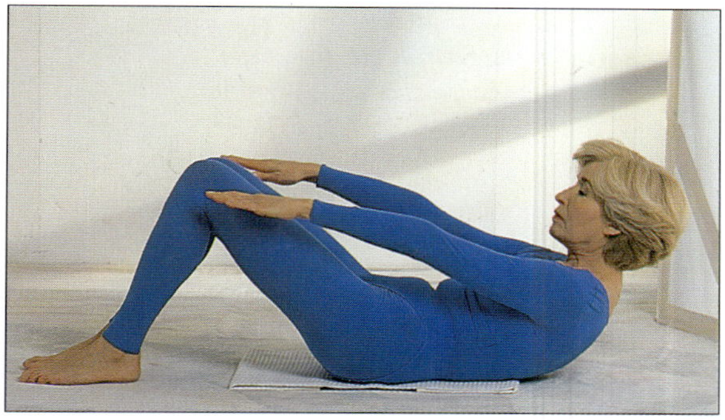

MANCHE *Ärzte sind der Meinung, daß körperliche Bewegung genauso hilfreich ist wie die Einnahme von Hormonen, da durch sie die im Blut zirkulierende Östrogenmenge ansteigt. Gymnastik reduziert zudem Streß und steigert Kraft und Elastizität. Wenn Sie nicht daran gewöhnt sind, Sport zu treiben, beginnen Sie langsam damit.*

HORMONTHERAPIE

Die Hormontherapie wird unterschiedlich beurteilt. Frauen, die sich mit Hormonen behandeln lassen, schwören auf diese Methode und sind überzeugt, daß dies für ein jüngeres Aussehen und ein sexuell aktives Leben sorgt. Sie scheint auch vor Osteoporose, Herz- und Krebserkrankungen der Eierstöcke, des Darms und des Muttermundes zu schützen.

Diejenigen, die dieser Behandlung jedoch ablehnen, führen als Gegenargumente an, daß die Symptome von PMS verstärkt werden, das Risiko von Brust- und Gebärmutterkrebs steigt (besonders dann, wenn hauptsächlich Östrogen anstelle einer Östrogen- und Progesteron-Kombination eingenommen wird), das Wachstum von Myomen und die Bildung von Gallensteinen zunimmt und eine Endometriose verschlimmert wird. Bevor Sie mit einer Hormontherapie beginnen, sollten Sie auf einer gründlichen Untersuchung bestehen, um Risiken auszuschließen. Experimentieren Sie, bis Sie ein Mittel in einer Zusammensetzung finden, die für Sie geeignet ist. Suchen Sie Ihren Arzt auf, wenn es zu unerwarteten Blutungen kommt.

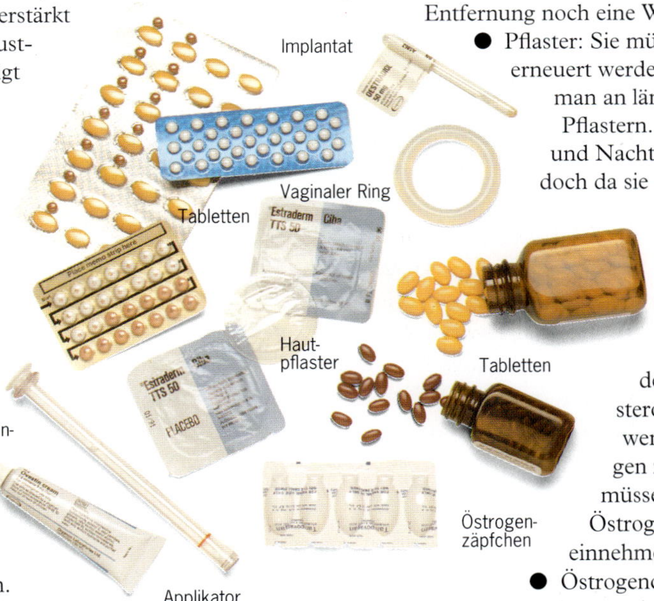

- Tabletten: Eine Tablette pro Tag, meist Östrogen über etwa 16 Tage plus Progesteron über 12 Tage hinweg. Sie müssen an die Einnahme denken, können Sie aber jederzeit unterbrechen.
- Implantate: Winzige Östrogenkügelchen werden in die Haut von Bauch oder Gesäß implantiert. Ihre Wirkung reicht sechs bis neun Monate. Meist wird zusätzlich Progesteron eingenommen. Implantate sind bequem, aber Nebenwirkungen halten auch nach ihrer Entfernung noch eine Weile an.
- Pflaster: Sie müssen alle paar Tage erneuert werden; zur Zeit forscht man an länger wirksamen Pflastern. Sie haben die Vor- und Nachteile von Tabletten, doch da sie die Leber nicht belasten, werden einige Nebenwirkungen vermieden.
- Spirale: Eine neue Spirale, die den Körper mit Progesteron versorgt, scheint weniger Nebenwirkungen zu haben, aber Sie müssen zusätzlich noch Östrogen in Tablettenform einnehmen.
- Östrogencremes und -zäpfchen, vaginaler Ring: Diese Mittel werden in die Scheide eingeführt, um Reizungen und Trockenheit zu vermeiden.

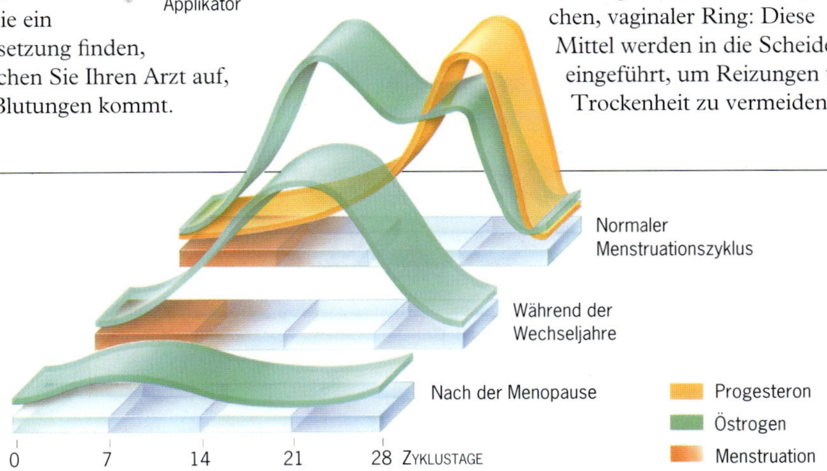

ÖSTROGEN WIRD *im Eierstock produziert. In den Wechseljahren wird die Produktion unregelmäßig. Nach der Menopause ist das Hormon nur noch in kleinen Mengen vorhanden. Progesteron entsteht als Reaktion auf den Eisprung und fehlt daher nach der Menopause.*

DIE WECHSELJAHRE 3

DEN MYTHOS DER »SCHRECKLICHEN« WECHSELJAHRE BEKÄMPFEN

Eine Frau, die sich in den Wechseljahren befindet, ist vielleicht der Meinung, daß es dabei nicht nur um eine Veränderung ihres Hormonspiegels geht, sondern daß sie nun kein ausgefülltes Leben mehr führen kann. Doch heute betrachten Frauen den mittleren Lebensabschnitt immer mehr als eine positive Zeit. Andere Frauen als Vorbild zu nehmen, unser eigenes Potential zu nutzen, unsere Sexualität zu leben – damit werden wir gegen den Mythos des Schreckens, der den Wechseljahren anhaftet, ankämpfen.

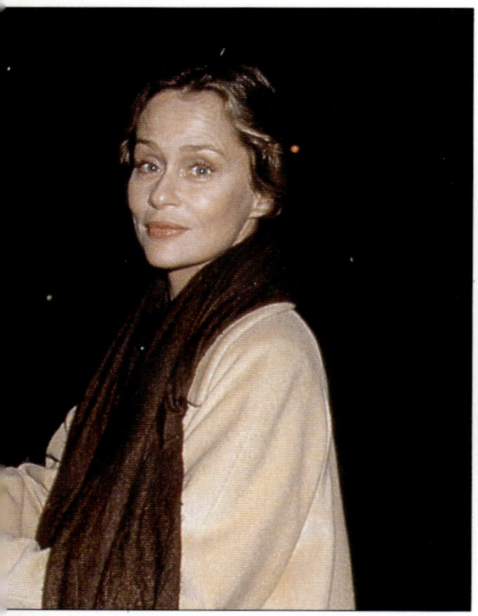

FAYE DUNAWAY *(unten) arbeitet bereits seit mehreren Jahrzehnten erfolgreich als Schauspielerin.*

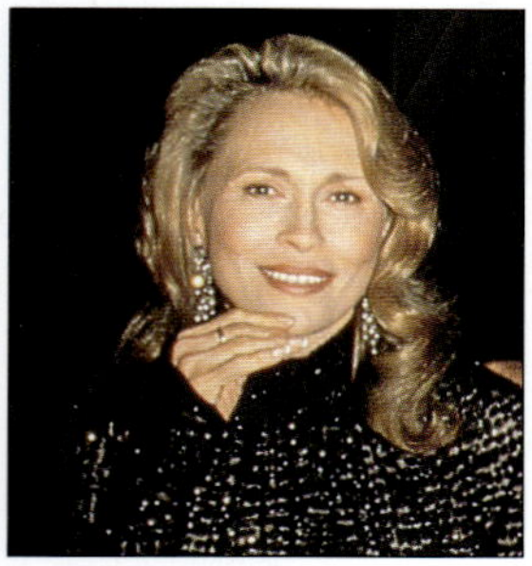

LAUREN HUTTON *(links) ist mit über fünfzig Jahren noch immer als Model beschäftigt.*

Fallgeschichte

»Als ich neunundvierzig war, verliebte ich mich zum erstenmal … in Elke. Ich hatte mich immer gefragt, warum ich nach Daniels Tod nicht wieder geheiratet hatte; ich war einfach nie mit lesbischen Frauen zusammengewesen und konnte deshalb nie meine wahren Gefühle erkennen. Meine Kinder glaubten, ich mache einfach nur die Wechseljahre durch. Eins von ihnen meinte: ›Jetzt, da wir nicht mehr zu Hause wohnen, kannst du einen richtigen Freund haben, Mama.‹ Eine schreckliche Vorstellung!!! Was mich wütend macht, ist die Tatsache, daß ich mein halbes Leben brauchte, um herauszufinden, was ich eigentlich wollte.« ANNETTE

DIE NOTWENDIGKEIT, WEITERHIN ZU VERHÜTEN

Sie können immer noch schwanger werden, es sei denn, Sie hatten 24 Monate lang (wenn Sie unter fünfzig sind) oder 12 Monate (wenn sie über fünfzig sind) keine Monatsblutung mehr. Da bei einer Empfängnis nach dem vierzigsten Lebensjahr viel häufiger ein behindertes Kind zur Welt kommt oder eine Schwangerschaft gesundheitliche Probleme verursacht, ist es wichtig, in dieser Zeit zu sehr verläßlichen Verhütungsmethoden zu greifen.

- Die Knaus-Ogino-Methode ist nicht geeignet, da die Periode in den Wechseljahren unregelmäßig auftritt und der schwankende Hormonspiegel die Schleim- und Temperaturmethode zum Messen der fruchtbaren Zeit unzuverlässig macht.

- Die geringere Sicherheit der mechanischen Verhütungsmethoden kann durch die Tatsache wettgemacht werden, daß Sie in den Wechseljahren nicht mehr so fruchtbar sind. Die Verwendung eines Kondoms für den Mann oder die Frau kann Probleme verursachen, wenn Sie unter Scheidentrockenheit leiden oder wenn Ihr Partner starke Reize braucht, um eine Erektion zu bekommen.

- Die geringere Sicherheit der Spirale macht sie zu einem geeigneten Verhütungsmittel, wenn Ihre Fruchtbarkeit abnimmt. Das mit dieser Methode einhergehende Infektionsrisiko ist gering, wenn Sie in einer stabilen Beziehung leben.

- Auf Östrogen basierende Mittel wie die Kombinationspille können gewissermaßen als »Hormontherapie« eingesetzt werden und bieten gleichzeitig Schutz. Wenn Sie nicht rauchen und gesund sind, nehmen Sie die Pille mit der geringsten Dosis.

- Minipille, Drei-Monats-Spritze oder Implantate sind nützlich, wenn Sie kein Östrogen nehmen können. Doch wenn es während der Einnahme zu unregelmäßigen Blutungen kommt, sollten Sie sofort den Arzt aufsuchen. Es könnte ein Symptom für Gebärmutterkrebs sein, dessen Risiko mit dem Alter zunimmt.

FAMILIENPLANUNG 108–111
DIE WECHSELJAHRE 180–183
SEX IM ALTER 186–187

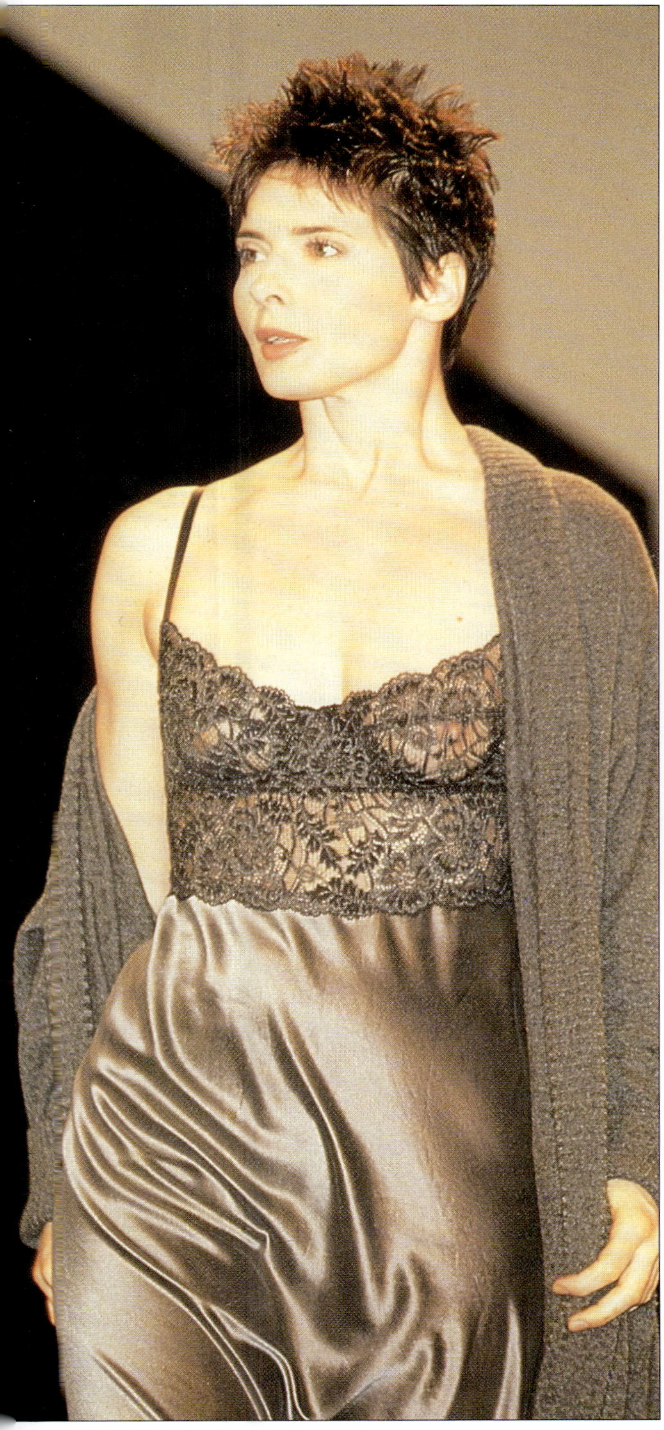

ISABELLA ROSSELLINI *(links) war bereits über vierzig, als man ihr einen lukrativen Vertrag als Model für ein Kosmetikunternehmen anbot.*

DIE ÜBER FÜNFZIG JAHRE *alte Tina Turner (unten) ist eine Sexikone, die wegen ihrer spektakulären Bühnenauftritte als Popsängerin von Männern und Frauen gleichermaßen bewundert wird.*

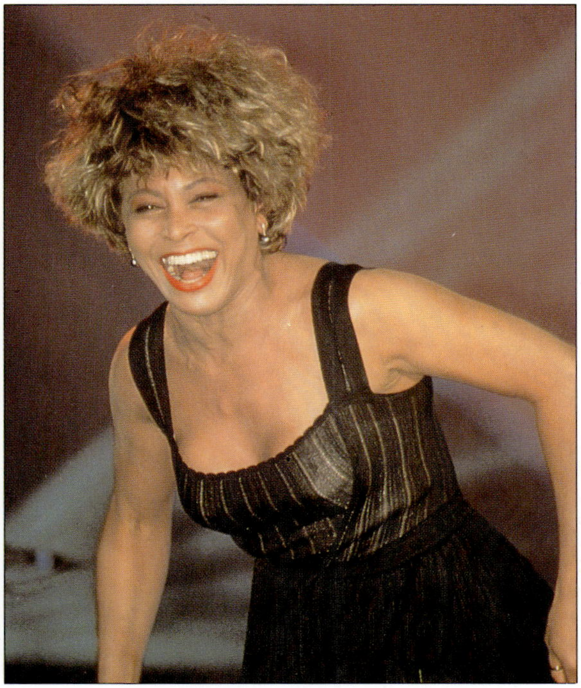

Fallgeschichte

»In den ersten zwei Jahren, nachdem mein Mann mich verlassen hatte, wäre ich am liebsten gestorben. Ich war zweiundfünfzig, in den Wechseljahren und sah schrecklich aus (genauso fühlte ich mich auch). Es schien das Ende zu sein. Eines Tages war ich mit Freunden zusammen, und Stefan betrat das Zimmer. Er ist fünfzehn Jahre jünger als ich. Ich erklärte ihm, daß ich zu alt sei, aber er meinte, das sei Unsinn. Ich hatte noch nie so guten Sex. Wahrscheinlich werden wir nicht ewig zusammenbleiben, aber ich habe jetzt mein Selbstbewußtsein wiedergewonnen.«

ANDREA

SEX IM ALTER

DER MYTHOS, DASS ALTE MENSCHEN KEINEN SEX HABEN

Langsam verbreitet sich die Nachricht, daß das Alter das Sexualverlangen nicht abtötet, sondern es sogar noch fördern kann. Obwohl Attraktivität und Gesundheit nachlassen und physiologische Veränderungen sich auf das sexuelle Potential auswirken können, werden diese Nachteile häufig durch mentale und emotionale Reife, die mit dem Alter kommt, wettgemacht. In einer Reihe von Studien berichteten 95 Prozent der befragten alten Menschen, daß ihnen Sex Spaß mache, 75 Prozent erklärten, ein Orgasmus sei wichtig für guten Sex, und 50 Prozent meinten, sie hätten mindestens einmal pro Woche Sex – häufiger als einige der Befragten über dreißig. Außerdem erklärten 75 Prozent der sexuell aktiven älteren Menschen, ihr Liebesspiel sei mit zunehmendem Alter immer besser geworden und nicht umgekehrt. Ein australischer Arzt berichtete von einer Frau, die mit zweiundsiebzig Jahren eine Affäre begann und mit vierundsiebzig ihren ersten Orgasmus erlebte.

Wenn wir unsere Sexualität wirklich pflegen, kann das Alter sexuell eine äußerst aktive Zeit sein und das Liebesspiel an Bedeutung zunehmen, da Karriere und Familienverantwortung jetzt keine Rolle mehr spielen. Mit dem Alter gelingt es uns vielleicht auch besser, unsere sexuellen Wünsche klar zu äußern und wagemutiger zu werden.

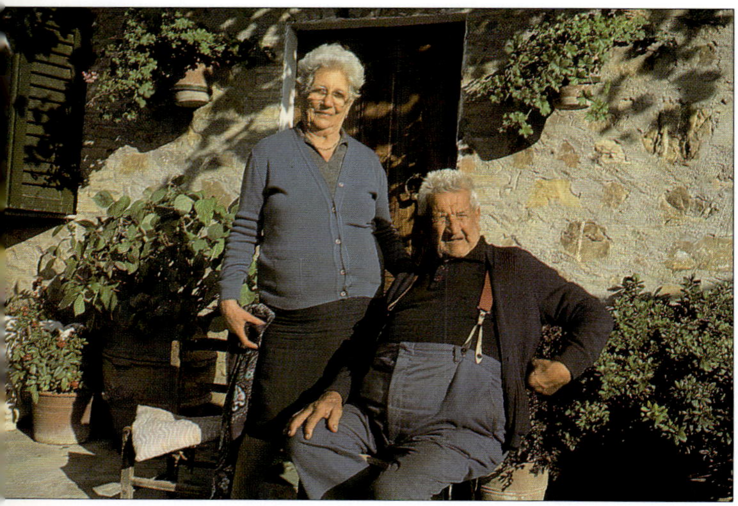

KÖRPERLICHE VERÄNDERUNGEN

Das Alter bringt im Laufe der Zeit körperliche Veränderungen mit sich, die Ihre Sexualität auf unterschiedliche Weise beeinflussen. Wenn Sie keine gesundheitlichen Probleme haben, kann Sex (Selbstbefriedigung oder das Liebesspiel mit einem Partner) diese Veränderungen ausgleichen, so daß die Geschlechtsorgane gekräftigt werden und gesund bleiben.

- Vielleicht fühlen Sie sich »unattraktiv«, weil Haut, Haare und Figur nicht mehr dem vorherrschenden Ideal entsprechen, aber denken Sie daran, daß beim Sex Hingabe und Erfahrung viel wichtiger sind als oberflächliche Attraktivität.
- Die Scheide kann sich mit zunehmendem Alter verkürzen und verengen, und Reizungen sowie Trockenheit, die mit der Menopause einhergehen, können sich verschlimmern. Verwenden Sie ein Gleitmittel, und achten Sie auf ein ausreichend langes Vorspiel. Aber machen Sie sich keine Sorgen: Bei achtzig Prozent der Frauen treten diese Probleme gar nicht auf.
- Das Brustgewebe und die Brustwarzen reagieren in der Erregungsphase weniger stark, so daß Sie das Vorspiel entsprechend anpassen sollten.
- Die Klitoris wird bei Erregung weniger stark durchblutet, aber sie kann noch empfindlicher sein.
- Die Höhepunkte sind möglicherweise nicht ganz so intensiv; Beckenbodenübungen zur Muskelkräftigung können aber dazu beitragen, die Kontraktionsstärke zu erhalten.
- Der Muttermund kann weniger empfindlich werden. Experimentieren Sie mit unterschiedlichen Stellungen.
- Manche Frauen stellen mit zunehmendem Alter ein Nachlassen der Libido fest, doch dies ist keineswegs typisch. Wenn dies bei Ihnen der Fall sein sollte, gehen Sie zum Arzt.
- Wenn Sie unter einem Gebärmuttervorfall leiden, bei dem die Beckenmuskulatur schwächer wird und die Gebärmutter sich senkt, kann Sex Schmerzen bereiten. Medizinische Lösungen sind ein chirurgischer Eingriff oder ein stützender Ring, der um den Muttermund gelegt wird. Übungen für die Beckenbodenmuskulatur sind ebenfalls hilfreich.

SEX GENIESSEN UND SEXUALITÄT IM ALTER BEWAHREN

❦ *Der Hormonspiegel des Mannes bleibt ausgeglichen, und seine Hoden produzieren weiterhin fruchtbares Sperma, doch vom zwanzigsten Lebensjahr an ist der Höhepunkt seines sexuellen Potentials überschritten. Wenn er sechzig oder siebzig ist, kann die Erregungsphase länger andauern. Die Erektion zeigt einen geringeren Neigungswinkel und ist von kurzer Dauer; und er hat häufig damit Mühe, nach der Ejakulation erneut eine Erektion zu bekommen.*

❦ *Älter zu werden, bedeutet nicht, Sex aufzugeben. Wenn weder Krankheit noch Medikamente Probleme bereiten, sollten Sie Energie und Mühe darauf verwenden, sich so oft wie möglich zu lieben. Versuchen Sie, morgens miteinander zu schlafen, wenn sein Hormonspiegel am höchsten ist.*

❦ *Diese Veränderungen können dazu führen, daß sein Liebesspiel entspannter und weniger drängend wird. Vielleicht genießt er das Vorspiel mehr und ist gewillt, mehr Zeit dafür aufzuwenden. Der Verlust an körperlicher Intensität wird möglicherweise durch emotionale Intensität wettgemacht.*

❦ *Erregen Sie ihn durch Massage und Liebkosungen von Hand und Mund. Übernehmen Sie die Führung, damit nicht die ganze Verantwortung auf ihm lastet.*

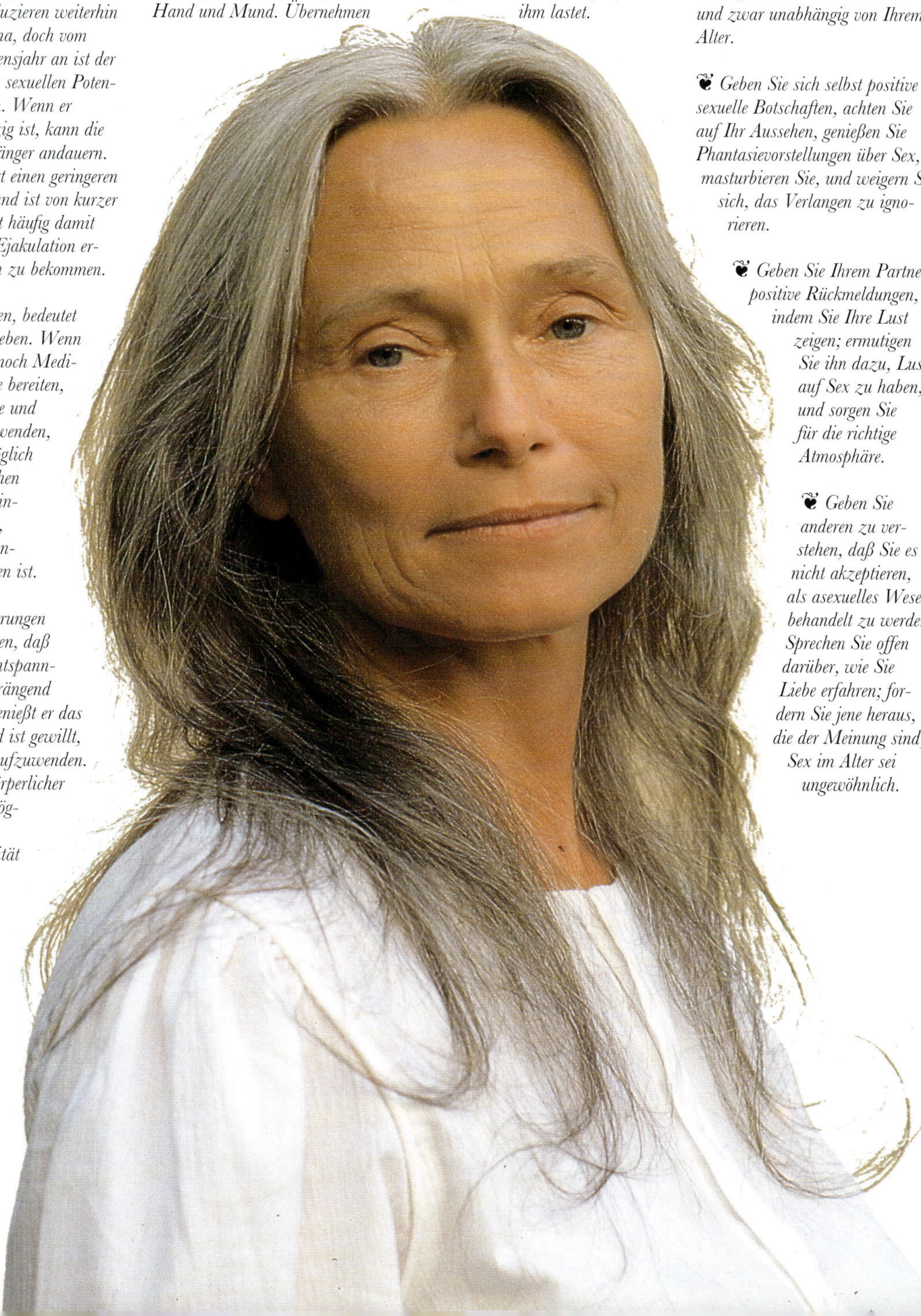

❦ *Wenn Sie sich erotisch verhalten, werden Sie es auch sein – und zwar unabhängig von Ihrem Alter.*

❦ *Geben Sie sich selbst positive sexuelle Botschaften, achten Sie auf Ihr Aussehen, genießen Sie Phantasievorstellungen über Sex, masturbieren Sie, und weigern Sie sich, das Verlangen zu ignorieren.*

❦ *Geben Sie Ihrem Partner positive Rückmeldungen, indem Sie Ihre Lust zeigen; ermutigen Sie ihn dazu, Lust auf Sex zu haben, und sorgen Sie für die richtige Atmosphäre.*

❦ *Geben Sie anderen zu verstehen, daß Sie es nicht akzeptieren, als asexuelles Wesen behandelt zu werden. Sprechen Sie offen darüber, wie Sie Liebe erfahren; fordern Sie jene heraus, die der Meinung sind, Sex im Alter sei ungewöhnlich.*

LITERATUR

ALLGEMEINE LITERATUR ZUM THEMA

Shere Hite, *Der Hite-Report I. Das sexuelle Erleben der Frau,* Goldmann, München 1980

Kapitel 1

MISSBRAUCH

Ellen Bass und Laura Davis, *Trotz allem. Wege zur Selbstheilung für sexuell mißbrauchte Frauen,* Orlanda Frauenverlag, Berlin 1992

Kapitel 2

GESUNDHEIT ALLGEMEIN

Michael Hamm, *Schlank und gesund ohne Diät,* Mosaik, München 1996

Michael Hamm, *Gesundheitsschutz aus Obst und Gemüse,* Mosaik, München 1996

Michael Hamm, *Gesund essen mit und ohne Fleisch,* Mosaik, München 1996

Penny Stanway, *Gesund essen – die beste Medizin,* Mosaik, München, 1996

Sivananda Yoga Vedanta Centre, *Yoga für Körper und Seele,* Mosaik, München 1997

Der große Gesundheitsratgeber für Frauen, Mosaik, München 1997

PMS

Caroline Shreeve, *Die Tage vor den Tagen. Monatsbeschwerden vor den kritischen Tagen und wie man sie los wird,* Ehrenwirth, München 1995

Maryon Stewart, *Regelmäßig vor der Regel – Das PMS,* Mosaik, München 1994

KÖRPERBILD

Naomi Wolf, *Der Mythos Schönheit,* Rowohlt, Reinbek 1991

GYNÄKOLOGISCHE PROBLEME

Der oben erwähnte Gesundheitsratgeber enthält Ratschläge zu gynäkologischen Themen.

Angela Kilmartin, *Blasenentzündung. Zystitis, Urethritis. Anleitung zur Selbsthilfe,* Ehrenwirth, München 1995

KREBSERKRANKUNGEN BEI FRAUEN

Der oben erwähnte Gesundheitsratgeber enthält Ratschläge zu gynäkologischen Themen.

Elisabeth Fischer und Irene Kührer, *Gesund essen während der Krebstherapie,* Mosaik, München 1996

Kapitel 3

Alex Comfort, *The New Joy of Sex,* Ullstein, Berlin 1992

Kapitel 4

KÖRPERSPRACHE

Susan Quilliam, *Geheimnis der Körpersprache erkennen und verstehen,* Falken, Niedernhausen 1995

Samy Molcho, *Körpersprache,* Mosaik, München 1983

Samy Molcho, *Alles über Körpersprache,* Mosaik, München 1995

Kapitel 5

VERHÜTUNG UND ABTREIBUNG

Anne Szarewski und John Guillebaud, *Das Verhütungs-Handbuch,* Rowohlt, Reinbek 1995

UNFRUCHTBARKEIT

Roger Neuberg, *Ich will ein Kind. Rat und Hilfe bei Unfruchtbarkeit,* Ehrenwirth, München 1993

DIE SEXUALERZIEHUNG IHRER KINDER

Cornelia Nitsch, Brigitte Beil und Cornelia Schelling, *Pubertät? Kein Grund zur Panik!,* Mosaik, München 1995

Kapitel 6

ORGASMUSPROBLEME

Rachel Swift, *Die Geschichte mit dem O. Wege zum weiblichen Orgasmus,* Kabel, Hamburg 1994

SEXUALPROBLEME DES MANNES

Maurice Yaffe, Elizabeth Fenwick, Raymond Rosen, *Happy Sex für Ihn. Das Handbuch der Liebe und Liebestechniken für den Mann. Mehr Spaß am Sex,* Heyne, München 1991

Kapitel 7

PHANTASIE-VORSTELLUNGEN

Nancy Friday, *Die sexuellen Phantasien der Frauen,* Rowohlt, Reinbek 1988

Nancy Friday, *Befreiung zur Lust. Frauen und ihre sexuellen Phantasien,* Goldmann, München 1993

Nancy Friday, *Verbotene Früchte. Die geheimen Phantasien der Frauen,* Goldmann, München 1994

Anne Hooper, *Alles über Sex,* Mosaik, München 1996

MASSAGE

Clare Maxwell-Hudson, *Das große Handbuch der Massage,* Weltbild, Augsburg 1994

Nitya Lacroix, *Sanfte Partnermassage,* Mosaik, München 1989

Lucinda Lidell u. a., *Massage,* Mosaik, München 1984

Susan Mumford, *Massage von Kopf bis Fuß,* Mosaik, München 1995

Kapitel 8

WECHSELJAHRE

Renate Scholz, *Wechseljahre sind ganz anders,* Mosaik, München 1997

ALTERN

Arnold Hilgers, *Melatonin – die Pille für Gesundheit und ewige Jugend,* Mosaik, München 1996

Arnold Hilgers und Inge Hofmann, *Ewig jung mit DHEA?,* Mosaik, München 1996

NÜTZLICHE ADRESSEN

Kapitel 1

MISSBRAUCH

Incest Survivors Anonymus (I.S.A.)
Postfach 20 09 20
42209 Wuppertal

Wildwasser e.V. – Verein gegen sexuellen Mißbrauch an Mädchen und Frauen
Neutorstr. 11
97070 Würzburg
Tel.: 09 31–1 32 87

Beratungsstelle für Mädchen und junge Frauen/ I.M.M.A. e.V.
Jahnstr. 38
80469 München
Tel.: 0 89/2 60 75 31

Kapitel 2

GESUNDHEIT IM ALLGEMEINEN

Frauengesundheitszentrum München e.V.
Nymphenburger Str. 38 Rgb.
80335 München
Tel.: 0 89/1 29 11 95

ERNÄHRUNG, RAUCHEN, ALKOHOL

Deutscher Frauenbund für alkoholfreie Kultur
Kurt-Tucholsky-Str. 7
63329 Egelsbach
Tel. 0 61 03/4 27 31

Die Deutsche Hauptstelle gegen die Suchtgefahren DHS
Postfach 1369
59003 Hamm
Tel.: 0 23 81/90 15–0

Diakonisches Werk – Suchtberatung für Frauen
Goethestr. 29
30169 Hannover
Tel.: 05 11/1 61 16 97

Anonyme Alkoholiker Deutschland (AA)
Postfach 46 02 27
80910 München
Tel.: 0 89/3 16 43 43
und 0 89/31 69 50–0

Nichtraucher-Initiative Deutschland (NID) e.V.
Carl-von-Linde-Str. 11
85716 Unterschleißheim
Tel.: 0 89/3 17 12 12

Aktionskreis für Eß- und Magersucht »Cinderella« e.V.
Westendstr. 35
80339 München
Tel.: 0 89/5 02 12 12

ANAD – Beratungsstelle für Eß-Störungen e.V.
Rottmannstr. 5
80333 München
Tel.: 0 89/5 23 66 33

KÖRPERBILD

Beratungszentrum bei Eß-Störungen – Dick & Dünn e.V.
Insbrucker Str. 25
10825 Berlin
Tel.: 0 30/8 54 49 94

GYNÄKOLOGISCHE PROBLEME

Endometriose-Vereinigung Deutschland e.V.
Bernhard-Göring-Str. 152
04277 Leipzig
Tel.: 03 41/3 06 53 04

Information für Frauen (IFF)
Alte Eppenheimer Str. 38
69115 Heidelberg
Tel.: 0 62 21/2 13 17

KREBSERKRANKUNGEN BEI FRAUEN

Deutsches Krebsforschungszentrum – Krebsinformationsdienst (KID)
Im Neuenheimer Feld 280
69120 Heidelberg
Tel.: 0 62 21/41 01 21

Magdeburger Krebsliga e.V. Kontakt- und Beratungsstelle
Gerhart-Hauptmann-Str. 35
39108 Magdeburg
Tel.: 03 91/6 71 73 94

Verein Krebsnachsorge Braunschweig e.V.
Hagenmarkt 2
38100 Braunschweig
Tel.: 05 31/1 46 89

SEXUELL ÜBERTRAGBARE KRANKHEITEN UND AIDS

Profamilia (Bundesverband)
Stresemannallee 3
60596 Frankfurt a. M.
Tel.: 0 69/63 90 02

Deutsche AIDS-Hilfe e.V.
Dieffenbachstr. 33
10967 Berlin
Tel.: 0 30/69 00 87–0

SEXUELLE ENTSCHEIDUNGEN TREFFEN UNERWÜNSCHTER SEX

Notruf und Beratung für vergewaltigte Frauen und Mädchen
Brecherspitzstr. 8
81541 München
Tel.: 0 89/76 37 37

Kapitel 5

ALLGEMEIN

Profamilia (Bundesverband)
Stresemannallee 3
60596 Frankfurt a. M.
Tel.: 0 69/63 90 02

Beratungsstelle für natürliche Geburt und Eltern-Sein e.V.
Häberlstr. 17
80337 München
Tel.: 0 89/53 20 76

Verband allein erziehender Mütter und Väter e.V.
Beethovenallee 7
53173 Bonn
Tel.: 02 28/35 29 95

TuSch – Trennung/Scheidung, Frauen für Frauen e.V.
Grimmstr. 1
80336 München
Tel.: 0 89/77 40 41

UNFRUCHTBARKEIT

Regenbogen Glücklose Schwangerschaft e.V.
In der Schweiz 9
72636 Frickenhausen
Tel.: 0 70 25/72 25 oder
0 55 65/13 64

TOD EINES KINDES

Gesellschaft zur Erforschung des plötzlichen Säuglingstodes (GEPS)
Graf-Erpo-Str. 24
31515 Wunstorf
Tel.: 0 50 31/91 27 27

Kontakt- und Informationsstelle »Verwaiste Eltern in Deutschland«
Fuhrenweg 3
21391 Reppenstedt
Tel.: 0 41 31/6 80 32 32

Kapitel 6

SEXUALTHERAPIE UND EHEBERATUNG

Deutsche Arbeitsgemeinschaft für Jugend- und Eheberatung e.V. (DAJEB)
Bundesgeschäftsstelle
Neumarkter Str. 84c
81673 München
Tel. 0 89/4 36 10 91

Profamilia (Bundesverband)
Stresemannallee 3
60596 Frankfurt a. M.
Tel.: 0 69/63 90 02

Kapitel 8

SEX UND BERUFSLEBEN

Eine Beziehung beenden FORTE e.V. – Frauen ohne Recht nach Trennung und Ehe
Seesener Str. 23, 2. Hof
10711 Berlin
Tel.: 0 30/8 92 78 92

TRAUER

TABU e.V.
Tiegelstr. 23
45141 Essen
Tel.: 02 01/32 87 77

TrauerWege – Beratung und Begleitung für Menschen in Verlust- und Krisensituationen e.V.
Breite Straße 21
55124 Mainz
Tel.: 0 61 31/23 11 00

WECHSELJAHRE

Dachverband der Frauengesundheitszentren in Deutschland e.V.
Goetheallee 9
37073 Göttingen
Tel.: 05 51/48 70 25

REGISTER

Dieses Register sollte zusammen mit den Hinweisen verwendet werden, die oben auf der rechten Seite der einzelnen Abschnitte dieses Buches auftauchen.

DANKSAGUNG

Fotonachweis
1 Stefan May/Tony Stone Images; 2–3 Trevor Watson/Akehurst Bureau; 5 Trevor Watson/Akehurst Bureau; 6 Stewart Cohen (links), Ken Fisher (Mitte), Daniel Boster (rechts), Tony Stone Images; 7 Andy Cox (links), Ken Fisher (Mitte), Tony Stone Images, ZEFA (rechts); 8–9 Paul Venning; 11 Bubbles (oben), Nancy Durrell McKenna/The Hutchinson Library (unten); 12 Richard Open/Camera Press (oben links), J. Fisher/Bubbles (oben rechts), M. Goodacre/S.I.N. (unten links), Jennie Woodcock/Reflections (unten rechts); 16 u. 17 Laura Wickenden; 18 Graeme Harris/Tony Stone Images; 19 L.J. Thurston/Bubbles; 20 ZEFA; 21 Tony Souter/The Hutchinson Library; 22 ZEFA; 24–25 Paul Venning; 27 Nancy Durrell McKenna/The Hutchinson Library; 28 Dominic Sansoni/Panos Pictures; 29 Laura Wickenden (links), ZEFA (rechts); 30 Christopher Bissell/Tony Stone Images; 30–31 Peter Myers; 32 Laura Wickenden (oben), Nancy Durrell McKenna/The Hutchinson Library (unten); 33 Laura Wickenden; 34 Nancy Durrell McKenna/The Hutchinson Library; 43 ZEFA (oben, Mitte links, Mitte), Tony Souter/ The Hutchinson Library (unten links), Laura Wickenden (unten rechts); 44 Peter Correz/Tony Stone Images; 45 David Harry Stewart/Tony Stone Images; 48–49 Elyse Lewin/The Image Bank; 51 Laura Wickenden; 52 Paul Winch-Furness/ Camera Press; 56–57 Paul Venning; 58–59 Laura Wickenden; 60 Walter Bibikow/The Image Bank; 60–61 ZEFA; 64 Dr. Ray Clark & Mervyn Goff/Science Photo Library; 67 Camera Press; 69 Paul Venning; 74–75 Laura Wickenden; 81 Elke Selzle/Tony Stone Images; 82–83 Paul Venning; 84–85 Paul Venning; 86 J. Bourboulon/Tony Stone Images; 88–89 Laura Wickenden; 92 Paul Venning; 94–95 Paul Venning; 96 Peter Sylent/Bubbles (links), Penny Tweedie/Tony Stone Images (rechts); 97 Jean Michel Turpin/Frank Spooner Pictures (links), Bruce Ayres/Tony Stone Images (rechts); 98 Bruce Ayres/Tony Stone Images; 100–101 ZEFA; 104 Peter Sylent/Bubbles; 106–107 Laura Wickenden; 114 ZEFA (oben), Laura Wickenden (unten); 117 L.J. Thurston/Bubbles (oben), John Greim/Science Photo Library (unten links), Custom Medical Stock/Science Photo Library (unten rechts); 119 A. Dawton/Bubbles; 124–125 T. Bevan/Bubbles; 128–129 Laura Wickenden; 130 ZEFA; 132–133 ZEFA; 136 ZEFA; 146 The Lister Hospital (oben, unten), St. Georges Hospital (Mitte); 148 Zigy Kaluzny/Tony Stone Images; 150–151 Laura Wickenden; 152 Laura Wickenden (oben), Johnny A. Ready (unten links), Infocus Intl (unten rechts), The Image Bank; 153 W. Behnken/The Image Bank; 154 Trevor Watson/Akehurst Bureau; 155 Trevor Watson/Akehurst Bureau; 156 Trevor Watson/Akehurst Bureau (oben), Rex Features (Mitte), Paul Rider/Camera Press (unten); 157 Trevor Watson/Akehurst Bureau; 158 Laura Wickenden (oben); E.T. Archive (unten); 159 Nitin Jhaveri/TRIP; 160 Laura Wickenden; 161 NoNoYes (links), Laura Wickenden (rechts); 162–163 Laura Wickenden; 170 ZEFA; 172–173 Laura Wickenden; 174 ZEFA (links; rechts), David Hanover/Tony Stone Images (Mitte); 175 Dan Bosler/Tony Stone Images (links), Eliane Sulle (Mitte), Elyse Lewin (rechts), The Image Bank; 176 Walter Hodges (oben), Howard Grey (unten links), Tony Stone Images, ZEFA (unten rechts); 177 ZEFA; 179 Jon Gray/Tony Stone Images; 182 Camera Press; 183 Laura Wickenden; 184 Camera Press; 185 Rex Features; 186 Nancy Durrell McKenna/The Hutchinson Library; 187 IMS/Camera Press.

Illustrationsnachweise
Debbie Hinks 78, 79, 87, 123, 143, 147, 166, 167
Kevin Jones 14–15, 34, 35, 65, 99, 101, 115, 180, 183
Sally Launder 40, 66, 67, 76, 77, 120, 121, 134, 135
Ruth Lindsay 26, 27, 36, 38, 39, 62, 63, 70, 71, 72, 73, 108, 110, 138, 142, 181
Michael Saunders 10, 15, 17, 23, 53, 112–113, 168, 171
Kathy Wyatt 54, 55, 139, 140, 141, 144–145, 169

Mein Dank geht an
Elizabeth Arden, Condomania, The Dental Implant Centre, Dreams Bed Superstores, Margaret Pyke Family Planning Clinic.